心律植入装置的感染与处理

Management of Cardiac Implantable Electronic Device Infection

主 编 李学斌 郭继鸿

北京大学医学出版社

XINLÜ ZHIRU ZHUANGZHI DE GANRAN YU CHULI

图书在版编目（CIP）数据

心律植入装置的感染与处理/李学斌，郭继鸿主编.
—北京：北京大学医学出版社，2013.4（2013.9重印）
ISBN 978-7-5659-0551-3

Ⅰ.①心⋯　Ⅱ.①李⋯②郭⋯　Ⅲ.①心律—植入—装置—感染—诊疗　Ⅳ.①R541.7

中国版本图书馆CIP数据核字（2013）第050762号

心律植入装置的感染与处理

主　　编：李学斌　郭继鸿
出版发行：北京大学医学出版社（电话：010-82802230）
地　　址：（100191）北京市海淀区学院路38号　北京大学医学部院内
网　　址：http://www.pumpress.com.cn
E - mail：booksale@bjmu.edu.cn
印　　刷：北京佳信达欣艺术印刷有限公司
经　　销：新华书店
责任编辑：高　瑾　　责任校对：金彤文　　责任印制：苗　旺
开　　本：787mm×1092mm　1/16　印张：24.25　字数：612千字
版　　次：2013年4月第1版　2013年9月第2次印刷
书　　号：ISBN 978-7-5659-0551-3
定　　价：92.00元

版权所有，违者必究

（凡属质量问题请与本社发行部联系退换）

作者名单（按姓氏拼音排序）

鲍敏芳	浙江大学医学院附属第二医院	刘俊鹏	卫生部北京医院
陈　进	贵阳医学院附属医院	马　坚	中国医学科学院阜外心血管病医院
陈柯萍	中国医学科学院阜外心血管病医院	马显杰	第四军医大学西京医院
陈若菡	中国医学科学院阜外心血管病医院	单兆亮	中国人民解放军总医院
陈生龙	北京大学人民医院	石红玲	北京军区总医院
陈　彧	北京大学人民医院	谭　琛	北京军区总医院
程　晔	天津医科大学总医院	汤楚中	中国人民解放军海军总医院
褚现明	青岛大学附属医院	田轶伦	汕头大学医学院附属医院
戴　研	中国医学科学院阜外心血管病医院	田　芸	北京大学人民医院
丁燕生	北京大学第一医院	万　征	天津医科大学总医院
董　蕾	北京市第六医院	王　波	北京军区总医院
段江波	北京大学人民医院	王方正	中国医学科学院阜外心血管病医院
范　中	北京大学人民医院	王佳玉	北京大学人民医院
方　勇	武汉市第一医院	王立群	北京大学人民医院
高　英	北京大学人民医院	王　龙	北京大学人民医院
郭　飞	汕头大学医学院附属医院	王　璐	第四军医大学西京医院
郭虹阳	中国人民解放军总医院	王　清	天津医科大学总医院
郭继鸿	北京大学人民医院	王燕慧	甘肃省第二人民医院
华　伟	中国医学科学院阜外心血管病医院	王玉堂	中国人民解放军总医院
孔记华	北京大学人民医院	温　冰	北京大学第一医院
雷　欣	浙江大学医学院附属第二医院	夏文森	第四军医大学西京医院
李　春	北京大学人民医院	夏　益	北京大学人民医院
李　鼎	北京大学人民医院	解基严	北京大学第三医院
李　康	北京大学第一医院	徐　耕	浙江大学医学院附属第二医院
李威扬	第四军医大学西京医院	许逸飞	浙江大学医学院附属第二医院
李学斌	北京大学人民医院	杨杰孚	卫生部北京医院
李永乐	天津医科大学总医院	杨　靖	北京大学人民医院
梁康特	贵州省人民医院	杨　青	第四军医大学西京医院
林海燕	浙江大学医学院附属第二医院	杨天和	贵州省人民医院
凌云鹏	北京大学人民医院	杨新玮	中国医学科学院阜外心血管病医院
刘　兵	第四军医大学西京医院	于向东	天津医科大学总医院
刘　刚	北京大学人民医院	苑翠珍	北京大学人民医院

炅　峰	北京大学人民医院	张　晔	中国人民解放军总医院
张海澄	北京大学人民医院	赵笑春	北京大学人民医院
张　灏	甘肃省第二人民医院	郑芳芳	北京大学人民医院
张　亮	天津医科大学总医院	周　菁	北京大学第一医院
张　萍	北京大学人民医院	周　颖	浙江大学医学院附属第二医院
张　澍	中国医学科学院阜外心血管病医院	朱可佳	天津医科大学总医院
张文娟	天津医科大学总医院	朱天刚	北京大学人民医院
张亚燕	北京昌平中医院		

前　言

《心律植入装置的感染与处理》一书即将付梓交印了，本书是《中华心血管病杂志》编辑部与中国心律学会联合召开的"中国首届心律植入装置的感染与处理"学术研讨会的配套用书。应当说，这是该学术领域的第一本专著，因而有着重要的学术价值；连同即将召开的首届该专题研讨会，两者共同标志着我国向这一学术领域大举挺进的军号已吹响，标志着我国深入解决心律植入装置感染的工作进入一个新纪元。

就世界范围而言，直到1997年这一重要的临床问题才正式提到日程上来，在1997年5月召开的北美心脏起搏和电生理学会（NASPE）第18届学术年会上，启动了经静脉电极导线拔除专家共识的制订，这比1958年首例起搏器植入人体整整滞后了40年。该共识的制订历时3年，直到2000年4月才正式出台了电极导线经静脉拔除的首个专家共识。3年后的2003年，美国心脏协会（AHA）制订并发表了有关这一专题内容更广泛的专家共识。2008年5月，在美国心律学会（HRS）的第29届学术年会上修订了2000年的专家共识并再次颁布。2010年，AHA也修改了2003年制订的专家共识。可以看出，国际学术界近15年逐渐提高了对该临床问题的重视。

在心律植入装置感染这一学术领域，我国起步相对落后了5～10年。在很长一段时间，甚至至今仍有不少临床医生处理心律植入装置感染时，还在坚持认为保守治疗为首选策略，这种落伍的看法与临床医生对该领域知识更新不够及时有关，也与国内恶劣的医疗环境、紧张的医患关系有一定的关联。不少临床医生误认为感染后的保守治疗影响面小，可低调、隐蔽地处理这一敏感问题。但实际情况却事与愿违，保守治疗几乎都注定失败，还会使患者的病情长期延误，医疗费用也随之升高，使感染初期相对容易处理的一个并发症发展成一个影响更大、更棘手的临床难题。

我国心律植入装置的感染现状不容乐观，尽管缺乏详尽的统计，但有理由认为国内感染率远高于国外，只是很多患者仍然处在保守治疗的误区中，少数患者还因病情恶化而死亡。

令人欣慰的是，国内已有几家医疗中心正在为心律植入装置感染的患者进行各种有效的治疗，进行着感染电极导线的拔除等。虽然累积的病例尚少，或有些方面仍不够规范，但在一定程度上已解决了不少临床患者的疾苦。还要指出，目前还有不少因素严重干扰着这项工作，包括医生的认识不足，盲目、错误地坚持保守治疗，以及电极导线拔除所需的器具、器械的严重匮乏。再者，治疗辅助器具进口的审批与过程异常繁琐和漫长，也严重影响了这项工作的发展。此外，国内医患关系的异常紧张也与之相关，医生为患者彻底解决临床问题的热情及决心不断受挫，而进行电极导线拔除治疗的医生需要面对巨大风险，故这项工作在我国仍然处于大潮之前的冷冷清清状态，热情关注的医生仅为少数。

还需注意，与其他新技术的普及与推广不同，国际相关的专家共识一致对电极导线拔除技术的普及与推广有较大的限制和顾虑。换言之，专家共识对准备新开展这一工作的医院或医生有较高的要求和严格规定，认为新开展这一技术时要格外慎重，操作医生的学习曲线相当长久。而所谓的普及，是指提高广大临床医生对该问题的认识水平，鼓励相关医生能积极向患者提出彻底治疗的建议，进而将患者推荐到相关的医学中心，使患者尽早得到及时有效的治疗。当今，我国已将普及与推广这一技术提到日程上来，但该技术的推广一定不能一哄而起，必须认识到该技术在临床应用时容易发生意外，甚至引起恶性事件。故当医院缺乏有经验的医生、默契合作的治疗团队、密切合作的心外科医生、紧急情况下及时抢救病人所需的设备与措施时不能贸然开展。经验显示：已完成30例电极导线拔除手术的医生，操作时并发症将能减少，而完成300例以上手术的医生才能明显减少严重的并发症。

应当看到，当下这一领域的新技术、新工具发展迅速，让人有目不暇接、日新月异之感。令人感动的是，我国已有一批心内科及心外科医生不顾个人得失与安危，为了广大患者的健康，为推动医学科学的进步，不惧怕长时间的X线曝光，大胆尝试，敢于实践。他们怀着上善若水、德行天下的高尚情操，凭借着过人的毅力与意志，正在一步一个脚印地追赶着国际学术前沿。在我国，心内科与心外科医生联合作战，应用杂交手术拔除电极导线，同时植入装置感染的正电子断层显像/计算机断层显像（PET/CT）诊断新技术也已用于临床，这些骄人的业绩与经验均被收录在本书中，希望能与全国的同行、同道分享。

此外，在本技术的国内推广、普及工作中，在本专著编写与出版过程中，得到了"首都临床特色应用研究项目（项目标号：ZL21107001012016）"的鼎力支持，在此表示诚挚感谢。还要说明，我国开展这项工作的时间尚短，累积的病例与经验十分有限，再加上本书的编写时间紧迫，使全书编写难免存在疏漏，甚至谬误之处，恳请同道与读者不吝赐教，锐意批评指正为盼。

最后我想用雨果的一句名言结束前言，并与各位同道共勉："**所谓活着的人，就是要不断挑战自我，不断攀登命运的险峰**"。

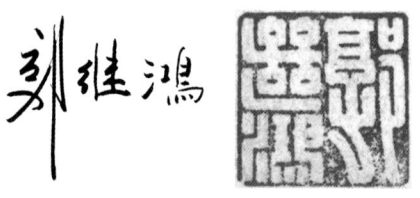

二〇一三年三月一日

目 录

第一篇 心律植入装置相关专家共识与精要

第1章 美国心律学会（HRS）专家共识（2009）：经静脉电极导线拔除 ········· 3
第2章 美国心脏协会（AHA）专家共识（2010）：心律植入装置的感染与处理 ······ 21
第3章 心律植入装置的感染与处理精要 ········· 41
第4章 中国专家建议（2011）：心律植入装置的感染与处理 ········· 62

第二篇 心律植入装置感染与处理的相关论著

第1章 心律植入装置相关右心感染性心内膜炎的临床特点 ········· 77
第2章 经静脉拔除电极导线的影响因素 ········· 82
第3章 单中心、大系列组经静脉拔除电极导线的回顾性研究 ········· 86
第4章 58例起搏系统感染的临床特征与处理 ········· 93
第5章 经静脉拔除有赘生物的起搏与除颤电极导线 ········· 98
第6章 经静脉拔除114根起搏电极导线 ········· 103
第7章 心脏起搏系统难治性感染的处理 ········· 106
第8章 外科心脏直视手术治疗起搏器感染性心内膜炎 ········· 111
第9章 杂交手术：拔除高危的感染电极导线 ········· 116
第10章 起搏系统感染后原起搏器再植入的研究 ········· 120
第11章 血培养阴性的感染囊袋负压式引流治疗 ········· 127
第12章 冠状静脉电极导线拔除技术和可行性研究 ········· 132
第13章 起搏器外露和囊袋感染的处理及原因分析 ········· 140
第14章 起搏系统感染与囊袋破溃的研究 ········· 143

第三篇 进展与综述

第1章 心律植入装置感染：日趋严重的临床问题 ········· 151
第2章 心律植入装置感染的研究进展 ········· 158
第3章 心律植入装置易感染因素 ········· 165
第4章 心律植入装置感染的识别和处理 ········· 170
第5章 心脏起搏器感染的临床特征与处理 ········· 176
第6章 起搏器感染的诊断与治疗 ········· 180
第7章 激光鞘电极导线拔除术 ········· 184
第8章 冠状窦起搏电极导线的拔除及心脏再同步化治疗（CRT） ········· 187

第9章 解读HRS（2009）经静脉电极导线拔除专家共识 ⋯⋯⋯⋯ 192
第10章 解读AHA（2010）心律植入装置感染与处理的专家共识 ⋯⋯⋯⋯ 198
第11章 植入装置围术期抗凝治疗新策略 ⋯⋯⋯⋯ 208
第12章 起搏器植入时华法林继续服用吗 ⋯⋯⋯⋯ 212
第13章 起搏器电极导线拔除技术的基本概念 ⋯⋯⋯⋯ 216
第14章 右心感染性心内膜炎的研究进展 ⋯⋯⋯⋯ 236
第15章 心律植入装置感染后拔除时机对死亡率的影响 ⋯⋯⋯⋯ 241

第四篇 译文与文摘

第1章 感染的危险因素 ⋯⋯⋯⋯ 249
第2章 感染的流行病学 ⋯⋯⋯⋯ 251
第3章 感染的诊断 ⋯⋯⋯⋯ 253
第4章 感染的处理：电极导线的拔除 ⋯⋯⋯⋯ 265
第5章 感染的预防 ⋯⋯⋯⋯ 270
第6章 感染的预后 ⋯⋯⋯⋯ 272

第五篇 相关技术

第1章 静脉成形术：老技术新应用 ⋯⋯⋯⋯ 277
第2章 心外膜起搏电极及植入技术 ⋯⋯⋯⋯ 281
第3章 右位埋藏式心脏复律除颤器（ICD） ⋯⋯⋯⋯ 286
第4章 杂交技术拔除感染电极导线技术及现状 ⋯⋯⋯⋯ 291

第六篇 典型病例分享

第1章 心外膜左室电极导线感染1例 ⋯⋯⋯⋯ 297
第2章 起搏器反复感染1例 ⋯⋯⋯⋯ 299
第3章 起搏器患儿囊袋感染1例 ⋯⋯⋯⋯ 301
第4章 电极导线拔除术合并三尖瓣撕裂1例 ⋯⋯⋯⋯ 304
第5章 临时起搏桥接治疗突发功能障碍1例 ⋯⋯⋯⋯ 309
第6章 起搏电极导线拔除合并下肢静脉血栓1例 ⋯⋯⋯⋯ 311
第7章 抗生素减量过早引起感染发热反跳1例 ⋯⋯⋯⋯ 314
第8章 心律植入装置"爆发性"金黄色葡萄球菌感染1例 ⋯⋯⋯⋯ 316
第9章 多根电极导线、多发赘生物拔除1例 ⋯⋯⋯⋯ 319
第10章 电极导线拔除后三腔起搏器右位再植入 ⋯⋯⋯⋯ 324
第11章 起搏器植入1年伴发热、右房巨大赘生物1例 ⋯⋯⋯⋯ 329
第12章 感染电极导线拔除后残留硅胶管致持续发热1例 ⋯⋯⋯⋯ 332
第13章 PET/CT诊断起搏器囊袋感染1例 ⋯⋯⋯⋯ 335
第14章 起搏电极导线拔除后行心外膜起搏1例 ⋯⋯⋯⋯ 338
第15章 起搏系统感染2例 ⋯⋯⋯⋯ 342

第七篇　其他

第1章　无功能电极：拔除还是保留？（欧洲多中心研究） ………………………… 349
第2章　CRT植入与治疗的技术要求 ……………………………………………… 350
第3章　331根电极导线拔除术的护理 ……………………………………………… 357

第一篇 心律植入装置相关专家共识与精要

第1章

美国心律学会（HRS）专家共识（2009）：经静脉电极导线拔除

2008年5月15日，在HRS第29届年会上，"电极导线拔除专家组"重新审阅了2000年NASPE颁布的《经静脉长期植入起搏器、ICD电极导线拔除的专家共识》，旨在修改并制订更加行之有效的电极导线处置标准。

该写作小组由HRS任命，人员包括北美及欧洲在心律植入装置（CIED）和电极导线处理（包括电极导线拔除）方面的专家。本共识主要关注电极导线拔除，包括培训标准、新技术和器械的评价标准。尽管本共识主要讨论经静脉电极导线拔除，但是仍将关注患者的治疗，尤其是电极导线的处理。

写作组由9位电生理专家和3位心脏外科医生组成，均为心律植入装置和电极导线拔除领域的专家。本文代表了专家组基于近期文献、个人经验以及论坛中所收集的资料而达成的共识，过程包括收集2008年卫星论坛内容、写作组专家会议、国际电话会议和三次网络问答等。"共识"并不意味着写作组中的每一位成员完全同意，我们确定了在经静脉电极导线拔除的某些方面取得的"真正共识"：超过83%的一致意见即被认为达成共识。适用于处理接受了心律植入装置治疗患者的所有医生和医疗机构。

在使用建议时，应该注意，并不存在完全绝对的临床情况；最终决定需要由医生和患者共同作出，而患者应该被告知所处的全部临床情况、可采取的治疗方法及其相关风险与收益；符合适应证是选择某种治疗手段的合适理由。本共识关注患者的治疗和电极导线的处理，不仅仅是在时间、训练、设备和人员等方面为电极导线拔除治疗制订适应证。

一、前　言

起搏器和埋藏式心脏复律除颤器（ICD）应用于临床以后，对于电极的可靠性、功能、并发症、处理方法等方面的理解已经取得了快速进展。自从1958年植入世界第一例起搏器以来，脉冲发生器、绝缘材料、电极结构、植入技术、感染和静脉阻塞等已经成为重要的临床课题。但是，直至20世纪80年代末，人们才开始试图设计工具及方法用于将出现问题的起搏器及电极导线的安全移除。仔细分析拔除后的电极，对深入理解临床失败和操作失败的原因十分重要，也推动了电极设计和植入技术的改进。经静脉电极导线拔除术的具体细节在其他文献中已有详细的描述。

经静脉电极导线拔除技术的普及相对较慢，因为其可能伴有致命的并发症，而且相关器械和技术方面的培训也十分有限。NASPE 在 1997 年 5 月 11 日召开的第 18 届年会上，开始筹划制订电极导线拔除的相关指南，包括：医生培训、设备、急救人员配备、电极导线拔除的适应证和相对适应证等，并在 2000 年 4 月公布。

自从这一文件公布后，关注经静脉电极导线拔除术的医生群体迅速扩大。但是，电极导线拔除的适应证、安全性及有效性等定义仍非常宽泛，相关的培训及团队的建设也相对滞后。目前已经公认，对于植入起搏器和 ICD 后电极出现病理情况的患者，拔除电极导线是最重要的处理策略，也是目前唯一可行的有效手段。处理电极需要广泛理解与电极功能不良、治疗结果和质量评价相关的临床和机械方面的病理生理机制。

二、定　义

"电极去除（lead removal）"的定义较为笼统，应该严格区别：①不必借助专用工具，从原植入静脉拔除电极导线的操作称为取出电极导线（lead explant）；②必须借助专用工具或更为复杂的操作程序去除电极导线称为拔除电极导线（lead extraction）。这一定义有利于人员训练计划的制订、操作分类登记、数据库的建立以及不同类型操作收费标准的制订。电极导线拔除的标准，包括外科、个人、团队、培训和治疗结果，适用于电极植入超过一年或需要特殊工具进行操作的患者。某些患者电极植入时间短于一年，但拔除仍有困难，则属于例外情况。即便如此，在移除任何电极导线时均应十分小心。

1. 除去电极导线（lead removal）　用任何一种方法除去起搏器或 ICD 电极导线。包括电极导线的取出和拔除。

2. 取出电极导线（lead explant）　经原植入静脉，使用简单工具（不包括锁定钢丝、伸缩鞘和股静脉拔除工具）取出电极导线。

3. 拔除电极导线（lead extraction）　电极植入时间超过一年，或需要特殊器具（不包括植入电极时所应用的器械）进行拔除；或者需要从非植入静脉拔除电极。拔除 ICD 电极需要特殊工具，即使植入时间短于一年。

4. 电极导线拔除的路径　一般从原植入静脉拔除电极，有时也需要选择其他的非植入静脉，包括颈静脉、股静脉和锁骨下静脉。某些特殊情况下，还需要选择穿心房或心室途径。

三、工　具

1. 简单工具　主要使用植入电极时的器械，仅需要额外的牵引工具，包括标准钢丝（非锁定钢丝）、固定螺栓回撤装置。

2. 牵引装置　包括特制的锁定导丝、捕抓器，用于啮合、捕捉电极导线或残端。锁定钢丝是特殊设计的牵引工具，能将拉力引至电极远端，在拔除过程中防止电极拉长。

3. 机械鞘　由金属、聚丙烯或其他材料制作而成，人工将其推送至电极头端，并通过机械力将电极与纤维组织分离。

4. 激光鞘（Laser） 通过激光分离电极和纤维组织。

5. 电外科鞘 使用射频能量分离纤维组织。

6. 可旋转螺纹头端鞘 头端装配可旋转的机械装置，可以通过头端的机械力装置、螺栓，分离纤维组织。

7. 伸缩鞘 任何拔除鞘管都可以配备这种装置，应用两个鞘管将有益于内鞘的固定，提高外鞘的硬度，防止鞘管打结，从而增加鞘管推送至电极远端的有效性，防止电极应力过大。外鞘多为机械鞘，内鞘可以是激光、电外科或螺纹头端鞘。

四、结果：临床成功和操作成功的定义

许多中心和医生使用各种技术有效地开展了经静脉电极导线拔除术。尽管 NASPE 在 2000 年公布了定义标准，但是各种研究报告中所使用的定义仍然没有统一。包括如何阐释不同入选患者的治疗结果，如何定义治疗成功和失败等。美国、欧洲等地的中心提交了 1988 年至 1999 年电极导线拔除的数据。1996 年以来最新的数据来自 226 家中心，共 2338 名患者，3540 条电极。数据显示，严重并发症的平均发生率为 1.4%，对于拔除数量超过 300 条电极的中心，并发症的发生率<1%。2000 年，柏林和法国举行的第 11 届心脏起搏及电生理世界论坛上，这一研究的数据已经拓展为包括 7823 名患者，12833 条电极；严重并发症的发生率为 1.6%。多变量分析显示，4 个指标可预测严重的并发症：①电极导线的植入时间；②女性；③ICD 电极；④是否使用 Laser 技术进行拔除。虽然该研究中的多数病例未使用 Laser 技术，但是我们可以从中了解早期电极导线拔除的情况，以及医生在使用 Laser 技术方面的学习曲线。

PLEXES 研究和早期关于 Laser 技术的研究结果可以用来评价目前电极导线拔除术的总体安全性和有效性。PLEXES 研究是一项前瞻性随机临床试验，比较了 301 名患者使用 12F Laser 鞘与 465 名患者使用非 Laser 鞘技术进行电极导线拔除的结果。使用 Laser 鞘的患者，成功率为 94%，严重并发症的发生率为 1.96%。Byrd 等使用 Laser 技术拔除了 1684 名患者共 2561 条起搏器和 ICD 电极导线，操作成功率为 90%，严重并发症发生率为 1.9%，院内死亡率为 0.8%。

尽管多数电极能够被安全、彻底地拔除，但电极导线的某些部分仍然可能留在原位。在许多病例中，即使存在电极的残端，但并没有引发不良的临床事件。电极导线拔除的成功率取决于是否获得预期的临床效果。操作成功率=临床操作成功数量/总操作数量，又可进一步分为可以是完全操作成功和临床操作成功，前者是指将目标电极完全拔除，后者是指操作达到预期的临床效果。如果未将系统感染患者的电极导线完全拔除则认为没有取得完全操作成功或临床操作成功。而对于非感染患者，如果未完全拔除电极，则认为取得临床成功，而未取得完全成功。对于局部感染的患者，如果术后遗留电极头端并不代表操作失败，而可能是临床成功。

临床成功率=临床成功拔除电极导线数量/试图移除的电极导线数量。

1. 临床目标 ①清除感染（囊袋感染、装置相关的感染性心内膜炎）；②阻塞静脉再通；③消除电极或电极残端导致的临床风险（心脏压塞、心律失常）；④保留所需的起搏

模式；⑤移除无功能电极；⑥解除囊袋相关的所有症状（如疼痛）。

2. 完全操作成功　移除所有目标电极，并且没有严重并发症及操作引发的死亡。

3. 临床成功　移除所有目标电极，或者残留部分电极但不影响操作的临床效果。残留的部分可以包括电极头端，或电极的小部分（脉冲发生器线圈、绝缘层），而且这些部分不增加穿孔、血栓和持续性感染的风险，也不导致其他临床后果。

4. 失败　未能达到完全操作成功或临床成功，或者出现严重的并发症及操作相关的死亡。

5. 并发症的定义　记录严重的并发症，是评价和提高疗效的中心环节。评价并发症需要考虑时间和严重程度。如果患者在同一次住院期间或者间隔较近的住院时间内进行了多次处理，这将使并发症的评价变得相对复杂。例如，一位患者成功拔除了感染电极，在几天后又成功植入了新的起搏系统。由于并发症并不是由一种特定的操作所导致，所以，持续的记录是十分必要的。手术并发症分类的标准方法是通过发生时间进行划分的。

（1）术中并发症：自患者进入手术室开始至离开手术室，发生与操作相关的任何事件，或者在操作中症状加重，包括与术前准备、麻醉、切口及缝合相关的并发症。

（2）术后并发症：在术后 30 天内出现的与操作相关的任何事件，或者在操作中出现的症状加重。

根据并发症的严重程度可分为以下两种类型（表 1-1-1）：

（1）严重并发症：由手术操作引起的危及生命的并发症或死亡，手术导致的永久性致残，或需要外科介入以防止发生上述情况的并发症。

（2）轻度并发症：任何与操作有关，但仅需使用药物治疗或小的手术操作即可使患者康复，或对患者身体功能有伤害但并不威胁生命也不导致人体功能严重损害的并发症。

表 1-1-1　并发症分类

分类	并发症
严重并发症	1. 死亡 2. 心脏破裂需要开胸手术、心包穿刺术、闭式胸腔引流或外科修补 3. 血管破裂需要开胸手术、心包穿刺术、闭式胸腔引流或外科修补 4. 肺栓塞需要外科治疗 5. 呼吸骤停或麻醉相关的并发症导致住院时间延长 6. 脑卒中 7. 原非感染部位的起搏系统感染
轻度并发症	1. 心包积液，无需心包穿刺术或外科治疗 2. 血气胸，无需闭式胸腔引流 3. 手术部位血肿需再次手术引流 4. 上肢肿胀或植入静脉栓塞需治疗 5. 邻近植入部位或静脉入口处进行血管修复 6. 影响血流动力学的气栓 7. 电极残端移位，但无后遗症 8. 因手术失血过多而输血 9. 气胸，需要胸腔闭式引流 10. 肺栓塞，但无需外科治疗

五、处理电极的环境要求

电极导线拔除的数量正在逐年增加，由于技术的难度及伴有威胁生命的并发症，医生应该接受相关培训，医院也应该提供支持，保持一定的手术数量，这对维持医生以及团队的技术水平至关重要。除此之外，医生和医院还要努力保持电极拔除团队的熟练程度，并追踪植入装置和电极拔除的效果。

进行电极导线拔除，需要一定成功率的保障，而且操作质量应该不断提高。对临床结果的预测是进行电极导线拔除的重要环节，因为需要将这一信息告知患者。只有在患者和医生对是否进行拔除的后果和临床结果取得充分共识后，才能作出决定。另外，应该评价在现有条件下拔除电极导线的风险。

此外，还应该设置专人负责档案和文件的管理，内容包括对医生的初始及持续培训、保持植入及拔除电极的数量、持续评价设备的安全有效性、安全操作所需的技术及人员、统计院内及院外结果等。对结果的评价需要包括植入和拔除两方面的内容。使用标准定义报告结果，并重点关注死亡率和发病率，这将有利于找出根本原因和改进的机会。

医院和医生应该制订紧急情况下的应对措施，要提前准备能够进行急诊手术的手术室和进行急诊外科手术的医疗小组。这一"急救计划"应该在日常的工作中有计划地进行演练，以便每一位成员完全清楚其应当承担的工作以及如何完成任务。这一计划也应该张贴在每一个电极导线拔除手术室内。

最后，电极导线拔除团队必须不断地加深对并发症的认识。如果没有相关的专家和医生，应该将患者推荐到具备相关条件的中心。

六、人员、角色和责任

成功进行电极导线拔除需要团队的合作，每一位成员都是成功的关键环节，并发症的低发生率与治愈率密切相关。成功拔除电极导线需要多种技术和器具，所以操作人员应该熟悉各种器具的用途及其常规放置的位置。另外，操作中可能发生多种临床事件，并且变化迅速，团队必须作好处理相关事件的准备。这均取决于治疗方案的制订和平时的培训。

计划开展电极导线拔除术的中心应该确定手术团队的成员、操作过程、器具，也需要制订紧急事件的应对措施。人员也需要熟悉和深入理解手术可能需要的器具。对于负责电极导线拔除的团队而言，在前期充分观摩有经验的中心如何工作十分必要。器械生产厂商代表不能代替专业的医务人员，而且其在手术过程中的任何行动均需要在医生的指导下进行。表 1-1-2 列举了电极导线拔除术所需的相关人员。

表 1-1-2 所需人员*

主要术者	进行电极导线拔除的医生，需经过适当的培训，在装置植入、电极导线拔除和并发症处理方面具有经验
心胸外科医生	精通电极导线拔除并发症及其处理，陪同手术或在需要时能够迅速到达
麻醉支持	
X 线设备的操作人员	
手术参与助手（医生、护士、技术人员）	
非手术参与助手	
超声心动图检查人员	

*根据环境，一人可以负责多项工作并能够满足安全的需要（例如主要术者同时是一位心胸外科医生），但术中至少需要 5 人全程跟随（1 人负责镇静及气道管理，2 名手术参与助手和 2 名非手术参与助手）。

1. 主要术者 在一些中心，有一名医生经过心律植入装置治疗的培训（多数为电生理医生或心脏外科医生），而有些中心，团队的所有人员共同经过心律植入装置治疗的培训。由于电极导线拔除是"电极处理"中的一部分，因此医生应该精通心律装置的植入和处理方法。

2. 心胸外科医生 在有些中心，主要术者就是心胸外科医生，而在有些中心，心脏外科医生与电生理医生共同操作。电生理医生为主要术者时，要求外科医生必须在患者出现致命并发症而需要急诊外科治疗时能够及时进行外科干预。而外科医生必须精通电极导线拔除和重新植入手术中可能出现的所有并发症及其处理方法，例如上腔静脉撕裂、右室破裂、冠状窦破裂等。在发生严重并发症时，时间至关重要。因此，我们强烈建议外科医生必须全程了解手术的进展情况，尤其是在规模较小的医院。因为这些机构中，手术场所以及相关人员可能不会立即到位。

3. 麻醉人员 有些中心采取全身麻醉，另一些中心在导管室进行手术而采取静脉镇静。在需要外科干预的并发症中，紧急麻醉是必需的，并应该能够为开胸手术提供麻醉。

4. X 线技术人员 由于电极导线拔除需要使用 X 线指导，必须有能够熟练操作设备和排查故障的人员。

5. 手术参与者 电极导线拔除经常需要各种器具和技术，为保证安全，需要至少两人直接参与手术：主要术者和助手。如果电生理医生和心脏外科医生共同操作，可以不需要护士和技术人员。另一些中心，则需要其他人员额外协助，包括医生、助理医师、护士和技术人员。这些人员必须是经过培训的，熟悉手术中的相关操作、器具、并发症以及相关处理措施。

6. 非手术参与人员 至少需要两个或两个以上的非手术参与人员，一人负责镇静（例如护士），另一人则需要在发生紧急情况时提供器具和协助。这些人员必须是经过培训的，熟悉手术中的相关操作、器具、并发症以及相关处理措施。这些人员必须熟悉如何启动紧急预案，以及召集哪些人员。

7. 超声心动图 并发症的快速诊断往往需要急诊超声心动图检查（经胸或经食管），能够操作仪器和阅读超声结果的医生应在需要时立即进行此项检查。手术医生或麻醉人员也可以进行这一工作。如果没有熟悉仪器操作和阅读报告的专业人员跟随手术，应该保证在并发症发生时，专业的超声医生能够迅速到位。

我们也建议设立专职人员，负责购置、储存、保管、记录拔除设备。也需要专职人员（往往是同一人）负责与医院保持联络，以保证患者在术中的安全。

8. 医生资质和培训　电极导线拔除是一项有创操作，需要专业培训以保证安全性和有效性。从事这项工作的医生应该进行拔除技术和并发症处理等方面的相关培训。

仅仅简单地观摩操作过程和影像学结果是远远不够的。熟悉术者的操作技巧和患者的风险（例如患者冠状动脉和外周血管的影像）需要至少一年的训练。但是，有关这方面的数据十分稀少，所以共识中采用了其他血管内操作培训中的相关数据。

一项分析数据表明，在进行10~20例成功拔除电极术后，医生的经验会得到较大的增长。即使拥有多年经验的医生，在使用Laser鞘的前4年中的60例或更少的手术中，也会出现拔除成功率的下降。并发症发生率的下降出现在至少30例手术之后。这表明，随着手术数量的增加（接近400例），并发症发生率进一步减小。这与起搏器、ICD和心脏再同步化治疗（CRT）指南中的相关内容一致，即医生需要进行各25例手术操作才能完成培训。Medicare数据表明，对于ICD植入术，医生每年至少植入10例，机械并发症的发生率才能逐渐下降，而每年至少植入30例，感染的发生率才能逐渐降低。由于电极导线拔除术的安全性和有效性与医生的经验直接相关，需要娴熟的技术操作，写作组一致同意：进行电极导线拔除的医生，需要保证每年一定的手术数量以维持技术水平。

（1）模拟程序：只有通过严格的训练和实践才能取得足够的经验。但是，实际操作的机会是很有限的。在很多地方，外科和导管的模拟装置是目前医学训练中的一部分。这一方法允许操作者"犯错"，使其在非实际环境下获取经验。研究已表明，这种方法能缩短学习曲线，并减少并发症。此外，多种临床模拟方案也有利于团队的建设和应对紧急情况时的反应。

成功的电极导线拔除方案是最为重要的内容之一，这也需要一定的经验。对于主要术者和其他团队成员，这些技巧需要重复训练才能很好地掌握。对6名无经验的受训者进行模拟系统的初步测试（36次），内容包括在使用锁定钢丝时对拔除力量的感觉、对拔除鞘和X线的熟悉程度等，结果表明这一方法能够提高受训者的技术水平。尽管这些只是初始经验，但是专家组普遍认为，在未来，模拟系统将成为初学者培训以及保持医生技术状态的重要方法。

（2）最小训练量和手术量的建议

①在有经验的医生指导下完成至少40例电极导线拔除，并包括多种静脉途径，采用多种拔除技术和器械，这是培训所需的最小数量。

②医生需要保证每年一定数量的手术，以保持操作技巧的熟练程度。这对医生个人及团队十分重要。我们建议每位医生每年至少保证20例手术。

③作为主要术者如果完成前期40例手术培训并保证每年20例的手术量，则达到要求。

④培训需要在经验丰富、手术量充足的中心进行，指导人员需要具备75例电极导线拔除手术经验，并且安全性和有效性达到标准。

我们意识到，在手术量充足的中心之外，即使是最小的训练要求也是很难达到的。但是，训练方面的困难并不能作为减少训练量的理由。这一现实情况表明，需要更多的模拟训练设备提供其他的补充训练手段，以达到训练和保持技巧熟练程度的目的。

我们也注意到，对儿童患者进行电极导线拔除的数量十分有限。因此建议，由处理儿科电极问题有经验的中心处理这一特殊人群。当然，在儿科中心和成人中心之间建立联系将非常有益。这将使医生能够接触到如何处理年幼患者（而这部分患者往往伴有复杂的先天性疾病）的问题，也将增加电极导线拔除的经验。处理这些患者往往需要医生具有先天性心脏病器械治疗的专业经验。尽管儿科医生或许很难保证每年 20 例的电极导线拔除术（因为这一人群中植入装置的使用率正在逐年下降），但是作为拔除电极导线的主要术者，40 例的手术训练量仍是必要的。在这种情况下，使用模拟装置进行相关训练是否能够替代每年 20 例的手术量仍有争议。采用全身麻醉以及外科团队的参与也是处理儿童电极导线问题的有效措施。

进行一定数量的训练并不能确保有效、安全，使用手术结果的数据来评价操作是必要的。每个中心都应该保证记录完整的手术过程和手术结果。

由于对这一操作的学习曲线已经了解（甚至需要数以百计的病例积累），因此建议采用分阶段的方式开始。当不能预测拔除的难易程度时，建议从简单、风险小的病例开始。包括曾接受过心脏手术的患者，这将增加外科抢救的难度。另一些病例包括仅有一条电极且植入时间较短的患者。更复杂的病例，例如多条电极以及植入时间较长者，建议转入有经验的中心处理。随着经验的增加，处理病例的复杂程度也会相应增加。

初学者应该认识到，可以通过电极导线拔除协会获得及时的指导。因此，术前应该与相应的指导者取得联系，以便在术中遇到紧急情况时进行咨询。

七、场所和设备

正如前面所述，成功的电极导线拔除方案需要团队的配合。除了合适及充分的人员准备以外，中心还需要相关的器械设备以保证电极导线拔除的安全性和有效性。必须确保所有器械设备功能正常，尤其对于平时不常使用但在危及生命的紧急情况下需要的设备。

1. 场所　必须在心脏外科手术室或心导管室进行电极导线拔除术，并保证能够迅速进行心脏外科治疗，相关器械设备能够立即到位。研究资料表明，当上腔静脉撕裂或穿孔时，开胸时间延迟 5~10min 将伴有致命后果。而术前即作好相应准备则可使患者成功获救。手术可以在手术室进行，也可以在为植入手术专门设计的实验室进行。其空间必须足够，以便进行胸骨切开等操作，也需要配备通气系统防治手术感染。

2. 设备　以下是必需的设备，而且有经验的中心会不断购置其所需的设备。

（1）高质量的 X 线仪器：不应过分强调高质量 X 线仪器的作用，但观察到小的电极构件（例如电极的固定螺旋等）是安全操作所必需的。可使用固定投照系统或 C 臂 X 线仪器。

（2）外科设备：包括适用于电极导线拔除和装置植入的器具。此外，还应该准备用于血管修复、开胸的器械以及体外循环装置。

（3）拔除工具：种类很多，我们并不能确定哪一种工具最好，因此认为，掌握更多的器械，将增加成功概率，也将减少并发症的发生。核心工具包括锁定钢丝，机械"伸缩"鞘和"电动"鞘等。

（4）抓捕器：对于"漂浮的"电极，或术中发生电极断裂时，需要从植入电极静脉以外的血管入路。还需要使用经非植入静脉途径的拔除工具，包括带有止血阀的大鞘管，各种抓捕器。血管可选择颈静脉、股静脉和锁骨下静脉。

（5）植入工具：钢丝、固定工具、修复工具、扳手、无菌手套等，以及植入所需的标准器具。

（6）经胸及经食管超声：必须保证能够立即进行经胸和经食管超声检查，有些中心使用心脏内超声。

其他还包括麻醉用拖车、无创及有创压力监测装置、氧饱和度监测仪器、心包穿刺术器械、用于胸腔闭式引流的水封瓶、体外除颤仪、临时起搏器以及其他在手术室急救时所需的设备。

3. 患者准备　由于手术可能造成致命的并发症，所以必须进行必要的术前准备以保证不延误急救。

（1）病史和体格检查：必须在术前进行完整的病史采集和细致的体格检查，了解患者植入装置的适应证，发病率及其可能在术前、术中和术后产生的影响。例如，是否需要抗凝治疗以及在围术期相关的配合治疗。必须重新考量治疗措施，并在术前确定有无过敏反应，尤其是是否存在造影剂过敏。如果确定，可在术前给予相应的预防措施。体格检查中要特别关注解剖细节，这将影响手术。术者也应该努力发现可能影响手术的各种因素，例如，严重的胸壁静脉曲张提示中心静脉阻塞，这对于将要在植入电极同侧血管进行的升级手术而言十分重要。术前的静脉造影可以提示静脉是否通畅以及是否需要血管成形术或拔除电极导线。

（2）告知内容：手术方案需要与患者讨论并需要家属在场。患者及家属必须清楚拔除电极导线是一项可能致命的危险操作，同时，也需要告知患者及家属所在中心的手术量、术者的经验及其手术的结果。由于拔除电极导线常常只是一项复杂手术中的一部分，因此必须告知患者可采取的其他治疗方法。尤其是对于将要进行起搏器升级而拔除弃用电极的患者。

4. 制订手术及治疗方案　在手术前，必须制订关于并发症处理、是否需要心律植入装置治疗以及如何提供治疗等方案。

（1）心律植入装置感染患者：确定术前、术中及术后抗生素的使用方法，包括剂型、种类、使用时间等。经食管超声测量赘生物的直径，这将决定是采用经静脉拔除还是经外科开胸拔除。更换装置的患者，需考虑在术中使用临时起搏。此外，必须在术前确定是否需要重新植入装置和电极以及植入时间。

（2）装置和电极位置：多数需要移除的电极位于右心房、右心室、冠状窦、心脏静脉等处。但是，某些病例可能通过未闭的卵圆孔、房间隔缺损、室间隔缺损进入一个或两个左侧腔室。电极导线有可能穿透心肌，穿破心包，或者与三尖瓣结构缠结。术前必须进行胸部 X 线检查，如果发现异常可进行经食管超声、计算机断层成像（CT）等影像学检查。

（3）装置、电极及接头（连接的和弃用的）：操作前，术者必须清楚装置和电极的位置，无论是正在工作的还是已经弃用的。询问患者是远远不够的，因为患者对此类信息可能并不知晓。应该尽量查找患者前次手术的报告和植入装置的相关信息。X 线胸片可能是术前唯一能够确定装置和电极数量的方法。术者需要决定电极和脉冲发生器的型号和具体数据，熟悉所有电极的结构特点。例如，仅仅了解是主动电极还是被动电极是不够的，一些主动电极需要特殊的固定钢丝以解除固定（例如 ACCUFIX 和 Guidant 的 ICD 电极）。

了解类似的信息对电极导线的成功拔除十分重要。

（4）临时起搏：如果是起搏器依赖的患者，则需要在术中进行临时起搏。在拔除电极之前应植入临时起搏电极。对于非起搏器依赖的患者，尤其是在给病态窦房结综合征（病窦）的患者进行全身麻醉时也可以采用相同的措施，此时建议将起搏器频率降至患者自身心率以下。在一侧股静脉植入鞘管，以便紧急时植入临时起搏电极。

（5）起搏器程控：术前需要记录所有起搏器设置和电极参数，以便于术后的再次程控。此外，也可以比较继续使用的保留电极与术前是否发生变化，以便确定是否发生了电极损伤。术前应该关闭频率应答功能，防止出现快速起搏。对于快速性心律失常治疗装置需要关闭诊断功能，防止不适当放电。

（6）需要持续的器械治疗：需要重新考虑植入的初始适应证，因为经过手术后，适应证可能发生变化。应该在拔除术前决定是否需要重新植入，还有植入的路径、时间，以及临时或永久植入的技术等。

5. 手术准备　包括血常规、交叉配血，常规应备血 800ml，对于某些高危患者，血应准备好放在手术室内备用。推荐使用直径较大的静脉入路（如股静脉）进行临时起搏，经股静脉途径进行电极导线拔除，并在紧急情况下进行输液、输血、给药。需要对患者进行全程心电监护和血压监测，可以采取无创血压监测，但有创动脉血压监测能够提供更加快捷的数据变化。术前备皮，以便紧急情况下进行心包穿刺术和开胸手术。准备体外除颤和起搏的电极贴片。

八、适应证

将适应证分为Ⅰ类、Ⅱ类和Ⅲ类。自从 2000 年 NASPE 专家共识颁布以来，心律植入装置的植入数量、电极数量和并发症的发生率明显增加。同时，技术的成熟、经静脉电极导线拔除经验的增加和电极处理的长期临床效果也发生了显著变化。对电极处理、风险、收益、适应证等方面的理解也更加深入。表 1-1-3 列举了经静脉电极导线拔除的适应证。

表 1-1-3　经静脉电极导线拔除的适应证

感染
　Ⅰ类
　1. 因出现瓣膜性和电极相关性心内膜炎、败血症而确定为心律植入装置感染的患者，建议将装置和电极导线完全移除（证据水平 B）；
　2. 表现为囊袋脓肿、装置腐蚀、皮肤粘连、慢性窦道的囊袋感染患者，即使没有血管内电极系统感染证据，建议将装置和电极导线完全移除（证据水平 B）；
　3. 瓣膜性心内膜炎患者，即使没有电极或心律植入装置参与的证据，仍建议将装置和电极导线完全移除（证据水平 B）；
　4. 隐匿性革兰阳性菌菌血症（非污染）患者，将装置和电极导线完全移除（证据水平 B）。
　Ⅱa 类
　持续的隐匿性革兰阴性菌菌血症患者，建议可以考虑将装置和电极导线完全移除（证据水平 B）。
　Ⅲ类
　1. 表皮或切口感染患者，无电极或心律植入装置参与的证据，不建议移除心律植入装置（证据水平 C）；

续表

2. 非心律植入装置导致的慢性菌血症，需长期使用抗生素治疗的患者，不建议移除心律植入装置（证据水平C）。

慢性疼痛
Ⅱa类
心律植入装置或电极植入部位严重的慢性疼痛，患者明显不适，药物及外科治疗无效并且没有可选择的其他治疗方法，可以考虑移除装置和（或）电极导线（证据水平C）。

血栓和静脉狭窄
Ⅰ类
1. 发生严重血栓栓塞事件，电极或电极残端发现血栓，建议拔除电极导线（证据水平C）；
2. 双侧锁骨下静脉或上腔静脉阻塞，妨碍经静脉植入新电极，建议拔除电极导线（证据水平C）；
3. 计划在已植入电极的静脉植入支架，为防止电极缠结，建议拔除电极导线（证据水平C）；
4. 上腔静脉狭窄、阻塞，伴有症状的患者，建议拔除电极导线（证据水平C）；
5. 需要植入额外电极，但同侧血管阻塞，且植入对侧血管有禁忌证时，建议拔除电极导线（证据水平C）。

Ⅱa类
需要植入额外电极，但同侧血管阻塞，而植入对侧血管无禁忌证时，也可考虑拔除电极导线（证据水平C）。

功能电极
Ⅰ类
1. 伴有遗留电极引发的致命性心律失常（证据水平B）；
2. 由于电极设计缺陷或故障，并可能立即威胁患者安全（例如Telectronics ACCUFIX J电极断裂膨出）（证据水平B）；
3. 电极干扰心律植入装置的正常工作（证据水平B）；
4. 电极干扰恶性肿瘤的治疗（放射治疗、外科手术等）（证据水平C）。

Ⅱb类
1. 弃用的功能电极可能干扰心律植入装置正常工作（证据水平C）；
2. 原有电极设计缺陷或故障，并可能在未来威胁患者安全（例如未发生膨出Telectronics ACCUFIX电极）（证据水平C）；
3. 功能存在但未被使用的电极（升级为ICD后遗留的右室起搏电极）（证据水平C）；
4. 由于心律植入装置而无法进行特殊影像学检查（如磁共振成像），无其他可选择的检查手段确定诊断（证据水平C）；
5. 为植入可进行磁共振成像（MRI）检查的心律植入装置（证据水平C）。

Ⅲ类
1. 预计生存时间短于一年的患者（证据水平C）；
2. 已知患者通过非正常静脉或心脏结构放置电极（如锁骨下动脉、主动脉、胸膜、心房或心室壁、纵隔）。如果必须拔除，可能需要外科治疗（证据水平C）。

无功能电极
Ⅰ类
1. 伴有遗留电极引发的致命性心律失常（证据水平B）；
2. 由于电极设计缺陷或故障，并可能立即威胁患者安全（例如Telectronics ACCUFIX J电极折断膨出）（证据水平B）；
3. 电极干扰心律植入装置的正常工作（证据水平B）；
4. 电极干扰恶性肿瘤的治疗（放射治疗、外科手术等）（证据水平C）。

Ⅱa
1. 由于电极设计缺陷或故障威胁患者安全，不会立即但可能在未来发生风险（例如未发生膨出的Telectronics ACCUFIX电极）（证据水平C）；
2. 植入心律植入装置，需要一侧血管容纳4条以上电极，或上腔静脉容纳5条以上电极（证据水平C）；

续表

　　3. 由于心律植入装置而无法进行特殊影像学检查（如 MRI），并且无其他可选择的检查手段确定诊断（证据水平 C）。
　Ⅱb 类
　1. 植入心律植入装置时，无电极拔除禁忌证（证据水平 C）；
　2. 为植入可进行 MRI 检查的心律植入装置（证据水平 C）。
　Ⅲ 类
　1. 预计生存时间短于一年的患者（证据水平 C）；
　2. 已知患者通过非正常静脉或心脏结构放置电极（如锁骨下动脉、主动脉、胸膜、心房或心室壁、纵隔）。如果必须拔除，可能需要外科治疗（证据水平 C）。

　　在考虑任何一种操作或者治疗的适应证时，都需要考虑经静脉拔除电极的早期效果及长期转归，也需要根据患者的具体情况评价手术风险。经静脉拔除电极的风险主要取决于术者及其团队的训练程度和经验。如果术者的经验不足，即便是电极导线拔除的强适应证也不应进行手术。表 1-1-2 中列举了拔除手术的环境需要达到的标准（所需人员）。对于没有达到相关标准的医院，建议选择外科方法拔除电极导线。

　　在某些临床情况下，例如需要进行其他心脏外科手术，或者伴有较大的赘生物，建议采用非经静脉途径拔除电极导线。需要评价每一位患者的远期生存时间、远期治疗效果和术后的治疗手段。对于伴有赘生物的患者，是否应该根据赘生物的大小来决定采用经静脉还是外科途径拔除电极，目前尚无明确规定。在决定选择何种手术方式时，需要全面考虑赘生物的大小、形态、脆性，是否存在卵圆孔未闭、房间隔缺损、室间隔缺损等疾病，是否具有其他外科手术的适应证，血流动力学是否稳定，是否为起搏器依赖，是否需要 ICD 和左室电极，以及是否需要重新植入等。有时，对赘生物<2cm 的患者，如果其为起搏器依赖或者需要尽早重新植入，应该外科拔除并进行清创。对赘生物>3cm 的患者，往往需要开胸拔除。这些决定将影响抗生素治疗的种类和重新植入的时间。临时起搏和穿戴式除颤器也常用于此类患者。

　　心律植入装置感染是整体系统移除的强适应证，而这些患者临床表现多种多样，例如仅表现为囊袋疼痛。但是，一旦确定心律植入装置感染，必须将心律植入装置系统整体移除，以保证彻底消除感染。如果患者的预后很差，可不进行电极导线拔除，但这只是例外情况。尽管有时患者会出现明显的发热、菌血症、赘生物、败血症等，但更多时候，很难根据症状直接诊断器械相关感染。即便是对于明确器械感染的患者，其血培养的结果也可能呈阴性。这可能是术前使用抗生素的结果，但是，在未使用抗生素的患者中也可以发现类似情况。延迟拔除感染器械对患者而言是致命的。Dy 等研究结果表明，囊袋局部组织的血培养结果最为可靠，但是，阳性率也仅为 69%，而且当患者出现囊袋感染时，通常已经波及电极。Klug 等指出，出现囊袋感染的患者，88.4% 合并电极感染。克利夫兰中心的结果表明，在 123 名电极导线拔除的患者中，只有 4 名未完全拔除电极的患者术后反复感染，这符合与装置感染最为密切的金黄色葡萄球菌的病理生理学特征，其能够产生生物膜，附着于装置和电极的塑料和金属表面，以抵抗抗生素治疗和人体的免疫反应。结果，患者囊袋部位疼痛明显，但是局部组织的血培养却未发现感染的证据。此时，建议按感染处理，包括充分使用抗生素治疗，以及推迟重新植入装置的时间。但下次血培养阳性的结果不应作为移除心律植入装置的充分证据。如果不同日期的培养结果呈阳性，即使在全面评估后，仍然没有在心脏、电极或其他部位发现导致血培养阳性的明确来源，此时仍然强烈建议拔除电极。表皮、切口的红斑或感染不是心律植入装置系统感染的明确证据，但是患者很有可能继续发展为深部感染，并需要拔除系统。革兰阴性菌是心律植入装置感染中较少见的病原体。在手术之前，对其他细菌进行针对性抗生素治疗后，如果菌血症仍然持续存在，应该考虑革兰阴性菌感染。

重新植入装置的路径非常有限（通常只有两个胸前位置），而且在没有彻底消除感染之前，于原心律植入装置的植入部位或拔除电极的部位重新植入装置将伴有早期或晚期的反复感染。表1-1-4列举了建议重新植入的时间，但是数据来源十分有限，也缺乏广泛的共识。当考虑为感染时，可在术后2～3天植入穿戴式除颤器、心外膜电极并清除赘生物。如果患者不伴赘生物，并且没有系统感染的进一步证据，可在电极导线拔除早期（3天）重新植入，而无需担心复发感染。尽管没有相关的临床试验观察抗生素治疗应该持续的时间，以及如何更换抗生素，但是《非心律植入装置相关的感染性心内膜炎治疗指南》在此方面具有超过20年的经验，可供参考。通常静脉使用2～6周，有时可根据药敏试验、微生物分离的结果决定是否应用口服抗生素。

表1-1-4 感染装置移除后重新植入心律植入装置的原则

Ⅰ类
1. 应仔细评估所有患者是否需要重新植入新的心律植入装置（证据级别C）；
2. 不应在拔除位置的同侧植入新系统，倾向从对侧植入（包括对侧锁骨下、髂静脉、穿房间隔），或植入心外膜电极（证据级别C）。

Ⅱa类
1. 无瓣膜及电极赘生物但术前血培养阳性患者，如果没有系统感染的进一步临床证据，且在移除心律植入装置系统24h抽血，血培养结果阴性持续72h，可重新植入（证据级别C）；
2. 无瓣膜及电极赘生物，但电极头端细菌培养阳性的患者，如果没有系统感染的进一步临床证据，且在移除心律植入装置系统24h抽血，血培养结果阴性持续72h，可重新植入（证据级别C）；
3. 无瓣膜及电极赘生物，但术前有败血症且血培养阳性患者，如果没有系统感染的进一步临床证据，且在移除心律植入装置系统24h抽血，血培养结果阴性持续72h，可重新植入（证据级别C）；
4. 伴有瓣膜和电极赘生物，心律植入装置移除后14天可重新植入新的心律植入装置，可选择清除赘生物（清创）和植入心外膜电极以缩短重新植入的时间（证据级别C）。

对非感染患者进行经静脉拔除电极是有争议的话题。临床中经常出现弃用原有的无功能电极并通过同一血管或其他静脉途径植入新的电极导线。由于非感染电极患者通常并无明显症状，也没有死亡风险，所以很难评估这类患者接受电极导线拔除的风险和收益。此时需要权衡手术的风险，包括术者的经验以及患者的临床状况。

有些情况倾向于早期拔除。因为保留电极将增加日后拔除的难度，并伴有严重的并发症，也将延长植入时间。所以目前很难评判早期或是晚期拔除电极将带来怎样的风险。电极植入时间的延长，将导致电极表面纤维包裹增厚，这将增加电极导线拔除的难度，尤其是植入多条电极的患者。随着植入时间的延长，电极断裂发生率也将增加，这也将导致电极无法完全拔除。另外，即使轻度的纤维组织钙化也将增加拔除电极的风险。所以，对于一位完全性阻滞、有两条废用电极的20岁年轻人，在植入新电极时，应该将原有电极导线拔除。而对一位有一条废用电极，伴有静脉阻塞的90岁老年患者，可以不拔除电极导线。同时，需要考虑电极植入的时间、脆性和型号，这都将影响拔除电极的难度。表1-1-3

是专家组在电极导线拔除适应证方面达成的共识，与曾发表文献中电极导线拔除的安全性和有效性的标准一致。

对于非感染电极的每一条适应证，必须权衡拔除或其他方法可获得的风险和收益。尽管目前尚缺乏临床研究的结果以证明拔除非感染电极更加有益，但是有文献支持这一观点。有些有经验的作者认为，严重的慢性疼痛如果各种治疗方法无效，有时是感染相关的，但是最常见的情况是拔除电极和脉冲发生器后治愈。

单纯的静脉血栓不是电极导线拔除的适应证，但是如果其伴有明显的症状或者妨碍起搏器、ICD或其他治疗时，建议将电极导线拔除。例如，需要进行锁骨下静脉或上腔静脉支架置入术，但电极导线附着于静脉壁，此时应该拔除电极导线，并在术前预先给予抗凝治疗等。拔除电极可伴有血栓和静脉阻塞，但是血栓导致的急性静脉阻塞可采取抗凝治疗予以解除，而由于纤维化造成的慢性静脉阻塞，抗凝治疗则无效。

有时电极能够引发致命的心律失常，例如Telectronics ACCUFIX电极故障。此时应该考虑将电极导线拔除，并在更深的位置植入一条新电极。

植入起搏器和ICD的患者不能进行MRI检查，但是并不是所有患者都能够找到其他替代MRI检查的方法。美国测试和材料学会（ASTM）和美国食品与药品监督管理局（FDA）根据是否能够接受MRI检查，将起搏器分为"安全"、"有条件下安全"和"不安全"三种类型。尽管新型起搏器或ICD被认为是"安全或有条件下安全"，但是很多患者并没有植入此类装置，所以需要将电极和起搏系统拔除以进行MRI检查。当然，应该在确定没有其他可以选择的方法之后，才进行电极导线拔除。

对于是否应该拔除已经弃用的有功能和无功能电极，取决于患者的临床情况。我们已经阐述了保留这些电极可能引发的种种风险，尽管无法确认这些风险的发生时间。对于这种情况，需要长期的随访以作出恰当的决定，因为在最初几年与保留电极相关的风险很少能够显露，使我们无法权衡是否应该拔除电极导线。并非所有的弃用电极都需要拔除，也必须有关于植入装置手术的其他的临床指导，以克服打开囊袋带来的感染风险。我们也需要考虑，当电极功能正常而没有给患者带来相关风险时，是否应该打开囊袋将其拔除。这一观点与Telectronics ACCUFIX电极导线拔除的经验相符。

最后，当一条血管容纳多条电极（4条或更多），或者5条以上的电极通过上腔静脉，此时拔除电极不仅困难也更加危险。Lexicon研究表明，中小体型的患者（BMI<25）电极导线拔除术恶性事件的发生率较体型较大的患者高出3.7倍。Cook的电极导线拔除注册研究也表明，拔除3条以上电极的女性患者，严重并发症的发生率为7%，是只拔除一条电极的女性患者的3.7倍，是男性患者的7倍。

九、注册与数据管理

正如此前曾论述，从事电极导线拔除的中心，需要保证完整记录术者和机构在装置植入和经静脉电极导线拔除效果等方面的数据。此外，还应建立相应的机制，将此类数据与国内和国际的结果进行比较。这需要建立注册机制，客观地进行数据收集、报告、分析和结果对照。这一方法是每一个中心所必备的，并要有明确的定义、明晰的数据收集方法和正确的管理。尽管这些数据并不是研究的最主要资料来源,但是公布这些数据对质量管理是十分重要的。医生、医院、植入装置和电极导线拔除器械的生产厂商以及国家管理部门都应参与其中。

专家组一致认为,应该设立专职人员以保证注册工作明确落实。这需要植入装置和电极导线拔除器械的生产厂商的支持,但需要由第三方进行管理,如美国心律学会(HRS)。数据的收集上报要由每一家中心完成,并要符合网络数据的标准。每一家中心都可以在数据库中查阅各自的数据并与整体数据进行对比。这些数据将被公布,用于评价新技术,并提高质量管理的标准。

十、新器械和新技术

对新器械及其用途的介绍由FDA负责,管理的目的是保证新器械的安全性和有效性与其标明的内容相符。成功拔除电极导线常需要多种工具和技术,因此,必须认识到,单凭任何一种单一的工具和技术不可能应对所有的临床情况。而且,基于某些特定情况,还需要外科技术和工具的协助。此外,多数器械需要联合使用,例如锁定钢丝与伸缩鞘、激光鞘、可旋转螺纹头端鞘等。因此,很难设计一项临床研究单独检验某一新技术或新器械的安全性和有效性。由于这些技术联合使用,对其进行分别评价也是不明智的,对结果的解释也会受到定义、数据不充分以及偏倚等因素的影响。所以,对拔除电极导线新技术、新器械的临床评价应采用系统化原则。

评价电极导线拔除器械的建议　新器械上市前都会经历概念验证(第一阶段)、临床前研究(第二阶段)和临床研究(第三阶段)三个阶段,对此建议如下:

(1) 只有在第一阶段建立了稳定的技术并经过第二阶段的评价后,才可以进行第三阶段的临床研究以评价新技术的安全性和有效性。第一阶段包括基础研究、动物实验和概念验证的临床测试。第二阶段应该在3~5个有电极导线拔除经验的中心进行,目的是记录器械的使用情况,为工具和技术的改进提供资料,并确定不会产生相关的危害。

(2) 第三阶段的临床试验主要评价与现有器械联合使用时,新技术的安全性和有效性。

(3) 由于目前使用现有的工具,电极导线拔除已经是一项相对成熟的技术,所以,应该将新工具的临床研究设计为前瞻性的随机对照研究。

(4) 临床研究要有充足的样本量、明确的分组(如起搏器电极导线 $vs.$ ICD电极导线)、协变量分析以及检验理论的恰当方法。

(5) 所有研究使用的定义,包括适应证、成功率、并发症等均以本共识中的定义为准。

十一、结　论

电极导线拔除术已经成为电极处理领域十分重要的内容。使用特定工具和方法拔除电极导线已经成为成熟的技术，向医生传授和普及这项技术将使世界范围内的患者接受安全有效的电极导线拔除治疗，但仍然面临很多挑战。在列举适应证时，我们也意识到每一位患者都有其特殊的临床情况和医疗环境。没有经过良好训练的医生、无法提供相关医疗支持以保证患者术中安全的医疗机构都不应该开展电极导线拔除术。本共识努力为创造安全的医疗环境提供指导性建议。

同时，对于大多数心律植入装置感染的患者，将不再建议进行"保守治疗"，而应该将异物从感染部位全部移除，并在其他部位重新植入新的系统。本文也列举了某些特殊病例可以采取抗生素治疗而不移除感染系统的情况，但这十分少见，也不建议将感染装置重新植入经修补后的原有囊袋。

即使最有经验的中心和医生也无法避免电极导线拔除术中的并发症，需要术者及其团队在术前充分准备。医生、团队以及外科治疗的快速介入将给患者提供最大的生还机会。

我们提供了各种术语的精确定义，包括适应证、临床和操作成功、并发症。规定了必需的设备和人员条件，良好的训练和技术水平的保持等。这些需要医生、医学团体、医院管理者和企业的共同努力。对拔除方案和术者进行医疗质量评价，需要拥有特定的系统以收集、整理治疗结果方面的数据，并与国家基准数据进行比较。

（郭继鸿　李学斌　王　龙　田轶伦　译）

参考文献

[1] Love CJ, Wilkoff BL, Byrd CL, et al. Recommendations for Extraction of Chronically Implanted Transvenous Pacing and Defibrillator Leads: Indications, Facilities, Training. Pacing Clin Electrophysiol, 2000, 23 (4): 544-551.

[2] Schoen FJ, Harasaki H, Kim KM, et al. Biomaterial-associated calcification: pathology, mechanisms, and strategies for prevention. J Biomed Mater Res, 1988, 22: 11-36.

[3] Hecker JR, Scandrett LA. Roughness and thrombogenicity of the outer surfaces of intravascular catheters. J Biomed Mater Res, 1985, 19: 381-395.

[4] Rozmus G, Daubert JP, Huang DT, et al. Venous thrombosis and stenosis after implantation of pacemakers and defibrillators. J Interv Card Electrophysiol, 2005, 13: 9-19.

[5] Wilkoff BL. Lead failures: Dealing with even less perfect. Heart Rhythm, 2007, 4: 897-899.

[6] Byrd CL. Managing device-related complications and transvenous lead extractions. // Ellenbogen KA, Kay GN, Wilkoff BL, et al. Clinical Cardiac Pacing, Defibrillation and Resynchronization Therapy. 3rd Edition. Philadelphia: Saunders, 2007: 855-930.

[7] Love CJ. Lead extraction. Heart Rhythm, 2007, 4: 1238-1243.

[8] Jarwe M, Klug D, Beregi JP, et al. Single center experience with femoral extraction

of permanent endocardial pacing leads. Pacing Clin Electrophysiol, 1999, 22: 1202-1209.
[9] Byrd CL. Advances in device lead extraction. Curr Cardiol Rep, 2001, 3: 324.
[10] Smith MC, Love CJ. Extraction of transvenous pacing and ICD leads. Pacing Clin Electrophysiol, 2008, 31: 736-752.
[11] Bongiorni MG, Soldati E, Zucchelli G, et al. Transvenous removal of pacing and implantable cardiac defibrillating leads using single sheath mechanical dilatation and multiple venous approaches: high success rate and safety in more than 2000 leads. Eur Heart J, 2008, 29: 2886-2893.
[12] Wilkoff BL, Byrd CL, Love CJ, et al. Pacemaker Lead Extraction with the Laser Sheath: Results of the Pacing Lead Extraction With the Excimer Sheath (PLEXES) Trial. Journal of the American College of Cardiology, 1999, 33 (6): 1671-1676.
[13] Kennergren C, Bucknall CA, Butter C, et al. PLESSE investigators group. Europace, 2007, 9 (8): 651-656.
[14] Love C, Byrd C, Wilkoff BL, et al. Lead extraction using a bipolar electrosurgical dissection sheath: An interim report. Europace, 2001, 223-228.
[15] Neuzil P, Taborsky M, Rezek Z, et al. Pacemaker and ICD lead extraction with electrosurgical dissection sheaths and standard transvenous extraction systems: results of a randomized trial. Europace, 2007, 9: 98-104.
[16] Jones SO, Eckart RE, Albert CM, et al. Large, single-center, singleoperator experience with transvenous lead extraction: outcomes and changing indications. Heart Rhythm, 2008, 5: 520-525.
[17] Saad EB, Saliba WI, Schweikert RA, et al. Nonthoracotomy implantable defibrillator lead extraction: results and comparison with extraction of pacemaker leads. Pacing Clin Electrophysiol, 2003, 26: 1944-1950.
[18] Kennergren C, Bjurman C, Wiklund R, et al. A single-centre experience of over one thousand lead extractions. Europace, 2009, 11 (5): 612-617.
[19] Henrikson CA, Brinker JA. How to prevent, recognize, and manage complications of lead extraction. Part I: avoiding lead extraction—infectious issues. Heart Rhythm, 2008, 5: 1083-1087.
[20] Fearnot NE, Smith HJ, Goode LB, et al. Intravascular lead extraction using locking stylets, sheaths, and other techniques. Pacing Clin Electrophysiol, 1990, 13: 1864-1870.
[21] Byrd CL, Wilkoff BL, Love CJ, et al. Intravascular extraction of problematic or infected permanent pacemaker leads: 1994-1996. U. S. Extraction Database, MED Institute. Pacing Clin Electrophysiol, 1999, 22: 1348-1357.
[22] Wilkoff BL, Byrd CL, Love CJ, et al. Trends in Intravascular Lead Extraction: Analysis of Data from 5339 Procedures in 10 Years. XIth World Symposium on Cardiac Pacing and Electrophysiology. Pacing Clin Electrophysiol, 1999, 22: 207.

[23] Bongiorni MG, Di Cori A, Soldati E, et al. Intracardiac Echocardiography in patients with pacing and defibrillating leads: a Feasibility study. Echocardiography, 2008, 25 (6): 632-638.

[24] Zei PC, Eckart RE, Epstein LM. "Modified Temporary Cardiac Pacing Using Transvenous Active Fixation Leads and External Re-Sterilized Pulse Generators." J Am Coll Cardiol, 2006, 47: 1487-89.

[25] van Gelder BM, Scheffer MG, Meijer A, et al. Transseptal endocardial left ventricular pacing: an alternative technique for coronary sinus lead placement in cardiac resynchronization therapy. Heart Rhythm, 2007, 4: 454-460.

[26] Khan MN, Joseph G, Khaykin Y, et al. Delayed lead perforation: a disturbing trend. Pacing Clin Electrophysiol, 2005, 28: 251-253.

[27] Laborderie J, Barandon L, Ploux S, et al. Management of subacute and delayed right ventricular perforation with a pacing or an implantable cardioverter-defibrillator lead. Am J Cardiol, 2008, 102: 1352-1355.

[28] Champagne J, Poirier P, Dumesnil JG, et al. Permanent pacemaker lead entrapment: role of the transesophageal echocardiography. Pacing Clin Electrophysiol, 2002, 25: 1131-1134.

[29] Henrikson CA, Leng CT, Yuh DD, et al. Computed tomography to assess possible cardiac lead perforation. Pacing Clin Electrophysiol, 2006, 29: 509-511.

[30] Uslan DZ, Tleyjeh IM, Baddour LM, et al. Temporal trends in permanent pacemaker implantation: a population-based study. Am Heart J, 2008, 155: 896-903.

[31] Lin G, Meverden RA, Hodge DO, et al. Age and gender trends in implantable cardioverter defibrillator utilization: a population based study. J Interv Card Electrophysiol, 2008, 22: 65-70.

[32] Hamid S, Arujna A, Khan S, et al. Extraction of chronic pacemaker and defibrillator leads from the coronary sinus: laser infrequently used but required. Europace, 2009, 11: 213-215.

第 2 章
美国心脏协会（AHA）专家共识（2010）：心律植入装置的感染与处理

尽管心律植入装置（cardiac implantable electronic device，CIED）的设计在不断进步，并且在植入时常规应用抗生素预防感染，但心律植入装置引起的感染仍不断发生，并威胁着患者的健康与生命。这促使人们必须提高对心律植入装置感染的全面认识。美国心脏协会（AHA）从流行病学、危险因素、微生物、处理和预防等方面阐述了心律植入装置感染，帮助临床医生诊断心律植入装置感染，更及时地为疑似和确诊心律植入装置感染的患者提供诊疗措施，其已成为当今研究的重点。

2003 年，AHA 发布了一份专家共识，回顾了各种非瓣膜病植入心律植入装置的感染问题，包括心脏、动脉、静脉装置的感染。共识的最初目的是使人们认识心血管感染，强调其临床重要性，同时也包括非瓣膜装置感染相关的建议，明确指出在牙科、胃肠道、泌尿系统操作中可以应用抗生素，而在心律植入装置手术中没有明确规定。

自 2003 年该专家共识发表后的 6 年，我们对心律植入装置引起的感染有了多方面的认识。尤其对起搏器和埋藏式心脏复律除颤器（implantable cardiac defibrillator，ICD）感染的流行病学、相关危险因素、处理和预防等方面进行了详细的观察。2003 年以来几个临床研究结果促使风湿热、心内膜炎和川崎病专业委员会对心律植入装置感染进行了进一步补充。由于埋藏式动态心电图（Holter）和心脏监视器引起的感染较少，本共识不涉及此方面内容。

一、背　景

近五十年来，心律植入装置对美国心脏病患者的影响愈加重要，它大大提高了人们的生活质量，挽救了数以万计患者的生命。20 世纪 60 年代以来，心脏起搏器技术的发展为 ICD 和心脏再同步化治疗（CRT）提供了坚实的基础。经过多年的发展，心律植入装置的功能逐渐增多，体积逐渐缩小。美国心脏病学会/美国心脏协会/美国心律学会（ACC/AHA/HRS）制订的指南亦在不断更新，并对心律植入装置的植入提出了专业性建议。

1997—2004 年，美国起搏器和 ICD 的植入数量分别增长了 19％和 60％。约 70％的患者年龄在 65 岁以上，75％的患者患有一种以上疾病。这些数据与明尼苏达州 Olmsted 的调查结果一致。1975—2004 年，合并其他疾病又植入起搏器的患者数量不断增加，双腔起搏器植入数量多于单腔起搏器。同样，ICD 在 70～80 岁患者中植入数量也在增加。2001 年世界调查发现在发达国家 20%~35% 的心律植入装置植入者是 80 岁以上的老人。

1999—2003 年，美国新植入的起搏器和 ICD 共增长了 49%。2003 年的心脏起搏器植入数量较 ICD 植入数量高（180 284 台 vs. 57 436 台），但 ICD 的增长率更高（160% vs. 31%）。总之，心律植入装置的高植入率、高龄以及伴有多种疾病是心律植入装置感染率逐年增加的基础。

二、发病率和流行病学

20 世纪 70 年代开始心脏起搏器导致的感染性心内膜炎逐渐被人们认识。早期，起搏器感染的发生率为 0.13%~19.9%，多为囊袋感染，而感染性心内膜炎约占起搏器感染的 10%。

1980 年植入了世界第一台 ICD，此后 ICD 的体积逐渐缩小。随着手术创伤的缩小，ICD 感染的发生率逐渐降低（<7%）。一项单中心研究分析了所有植入、更换、升级 ICD 的病例，发现 1700 例患者中有 21 例发生 ICD 相关感染（1.2%），1170 例患者中有 1.8% 受影响。长期随访的 959 例患者中，腹部植入 ICD 的感染率为 3.2%，胸部植入 ICD 的感染率为 0.5%。

尽管胸部植入技术已比较成熟，但心律植入装置感染的发生率仍在增加。Cabell 等报导，1990—1999 年心律植入装置（起搏器、ICD、瓣膜和心室辅助泵装置）感染的比例从 0.94/1000 上升为 2.11/1000，增长了 124%，感染性心内膜炎发生比例变化不大，分别为 0.26/1000 和 0.39/1000。

明尼苏达州 Olmsted 研究也反映出相同的情况。对 1524 例患者进行了 7578 人次的随访，心律植入装置感染发生率为 1.9/1000，单纯囊袋感染的发生率为 1.37/1000，囊袋感染伴感染性心内膜炎或血行感染的发生率为 1.14%，ICD 感染的发生率高于心脏起搏器。1996—2003 年，美国心律植入装置感染的住院治疗增长了 3.1 倍（起搏器为 2.8 倍，ICD 为 6.0 倍），但与新装置的植入率不成比例。另外，心律植入装置感染使住院死亡的风险增加了两倍以上。

三、感染的危险因素

几项研究揭示了心律植入装置感染的特点。一项单中心的对照研究发现，感染患者多数伴有糖尿病、心力衰竭，更换过脉冲发生器，而肾功能障碍［肾小球滤过率<60ml/(min·m^2)］也与心律植入装置感染有较强的相关性。最近的临床研究也发现肾功能障碍是心律植入装置感染的危险因素。另外，Lekkerkerker 等发现口服抗凝剂也是心律植入装置感染的危险因素。另一项单中心的对照研究发现，29 例起搏器感染的患者中，长期服用糖皮质激素和植入两个以上电极都是感染的独立危险因素。

另外，特定的植入手术相关条件也在心律植入装置感染中起着重要作用。一项前瞻性队列研究入选了 44 个中心 6319 例心律植入装置植入患者，1 年的随访期内 42 例患者发生了心律植入装置感染，危险因素包括：术前 24h 内发热（OR 5.83）、应用临时心脏起搏

(OR 2.46)、早期再次干预（OR 15.04）。而初次植入和围术期应用抗生素可以降低感染的风险。一些小规模的研究证实，经静脉胸前植入心律植入装置较经腹部或开胸植入的感染率明显降低。因此，胸前植入方式不仅减少损伤，还能降低感染的风险。

植入医生的经验对心律植入装置感染也至关重要。Al-Khatib 等发现经验较少的医师，植入 ICD 在 90 天内发生感染的风险很高，并且机械性并发症的发生率也比较高。

对于发生血行感染的心律植入装置患者，即使没有明确的心律植入装置感染的证据，也极有可能与其相关。在 33 例植入心律植入装置并伴有金黄色葡萄球菌菌血症的患者中，近一半（45.4%）证实为心律植入装置感染，只有一小部分有局部症状和体征的患者为囊袋感染。同样，明尼苏达州 Olmsted 研究中，22 个伴有金黄色葡萄球菌菌血症的患者中，55% 确定或怀疑心律植入装置感染，而革兰阴性菌引起的心律植入装置感染较少见。

Johansen 等在丹麦随访了 36 076 例起搏器植入患者，发现更换起搏器与初装起搏器患者相比，心律植入装置感染的发生率更高（2.06% vs. 0.75%）。近期另一项研究显示，心律植入装置的改造也与心律植入装置感染相关。过去 3 年的研究结果显示，感染的发生率有所下降，这可能与随访时间缩短有关，但尚不能确定装置的改造是否增加心律植入装置的感染风险。

随着再次干预和更换装置的数量逐渐增多，感染的发生率也相应增加。Gould 和 Krahn 报道，在加拿大，因更换 ICD 引起并发症需要重新手术的风险为 5.8%（31/533），其中两例患者在清除感染囊袋后死亡。Kapa 等报告 Mayo 临床中心发生并发症的风险为 1.4%。

总之，引起心律植入装置感染的危险因素有：①免疫抑制（肾功能障碍和服用糖皮质激素）；②口服抗凝剂；③伴发多种疾病；④围术期因素，包括未在围术期应用抗生素；⑤升级或更换装置；⑥植入数量；⑦术者经验；⑧伴发血行感染。进一步的病原学研究应该能够阐明这些因素如何增加了心律植入装置感染的风险以及相应的治疗能否降低这些风险。

迄今为止，对危险因素的分析有明显的局限性，研究中心律植入装置感染的患者入选数量较少，而且多数为单中心研究。因此，尽管目前文献使我们增加了对心律植入装置感染危险因素的认识，但需要更多、更深入的研究来证实心律植入装置感染，这对于心律植入装置感染的认识有重要意义。

四、经济负担

我们很难获得关于心律植入装置感染所增加的医疗保险负担的确切数据。但只要清楚植入心律植入装置所需的费用，也就不难推测处理心律植入装置感染所需的资金。其受多方面因素影响，并不局限于移除感染装置，还包括新装置植入（大部分患者需要）、心脏病和其他内科疾病的评估、各种诊断措施、去除感染装置的外科手术、感染的并发症、感染的治疗、住院时间的延长等。即使最终证明心律植入装置没有感染，但鉴别诊断的花费也非常可观。

五、微生物学

多数心律植入装置感染是由葡萄球菌所致,其比例高达60%～80%(图1-2-1),且多为凝血酶阴性葡萄球菌(CONs)感染。CONs是常见的污染性微生物,因而,只有在标本中反复分离出同一种CONs,并对某种抗生素敏感才支持其作为心律植入装置感染的病原体。微生物感染有时存在至少1种以上的CONs。各类葡萄球菌对苯唑西林青霉素的耐药性不同,但却普遍存在,并且影响了心律植入装置感染后最初的一些经验性治疗。少数心律植入装置感染与棒状杆菌、痤疮丙酸杆菌、革兰阴性杆菌[包括铜绿假单胞菌(绿脓杆菌)和念珠菌]有关。而真菌和非结核性分枝杆菌则很少引起心律植入装置感染。

引起心律植入装置感染的微生物既可以是内源性的,来自患者的皮肤,也可是外源性的,来自医院不良的环境或医务人员的手。为了证明存在内源性感染,某协会进行了前瞻性研究,证明在患者的腋前皮肤存在与起搏器感染相同的菌株。虽然在未用抗生素且未接触医疗机构的患者身上也发现了低浓度的耐甲氧西林CONs菌株,但与多重耐药葡萄球菌导致的心律植入装置感染不成比例,提示医疗机构是获得性感染的主要场所。

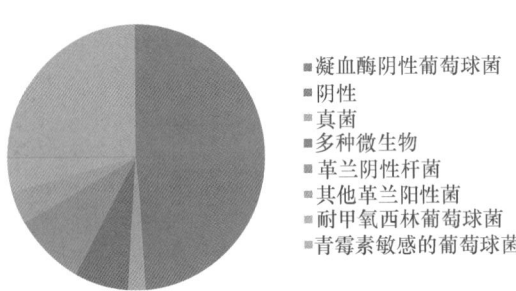

图1-2-1 导致心律植入装置感染的细菌种类和比例(见书后彩图)

六、发病机制

囊袋感染可发生在装置植入过程中,特别是在囊袋制作的操作中,以及脉冲发生器植入、电极穿越皮下时。后一种情况可在潜在感染的基础上发生囊袋破溃。囊袋感染可通过电极导线波及心内。另外,囊袋或心内电极感染也可继发于远距离感染灶所导致的一过性细菌或真菌菌血症的血行播散。革兰阴性杆菌菌血症血行播散引起心律植入装置感染很少见。金黄色葡萄球菌菌血症可引起装置感染,其发生率以及导致感染的机制是否不同尚未确定。其他的革兰阳性球菌或真菌,尤其是念珠菌,不易引起植入装置的感染。

心律植入装置感染是装置、微生物和宿主相互作用的结果。细菌对装置的附着能力受其理化特性的影响,如塑料表面和细菌表面的疏水性、表面张力和静电荷等。细菌,尤其是革兰阴性球菌能够黏附于内皮细胞并被其吞噬,经过一段时间覆盖导线,这是心律植入装置血行感染的重要机制。

1. 装置因素

与装置相关的一些因素，包括塑料聚合物的种类、不规则的表面和形状均影响细菌的附着能力。心律植入装置表面的塑料聚合物和附着于其上的微生物都是疏水性的，疏水性越强其黏附性越强。聚氯乙烯强于聚四氟乙烯，聚乙烯强于聚氨酯，硅胶强于聚四氯乙烯，乳胶强于硅胶。一些金属（如不锈钢）比其他金属（如钛）易于附着。另外装置不规则的表面比平滑表面易于附着。

2. 微生物因素

凝固酶阴性葡萄球菌的感染多与异物相关，虽然其没有金黄色葡萄球菌的侵袭力或毒力，但感染的发生是由不同的机制所致，如黏附力。最初，细菌的非特异性附着与理化因素相关，随后发生特异性相互作用，即细菌表面黏附素与装置直接作用，或与覆盖于装置表面的宿主蛋白发生作用。凝固酶阴性葡萄球菌可通过纤维素样表面蛋白或荚膜多聚糖（多聚糖/黏附素）直接黏附于装置表面的塑料多聚物。抗多聚糖/黏附素的抗体能够防止实验中表皮葡萄球菌电极导线感染和动物的感染性心内膜炎。

细菌可附着于包被在装置表面的宿主基质蛋白上。宿主基质蛋白包括纤维蛋白原、纤维素和胶原。凝固酶阴性葡萄球菌通过装置表面伞样蛋白黏附于装置表面。葡萄球菌具有多种表面黏附素，统称为 MSCRAMM（与黏附基质分子反应的微生物表面成分），其能使胶原形成感染的基点。

3. 生物膜的形成

黏附于装置、电极表面的细菌可释放胞间多糖黏附素，一方面进一步加强其与装置的黏附，另一方面可介导细胞间的黏附，使更多的细菌聚集于此。聚集细菌形成的多层结构与其分泌的细胞外基质一起构成生物膜。生物膜定义为 1 种或 1 种以上的细菌菌落所形成的联合体，彼此牢固结合，并被包在细胞外黏滞物中紧密相连。由于稠密的细胞外基质的隔离作用，使生物膜内的细菌对抗生素和宿主的防御反应有更强的抵抗力。当细菌细胞体从自由浮动的形式转变为生物膜，它要经历行为表型的转变，这一过程受一组基因的调控。

4. 微生物的抵抗性

表型变异是生物膜内的葡萄球菌引起持续性感染的原因之一。少部分能够引起心律植入装置感染的表型具有一些特性，使得生物膜内或装置表面内皮细胞内的葡萄球菌的生存能力增强，包括抵抗某些抗体。

5. 宿主因素

前文已介绍与心律植入装置感染风险增高相关的宿主因素，包括肾衰竭、应用皮质类固醇、充血性心力衰竭、血肿形成、糖尿病和抗凝治疗等。

七、诊　断

心律植入装置感染可表现为不同的症状。大部分囊袋感染病例有局部炎症反应或囊袋破溃。这些局部改变通常伴有疼痛或不适，促使患者就医，而发热和其他系统中毒症状少见。一些患者症状不典型，可出现不适、乏力、厌食或耐力下降。少数情况下，不明原因发热的患者没有囊袋的局部炎症反应，疑似为心律植入装置感染。疑似心律植入装置感染的患者应用抗生素前至少需进行2次血培养；一些血行感染的患者可以不表现出全身中毒症状或外周白细胞增多。血培养阳性，尤其为葡萄球菌时，高度提示临床症状系CIED感染引起。应当教育患者如果出现无明确原因的发热或血行感染时，需要由心血管医生或感染科医生评价是否为心律植入装置感染。

经食管超声心动图有助于证实成人心律植入装置相关的感染性心内膜炎。而经胸超声心动图由于敏感度低，不宜作为对电极导线相关感染性心内膜炎的排除诊断手段。此外，患者可能同时发生右心和左心电极导线相关的感染性心内膜炎，经食管超声心动图检查对左心和瓣周感染的敏感性比经胸超声心动图检查的敏感性高。另外，经食管超声心动图可显示上腔静脉内电极导线及局部组织，其通过其他方式的影像学检查很难辨认。经食管超声心动图检查对金黄色葡萄球菌感染的患者也很重要，因其感染性心内膜炎的发生率高。某些与预后相关的因素通过经胸超声心动图则可作出明确诊断，如心包积液、心室收缩功能障碍和失同步以及肺静脉压评估。经胸超声心动图检查可作为心律植入装置感染患者诊断或随访过程中的基础诊疗技术。

超声观察到的附着在电极导线上的团块多为血栓或感染性赘生物，但超声不能区分这两种附着物，回顾性分析显示5%的附着物是血栓，因此一些可能没有电极导线感染的患者被误诊为心律植入装置相关的感染性心内膜炎。在缺乏血培养阳性结果或其他感染特征的患者，观察到的团块可能是血栓而不需拔除电极导线或应用抗生素治疗。另外，经食管超声心动图检查未观察到电极导线附着物时不能排除电极导线感染。

装置移除时对囊袋处的组织和电极导线顶端进行培养有助于辨别致病菌，并支持心律植入装置感染的诊断。囊袋处组织培养的敏感性较囊袋试纸培养高。除厌氧菌和需氧菌培养外还需要做革兰染色，如革兰染色阴性需要对组织和导线顶端进行真菌和分枝杆菌培养；对切除的囊袋组织也需要进行分枝杆菌和真菌染色。不应当进行囊袋的经皮吸引，因为这样做既无诊断价值，又有将微生物导入囊袋并引起装置感染的风险。

多数情况下，电极导线需从打开的囊袋拔除，因此囊袋感染有可能污染电极导线。这很可能是一些电极导线顶端培养阳性的病例却没有全身性表现并且血培养阴性的原因。

诊断心律植入装置感染和相关并发症的推荐建议

Ⅰ类

1. 所有患者在开始使用抗生素治疗心律植入装置前至少进行2次血培养（证据水平：C）；

2. 心律植入装置移除时需进行囊袋组织和电极导线顶端培养以及革兰染色（证据水平：C）；

3. 疑似心律植入装置感染的患者，不论血培养阳性还是阴性，如果血培养前近期使用抗生素治疗，应针对心律植入装置感染或感染性心内膜炎进行经食管超声心动图检查（证据水平：C）；

4. 所有疑似心律植入装置相关感染性心内膜炎的成人患者即使经胸超声已证实存在

导线附着物，仍应进行经食管超声心动图检查以评价左心瓣膜，对于超声心动图视野清晰的儿科患者，经胸超声心动图可能已足够（证据水平：B）。

Ⅱa 类

如果患者发生无明确原因的发热或血行感染，应由心血管医生或感染科医生对心律植入装置感染进行评价（证据水平：C）。

Ⅲ 类

经皮囊袋吸引不应作为诊断心律植入装置感染的方法（证据水平：C）。

八、处理方法

囊袋浅表处或切口感染如未累及装置则不需要进行心律植入装置移除。适当的处理方法是口服有抗葡萄球菌活性的抗生素 7~10 天。

对于确定心律植入装置感染的患者，无论植入位置（皮下、经静脉或心外膜处）在何处，推荐的处理方法是完全移除所有植入的装置。此种情况包括缺乏全身感染症状的局部囊袋感染。完全移除装置十分必要，因为遗留的装置可使感染复发率高。侵袭心律植入装置的任何部分即意味着已污染整个系统，包括电极导线的静脉内部分，所以应当完全移除装置。

患者因感染性心内膜炎进行瓣膜置换或修补术时，应当完全移除心律植入装置。因为心律植入装置能成为经外科处理的瓣膜再发感染、继发播散的病灶。瓣膜外科术后移除的心律植入装置如果需要再次植入，可考虑植入在心外膜。

处理心律植入装置感染的首要问题是装置移除。随着新技术的出现和经验的积累，经皮电极导线拔除已成为首选的移除方法。然而，即使操作者经验丰富，也可能发生危险，包括心脏压塞、胸腔积血、肺栓塞、导线移位和死亡。因此，这些程序的实施应当限于设备完善、训练有素的中心，并发症发生时能够提供紧急心外科支持。在这些中心，经皮电极导线拔除相对安全且成功率高。心律植入装置感染时外科手术拔除导线适用于经胸拔除后有明显残留的患者，另外一种优先选择外科手术的情况是导线赘生物直径＞2cm，此时经皮拔除可能发生肺栓塞。然而，经验提示，即使赘生物巨大，实施经皮导线拔除也可以不发生临床上明显的肺栓塞。如未提供其他数据，当赘生物＞2cm 时，进行经皮拔除术或外科手术的选择依据主要是临床个体化指标。

对于心律植入装置感染的患者，抗生素作为辅助治疗，不论开始治疗时间的早晚都不应推迟装置的移除。选择抗生素应基于致病菌鉴别和体外药敏试验的结果，多数感染由葡萄球菌引起，其中部分耐青霉素，在获得血培养结果前可经验性用药，应先给予万古霉素。对于苯唑西林敏感的葡萄球菌感染可给予头孢唑啉或萘夫西林，并停用万古霉素。对于不适用 β-内酰胺抗生素治疗的患者和耐苯唑西林的葡萄球菌引起的感染应使用万古霉素。致病菌鉴别和体外药敏试验都能指导少数非葡萄球菌心律植入装置感染患者的治疗。

目前尚无资料证明心律植入装置感染后抗生素使用的最佳持续时间，或心律植入装置完全移除后何时将静脉抗生素转换为口服剂型。影响药物治疗决策的因素包括装置感染的范围、病原微生物、血行感染的发生和持续时间，以及相关并发症如瓣膜受累、感染性血栓性静脉炎或骨髓炎（图1-2-2A）。装置移除后所有患者都应进行血培养。如果心律植入装置感染仅局限于囊袋部位，装置破溃而无炎症反应，装置移除后应用抗生素7～10天，否则，推荐使用10～14天。如果可以获得药敏结果并有有效的口服剂型，移除感染的心律植入装置后可改为口服抗生素治疗。

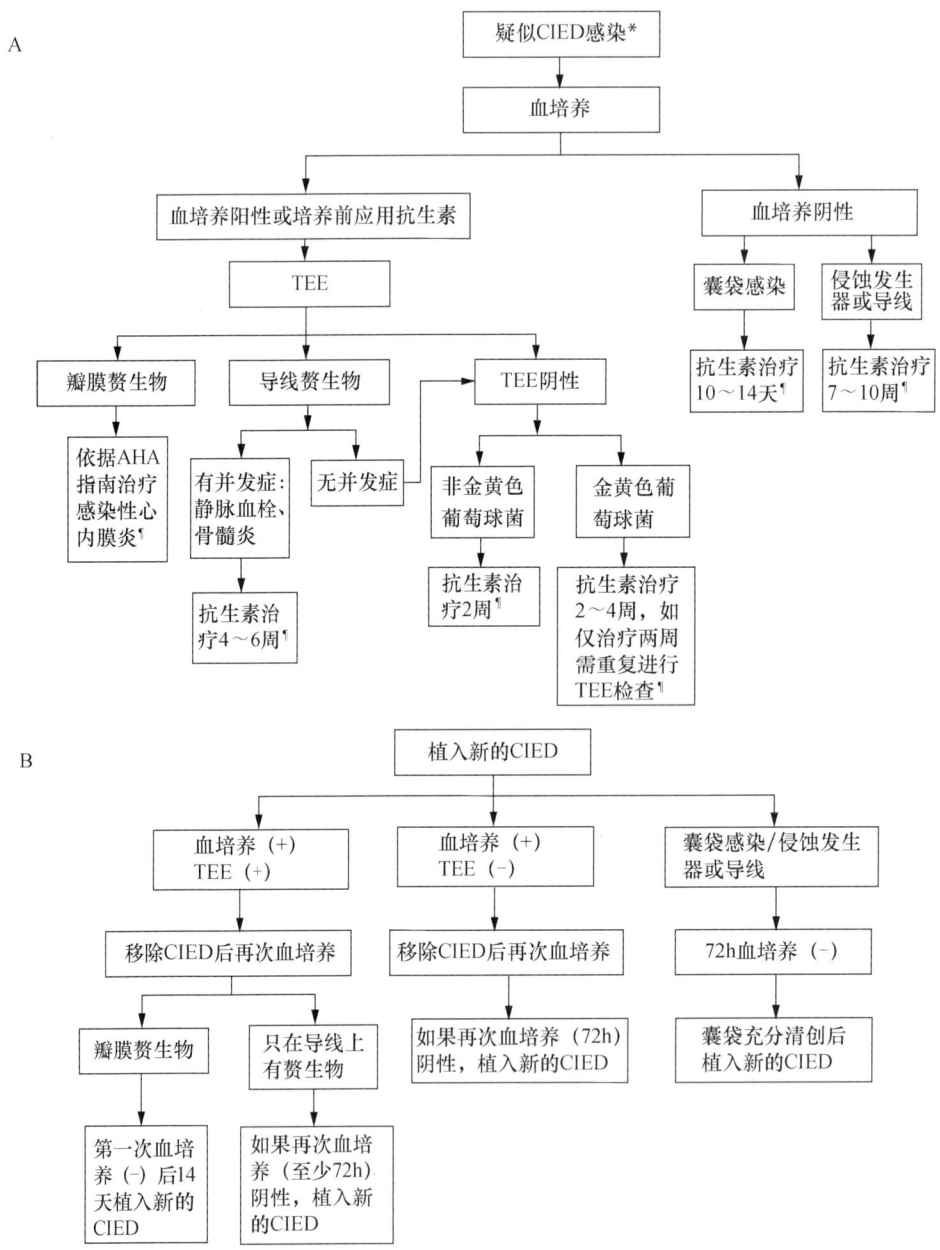

图1-2-2　心律植入装置感染诊治流程

A. 成人心律植入装置感染的处理方法。* 病史、查体、X线胸片、心电图、起搏器程控是心律植入装置移除前的基本程序。¶抗生素使用时间从装置移除开始计算。如果有转移性败血症（即骨髓炎、器官或深部脓肿等）或尽管移除了装置仍有持续的血行感染，治疗时间可延长至≥4周；B. 移除感染的心律植入装置后植入新装置的方法。TEE：经食管超声检查。经授权修改自Sohail等。

血行感染的患者移除感染装置后推荐静脉用药至少2周。持续（＞24h）血培养阳性的患者移除心律植入装置后，即使经食管超声检查显示无瓣膜赘生物，静脉应用抗生素治疗也至少4周。

新装置植入前应当进行起搏器部位和转移灶的充分清创和感染控制。首选策略是在对侧胸部植入新装置。

关于心律植入装置移除的一些问题需要根据相关的数据制订推荐的处理方案，包括植入新的装置前感染的囊袋是否应该关闭，囊袋清创是否适当，以及如何处理残留的电极导线。

血行感染但没有证据表明是囊袋感染还是电极导线感染，或者还有心内膜受累时，则难于处理。尽管血行感染是心律植入装置感染的一个表现，但它也可能发生在无心律植入装置感染时。对于有心律植入装置感染且金黄色葡萄球菌阳性而无局部感染证据的患者，一些临床特征能够提供较多的依据，包括：①适当抗生素治疗后仍有菌血症；②无其他确定的菌血症来源；③菌血症持续超过24h；④植入装置是ICD；⑤修复的心瓣膜；⑥装置植入3个月内发生过菌血症。

当诊断为革兰阴性菌感染但没有装置感染的其他依据时，不太可能是心律植入装置感染，因此，该情况下不推荐移除心律植入装置。相反，给予适当的抗生素治疗后仍复发革兰阴性菌感染并且无其他明确的感染灶时，应当进行心律植入装置移除。

非金黄色葡萄球菌或革兰阴性杆菌引起的菌血症或真菌血症，在没有其他的心律植入装置感染证据的情况下不受关注。两组小样本病例分析表明这些患者发生心律植入装置感染的风险低；然而，对这种情况是否作出移除装置的推荐需要更多的数据。

心律植入装置感染时抗生素使用的推荐建议：

Ⅰ类：

1. 根据病原菌的体外敏感性试验选择抗生素（证据水平：B）；
2. 囊袋感染导致心律植入装置取出时，抗生素应持续应用10～14天（证据水平：C）；
3. 血行感染导致心律植入装置取出时，抗生素至少持续应用14天（证据水平：C）；
4. 对于复杂的感染，抗生素至少使用4～6周（例如：感染性心内膜炎、血栓性静脉炎、骨髓炎，或者是植入器械取出后使用合适抗生素后仍然出现血行感染）（证据水平：C）。

心律植入装置感染后移除的推荐建议：

Ⅰ类：

1. 有心律植入装置感染（瓣膜或者电极导线性心内膜炎、败血症）的证据，必须完全取出装置及电极导线（证据水平：A）；
2. 有心律植入装置囊袋感染（脓肿、器械腐蚀、皮肤粘连、非静脉系统的慢性液体渗出）的证据，必须完全取出装置及电极导线（证据水平：B）；
3. 即使没有明确的电极或装置感染，但出现了心内膜炎，必须完全取出装置及电极导线（证据水平：B）；
4. 金黄色葡萄球菌导致的败血症，必须完全取出装置及电极导线（证据水平：B）。

Ⅱa 类：

经过适当的抗生素治疗后，仍然出现持续性革兰阴性菌感染，取出装置及电极导线的做法是合理的（证据水平：B）。

Ⅲ类：

1. 没有累及装置和电极导线的表皮或切口感染，不需要取出心律植入装置（证据水平：C）；

2. 其他原因导致的反复血行感染，不需取出心律植入装置，但需长期应用抗生素（证据水平：C）。

（一）新的器械的植入

发生心律植入装置感染的患者，需要进行植入新的装置植入必要性的评估，1/3～1/2 的患者不需要再植入新的装置。有很多因素可以避免植入新的装置，从而避免新装置的再次感染，例如心律植入装置植入指征的病理过程已逆转，临床环境已改变，缺乏先前的临床植入证据。

在未进行仔细评估前，不要轻易取出感染的装置，特别是完全性传导阻滞的起搏器依赖患者或 CRT 患者。如果还必须植入新装置，为防止原位再感染，最好在对侧胸部进行植入。如果这种选择不行，则可通过皮下隧道，将新的装置植入在腹部。通常，解决完感染问题后再植入，当患者属于起搏器依赖时，将会遇到更多的麻烦，因为患者不能带着临时起搏器出院。

在心律植入装置感染患者中，过去进行临时起搏时，使用的被动电极导致了很多并发症。现在，起搏器或体内除颤器配备的主动固定电极可以作为"桥梁"而进行临时起搏，直到永久起搏器植入。对于起搏器依赖的感染患者，可使用主动电极与体外器械连接，这样可允许患者早期进行活动，进而减少不良事件发生，如电极脱位、严重窦性心动过缓、局部感染。

重新植入新装置的最优时间尚不确定。有学者建议装置取出 12h 后就可再植入。而 Sohail 等学者认为重新植入的时间取决于以下几点：①血培养结果（细菌感染患者，平均 13 天后植入；非细菌感染患者，平均 7 天植入）；②病原菌的鉴别（CONs，平均 7 天；金黄色葡萄球菌，平均 12 天）。目前没有前瞻性的临床试验数据评价重新植入的时间与再次感染风险的相关性。但很多研究者推荐在血培养阴性后再进行重新植入。

目前有 1 项临床研究观察了心律植入装置感染后进行对侧重新植入的临床结果。在Ⅰ期试验中，由 1 位心血管医生在 14 年内对 68 例患者重新植入装置。其中，2/3 的患者植入双腔起搏器。感染表现为囊袋破溃（41%）、蜂窝织炎或脓肿（35%）、感染性心内膜炎（24%）。59 例患者接受随访长达 1 年，9 例患者在 1～10 个月后失随访，随访患者中无一例出现再次感染。尽管如此，仍需大量的临床试验进行观察，才能进行方法学的推广应用。

有报道显示，从已故患者中取出的装置可成功再植入到装置感染的患者体内。Mansour 等对 17 例发生感染的患者进行了成功的重新植入（在新的位置，但装置是重新灭菌后再使用的），无一例发生感染。尽管如此，这种重新消毒再次使用的方法不值得倡导。

感染的心律植入装置取出后重装植入新的心律植入装置的推荐建议

Ⅰ类：

1. 对每位患者都要仔细评估，是否需要植入新的心律植入装置（证据水平：C）；

2. 重新植入的位置不应该在取出的心律植入装置的同侧，优先选择的位置包括对侧胸部、髂静脉、心外膜（证据水平：C）。

Ⅱa类：

1. 如果取出器械患者血培养阳性，应在器械取出后继续血培养，直至阴性至少72h后才能植入新的器械（证据水平：C）；

2. 当有证据显示瓣膜感染后，应该至少在心律植入装置取出14天后再进行新的经静脉电极导线的植入术（证据水平：C）。

（二）长期抗生素治疗

由于一些原因，不适合器械取出的患者，可进行长期抗生素治疗。通常，这些患者预期寿命有限或者拒绝取出装置。如果满足以下条件，可尝试使用这种方法：心血管状态稳定，初始使用抗生素治疗有效，无血行感染。由于没有对照试验，抗生素的最优选择以及剂量的选择都没有很好的建议。而且，治疗的选择也很有限，因为这些患者都是医院环境中耐药性病原菌所导致的感染。

目前并不清楚长期使用抗生素后，是否会发生心律植入装置再次感染。长期使用抗生素也和其他因素有关：针对顽固性病原菌的抗生素治疗可能同时抑制了正常菌群；安全性；患者依从性；财务支出等。

长期抗生素治疗的建议

Ⅱb类：

对于心律植入装置感染，但又不能完全取出者，可考虑长期使用抗生素治疗（证据水平：C）。

Ⅲ类：

对于心律植入装置感染即将取出器械的患者，不应该长期使用抗生素治疗（证据水平：C）。

（三）器械感染的并发症

并发症一般发生在器械周围或者是解剖结构较远的地方。周围并发症一般包括胸壁脓肿、血栓性静脉炎、右侧感染性心内膜炎。远距离并发症包括骨骼系统并发症、局部的锁骨骨髓炎、胸锁关节炎、转移性骨髓炎、关节炎和败血症性关节炎。心肺并发症包括肺栓塞、真菌性肺主动脉瘤、左侧感染性心内膜炎；转移性并发症包括软组织、器官或者肌肉囊肿、败血症及其潜在并发症。

（四）结果

心律植入装置感染可导致严重并发症，这些都与较高的发病率、死亡率以及治疗费用相关。已证实与装置感染相关的感染性心内膜炎患者，如果没有取出感染装置，其死亡率较高。由于缺乏足够的对照组、各个研究的不均一性、取出感染装置患者数量的差异等原因，无法准确评估取出装置带来的益处。

一项研究分析了影响心律植入装置感染患者死亡率的危险因素。结果显示210例心律植入装置感染患者6个月内全因死亡率为18%。与死亡率相关的高危因素包括：全身性血栓、中重度三尖瓣反流、右心室功能异常、肾功能异常。而电极导线赘生物的大小和移动性不是预测死亡率的独立危险因素。

九、感染的预防

1. 心律植入装置植入时的预防

心律植入装置植入前后都要做好感染的预防工作。首先，植入术前保证患者无临床感染症状，并在术前1h使用抗生素。一项大型前瞻性随机双盲对照研究证实了预防性使用抗生素的有效性。很多专家推荐使用第一代头孢作为预防性抗生素，也推荐万古霉素，尤其在进行手术的中心发现青霉素耐药的葡萄球菌。如果使用万古霉素，需要在手术前90～120min使用。对于头孢过敏的患者，就可以推荐使用万古霉素。对于两者都过敏的患者，可以使用达托霉素和利奈唑胺。对于心律植入装置的后期处理，也需要使用抗生素预防心律植入装置感染。

手术过程必须保证无菌操作。患者皮下组织较少或是营养不良将增加囊袋破溃的风险，可以考虑将装置植入胸大肌下。在小儿外科手术中，65例患者采用皮下囊袋植入技术，9例出现感染，而82例在胸大肌下植入装置的患者无一例感染。

囊袋血肿是心律植入装置感染的危险因素之一，术中应尽量避免。医生在术中可采取多种干预措施，虽然没有相关的数据支持其有效性。包括①电灼止血；②在囊袋内放入浸泡抗生素的海绵进行压迫止血；③局部使用凝血酶；④冲洗囊袋可以取出组织碎片，暴露出可能导致囊袋血肿的出血点。此外，也可使用抗生素进行囊袋冲洗。使用单线缝合皮下层可以避免术后皮下蜂窝织炎。皮肤缝合后加压包扎12～24h，可减少血肿的形成。

术后使用低分子肝素易导致血肿形成，应避免使用。当血肿导致皮肤张力增加时，应该抽空血肿腔。Needle吸引术可能导致皮肤菌群失调而引发囊袋感染，应禁止使用。

很多中心在心律植入装置植入后进行常规随访，以便发现早期感染。但最近的一项调查结果没有显示出早期随访的有效性，反而要求患者在出现发热或炎症反应后与植入医生联系。但我们认为早期的临床随访以及患者教育对于避免心律植入装置感染至关重要。目前，没有证据支持术后使用抗生素，主要因为药物的副作用、细菌的耐药性以及医疗费用问题。

预防性使用抗生素的推荐建议

Ⅰ类：

预防性使用针对葡萄球菌的抗生素，头孢唑啉应该在术前1h静脉注射，如果使用万古霉素，则应该在术前2h静脉注射。

有创性手术预防性使用抗生素

病原菌可以通过多种方式侵入人体，譬如日常活动（刷牙）或者是创伤性途径。当患者在植入医疗装置时，一般预防性选择二代抗生素防止血行感染。但是由于没有数据显示这种方法的有效性，很多医生对此提出异议，其风险可能超过获益。譬如，其可导致细菌耐药、致命的过敏反应以及医疗费用增加，由此可能引发医疗诉讼。

尽管对于存在远距离感染风险的有创操作，预防性使用抗生素有扩大趋势，但截止目前仍未有足够的证据证明其必要性。另外，回顾1950—2007年间140多篇心律植入装置感染的相关文献，并未发现口腔、胃肠系统、泌尿生殖系统、皮肤以及其他手术所致血行性心律植入装置感染。

心律植入装置感染主要由葡萄球菌而非口腔菌群导致，因此针对口腔菌群的抗生素基本没有价值。而罕见的口腔菌群导致的装置感染可能是日常生活中刷牙或者咀嚼食物引起的细菌感染。因此，在常规的牙科、消化道、泌尿系统等有创性活动中预防性使用抗生素防止心律植入装置感染并无充分根据。

心律植入装置患者进行有创性手术时预防性使用抗生素的推荐建议
Ⅲ类：
对于与心律植入装置植入无关的牙科或者其他有创性手术，不推荐预防性使用抗生素以防止心律植入装置感染（证据水平：C）。

十、新兴技术

随着分子、基因、细胞治疗技术的发展，生物起搏器的应用逐渐成为可能。但安全性和有效性仍有待验证。

基因和干细胞治疗技术的进步，有望使心力衰竭患者心肌细胞的功能得以恢复，从而抑制室性心律失常，进而避免植入心律植入装置。而无电极导线的皮下ICD系统也将减少心律植入装置的感染风险。

十一、儿科关注点

先天性心脏病（先心病）患儿或者青少年患者的临床情况相对特殊，包括体格较小、血管异常、先心病或外科手术导致的心律失常等。这些患者植入心律植入装置后一生中需要多次更换装置，而且电极导线可能断裂或者由于患者身体发育而受到拉伸。此外，有些成年先心病患者的电极导线可能无法通过静脉系统到达心腔，则需要改造起搏器或ICD系统，也可以考虑植入心外膜电极。在双室起搏的患者中，由于冠状窦较小，左室电极经常需要进行心外膜植入。对于体重在15kg以下的患者，ICD植入面临着很大的挑战，特别是 ICD 线圈的排列，除颤电极将位于心包周围，此种情况也见于某些成年人病例（图 1-2-3A，B）。另外一种植入方法可以保留静脉的完整性，就是将电极通过荷包缝合植入心房壁，将脉冲发生器放在腹部。

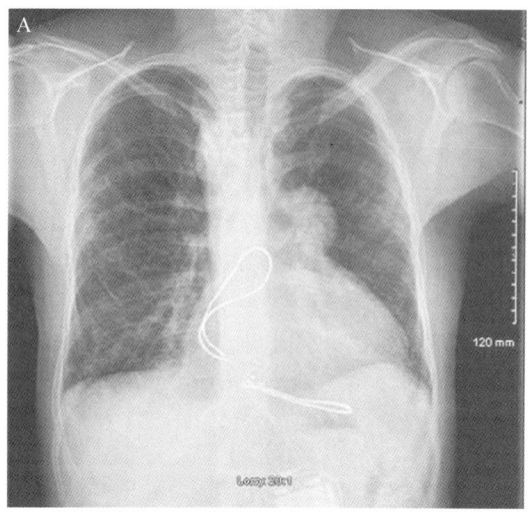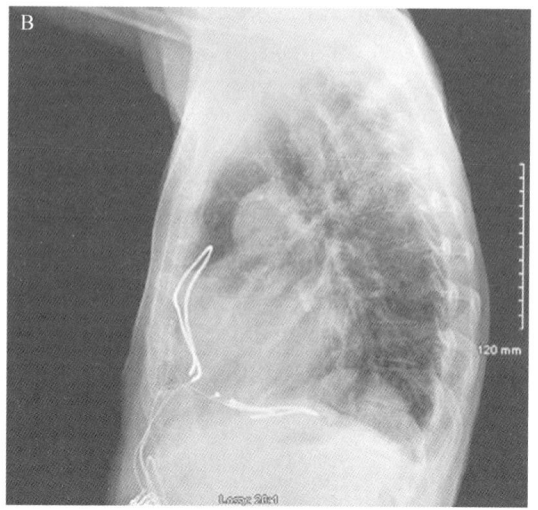

图 1-2-3　患者男、39 岁，肺动脉闭锁伴室间隔缺损，曾因室性心动过速发生晕厥，未开胸植入 ICD，可见在胸骨后和心包内盘绕的心外膜起搏/感知电极，腹部植入 ICD。

Klug 等的研究表明年轻患者电极感染的发生率明显高于老年患者（40 岁以上）。影响因素包括起搏器再植入率高，起搏器体积相对身体而言偏大导致局部外伤概率高。

植入心律植入装置的先天性心脏病患者很大比例（44%～83%）是年轻人，总心律植入装置感染率在 1%～8%，心内膜电极和心外膜电极植入率分别为 70% 和 30%，二者的感染率没有区别。Cohen 等分析了 20 年间的 385 例植入起搏器的儿童，30 例感染（7.8%）。其中 19 例（4.9%）是表皮感染，抗生素治疗成功。9 例（2.3%）为囊袋感染，需取出电极和起搏器。结果表明，儿童患者感染的唯一风险因素是唐氏综合征。虽然入选患者数很少，但作者认为，将起搏器植入胸肌下的感染风险更低。

目前尚无研究比较儿童植入心脏起搏器和 ICD 的感染率。Silka 等报道了 125 例儿童中 4 例植入 ICD 者出现伤口感染，2 例囊袋破溃。最近 4 个中心研究了 443 例患者，植入装置后 30 天内出现 7 例感染（1.5%），3 例囊袋破溃，13 例（2.9%）出现慢性感染。一项临床试验比较了成人与儿童患者（21 岁以下）ICD 的感染率，儿童组感染率为 18%（11 例患者中 2 例感染），成人组为 1.2%（309 例患者中 4 例出现感染）。在儿童组的 2 例感染中，1 例是心外膜感染，1 例是静脉系统感染。没有具体资料报告成年人中心外膜电极的感染率。作者推测，儿童患者较高的感染率，可能与提前活动而导致没有得到最佳伤口护理有关。

儿童患者与成年患者心律植入装置感染的处理原则基本一样，但也有一些其他注意事项。影像清晰时，可用经胸超声心动图取代经食管超声心动图。由于相当比例的儿童以及伴有先心病的患者经非静脉系统植入电极，因此在取出器械时应全面评估，包括是否还需要起搏器支持，如果不需要，可以将系统全部取出。拔除心外膜电极或其他非静脉系统植入的电极可能需要外科手术。

因此，必须权衡手术的风险。在处理心律植入装置感染患者时，必须由有经验的团队进行，需要具备丰富的心脏电生理、传染病、儿科与先天性心脏病、外科及心胸外科的手术经验。

十二、移除非感染的心律植入装置

非感染的心律植入装置出现工作故障时需要移除旧装置再植入新装置。移除的装置一般不用进行生物学检测，除非在手术过程中发现感染的迹象。前期研究显示，即使没有其他感染的证据，移除装置术中送检的标本结果常呈阳性，这可能是由于在移除装置的过程中送检标本被污染所致。并且上述病例在未应用抗菌药物治疗的情况下，随访期内装置相关感染的发生率也相对较低。因此，移除非感染装置术中不建议常规行组织培养。一旦送检标本呈假阳性，患者将接受不必要的抗生素治疗；更严重者，将导致新植入装置的移除。

十三、进一步研究的领域

过去的五年中，对心律植入装置感染的认识不断深入。由于心律植入装置的感染率越来越高，所以应尽快开展装置感染各个领域的研究：

1. 延迟对侧植入与立即重新植入的安全性比较。
2. 对金黄色葡萄球菌感染而无其他感染证据的患者，建立一个评分系统来确定哪些心律植入装置发生了感染，以避免不必要的心律植入装置移除。
3. 开发不易感染的心律植入装置。
4. 开发消除微生物黏附装置的疗法。
5. 寻找准确预测经静脉取出感染电极时，不会发生肺栓塞的指标。
6. 确定万古霉素一级预防的适应证。
7. 确定引起心律植入装置感染的危险因素。
8. 建立一个评分系统，评估因经皮移除装置引起严重并发症的危险因素，从而挑出应该进行正中胸骨切开术以移除心律植入装置的患者。
9. 对于小儿和婴儿患者，建立合理植入方法，从而降低长期感染率。
10. 开发基因和细胞疗法避免心律植入装置植入。
11. 确定美国心律植入装置感染的治疗费用。
12. 确定切除囊袋是否能够减少新植入起搏器的感染。
13. 确定凝固酶阴性葡萄球菌、链球菌、肠球菌和念珠菌感染心律植入装置的危险因素。

表 1-2-1　心律植入装置感染患者的注册研究

参考文献	发表时间（年）	患者数量	人群	治疗	随访（年）	结果
Arber	1994	44	感染性心内膜炎确定 25 人，较大可能 12 人，可能 7 人	?	?	?
Klug	1997	57	起搏器导线感染性心内膜炎	计划取出器械，抗生素治疗	1.67	出院前死亡率为 7%（取出前 2 个，取出后 2 个），随访结束时死亡率为 26.9%
Onunain	1997	21	ICD 感染	15 例完全取出装置，2 例部分取出，4 例未取出，全部使用抗生素	1.75	未出现再次感染，1 例猝死
Molina	1997	38	起搏器感染 21 例，ICD 感染 17 例	12 例未取出起搏器，使用抗生素；19 例在使用 2 周抗生素后完全取出装置，7 例在使用 6 周抗生素后取出装置	0.75～5	保守治疗患者 100% 失败，死亡率为 17%；在取出装置的患者中，没有复发感染
Cacoub	1998	33	起搏器感染性心内膜炎	取出电极，延长抗生素使用	1.83	死亡率为 24%
chua	2000	123	87 例起搏器感染，36 例 ICD 感染	95% 患者使用抗生素治疗（平均 28 天）并取出装置	1.08	死亡率为 8%，复发率为 3%
baddour	2001	51	不适合外科手术的起搏器感染者	长期使用抗生素（3 个月到 10 年）		3 例再次感染
Del rio	2003	31	起搏器或者 ICD 感染性心内膜炎	7 例保守治疗，24 例外科取出装置	3.17	保守治疗中：100% 复发，1 例死亡；取出患者：1 例复发，3 例死亡
Rundstrom	2004	38	起搏器感染性心内膜炎（38 例患者出现 44 次感染事件）	28 例（感染事件）取出起搏器，16 例（感染事件）进行保守治疗		取出起搏器患者 64% 没有发生感染，保守治疗患者 19% 无再次感染
Sohail	2007	189	ICD 患者	183 例经外科取出装置，保守治疗失败后 3 例取出，所有患者均使用抗生素至少 2 周	0.48	院内死亡率为 3.7%；放电后随访，5% 复发或者持续囊袋感染，95% 在随访期末没有感染。
Sohail	2008	44	起搏器或者 ICD 感染性心内膜炎	43 例取出，并给予抗生素治疗	0.5	14% 院内死亡率

（夏　益　张亚艳　高　英　译）

参考文献

[1] Baddour LM, Bettmann MA, Bolger AF, et al. Nonvalvular cardiovascular device-related infections. Circulation, 2003, 108: 2015-2031.

[2] Epstein AE, DiMarco JP, Ellenbogen KA, American College of Cardiology/American Heart Association Task Force on Practice Guidelines (Writing Committee to Revise the ACC/AHA/NASPE 2002 Guideline Update for Implantation of Cardiac Pacemakers and Antiarrhythmia Devices); American Association for Thoracic Surgery; Society of Thoracic Surgeons. ACC/AHA/HRS 2008 guidelines for device-based therapy of cardiac rhythm abnormalities: a report of the American College of Cardiology/American Heart Association Task Force on Practice Guidelines (Writing Committee to Revise the ACC/AHA/NASPE 2002 Guideline Update for Implantation of Cardiac Pacemakers and Antiarrhythmia Devices): developed in collaboration with the American Association for Thoracic Surgery and Society of Thoracic Surgeons. Circulation, 2008, 117: e350-e408 [published correction appears in Circulation, 2009, 120: e34-e35].

[3] Uslan DZ, Tleyjeh IM, Baddour LM, et al. Temporal trends in permanent pacemaker implantation: a population-based study. Am Heart J, 2008, 155: 896-903.

[4] Lin G, Meverden RA, Hodge DO, et al. Age and gender trends in implantable cardioverter defibrillator utilization: a population based study. J Interv Card Electrophysiol, 2008, 22: 65-70.

[5] Mela T, McGovern BA, Garan H, et al. Long-term infection rates associated with pectoral versus abdominal approach to cardioverter-defibrillator implants. Am J Cardiol, 2001, 88: 750-753.

[6] Cabell CH, Heidenreich PA, Chu VH, et al. Increasing rates of cardiac device infections among Medicare beneficiaries: 1990-1999. Am Heart J, 2004, 147: 582-586.

[7] Uslan DZ, Sohail MR, St Sauver JL, et al. Permanent pacemaker and implantable cardioverter-defibrillator infection: a population-based study. Arch Intern Med, 2007, 167: 669-675.

[8] Klug D, Balde M, Pavin D, PEOPLE Study Group. Risk factors related to infections of implanted pacemakers and cardioverter-defibrillators: results of a large prospective study. Circulation, 2007, 116: 1349-1355.

[9] Trappe HJ, Pfitzner P, Klein H, et al. Infections after cardioverter-defibrillator implantation: observations in 335 patients over 10 years. Br Heart J, 1995, 73: 20-24.

[10] Al-Khatib SM, Lucas FL, Jollis JG, et al. The relation between patients' outcomes and the volume of cardioverterdefibrillator implantation procedures performed by physicians treating Medicare beneficiaries. J Am Coll Cardiol, 2005, 46: 1536-1540. [published correction appears in J Am Coll Cardiol. 2005; 46: 1964].

[11] Chamis AL, Peterson GE, Cabell CH, et al. Staphylococcus aureus bacteremia in

[12] Uslan DZ, Sohail MR, Friedman PA, et al. Frequency of permanent pacemaker or implantable cardioverter-defibrillator infection in patients with gramnegative bacteremia. Clin Infect Dis, 2006, 43: 731-736.

[13] Johansen JB, Nielsen JC, Arnsbo P, et al. Higher incidence of pacemaker infection after replacement than after first implantation: experiences from 36 076 consecutive patients. Heart Rhythm, 2006, 3 (suppl 1): S102-S103.

[14] Gould PA, Krahn AD; Canadian Heart Rhythm Society Working Group on Device Advisories. Complications associated with implantable cardioverter-defibrillator replacement in response to device advisories. JAMA, 2006, 295: 1907-1911.

[15] Kapa S, Hyberger L, Rea RF, et al. Complication risk with pulse generator change: implications when reacting to a device advisory or recall. Pacing Clin Electrophysiol, 2007, 30: 730-733.

[16] Camus C, Leport C, Raffi F, et al. Sustained bacteremia in patients with a permanent endocardial pacemaker: assessment of wire removal. Clin Infect Dis, 1993, 17: 46-55.

[17] Chua JD, Wilkoff BL, Lee I, et al. Diagnosis and management of infections involving implantable electrophysiologic cardiac devices. Ann Intern Med, 2000, 133: 604-608.

[18] Sohail MR, Uslan DZ, Khan AH, et al. Management and outcome of permanent and implantable cardioverter-defibrillator infections. J Am Coll Cardiol, 2007, 49: 1851-1859.

[19] Kernodle DS, Barg NL, Kaiser AB. Low-level colonization of hospitalized patients with methicillin-resistant coagulase-negative staphylococci and emergence of the organisms during surgical antimicrobial prophylaxis. Antimicrob Agents Chemother, 1988, 32: 202-208.

[20] Love CJ, Wilkoff BL, Byrd CL, et al. Recommendations for extraction of chronically implanted transvenous pacing and defibrillator leads: indications, facilities, training. Pacing Clin Electrophysiol, 2000, 23: 544-551.

[21] Gaynor SL, Zierer A, Lawton JS, et al. Laser assistance for extraction of chronically implanted endocardial leads: infectious versus noninfectious indications. Pacing Clin Electrophysiol, 2006, 29: 1352-1358.

[22] Field ME, Jones SO, Epstein LM. How to select patients for lead extraction. Heart Rhythm, 2007, 4: 978-985.

[23] Uslan DZ, Dowsley TF, Sohail MR, et al. Cardiovascular implantable electronic device infection in patients with Staphylcoccus aureus bacteremia. Pacing Clin Electrophysiol, 2009, 9 (30): 1540-8159.

[24] Sopeña B, Crespo M, Beiras X, et al. Individualized management of bacteraemia in patients with a permanent endocardial pacemaker. Clin Microbiol Infect, 2009, 5

(16): 1469-0691.

[25] Braun MU, Rauwolf T, Bock M, et al. Percutaneous lead implantation connected to an external device in stimulation-dependent patients with systemic infection: a prospective and controlled study. Pacing Clin Electrophysiol, 2006, 29: 875-879.

[26] Mansour KA, Kauten JR, Hatcher CR Jr. Management of the infected pacemaker: explantation, sterilization, and reimplantation. Ann Thorac Surg, 1985, 40: 617-619.

[27] Kay GN, Brinker JA, Kawanishi DT, et al. Risks of spontaneous injury and extraction of an active fixation pacemaker lead: report of the Accufix Multicenter Clinical Study and Worldwide Registry. Circulation, 1999, 100: 2344-2352.

[28] O'Nunain S, Perez I, Roelke M, et al. The treatment of patients with infected cardioverter-defibrillator systems. J Thorac Cardiovasc Surg, 1997, 113: 121-129.

[29] Sohail MR, Uslan DZ, Khan AH, et al. Infective endocarditis complicating permanent pacemaker and implantable cardioverterdefibrillator infection. Mayo Clin Proceed, 2008, 83: 46-53.

[30] de Oliveira JC, Martinelli M, D'Orio Nishioka SA, et al. Efficacy of antibiotic prophylaxis before the implantation of pacemakers and cardioverterdefibrillators: results of a large, prospective, randomized, doubleblinded, placebo-controlled trial. Circ Arrhythm Electrophysiol, 2009, 2: 29-34.

[31] Cohen MI, Bush DM, Gaynor JW, et al. Pediatric pacemaker infections: twenty years of experience. J Thorac Cardiovasc Surg, 2002, 124: 821-827.

[32] Robinson M, Healey JS, Eikelboom J, et al. Postoperative low-molecular-weight heparin bridging is associated with an increase in wound hematoma following surgery for pacemakers and implantable defibrillators. Pacing Clin Electrophysiol, 2009, 32: 378-382.

[33] Lockhart PB, Brennan MT, Sasser HC, et al. Bacteremia associated with toothbrushing and dental extraction. Circulation, 2008, 117: 3118-3125.

[34] Wilson W, Taubert KA, Gewitz M, et al. Prevention of infective endocarditis: guideline from the American Heart Association: a guideline from the American Heart Association's Rheumatic Fever, Endocarditis, and Kawasaki Disease Committee, Council on Cardiovascular Disease in the Young, and the Council of Clinical Cardiology, Council on Cardiovascular Surgery, and Anesthesia, and the Quality of Care and Outcomes Research Interdisciplinary Working Group. Circulation, 2007, 116: 1736-1754. [published correction appears in Circulation, 2007, 116: e376-e377].

[35] Rosen MR, Brink PR, Cohen IS, et al. Regenerative therapies in electrophysiology and pacing. J Interv Card Electrophysiol, 2008, 22: 87-98.

[36] Klug K, Vaksman G, Jarwé M, et al. Pacemaker lead infection in young patients. Pacing Clin Electrophysiol, 2003, 26: 1489-1493.

[37] Dodge-Khatami A, Kadner A, Dave H, et al. Left heart atrial and ventricular epicar-

dial pacing through a left lateral thoracotomy in children: a safe approach with excellent functional and cosmetic results. Eur J Cardiothorac Surg, 2005, 28: 541-545.

[38] Silka MJ, Kron J, Dunnigan A, et al. Sudden cardiac death and the use of implantable cardioverter-defibrillators in pediatric patients: the Pediatric Electrophysiology Society. Circulation, 1993, 87: 800-807.

[39] Berul CI, Van Hare GF, Kertesz NJ, et al. Results of a multicenter retrospective implantable cardioverterdefibrillator registry of pediatric and congenital heart disease patients. J Am Coll Cardiol, 2008, 51: 1685-1691.

第3章
心律植入装置的感染与处理精要

近年来，治疗心血管病的体内植入装置种类逐渐增多，并分成两类。一类与心律诊断与治疗相关，包括起搏器、ICD、CRT、植入式 Holter 等，因其内部都装备了复杂的电路系统而属于电子装置，国外称其为心血管植入电子装置（cardiac implantable electronic device，CIED）。另一类为非心律方面的植入装置，包括治疗瓣膜病的"人造瓣膜"、治疗心力衰竭的心脏辅助装置等，被称为心血管非电子植入装置。

根据国内专业名词的习惯，我们将"心血管植入电子装置"改称为"心律植入装置"，后者与其功能和应用更靠近，并易懂易记。

随着植入数量的剧增，心律植入装置的感染发生率明显升高，成为临床并非少见的新问题。针对植入装置的感染，国际心律学会（NASPE、HRS）和美国心脏学会（AHA）分别制订了各自的专家共识。NASPE 于 1999 年第 18 届学术年会上启动了《电极导线拔除专家共识》的制订工作，并耗时 3 年于 2000 年 4 月正式颁布。10 年后，HRS（NASPE 的新名称）在第 29 届学术年会（2009）进行了修订与颁布。AHA 在 2003 年制定并发表了《心律植入装置的感染与处理专家共识》，7 年后（2010 年）原专家共识的修订版发表。显然，与 1958 年第一台起搏器首次植入人体相比，植入装置感染专家共识的制订滞后了 40 年（1997 年）。与国外相比，我国对该领域的关注又滞后近十年。

一、感染的发生率及危害日趋严重

尽管心律植入装置的设计、制造等生物医学工程技术一直都在迅速发展，使各种植入装置的体积逐渐缩小，植入技术日趋简化、省时和方便，而植入装置（脉冲发生器、电极导线、各种绝缘材料等）的性能也在不断提高，尽管心律植入装置的围术期几乎都预防性应用抗生素，但令人忧心忡忡的感染发生率不是在下降，反而在升高，造成的临床危害日趋增多，严重威胁着患者的健康与生命。

（一）感染率上升明显

纵观心律植入装置的发展史，初期的感染率较高，这与当时装置体积的硕大、植入术的繁杂等相关。随后，感染率有所下降并保持在较低水平。但近二十年来，感染发生率出现反跳，感染率上升的趋势不仅未能有效控制，反而有加重趋势。

Cabell 的报道表明，1990 年至 1999 年 10 年期间，心律植入装置的感染率增加了

1.24 倍。Steven 调查和总结了美国 1993 年至 2008 年的 16 年资料，感染的发生率为 1.61%，并发现 2004 年后的感染率增加更明显，即 2004 年前感染率相对稳定在 1.53%，但到了 2008 年，感染率猛然增加到 2.41%。

（二）ICD 与 CRT 感染率上升更明显

自 1980 年第一台 ICD 植入人体，其感染率一直高于普通起搏器，尤其在腹部植入 ICD 时代，感染率高达 3.2%。随着 ICD 体积的缩小，并改为胸部植入后，ICD 的感染率一度明显下降，但近年来感染率出现明显升高。明尼苏达州的 Olmsted 研究表明，ICD 的感染率远远高于起搏器。1996 年到 2003 年的 7 年，美国因心律植入装置感染需要住院人数增加了 3.1 倍，其中因 ICD 感染需要住院的人数增加了 6.0 倍，因起搏器感染需要住院的人数增加了 2.8 倍，而该期间美国新植入的起搏器和 ICD 数量仅增加了 49%。

需要注意的是，CRT 及 CRT-D 的感染率也明显高于普通起搏器，在起搏器更换中，凡升级为 CRT 者，因伴有电极导线的新植入，使感染率明显升高。

（三）感染类型的变化

心律植入装置感染的类型也有明显变化。资料表明，早年的感染多为囊袋感染，约占总感染的 90%，而感染性心内膜炎仅占 10%。而 Olmsted 研究资料表明，近年来单纯囊袋感染率为 1.37%，而囊袋感染伴血行感染或伴感染性心内膜炎的发生率为 1.14%，两者接近持平。

（四）感染的危害增加

随着感染率的升高，心律植入装置对患者健康与生命的危害明显增加。

1. 合并症增加

资料表明，植入装置患者的感染可使肾衰竭、呼吸衰竭、心力衰竭、糖尿病等严重合并症的发生率明显升高，以 2004 年为界，美国植入装置感染的患者在 2004 年后发生合并症的比例升高。

2. 住院率升高

1996 年至 2003 年的 7 年中，美国因植入装置感染的住院率增加 3.1 倍。

3. 死亡率增加

感染患者在感染电极导线拔除术中死亡风险明显增加，并能使患者住院期间的死亡风险增加 2 倍。资料表明，美国 1993 年植入装置感染患者住院死亡率为 2.91%，而 2008 年上升到 4.69%，充分说明植入装置感染的严重度与复杂性也在增加。

二、感染的危险因素

过去认为，感染率的升高主要与高植入率、患者高龄及常伴多种疾病相关，称为感染增加的三大基础因素，但实际的危险因素远不止这些。

(一) 植入率增加

资料表明，美国 1999 年至 2003 年的 7 年中，起搏器植入量增加 31%，ICD 增加达 160%，两者年植入量相比，起搏器是 ICD 的三倍，植入量增加使装置感染的总数增加。1993 年至 2008 年，美国植入总量增加 96%，但同期感染率却增长 210%，因此，感染率的增加还有另外原因。换言之，高植入率使植入总量增加的同时，兼有植入装置更换比例、ICD、CRT 植入比例的增加。

(二) 患者的高龄

社会的老龄化必然影响心律植入装置患者的年龄。目前，心律植入装置患者的平均年龄＞65 岁，而发达国家 20%～35% 患者的年龄＞80 岁。此外，装置更换患者的年龄一定比初次植入时的年龄高出 5～6 年，所以，目前心律植入装置患者的平均年龄增加明显，而高龄者的身体条件要比年轻者更差，更易发生感染。

(三) 伴发多种疾病

一项单中心、设有对照组的研究表明，感染患者中多数伴有糖尿病、肾衰竭、心力衰竭等病。另一研究表明，65 岁以上的植入装置患者中，75% 的患者同时伴有一种以上的疾病，明尼苏达州的 Olmsted 调查结果与其一致。

(四) 更换比例升高

现已肯定，植入装置的更换与初次植入相比，感染发生率明显增高。Johansen 发表的资料中，丹麦 3.6 万例患者的随访结果表明，起搏器更换的感染率为 2.06%，而初次植入的感染率仅为 0.75%。

曾有几项前瞻性的研究表明，起搏器或 ICD 更换术本身并不增加感染风险。但新近发表的 REPLACE 注册研究的结果却不同，该研究证实更换感染的风险显著增加，这与更换时装置的升级及经静脉新植入的电极导线有关。心律植入装置的升级包括：VVI 模式升级为 DDD 模式，DDD 升级为 CRT，单腔 ICD 升级为双腔 ICD，ICD 或 CRT 升级为心脏再同步化治疗-除颤器（CRT-D）等。这些装置的升级都意味着有电极导线的新植入。

另有研究表明，植入两根以上的电极导线是发生感染的独立危险因素，而近年来 DDD 起搏器的植入比例仍在上升中、CRT 的年植入量也在增加，都是植入装置感染率升高的原因。

(五) 植入医生的经验

植入术医生的经验与感染率有重要关系，Al-Khatib 的研究发现，经验较少的术者可使 ICD 植入 90 天内的感染风险增高，机械性并发症（脱位、心肌穿孔、心脏压塞等）的发生率也高，而术后近期的再次手术干预是感染的又一危险因素。

此外，植入总量的剧增必将增加新的植入医生数量，当今对植入新医生的培训有明显减弱趋势，不少年轻医生误认为心律装置的植入术属于雕虫小技，不足挂齿，认为一看就会，不需要过严、过长的培训。但实际情况并非如此，新手技术的不成熟可使电极导线的脱位、心肌穿孔、心脏压塞等并发症升高，使术后再次干预术不可避免。

（六）与患者相关的其他因素

研究表明，当患者长期服用糖皮质激素、口服抗凝剂，植入前24h发热，植入前还在使用临时起搏器，永久性中心静脉置管等都是感染的危险因素。

（七）与植入术相关的其他因素

研究表明，增加感染的围术期因素包括未能预防性使用抗生素，植入2根以上的电极导线，术后早期再行干预手术，感染装置的再植入，植入装置更复杂（例如CRT-D）等也属于感染的危险因素。

三、感染的分类

目前对植入装置感染的分类阐述极少，但根据疾病特征作出进一步分类一定有助于疾病的更精细诊断及更加个体化治疗，植入装置感染的分类也同样如此。

（一）根据感染发生时间分类

近年来，有学者根据装置植入后感染的发生时间进行分类（表1-3-1）。

表1-3-1　按植入装置感染发生时间的分类

类型	感染时间（月）	感染相对比率（%）
早期	<1	28
中期	1~12	35
延迟	12~24	13
远期	>24	24

从表1-3-1看出，一个月内发生的早期感染，一年内发生的中期感染，一年后的延迟和远期感染所占比例相似，各自约占1/3。

（二）根据感染程度的分类

根据心律植入装置的感染程度可分为四类。

1. 囊袋浅表皮肤感染

这是指感染仅局限在表层皮肤或切口部位而未进入囊袋。皮肤表层感染可伴局部疼痛和炎性渗出物，此时用手指尖触诊囊袋切口可证实切口下的皮下组织已封口而不伴明显的液体波动感，也无明显压痛。

2. 囊袋感染

囊袋感染时，将出现囊袋内病理性炎性反应，最终发生囊袋破溃。感染可在植入术任何一步隐袭发生，尤其是囊袋制作或脉冲发生器放入囊袋时、还能发生在电极导线穿越皮下隧道时。需要强调，囊袋的术后积血、血肿都是囊袋感染的危险因素，发生时常伴局部明显的疼痛，疼痛逐渐加剧常促使患者就医。如囊袋感染速度很快，可在术后拆线时出现切口不愈合、开裂或部分开裂、炎性分泌物溢出等。囊袋感染发生较慢时可在术后较长时间发生，出现囊袋的淤血、皮肤变色、疼痛加剧、囊袋皮肤变薄，最终破溃并裸露电极导线或脉冲发生器。囊袋感染初期与囊袋的单纯血肿，其术后生理性炎性反应较难区别。囊袋感染时多数患者不伴全身发热。

3. 血行感染

血行感染是更严重的一类感染，是指致病菌侵入血液循环，并在血液中生长繁殖而引起急性全身性感染。血行感染又分成菌血症、败血症以及脓毒血症等。国外有时将菌血症和败血症统称为菌血症。因此，心律植入装置的概念中，血行感染也能称为菌血症。菌血症患者的全身症状更明显，常伴间歇性畏寒、高热、寒战、皮疹等。此期的血培养十分重要，抽血最好在抗生素应用前，患者有寒战、发热时采血，每次采血 5~10ml。为提高阳性率，需多次反复抽血送检，血培养阳性是血行感染的标志性指标。

部分血行感染的患者可发生感染性心内膜炎，高达 8% 的金黄色葡萄球菌（金葡菌）败血症合并感染性心内膜炎，但为了使植入装置感染程度的分类能与诊断和治疗有很好的对应，故合并感染性心内膜炎者被划入到感染性心内膜炎的类型（见下）。因此，此处的血行感染单指未合并感染性心内膜炎的菌血症。故血行感染的菌血症在经食管超声心动图检查时，电极导线、房室瓣及瓣周常未发现赘生物。

4. 感染性心内膜炎

感染性心内膜炎是指菌血症患者伴发了感染性心内膜炎，此时超声心动图检查可见电极导线表面或房室瓣有大小不等的赘生物。因此，这一类型的特征为全身感染症状明显、血培养阳性、超声心动图检查可见赘生物。进一步再分成 A、B 两个亚型。A 型又称轻型，是指在电极导线上检出赘生物，而 B 型又称重型，是指在房室瓣上检出赘生物，分成两个 A、B 亚型区分两者对装置再植入的时机选择有重要意义。

心律植入装置感染程度的分类与治疗策略的制订、与装置的再植入时机有着密切关系。

四、感染的发生机制

植入装置感染的发生既有局部机制也有全身机制，感染还能有较长的潜伏期，深入认识这些病理生理过程十分重要。

（一）囊袋感染

植入装置感染时，绝大多数的感染源自囊袋，而从患者全身其他部位的感染逆行累及装置系的人仅为少数。

对植入系统无感染的患者进行装置更换术时，研究人员进行了囊袋组织的细菌培养，结果发现50%患者的血培养结果为阳性，令人震惊的该结果说明未感染的囊袋存在着致病菌的宿居现象，这也有助于解释为什么植入装置更换术的感染率高达2%～7%，远远高于初次植入的感染率（≤0.5%），并说明，囊袋是植入装置感染的重要起源地。

囊袋感染可潜在发生在植入术中，尤其是囊袋制作过程中。引发感染的微生物包括内源性及外源性两种。内源性致病菌常来自患者皮肤，这与手术区皮肤消毒不彻底、消毒范围不达标，或术者操作越过消毒的无菌区等有关。前瞻性研究发现，在植入装置感染患者的腋前皮肤存在与感染致病菌相同的菌株，提示腋下及周围皮肤是引发植入装置感染的高风险区。

而外源性致病微生物多数源自医院的不良环境或医务人员。当某医院心导管室的空气消毒系统出现问题时，该期间介入治疗患者术后发热率肯定升高，感染率也将升高，这与空气和环境消毒不彻底，造成手术视野直接暴露给不良环境有关。而术者手臂触碰非无菌区引发感染也常常隐袭而不被发现，包括手臂消毒不彻底，手术人员位置变换时无意触碰到其他术者的后背等。另一容易忽视的环节是放置电极导线时应用的指引导丝，指引导丝纤细而弹性大，植入术中需反复交换使用多次，而且植入装置越复杂，指引导丝交换次数越多，当操作纤细而富有弹性的指引导丝触碰非无菌区未被发现时，则能引发感染，这可能是年轻术者或复杂装置植入时感染率较高的原因之一。

还有其他容易引发感染的情况：例如术中患者突发急性心力衰竭、心脏骤停等事件时，需要立即实施心肺复苏、呼吸道插管、导尿、临床起搏器的床边植入等操作，这种人多手杂的紧急操作常是术后感染的重要源头。

还应了解，囊袋感染发生机制中，囊袋组织培养的阳性率明显高于实际感染率，这说明有致病菌株存在时能否发生感染还与其他因素有关。血液是致病菌最好的培养基，其富含致病菌生长与繁殖需要的丰富养分。因此，术前抗凝药物的停服、术中囊袋的彻底止血、清创、甚至术后必要的囊袋引流对减少囊袋感染也十分重要。

（二）植入装置的血行感染

血行感染是植入系统的更严重感染，多数属顺向性感染，少数为逆向性感染。顺向感染是指最早的感染发生在囊袋，进而沿电极导线顺向传播，或致病菌入血而扩大感染。其潜在的感染可能在植入术中，或电极导线穿越皮下进入血管和心腔时的操作，还能发生在脉冲发生器向囊袋放置时。

植入系统的感染也能逆向发生，即感染继发于远离植入系统的其他部位感染，由其引起的菌血症经血行播散后引起植入系统感染。其中金葡菌感染常能引起血行播散，而革兰氏阴性杆菌菌血症伴血行播散并引起植入装置的感染也不少见。

其实，人体发生一过性"菌血症"、"病毒血症"的概率很高，例如上呼吸道流感发生时的统计表明，该病毒感染的人群中约4%的患者将发生病毒性心肌炎。显然，上呼吸道感染的致病菌不会通过邻近组织的播散直接引发心肌炎，而是患者发生了"病毒血症"，进而通过血行播散引起较远部位的心肌继发病毒感染。同理，人体在病毒或其他致病菌感染时，一过性的"菌血症"、"病毒血症"都能逆行播散引发植入装置的继发感染。这种逆行感染能解释临床有些不易解释的一些现象，例如植入装置的囊袋未出现任何问题，电极导线上却发现有赘生物或明显的感染,这也能解释有些患者距最后植入术多年后才发生感染。过去常见致病菌的毒力弱,需要多年蓄积后才能致病。此外,还能借此现象解释为什么高龄患者术后易发感染的现象。

(三)电极导线的生物膜作用

植入系统感染时,血管或心腔内电极导线常是感染的关键部位,彻底治疗时也需要全部拔除。

需要了解,植入装置植入人体后,人体一定发生对异物的免疫排斥反应,除了能在脉冲发生器外部形成一个致密的包膜外,在电极导线的外面也能形成排斥反应"包膜"。虽然电极导线处于流动的血液中,尽管生物医学工程技术人员已将电极导线表面处理得十分光滑而使血液成分不易黏附在上面,但电极导线的各部分仍由理化性质不同的材料制作,仍有不规则的表面和不规则形状,使电极导线表面都有患者体内基质蛋白的包被,包被的蛋白包括纤维蛋白原、纤维素和胶原。所以,植入体内的电极导线表面被患者自身蛋白的包被属于生理现象。

在植入系统感染的致病菌中,葡萄球菌占60%～80%,多为凝血酶阳性的金葡菌或凝血酶阴性的葡萄球菌,以及革兰阴性杆菌、棒状杆菌等。凝血酶阴性的葡萄球菌可能是污染性微生物,但多数属于致病的病原体。

应当强调,装置的感染是装置、微生物和宿主三种因素相互作用的结果。例如电极导线的理化特性,其塑料表面的张力、疏水性、静电荷分布均有不同,而不同病原体的黏附力也明显不同。最初,病原体凭借非特异性附着力黏附在电极导线的表面,这时病原体表面的黏附素能与原来覆盖在电极导线表面的宿主蛋白相互作用,进而形成病原体的聚集物,并通过胞间多糖黏附素的参与,最终由电极导线表面的病原体层包裹着细胞膜黏滞物而形成生物膜。所以,生物膜实际是一种或一种以上病原体聚集物形成的联合体,其结合牢固,紧紧被细胞黏滞物黏在一起。该生物膜包裹的病原体对抗生素与宿主防御反应有着很强的抵抗力。因此,电极导线表面一旦有生物膜形成,医生必须将电极导线全部拔除才能有效控制感染。而拔除之前应用再充分的抗生素治疗,都阻止不了随后反复出现的菌血症伴发高热及临床症状。而葡萄球菌具有多种表面黏附素,容易使电极导线正常附着的胶原蛋白形成感染的基地。

所以,顺向与逆向感染途径、生物膜等基本概念对理解植入装置感染的发生机制十分重要。

五、感染的诊断

植入系统感染后,及时正确的诊断是及时正确处理的基础。

(一)囊袋感染的诊断

囊袋感染的诊断貌似容易,其实存在不少困难。装置植入1周时,囊袋表皮出现红肿十分常见，切口缝合处的小脓肿也不少见，这些都属于局部组织的炎性反应，不代表真正的病理性感染。因切口红肿，缝合线周的小脓肿，或囊袋血肿的发生率高，而且该时间窗与感染时间窗存在重叠，使两者鉴别十分重要。囊袋病理性感染包括囊袋的蜂窝织炎、脓肿以及皮下组织变薄、破溃等。因此，植入术后短期内准确判断是炎性反应还是真的感染十分困难。在囊袋感染明确诊断前绝不能贸然打开囊袋，因为囊袋一旦打开，就意味着要把植入系统全部拔除。常见的病理性感染多发在植入术3个月后，而植入系统的感染发生时间平均超过一年，甚至在术后数年才发生。

这一阶段还要注意是否伴有全身的炎性反应：包括周身不适、乏力、厌食等，患者还可能出现发热，白细胞计数升高等。

1. 组织及血培养

囊袋感染诊断时，囊袋内组织及分泌物的血培养是重要的诊断手段，凡怀疑囊袋感染时应用抗生素治疗前至少要进行二次血培养，当局部分泌物或组织血培养阳性，尤其培养结果致病菌为葡萄球菌时，高度提示局部和全身症状与植入系统的感染有关。

高度怀疑囊袋感染时，禁忌进行囊袋的经皮抽吸及血培养，这种方法既无诊断价值，又能将外部的病原体导入囊袋内而增加感染的风险。

进行致病菌诊断时，囊袋切除组织培养的敏感性比囊袋拭子培养的敏感性更高。此外，应做多种培养，包括厌氧菌、需氧菌、革兰染色等检查，需要时还要做真菌及分枝杆菌的培养。

应当了解，有时感染致病菌的诊断常为阴性或培养结果不能确定，这与血培养前已使用抗生素有关，所以抗生素应用前就应进行血培养。但对正在发热或电极导线拔除后患者，虽然希望能获得最好的血培养结果，但不能采取术前停用抗生素而等待血培养结果的做法。此外，采集的标本送检前，应将标本先放在无菌的培养瓶中，这能使拭子标本培养的阳性率提高一倍。

致病菌血培养的研究表明，电极导线固定部位感染物进行的血培养阳性率最高，几乎能达100%，感染部位慢性窦道的分泌物或感染物的阳性培养率也高达92.5%，但患者全血培养的结果阳性率仅为60%左右。此外，拔除术中从感染的电极导线，尤其电极导线头端分离出的致病菌与临床感染明显相关，而且培养的阳性率也高于普通血培养的阳性率，血培养阳性结果对装置感染的诊断和治疗有双重作用。

2. 超声波碎裂降解新技术

对感染囊袋致病菌的正确诊断十分关键，尽管拭子和组织血培养等经典技术还在应用，但目前已不是诊断的金标准。超声波碎裂降解技术是确定感染致病菌及无症状的细菌宿居现象的一种诊断新方法，该技术是将更换术、升级术、囊袋感染后从体内取出的起搏器及ICD放入超声碎裂器内进行5min的降解处理，并收集流出的降解液体进行培养。

已有研究探讨了该方法与传统血培养的敏感性，一组包含68个起搏器、53个ICD的研究结果证实：①超声波碎裂技术的降解物培养检测法的阳性率高于传统法；②在无感染证据的患者中，38%的超声波降解液中发现了细菌生长，证实在无感染的囊袋中存在细菌宿居现象，而且检出比例较高，约占装置更换术的1/3。进一步随访证实，绝大多数病例在随访期无感染发生。另一项研究表明，这类患者随访期可能有7.5%的患者发生囊袋感染，而且感染的致病菌种与此前检出结果一致，这项长期随访研究的结果提示，对于无感染囊袋的细菌宿居现象，应用延长围术期抗生素的应用时间（≥3天），不能预防囊袋感染的发生。

3. 超声心动图检查

经胸超声心动图检查简单易行，可作为心律植入装置感染诊断与随访的基础检查，但检测的敏感性低，故初筛检查的阳性结果诊断意义大，而阴性结果不能排除电极导线存在感染及赘生物。此外，经胸超声心动图检查还能确定患者有无心包积液、心肌收缩功能异常等，这些与患者临床症状和预后的判断休戚相关。

相比之下，经食管超声心动图对植入装置发生感染性心内膜炎诊断敏感性高，对右心和左心电极导线同时发生感染的诊断敏感性也较高，对继发性房室瓣膜感染、瓣周感染、体积较小赘生物的检出敏感性都优于经胸超声心动图检查。除此，其还能显示上腔静脉内电极导线及局部组织，且比其他影像学检查的分辨率高。需要强调，经食管超声心动图检查的阴性结果也不能排除电极导线存在感染。

检测电极导线附着物时需注意，电极导线上检测出的团块可以是感染性赘生物，也可能是血栓，两者的发生率分别为95%和5%，而超声心动图检查不能区分两者。这一现象导致的假阳性诊断，即把电极导线上的血栓团块误诊为感染性心内膜炎的赘生物。因此，当患者没有其他感染征象，又无血培养阳性结果时，该团块有可能只是血栓团块。

4. PET/CT在感染诊断中的应用

囊袋感染的诊断要与囊袋浅表皮肤或切口感染相鉴别，要与囊袋血肿，囊袋生理性炎性反应进行鉴别。一旦发生囊袋感染的假阳性诊断，将导致植入装置不必要的拔除，而且拔除术中可能发生一定的并发症，甚至严重的并发症。

为提高感染诊断的精确性，近年来，影像学技术PET/CT已用于植入装置感染的诊断。PET/CT技术应用正电子核素标记葡萄糖作为显影剂，检查中观察病灶对显影剂的摄取而推断其代谢情况。无代谢的组织为坏死组织，代谢活跃时为肿瘤组织等。过去，PET/CT影像技术主要用于肿瘤的诊断与分期、冠心病心肌梗死患者存活心肌的评估，以及血管和假肢相关感染的诊断。近年的研究发现，正在感染的心肌或在感染赘生物部位，组织细胞的代谢将活跃，与没有感染的心肌或血栓组织的代谢截然不同，凭借代谢情况的这种差异，有助于植入装置感染的诊断与鉴别诊断。检查时，当装置囊袋内或装置系统周围存在显影剂摄取活跃时为阳性，提示感染存在。

研究表明，PET/CT能有效地鉴别植入装置的感染与植入术后正常的急性期反应，当疑似感染患者的PET/CT结果阴性时，单独应用抗生素治疗的预后良好，起到了可疑感染病例的危险分层作用。其还能区分囊袋的深部感染与囊袋的浅表皮肤感染，有助于囊袋感染时治疗策略的选择。

(二) 血行感染

上述囊袋感染的诊断可简单称为"一阳三阴"，一阳是指囊袋感染阳性但感染仅局限在囊袋局部，而三个阴性则是无全身感染症状与相应指标，血培养阴性，超声心动图未检出赘生物（表1-3-2）。

而上述的各种诊断手段：血培养、超声心动图检查、超声波碎裂降解技术、PET/CT检查都属于植入装置感染的各种诊断技术，其在囊袋感染诊断中也有一定的应用价值，例如囊袋感染的致病菌存在、种类、敏感的药物等，而这些技术在下述的血行感染和感染性心内膜炎诊断中有更大的应用价值。

血行感染是指囊袋感染已发生血行播散，感染已从囊袋局部扩展到全身，此时，诊断可简单称为"两阳一阴"。两阳是指患者存在菌血症引起的全身症状与全身感染的相应指标，以及血培养结果阳性；一阴是指超声心动图未在电极导线上，房室瓣膜或心腔内检出感染的赘生物。

（三）感染性心内膜炎

感染性心内膜炎是血行感染的更严重结果，诊断可简述为"三阳"：①存在着菌血症的全身症状及相关指标；②血培养阳性；③超声心动图能检出存在赘生物。又进一步分成电极导线有赘生物以及房室瓣、腔内有赘生物两个亚型。就总体治疗原则而言，囊袋感染、血行感染、感染性心内膜炎三种类型的鉴别诊断意义不大，因为三种类型的感染都要进行感染系统的拔除及抗生素治疗。但这三种类型的鉴别诊断对随后装置再植入时机的选择有明显不同的意义，故三种不同类型感染的鉴别诊断有着重要的临床意义（表1-3-2）。

表1-3-2 不同类型的感染时装置再植入的时机

感染类型	诊断标准				治疗	装置再植入时间
	囊袋感染	全身感染症状	血培养	赘生物		
囊袋表层感染	−	−	−	−	保守治疗	−
囊袋感染	＋	−	−	−	装置拔除及抗生素	血培养阴性3天、电极导线拔除与再植入有或无时间间隔
血行感染	＋	＋	＋	−	同上	电极导线拔除、血培养转阴3天后新植入
感染性心内膜炎	＋	＋	＋	A. 电极导线有赘生物	同上	A. 电极导线拔除、血培养转阴3天后新植入
				B. 瓣膜、心腔内有赘生物		B. 电极导线拔除、血培养转阴14天后新植入

六、感染治疗总论

植入装置的感染有多种治疗方法，但治疗原则却十分明确简明：①囊袋表层感染时采用以抗生素治疗为主的保守治疗；②囊袋及更为严重感染时，必须实施感染装置的拔除加抗生素治疗。而装置的拔除存在静脉、外科手术及杂交手术三种。

（一）抗生素的保守治疗

植入装置感染后，以抗生素为主的保守治疗适用于三种情况。

1. 囊袋浅表皮肤及切口感染

植入术后几天或几周内多数存在浅表皮肤或切口周围红肿，甚至存在切口缝线的小脓肿、局部红肿等，这时口服抗生素和局部消炎治疗几乎都能奏效。这一阶段不能作出囊袋感染的假阳性诊断，并错误地过早进行植入系统的拔除。抗生素治疗可持续 7~10 天或依病情而定，抗生素可选用针对葡萄球菌的各种头孢类抗生素等。

2. 与囊袋感染的鉴别期

如上所述，植入囊袋常有正常的炎性反应，并出现一定程度的血肿和疼痛。换言之，囊袋的炎性反应与病理性囊袋感染有着交叉重叠期。在两者鉴别期内肯定先要给最积极的抗生素保守治疗，同时还要进行感染高危因素的控制（例如控制血糖），并给予营养支持性治疗等措施。鉴别期绝对不能过早进行植入系统的拔除。

3. 植入系统不适宜拔除的感染患者

有些感染患者伴有特殊原因，例如预期寿命较短、患者拒绝取出感染的植入系统等。这种情况下，患者需要长期进行抗生素的保守治疗，因多数患者属于医院环境中耐药致病菌引起的感染，使抗生素的选择十分有限。除此，对抗生素及剂量的最优选择尚无成熟意见。

囊袋浅表皮肤与切口感染时，保守治疗除抗生素外，还包括感染皮肤的抗炎处理，以及适当热敷、硫酸镁外敷、有消炎作用的中药外敷等。一旦发生囊袋内感染，各种保守治疗几乎无效。需要指出囊袋彻底清创配合囊袋内感染电极导线的部分离断后再缝合的做法都为保守治疗范畴，其治疗奏效的可能性几乎为零而不可取。

（二）感染装置的拔除

1. 必要性

囊袋感染、血行感染、感染性心内膜炎的诊断一旦确定，应当尽早进行感染装置的整体拔除。因为这些情况存在时，抗生素保守治疗几乎 100% 失败，而且感染装置未被及时取出时，患者的死亡率较高，有人报道 6 个月内患者的全因死亡率高达 18%。引起死亡的高危因素包括：全身性血栓栓塞，中、重度二尖瓣反流，右心功能障碍，肾功能异常等。

因此，一旦确定囊袋及植入系统感染时，无论装置植于皮下还是经静脉植入（包括外科心外膜植入），即使患者处在还无全身感染的囊袋感染期内，完全拔除整个植入系统也不可避免，因为确诊囊袋感染之时就意味着局部囊袋感染已累及了整个植入系统，囊袋内遗留任何的装置都使感染的复发率大大增加。

2. 拔除的适应证

感染植入系统的拔除适应证包括囊袋感染、血行感染、感染性内膜炎三种类型感染时，患者都应尽快拔除整个植入系统。对非感染性电极导线的拔除适应证是指目标电极导线留存于体内时，对患者的健康与生命存在严重的不良影响，包括发生严重的血栓栓塞事件，电极导线存在附着血栓或已引起静脉狭窄并妨碍新的电极导线经静脉植入，或有引发致命性心律失常的可能，或已影响植入装置的正常工作，干扰肿瘤的治疗等情况。

3. 拔除方式及结果

电极导线拔除方式包括：经静脉、外科、杂交术拔除三种。

而拔除术治疗结果有三种：①完全成功：拔除了所有目标电极导线，且无严重并发症或死亡；②临床成功：拔除了目标电极导线或残留了部分电极导线，但不影响整体治疗效果，不增加心肌穿孔、血栓栓塞、持续性感染的危险或引起其他临床不良后果；③失败：未达到完全成功或临床成功，或拔除术出现严重并发症（需外科手术介入、脑卒中、呼吸骤停）及死亡等。

植入电极导线的拔出干预可分成以下三种情况：去除（Lead removal），取出（Lead explant）和拔除（Lead extraction）三种。而拔除电极导线是临床应用最多的一种，其指需拔除的电极导线植入时间已超过一年，及拔除时需借用特殊器具，或从非植入静脉拔除电极导线等情况。

（三）外科拔除植入系统的适应证

外科拔除术是指外科医生在手术室，应用心外科技术，在开胸、体外循环或胸腔镜的基础上拔除整个植入系统。与经静脉拔除技术相比，外科拔除术的弊端为创伤大，需体外循环，并有一定的手术并发症，而益处是在直观下手术，能避免经静脉拔除时可能发生的并发症，或严重并发症发生时，抢救治疗更及时、更有效。

1. 患者同时需做心外科其他手术

当植入系统感染患者发生的感染性心内膜炎已累及房室瓣，需要同时进行瓣膜修补或置换的心外科手术时，电极导线的拔除可经外科方式进行。

2. 感染赘生物直径＞2cm

感染的电极导线，当附着的感染性赘生物直径＞2cm时，经静脉拔除该电极导线时，脱落的赘生物有可能引发肺栓塞者。

3. 残留部分电极导线者

当植入系统电极导线经静脉拔除后，仍有电极导线的残留物时，其容易引起感染复发和相关的心律失常者。

4. 需植入心外膜电极导线

当患者反复多次感染，致使胸部两侧常用的电极导线入路静脉完全不能应用时，这意味着随后新装置再植入时需要植入心外膜电极导线，这可与电极导线经外科拔除同时或先后进行。

5. 发生严重并发症的高危患者

当患者实施静脉拔除术有可能发生严重并发症时，例如电极导线植入时间过长（＞10年）、数量过多（＞3根电极导线需拔除）、ICD系统的感染等，为避免术中发生严重并发症，可优选心外科途径拔除。

（四）杂交术拔除电极导线

过去，植入装置感染后仅有两种拔除技术。一种经静脉拔除，由内科医生在心导管室X线的指导下，徒手或借用锁定钢丝、组织分离鞘、激光鞘等技术拔除整个植入系统；另一种是外科拔除，这是在手术室，外科医生开胸后，在体外循环下打开心脏，直观下拔除整个植入系统。显然两种拔除技术各有最佳适应证，对于严重复杂的病例、经静脉拔除有可能发生严重并发症者、同时需要心外科手术者，外科拔除电极导线已不可避免时，则意味着要在全麻、开胸、体外循环下进行外科拔除，其创伤大，患者术后恢复周期长。

近年来，已出现上述两种技术的混合方式，称为电极导线拔除的杂交技术。

1. 定义

对于已感染的心律植入系统或因其他原因需要拔除时，在装备了心血管造影机的心外科手术室，由心内科和心外科医生共同上台，联合拔除植入系统的新技术称为杂交术。

2. 适应证

（1）有明确电极导线引起心肌穿孔者，经静脉拔除电极导线容易发生心脏压塞，因而同时需要外科同期进行心肌穿孔修补术；

（2）电极导线植入时间过长（>10年）的年轻患者，这些患者植入电极导线时，机体的排斥反应严重，使电极导线被心肌组织包裹严重；

（3）需同期植入心外膜起搏电极导线；

（4）静脉拔除有发生严重并发症的高危患者。

3. 术式

（1）外科医生小切口开胸，显露心脏，植入心外膜临时起搏电极导线保护，或直接植入永久起搏器的心外膜起搏电极导线，其后进行手术区域的无菌保护。

（2）内科医生切开囊袋，在X线的指导下经静脉拔除电极导线。两组医生、两个手术区、两套器械不交叉。

（3）经静脉拔除电极导线过程中，一旦发生并发症需外科处理时，外科医生随时介入。

（4）电极导线及植入系统整体拔除后，先关胸后关闭囊袋切口。

4. 评价

（1）降低死亡率：经静脉拔除电极导线有一定的严重并发症和死亡率，术中发生的死亡多与外科介入慢、抢救不及时有关。杂交技术的优势是内、外科医生同台操戈，需要时，外科立即介入，减少死亡率，北京大学人民医院8例行杂交术拔除植入装置无1例死亡。

（2）减少创伤：需杂交技术拔除植入系统者都是感染严重的患者，均有外科拔除的适应证，与其相比，杂交技术的胸外科切口小，不需体外循环，术后患者恢复快。

（3）拔除与新植入一次完成：对于某些起搏器依赖患者，当感染只局限在囊袋，同时入路静脉已用光而需外科植入新装置者，进行杂交手术时，拔除原植入系统与植入新系统可一次手术完成（术前血培养阴性72h），这不仅节约时间、费用低，还能减少拔除与新植入期间桥接临时起搏器引发严重并发症的危险。

因此，杂交手术拔除感染植入系统的新技术有光明的应用前景。

七、经静脉拔除电极导线

显然,植入装置感染后应用最多的仍是经静脉拔除,其优点为局麻,创伤小,术后恢复快。

(一) 经静脉拔除的辅助工具

经静脉拔除电极导线在心导管室进行,在心血管造影机的指导下进行,多数病例需要辅助器具。

1. 常规工具

常规工具是指电极导线植入术需要的器具,包括非锁定指引钢丝,还有额外的牵引钢丝,主动固定电极导线的回撤装置等拔除术常用的器具。术中用非锁定的普通指引钢丝能进行"徒手"拔除,而植入时间较长者需要有特殊功能的器具协助。

2. 牵引工具

(1) 特殊设计的牵引工具:锁定导线能把牵引电极导线的拉力移至电极导线的头端,防止拔除过程中将电极导线过度拉长。

(2) 捕抓器:用来啮合、捕捉电极导线或抓住其残端并拔除。

3. 分离组织的各种鞘管

(1) 机械鞘:用金属、聚乙烯制成,术者将其推送到电极导线头端的外侧,通过机械力将电极导线与周围包裹的组织进行分离。

(2) 激光鞘:通过激光分离电极导线和周围包裹的心肌纤维组织。

(3) 电外科鞘:应用射频电分离电极导线与周围包裹的心肌纤维组织。

(4) 伸缩鞘:含内外两个鞘管,内层鞘管可牵引电极导线,还能提高外鞘管的硬度,防止鞘管打结,而外鞘管可反向推送电极导线的头端,起到机械鞘作用,而外鞘可用激光、电外科等鞘管充当。

总之,这些辅助工具将起到两个作用,一个是利于固定、牵引和拔除电极导线,另一作用是分离电极导线与周围包裹的心肌组织,使电极导线容易拔除。

(二) 方法

1. 直接牵引法

最早用于临床,靠体外单纯施力而缓慢牵引和拔除电极导线,因术中未进行电极导线与周围包裹组织的分离,故牵引拔除耗时较长,成功率低,有一定的严重并发症(电极导线断裂、三尖瓣叶撕裂、心脏破裂、心脏压塞、死亡等),故临床现已基本不用。

2. 血管内反推力牵引技术

其应用各种特殊的拔除工具,即应用锁定钢丝实施固定与牵引,再用各种鞘管分离电极导线与周围包裹的心肌组织,使其成功率高,并发症少。

（三）成功率

经静脉拔除电极导线的成功率高，Byrd 等报告 1684 例患者的 2561 根起搏器和 ICD 电极导线的拔除成功率为 90%，PLEXES 研究是一项前瞻性、随机的临床试验，其电极导线拔除的成功率为 94%。

（四）并发症

经静脉电极导线拔除术的并发症发生率为 1.5%～2%，死亡率为 0.8%。严重并发症包括：①术中并发症：指患者从进入到离开心导管室期间发生的与操作相关事件，包括麻醉、切口、缝合等相关合并症。②术后并发症：指术后 30 天内发生的与操作相关的事件，又分成严重和轻度并发症；严重并发症：包括死亡、心血管破裂、肺栓塞等需要外科干预的事件，以及脑卒中、呼吸骤停等，这些相当于危及生命的并发症，并可导致死亡、永久性致残、以及外科介入；轻度并发症：需要用药物治疗或简单操作则使患者康复，对人体造成一定危害，但不威胁生命。

（五）并发症的高危因素

拔除电极导线发生严重并发症的高危因素如下。

1. 电极导线植入时间长

因电极导线植入的时间越长，心肌组织对其包裹越严重，因而越不易拔除，拔除时并发症的发生率也相对较高。

2. 女性

女性是电极导线拔除时发生严重并发症的危险因素。Lexicon 的研究表明，中小体型患者的电极导线拔除时发生恶性事件的概率比体型较大者高 3.7 倍，而 Cook 的注册研究证实，拔除 3 根以上电极导线的女性患者，严重并发症的发生率高达 7%，是女性患者拔除一根电极导线时的 3.7 倍，是男性患者的 7 倍。

3. ICD 电极导线

ICD 的除颤与起搏电极导线与普通起搏器的电极导线结构有明显的不同，前者在靠近心房和心室部位处装配结构特殊的弹簧螺旋电极，植入后人体排斥反应过程中，心肌组织的包裹能插入到弹簧螺旋圈内，使其拔除时面临巨大困难，术中并发症发生的危险极大增加。

（六）拔除技术的推广与普及

心血管病与其他介入治疗相比，经静脉拔除电极导线技术的难度大，严重并发症发生率高，并有一定的死亡率。这一技术的学习曲线长，Medicare 的经验表明，使用激光鞘拔除电极导线的操作，术者至少完成 30 例后并发症才能减少，而完成大量手术后（约 300 例）并发症才能进一步减少，而每年手术例数≤15 例者，其经静脉拔除电极导线的成功率较低。

此外，经静脉电极导线拔除发生意外时常需要及时有效的抢救治疗。因此，对不具有良好介入治疗设备的医院、对急性并发症发生时缺乏紧急抢救条件的医院都不宜开展这项工作。此外，术者的培训时间至少需要一年，而本人完成操作的年病例数需要>10~15例。相反，只通过简单的观摩就想学会该技术的可能性几乎没有。因此，对于本项技术的推广与普及一定要十分慎重。

八、感染处理时抗生素的应用

（一）感染处理时抗生素的合理应用

1. 预防性应用

越来越多的证据表明，心律装置植入前，尤其更换术前预防性应用抗生素的合理性与有效性，并成为降低感染发生的重要环节。

2. 预防性给药的抗生素选择

目前共识中Ⅰ类推荐术前应给予针对葡萄球菌的抗生素，可选择一代头孢菌素（头孢唑林）或万古霉素。

头孢唑林又称先锋Ⅴ号，是临床常用的一代注射用头孢菌素，其抗菌谱窄，对金葡菌、链球菌等革兰阳性菌的活性强，优于第二、三代头孢菌素，但对革兰阴性杆菌的作用不及第二、三代头孢菌素。其抗菌活性兼具青霉素、耐酶和氨苄西林的三重特点，而心律植入装置的感染致病菌中60%~80%为葡萄球菌，故受到共识的Ⅰ类推荐。

万古霉素也常在预防应用抗生素时被选择，主要用于有感染高危因素的患者，或对头孢菌素过敏者，或有青霉素耐药的葡萄球菌等情况。

对一代头孢或万古霉素均过敏时，可选用达托霉素和利奈唑胺。

3. 预防性给药的最佳时间

多数医生都赞同预防性应用抗生素能降低植入的感染率，但往往忽视给药的最佳时间。共识推荐应用一代头孢菌素时，需在术前1h静脉注射，而万古霉素则在术前2h静脉注射，以这种方法静脉给药后，使抗生素入血并出现峰作用的时间恰好与植入术皮肤切开的时间一致，起到最佳的预防感染作用。

4. 有效性

多项前瞻性、随机双盲、设有对照组的研究已证实这种预防应用抗生素的有效性。一项1000例新植入或更换心律植入装置的双盲、随机研究证实，预防性静注头孢唑啉1g组，出院后10天、1个月、3个月、6个月的随访结果证实预防组有显著的有效性，结论认为，不使用抗生素预防和术后囊袋血肿都是术后发生感染的独立预测因素。

起搏与电生理（PACE）杂志于2012年发表了美国72个中心参加的心律植入装置更换术感染与预防的注册研究结果，全组1744例患者均预防性应用抗生素，而且70%的患者术后系统接受抗生素治疗。结果表明，预防性应用抗生素能有效降低更换术后的感染发生率（1.3%），而术后囊袋血肿及手术量较少的中心伴有较高的感染率及死亡率。

5. 感染预防的新方法

资料表明，伴有感染发生高风险的人群确实有较高的感染率，为此，有学者建议植入术中可将 AIGIS 抗菌网植入囊袋内进而降低感染率。该抗菌网是一种多聚物网格，植入后可释放米诺四环素和立泛霉素而起到感染预防作用。近期，欧洲起搏杂志发表了美国 10 个中心参加的 624 例有感染高危因素的患者应用 AIGIS 抗菌网的结果，在术后（1.9±2.4）个月的随访中，仅有 3 例感染（0.48%），1 例为 ICD 感染，2 例为 CRT-D 感染。结果表明，AIGIS 抗菌网能降低感染高危人群的感染发生率，显示出预防感染的良好作用。

6. 接受其他手术时预防性抗生素的应用

致病的病原菌可经多种途径侵入人体，包括外科手术途径。已植入心律装置的患者有时也要进行牙科、消化道、泌尿系统、皮肤科等外科手术，心律植入装置患者接受这些手术时，是否需要预防性应用抗生素呢？大量文献表明，尚未发现这些手术能导致植入装置的血行感染，因而共识不推荐该时预防性应用抗生素。

（二）抗生素在保守治疗中的应用

如上所述，植入术后发生囊袋的浅表皮肤感染、切口感染、囊袋血肿等情况时，可行以抗生素为主的保守治疗。此外，抗生素还能用于已发生囊袋感染或更为严重感染但伴特殊情况的患者，包括生存期过短或拒绝装置拔除的患者，这些患者需长期抗生素治疗。

（三）植入系统拔除时的应用

装置感染后行拔除治疗时，抗生素是最重要的辅助治疗。

1. 抗生素的选择

抗生素的选择应基于致病菌的鉴定及体外药敏试验结果，因多数感染由葡萄球菌引起，仅部分致病菌为耐青霉素，故获得血培养结果前可凭经验用药，常先给予万古霉素。苯唑西林敏感的葡萄球菌感染时可给予头孢唑啉或萘夫西林，并停用万古霉素。在不适合应用头孢菌素或耐苯唑西林的葡萄球菌感染时常使用万古霉素。

2. 抗生素持续使用的最佳时间

抗生素在装置感染后使用的持续时间，以及何时改为口服剂型尚无充分资料可循。药物治疗的决策因素常包括个体装置感染的范围与程度，病原菌，是否伴血行感染及感染持续时间，以及相关的合并症如瓣膜受累、骨髓炎、感染性血栓性静脉炎等。共识推荐意见如下：①囊袋感染伴装置取出时，应持续应用抗生素 10～14 天；②血行感染伴装置取出至少持续应用 14 天；③复杂感染时（包括已有并发症或装置取出后仍有血行感染者），抗生素至少应用 4～6 周。

当获得体外药敏结果，并证实存在有效的口服抗生素时，装置拔除后可改为口服抗生素治疗。

九、围术期的抗凝治疗

需要植入心律装置的患者中，20%～45% 正在长期服用抗凝药物，术前过早停药显然有害。还有一些需要急诊植入心律装置的患者来不及停用抗凝药物就要手术，另一个不能忽视的问题是囊袋血肿是术后发生感染的独立预测因素，而正在服用抗凝药物的患者在植入术中出血量相对要多。因此，围术期如何服用或停用抗凝药物对预防感染至关重要。

（一）目前指南推荐意见的不足

目前，心律植入装置围术期抗凝治疗主要参照 ACC/AHA 关于瓣膜心脏病的相关指南，以及《围术期抗凝治疗指南》的意见：对发生血栓高危患者需短期停用华法林时，Ⅰ类推荐给予治疗剂量的低分子肝素皮下注射或静脉应用普通肝素作为桥接治疗，并认为应用这种过渡治疗患者的预后优于无过渡抗凝治疗的患者。

此外，对于血栓低危者Ⅱ类推荐桥接治疗，可皮下应用低剂量的低分子肝素抗凝，其结果优于治疗剂量的低分子肝素或静脉肝素治疗。

但近年来，越来越多的证据表明，围术期不停用华法林是安全的，而给予桥接肝素治疗可使 30% 的患者出现明显的囊袋血肿。

1998 年 Goldstein 报告了一项回顾性起搏器植入术不停用华法林的研究结果，结果表明，术前不停用华法林的做法安全可行。与无抗凝药物组相比，血肿等其他出血并发症的发生无统计学差异，而术中对囊袋进行彻底止血有助于减少出血的发生。

而另一组术前继续服用华法林与停用并桥接肝素治疗组相比，不停用组囊袋出血的发生率低，住院时间短，停用并桥接肝素治疗组反而会增加囊袋血肿的发生率。另一资料显示，桥接治疗组发生囊袋血肿的概率达 2%，显著高于不桥接肝素治疗组（0.4%）。

另有研究表明，不停用华法林组囊袋出血率为 0.45%～8%，其出血多在手术切口关闭前发生，这能通过应用电刀或术中充分止血而有效控制。但停用华法林并桥接肝素治疗组囊袋的出血发生率≥2%，其出血常在囊袋关闭后发生，因而需要进一步的有创操作再次处理，这将增加出血及感染危险。

另有资料表明，短期（≤5 天）中断华法林治疗组的血栓发生率仅为 0.4%。Oscar 进行了血栓高危组患者不停用华法林，低危组停用 2～3 天华法林，与停华法林桥接肝素治疗组的比较，结果血栓事件发生率无差异，而不停华法林组囊袋出血发生率明显较低。

因此，当前多数临床医生术前已不采用停用华法林桥接肝素的治疗方式，面对血栓发生的高危患者也不停用华法林治疗，对血栓低危者仅短期中断 2～3 天的华法林治疗。

（二）对抗血小板药物的策略

资料表明，口服抗血小板药物的患者中，单独使用氯吡格雷组植入囊袋出血的发生率明显增加，单独使用阿司匹林组囊袋出血发生率增加不明显，两者合用者，植入囊袋的围术期出血发生率为 0.7%～2.4%。

目前认为植入药物涂层支架后 30 天的患者短期中断氯吡格雷治疗相对安全，仅 6% 可能发生支架内血栓。故可采用术前停服氯吡格雷 5 天，术后尽早恢复氯吡格雷服用（24h 内）的做法，再次服用的首次剂量为 300～600mg。

总之，不论正在服用华法林者，还是服用单联或双联抗血小板药物者，植入术前都应进行出血与血栓发生的风险评估，进而采用最佳的个体化治疗。

十、感染后心律植入装置的再植入

心律植入装置感染被有效控制后,心律植入装置的再植入将面临再感染的风险,故再植入问题已受到相关专家共识与临床医师的高度重视。

(一) 感染装置能否再植入

有报道显示,从已故患者取出的植入装置经重新消毒灭菌后可成功地再植入到装置感染患者的体内而无一例发生感染。一组植入装置发生感染的68例患者,感染装置经无菌消毒后重新植入,59例随访一年无一例再发感染。

但目前相关共识坚持认为,这种感染装置重新消毒后再植入的做法不倡导,也有人报告,与再植入新装置组相比,重复使用组再发感染的风险增加。

(二) 植入部位

专家共识的意见十分明确,对已感染的患者进行装置再植入前,应进行患者是否需要再植入的评估。文献报告,约1/3～1/2的患者不需要植入新装置,很多因素可使新装置避免植入,例如原植入指征的病理改变已逆转,或临床情况已变迁,使原有的植入指征转为阴性。

为避免再感染,共识强调植入前应对原装置植入部位、转移灶、感染囊袋进行充分的清创和感染控制,清创应彻底,不能残留感染组织,尤其是纤维组织、瘢痕组织等,防止这些残留组织成为再次感染的源头。

确实需要植入新装置时,为预防原部位再发感染,共识中Ⅰ类推荐再植入位置不应选择取出感染装置的同侧胸部,而优先选择对侧胸部再植入。如果这种选择不可行时,可选择髂静脉为入路静脉,将新装置植于腹部,或将电极导线植于心外膜。

我们的经验是在少数情况下,还可选择颈内静脉为入路静脉,将装置植入在患者背颈部连接处的两侧邻近部位,该部位即不影响患者睡眠与休息,也能经皮下隧道将电极导线与装置连接。

应当强调,当感染问题解决后需要装置再植入时,尤其患者属于起搏器依赖时,将会遇到更多麻烦,包括临时起搏器应用的安全性问题。

(三) 临时起搏器的桥接治疗

对起搏器依赖的感染患者,在感染装置拔除与新装置再植入之间的时间段,临时起搏器的桥接治疗容易发生严重并发症,医生需格外小心与重视。

对起搏器依赖的患者,临时起搏器如同生命线,不能发生任何闪失与意外,而临时起搏器应用的起搏电极导线的头端电极为柱状,而且不附带电极导线固定的辅助装置。此外,电极导线除固定不稳定,与脉冲发生器的连接也不牢靠,这些都使临时起搏器容易发生脱位,出现功能障碍的险情,有时医生给一位患者同时应用两套临时起搏系统进行保驾时仍有发生意外的危险。此外，为日后新装置的再植入，对侧胸部的入路静脉（腋静脉、锁骨下静脉）常需保护和预留，而患者临时起搏的桥接治疗时间有时较长，此时患者严格卧床不活动时容易发生深静脉血栓，血栓脱落及肺栓塞，相反患者下床活动较多时容易发生临床起搏电极导线的脱位，诱发致命性并发症，这些使医生实施临床起搏治疗时深感进退维谷，左右为难。

这种情况下，相对安全的措施是进行心外膜临时起搏，既能节省入路静脉又使脱位率较低，但植入心外膜电极导线伴有一定的创伤。目前专家共识推荐使用主动起搏电极导线进行临时起搏，再与体外临时起搏装置连接，这种临时起搏桥接治疗的脱位率低，允许患者早期活动，减少不良事件的发生。

（四）新装置再植入时机

目前再植入的最佳时间尚不肯定，有学者认为感染装置拔除 24h 后就能再植入，显然这一做法不适合所有患者，Sohail 认为再植入时间取决于个体的不同情况。

1. 血培养结果

细菌感染者，平均 13 天后植入，非细菌感染者，平均 7 天后植入。

2. 致病菌的鉴别

凝血酶阴性葡萄球菌感染时，平均 7 天可植入，金葡菌感染时平均 12 天后植入。目前尚缺乏再植入时间与再感染风险的相关性研究。但多数学者认为一定要等待患者血培养转阴至少 3 天后再植入。

专家共识的推荐意见

（1）囊袋感染：仅发生了囊袋感染，血培养阴性 3 天后，可在拔除植入系统及囊袋彻底清创后进行再植入。电极导线拔除和囊袋清创术与再植入间隔时间问题，有学者主张再植入马上能进行，但专家共识中未推荐两者间隔的具体时间。

（2）血行感染：确定为血行感染者（血培养阳性而超声心动图未检出赘生物），植入系统拔除及囊袋彻底清创、血培养转阴 3 天后再植入新装置。

（3）感染性心内膜炎伴电极导线赘生物：当感染患者的血培养阳性，超声心动图确定电极导线有赘生物时，在植入系统拔除及囊袋彻底清创后，血培养转阴 3 天后再植入新装置。

（4）感染性心内膜炎伴瓣膜赘生物：当感染患者的血培养阳性，超声心动图检出瓣膜或腔内有赘生物时，在植入系统拔除及囊袋彻底清创、血培养转阴 14 天后可再植入新装置。

（五）囊袋血肿的预防

不论植入装置是初次植入还是更换性植入，都要严格预防囊袋血肿，血肿是术后发生感染的独立预测因素。医生可采用下列措施预防：①电刀彻底烧灼止血；②囊袋内放置浸泡过抗生素的海绵压迫止血；③囊袋局部使用凝血酶药物；④囊袋充分冲洗，既能冲出组织碎片，还能暴露正在出血的出血点；⑤使用抗生素液进行囊袋冲洗；⑥切口采用单线缝合，避免术后发生皮下蜂窝织炎；⑦皮肤缝合后加压包扎 12～24h，减少血肿发生；⑧避免使用肝素作为抗凝的桥接治疗；⑨血肿导致皮肤张力增加时，可适当引流，抽空血肿腔，但禁忌应用普通注射针头抽吸囊袋内血肿，因其可导致囊袋感染。

（郭继鸿）

参考文献

[1] Love CJ, Wilkoff BL, Byrd CL, et al. Recommendations for extraction of chronically implanted transvenous pacing and defibrillator leads: indications, facilities, training. North American Society of Pacing and Electrophysiology Lead Extraction Conference Faculty. Pacing Clin Electrophysiol, 2000, 23: 544.

[2] Darouiche RO. Treatment of infections associated with surgical implants. N Engl J Med, 2004, 350: 1422.

[3] Baddour LM, Epstein AE, Erickson CC, et al. Update on cardiovascular implantable electronic device infections and their management: a scientific statement from the American Heart Association. Circulation, 2010, 121: 458.

[4] Wilkoff BL, Love CJ, Byrd CL, et al. Transvenous lead extraction: Heart Rhythm Society expert consensus on facilities, training, indications, and patient management: this document was endorsed by the American Heart Association (AHA). Heart Rhythm, 2009, 6: 1085.

[5] Greenspon AJ, Patel JD, Lau E, et al. 16-year trends in the infection burden for pacemakers and implantable cardioverter-defibrillators in the United States 1993 to 2008. J Am Coll Cardiol, 2011, 58: 1001.

[6] S. M. Kurtz, J. A. Ochoa, E. Lau, et al. Implantation trends and patient profiles for pacemakers and implantable cardioverter defibrillators in the United States: 1993—2006. Pacing Clin Electrophysiol, 33: 705.

[7] Arnold J. Greenspon, Jasmine D. Patel, Edmund Lau, et al. Trends in Permanent Pacemaker Implantation in the United States From 1993 to 2009: Increasing Complexity of Patients and Procedures. J Am Coll Cardiol, 60: 1540.

[8] S. M. Kurtz, J. A. Ochoa, E. Lau, et al. Implantation trends and patient profiles for pacemakers and implantable cardioverter defibrillators in the United States: 1992—2006. Pacing Clin Electrophysiol, 33: 705.

[9] Voigt A, Shalaby A, Saba S. Rising rates of cardiac rhythm management device infections in the United States: 1996 through 2003. J Am Coll Cardiol, 48: 590.

[10] Klug D, Balde M, Pavin D, et al. Risk factors related to infections of implanted pacemakers and cardioverter-defibrillators: results of a large prospective study. Circulation, 116: 1349.

第4章

中国专家建议（2011）：心律植入装置的感染与处理

一、心律植入装置感染的概述

五十多年来，心律植入装置包括永久心脏起搏器（起搏器）、埋藏式心脏复律除颤器（ICD）和心脏再同步化治疗（CRT，包括 CRT-P/D）等，不仅提高了患者的生活质量，还挽救了更多患者的生命。然而，随着植入数量的激增，心律植入装置感染问题日渐明显，特别是感染后不恰当的处理给患者带来的危害同样不容忽视，因此充分了解和掌握心律植入装置感染的深层问题和规范化处理策略是当务之急。

2003 年，美国心脏协会（AHA）公布了非瓣膜病心血管植入装置相关感染的科学声明，主要目的是使人们关注心血管植入装置相关感染，强调其临床重要性。随着对心律植入装置感染的流行病学、危险因素、治疗和预防认识的加深，2010 年 AHA 发布了心律植入装置感染与处理的更新。

近年我国心律植入装置临床应用迅速发展，心律植入装置感染并发症增多和处理棘手问题已显突出。国内该领域主要专家参考国际心律植入装置相关感染的最新资料，结合我国的经验，制定中国心律植入装置感染与处理的专家建议，旨在提高医务人员对心律植入装置感染的认识，强调预防的重要性，规范诊断流程和治疗策略。

1964 年，我国开展了第一例经心外膜起搏治疗，1973 年成功植入第一台经静脉起搏器。资料显示，1980 年我国起搏植入量仅为 215 台，20 世纪 90 年代后大幅度增长，仅 1994 年上半年就植入 2341 台，近乎是 1980 年的 11 倍。1997 年全年总数约 5000 台，比 1996 年增加 12.8%。1999 年（8050 台）比 1998 年（6090 台）增长了 24.4%，2001 年首次突破 1 万台（10 845 台）。2006 年根据 467 家医院的调查统计，我国 2002—2005 年起搏器的植入总数分别为 13 405 台、14 254 台、16 277 台和 18 090 台，年均增长 11% 左右。据市场统计显示，2010 年我国植入起搏器已突破 5 万台，提示我国起搏器临床应用仍处于快速增长阶段，尽管与国外相比差距仍较大。

我国于 1994 年植入第一台经静脉 ICD，1996—2001 年共植入 285 台，2002—2005 年共植入 618 台，其中 2005 年植入 186 台，此后每年以 200～400 台递增，2008 年新植入超过 600 台，2010 年植入约 1300 台，绝大多数为二级预防指征。

我国 CRT 始于 1999 年，近 5 年增长速度明显加快。2002—2005 年 CRT 植入量分别为 125 台、184 台、217 台和 340 台。2007 年 541 台，2008 年突破 800 台，每年以 30%～

50%的幅度递增。根据市场统计显示2010年植入CRT约1800台。

1997—2005年报告起搏器并发症（包括感染、电极移位和导线折断）的发生率为1.4%～1.9%，年植入量超过50台的24家医院并发症发生率为1.0%，而植入量少于50台的医院并发症发生率为1.8%。起搏器感染发生率约为0.9%。

我国报道的起搏器相关感染发生率较低，与缺乏全面的心律植入装置感染并发症调查统计有关。应当注意到，在我国，开展起搏器规范化培训较晚，植入心律植入装置医师分散，术者经验差异大，缺乏规范的起搏器管理，缺乏拔除电极导线专业医师，缺乏对心律植入装置感染（包括血行感染）的认识及正确防范与处理规范，缺乏高等级无菌导管室，以上均是心律植入装置患者发生感染的重要原因；随着心律植入装置（尤其是ICD和CRT）植入和更换数量不断增加、高龄及多种合并症患者比例增高，我国心律植入装置感染可能会有增高趋势。

二、心律植入装置感染的发病机制

1. 易患因素

心律植入装置系统感染是由病原体、植入装置及宿主之间复杂、多因素相互交叉作用所致。心律植入装置感染的形式主要有两种：囊袋感染和心内膜炎，前者占多数。引起心律植入装置感染的确切原因尚不明确，可能包括：起搏适应证的拓宽，受益患者群的改变（如患者群预期寿命增加和日益高龄化、免疫功能低下、口服抗凝剂、合并糖尿病、心力衰竭和肾功能不全），心律植入装置系统更换和使用时间延长，手术中对心律植入装置的修整术，术者的手术经验不足，对心律植入装置感染的诊断方法不了解和认知程度不够等诸多因素。

2. 微生物因素

（1）葡萄球菌

导致心律植入装置感染最常见的细菌为葡萄球菌，占报告病例的60%～80%。金黄色葡萄球菌（金葡菌）多为致病菌，表皮葡萄球菌偶尔致病，腐生葡萄球菌一般不致病。葡萄球菌可根据细菌表面分泌的凝固酶分为凝固酶阴性或凝固酶阳性两类。凝固酶阴性葡萄球菌（CONs）感染多与异物相关，其可分泌多种黏附素，具有较强的黏附力。术中污染的CONs可直接黏附于装置表面的塑料多聚物上，而术后血液循环中的CONs则可附着在包被着基质蛋白（纤维蛋白原、纤维蛋白和胶原）的电极上。已有报道多种凝固酶阴性的葡萄球菌（CONs）是心律植入装置感染的主要原因，在心律植入装置感染的标本中有时可分离到1种以上CONs。近年来耐甲氧西林葡萄球菌菌株也在不断变化，并且影响了心律植入装置感染的最初治疗。葡萄球菌黏附在装置表面后，在多聚糖黏附素的作用下，细菌之间、细菌与固体表面之间稳固相连，形成生物膜，使菌落被包裹在细胞外黏滞物内，生物膜内的微生物（葡萄球菌）对抗生素和宿主的防御反应有更强的抵抗力，生存力更强。金黄色葡萄球菌菌血症能引起装置感染，但是难以确定其发生率，并且其与植入术中污染引起装置感染的关系也未明确。

(2) 其他微生物

小部分心律植入装置感染与棒状杆菌、痤疮丙酸杆菌、革兰阴性杆菌（包括铜绿假单胞菌）和念珠菌有关。真菌和非结核性分枝杆菌很少引起心律植入装置感染。革兰阴性杆菌感染时很少发生心律植入装置的血行播散。目前尚无数据表明其他革兰阴性球菌或真菌尤其是念珠菌能够引起植入装置感染的血行播散。

3. 装置因素

心律植入装置系统的理化特性对引发感染也是至关重要的。主要包括心律植入装置系统，心律植入装置与电极导线的生物材料类型，外表质地和形状。如乙烯树脂和聚氨酯材料，其表面张力低，吸附纤维蛋白原和血小板的能力低于表面张力高的生物工程材料。一旦纤维蛋白和血小板吸附在材料表面，就会形成表面结合物。植入的电极导线引起三尖瓣反流，导致血流紊乱，剪切力改变；在血液湍流区域，剪切力下降，促进内皮细胞激活，血小板聚集和微生物黏附，这有利于微生物寄生。

患者的全身状态也影响感染的发生。术后1~3个月，心律植入装置系统表面的内皮化对防止感染的发生具有至关重要的保护作用。最近的一项回顾性对照研究显示，既往有心律植入装置系统感染史、恶性肿瘤、长期应用皮质醇激素、多次心律植入装置修整、长期中心静脉置管、超过两条起搏电极导线的植入、术前24h内发热、临时心律植入装置植入和先期有介入治疗史，以及心律植入装置术前的牙病治疗史、外科治疗史、外伤史都增加心律植入装置植入后感染的机会。预防性使用抗生素有一定的保护作用。心律植入装置系统，尤其是电极导线作为体内异物，极易成为人体内潜在微生物的适宜生存的"宿主"，而使抗生素的作用受限。

三、心律植入装置感染的诊断

1. 临床表现

(1) 起搏器囊袋局部感染：囊袋局部感染轻者仅见切口红肿、有脓痂覆盖或分泌物、伤口愈合不良；重者表现为囊袋处及其周围组织疼痛，有张力和波动感，皮肤侵蚀破溃，形成瘘管及渗液，甚至起搏器或导线不同程度外露。慢性者多经历囊袋及周围组织肿痛、皮肤变薄、颜色变深及坏死直至溃破的临床过程。囊袋局部感染者出现发热和其他系统中毒症状少见。

(2) 起搏系统继发全身感染：部分血行性感染的患者可不表现出系统性感染的症状（如白细胞增多等），早期仅出现乏力不适、厌食、活动耐力下降等不典型症状；少数患者囊袋局部无炎症反应，但反复发生不明原因的发热。大多数起搏器相关感染性心内膜炎患者会伴有囊袋局部症状及全身症状，如发热、反复肺部感染等，但脾大、血栓栓塞现象以及心脏杂音的改变在心律植入装置相关心内膜炎中相对少见。

2. 影像学检查

超声心动图检查对检出起搏器相关的感染性心内膜炎，进而果断实施起搏系统拔除术具有重要意义。但经胸超声敏感性较低，疑似存在起搏系统感染相关的心内膜炎的成人患者，建议应用经食管超声心动图检查，经食管超声心动图检出心内导线赘生物而确诊心内膜感染的敏感性达90%以上，经食管超声心动图检出上腔静脉近端的导线、二尖瓣瓣周赘生物的敏感性也比经胸超声心动图更高。即使经食管超声未观察到导线附着物也不能排除导线感染，临床高度怀疑但首次超声阴性者须再次复查。

3. 病原学检查

起搏器术后患者出现不明原因的发热和（或）血象增高应及时行血培养加药敏试验，疑似心律植入装置感染的患者应用抗生素前至少进行2次血培养。血培养阳性尤其为葡萄球菌时，高度提示临床症状由心律植入装置感染引起。在心律植入装置移除时应对囊袋处组织和导线顶端进行培养，有助于辨别致病菌和确立诊断。囊袋处切除组织培养的敏感性较囊袋内涂片培养阳性率高。除厌氧菌和需氧菌培养外还应做革兰染色。如革兰染色阴性需要对切除的囊袋组织和电极导线顶端做真菌和分枝杆菌培养。不建议进行囊袋的经皮穿刺取样培养，因为理论上存在将微生物导入囊袋并引起装置感染的风险。

四、心律植入装置感染的处理

1. 保守处理

（1）定义：保守处理是指以全身抗生素治疗结合囊袋局部处理来控制心律植入装置感染，保留植入电极导线和（或）植入电子装置的治疗策略。

（2）适应证

①未累及植入装置或电极导线的囊袋表浅或切口局限性感染；

②囊袋局部虽然有红肿、发热或脓肿形成，但处于病变早期且感染较局限，无明显全身反应，无败血症、感染性心内膜炎以及其他局部或全身性感染、栓塞及血栓性静脉炎等并发症者；

③慢性囊袋感染，囊袋组织增生较明显，但无局部及全身急性炎症反应者；

④合并心律植入装置感染，但植入装置及电极导线取出困难、尝试取出失败或存在拔除电极导线禁忌证者。

（3）抗生素的使用

囊袋浅表处或切口感染未累及装置则不需要进行心律植入装置移除。适当的处理方法为口服抗葡萄球菌活性抗生素7～10天。

对于心律植入装置感染的患者，以抗生素作为辅助治疗，无论开始治疗的时间早晚都不应当推迟装置的移除。选择抗生素应当基于病原菌的鉴别和药敏试验的结果。近年来，由于耐甲氧西林葡萄球菌检出率逐年升高，万古霉素已逐步成为经验治疗的首选。严重感染，如合并败血症或感染性心内膜炎等常需联合两种抗生素，如万古霉素及三代头孢菌素或碳青霉烯类抗生素。

目前尚无资料证明心律植入装置感染后抗生素使用的最佳持续时间，或心律植入装置完全移除后何时将静脉抗生素转换为口服药物治疗。

影响药物治疗抉择的因素包括装置感染的范围、病原微生物、血液感染的发生和持续时间，以及相关并发症如瓣膜受累、感染性血栓性静脉炎或者骨髓炎（如图1-4-1所示）。

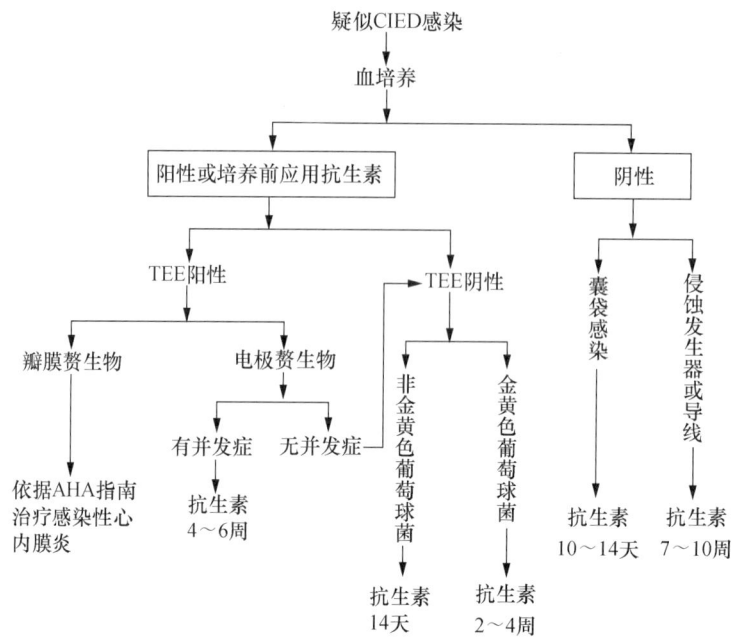

图 1-4-1 疑似心律植入装置感染患者抗生素的选择

注：并发症为：瓣膜受累、感染性血栓性静脉炎或者骨髓炎等；TEE：经食管超声。

心律植入装置感染抗生素应用建议

Ⅰ类

①根据病原菌药敏试验结果选择抗生素（证据水平：B）；
②囊袋感染导致心律植入装置取出时，抗生素应持续应用10～14天（证据水平：C）；
③血行感染导致心律植入装置取出时，抗生素至少持续应用14天（证据水平：C）；
④对于复杂感染，抗生素至少应用4～6周，例如感染性心内膜炎、血栓性静脉炎、骨髓炎、植入器械取出后使用合适的抗生素后仍然出现血行感染（证据水平：C）。

（4）囊袋局部处理

①局部培养：在原切口或囊袋处切开后首先取囊袋内积血、脓液或渗出液做细菌培养（包括需氧、厌氧菌培养及药敏试验）。

②局部处理：尽可能彻底清除坏死组织及局部新生的肉芽组织。对于慢性病灶局部纤维瘢痕严重者，局麻药的渗透性差可导致手术时患者疼痛明显，建议最好在全麻下彻底切除坏死及瘢痕组织。

③局部止血：清除瘢痕组织创伤大、出血多，容易并发术后血肿，增加再次感染的风险，因此术中必须彻底止血，最好使用电刀。对于局部渗血多者可以在伤口内涂抹凝血酶。

④囊袋冲洗：在彻底清创及止血后，应用碘伏冲洗伤口，也有人建议应用过氧化氢（双氧水）→甲硝唑液→庆大霉素→生理盐水局部冲洗囊袋，每种液体冲洗2～3遍。如果出血少或止血彻底，一般不需放置引流条。

⑤植入装置及电极导线的处理：建议封闭原囊袋，在对侧做一新的囊袋植入心脏电子

装置，但不建议采用同一次手术治疗。

⑥术后物理疗法：对于感染重、清创术后有血肿或淤血较重者可以选用物理疗法，如紫外线照射等。

2. 电极导线拔除

（1）定义：将电极导线从植入的心腔内去除的过程称为电极导线拔除（lead extraction）。有时需要借助专用工具，通过更为复杂的操作程序去除电极导线，这常常适用于电极植入超过 1 年的患者。即使植入时间短于 1 年，拔除 ICD 电极也需要特殊工具。

（2）拔除路径：一般从原植入静脉，必要时可以选择非植入静脉，包括颈静脉、股静脉和锁骨下静脉。某些特殊情况下，需要经穿心房或心室途径。

移除任何电极导线时均应十分小心，即使植入时间短于 1 年的患者，仍有可能拔除困难。

（3）适应证

见表 1-1-3。

（4）器械

①简单工具：主要使用植入电极时的器械，仅需要额外的牵引工具，包括标准钢丝（非锁定钢丝）、固定螺栓回撤装置。

②牵引装置：包括特制的锁定导丝、捕抓器，用于啮合、捕捉电极导线或残端。锁定钢丝是特殊设计的牵引工具，能将拉力引至电极远端，在拔除过程中防止电极拉长。

③机械鞘：由金属、特氟龙、聚丙烯或其他材料制作而成，人工将其推送至电极头端，并通过机械力将电极与纤维组织分离。

④激光鞘（Laser）：通过激光分离电极和纤维组织。

⑤电外科鞘：使用射频能量分离纤维组织。

⑥可旋转螺纹头端鞘：头端装配可旋转的机械装置，可以通过头端的机械力装置、螺栓，分离纤维组织。

⑦伸缩鞘：任何拔除鞘管都可以配备这种装置，应用两个鞘管将有益于内鞘的固定，提高外鞘的硬度，防止鞘管打结。增加鞘管推送至电极远端的有效性，防止电极应力过大。外鞘多为机械鞘，内鞘可以是激光、电外科或螺纹头端鞘。

（5）临床目标

①清除感染（囊袋感染、装置相关的感染性心内膜炎）；

②再通阻塞静脉；

③消除电极或电极残端导致的临床风险（心脏压塞、心律失常）；

④保留所需的起搏模式；

⑤移除无功能电极；

⑥解除囊袋相关的所有症状（如疼痛）。

（6）术前准备

1）患者准备

必须在术前进行完整的病史采集和细致的体格检查，了解患者植入装置的适应证、发病率及其可能在术前、术中和术后产生的影响。必须重新考虑治疗措施，并在术前确定有无造影剂过敏等情况。体格检查中要特别关注解剖细节。术前的静脉造影可以提示静脉是否通畅以及是否需要血管成形术或拔除电极导线。

2）告知内容

手术方案需要与患者讨论并需要家属在场。患者及家属必须清楚拔除电极导线是一项可能致命的危险操作，要告知患者及家属所在中心的手术量、术者的经验及其手术的结果。

3）手术及治疗方案的制定

术前必须制订关于并发症处理、是否需要心律植入装置治疗以及如何提供治疗等方案。确定术前、术中及术后抗生素的使用方法，包括剂型、种类、使用时间等。术前还应当考虑，装置和电极位置、术中临时起搏、起搏器质询和再程控等问题。

①装置和电极位置（连接的和弃用的）

操作前，术者必须清楚装置和电极的位置，无论是正在工作的还是已经弃用的。询问患者是远远不够的，应该尽量查找患者前次手术的报告和植入装置的相关信息。X线胸片可能是术前唯一能够确定装置和电极数量的方法。术者需要决定电极和脉冲发生器的型号和具体数据，熟悉所有电极的结构特点。仅仅了解是主动电极还是被动电极是不够的，一些主动电极需要特殊的固定钢丝以解除固定（例如ACCUFIX和Guidant的ICD电极），了解相关信息对电极导线拔除的成功十分重要。

②术中的临时起搏

起搏器依赖的患者，则需要在术中进行临时起搏。在拔除电极之前应植入临时起搏电极入路静脉可采用左侧股静脉或患侧静脉，而预留右侧股静脉为经右侧拔除导线备用。为防止临时起搏电极导线脱位，也可选用长度较长的永久起搏电极导线植入，并与废弃的永久起搏器体外连接。对于病态窦房结综合征患者进行全麻时，也应当考虑术中临时起搏，建议将起搏器频率降至患者自身心率以下。在一侧股静脉放入鞘管，以便紧急时植入临时起搏电极。

③起搏器的程控

术前需要对所有起搏器进行程控，记录设置和电极参数，以便于术后的再次程控。此外，也可以比较继续使用的保留电极与术前相比是否发生变化，以便确定是否发生了电极损伤。术前应该关闭频率应答功能，防止出现快速起搏。快速性心律失常治疗装置需要关闭诊断和治疗功能，防止不适当放电。

4）一般准备

包括血常规、交叉配血（常规术前准备压积红细胞800ml），高危患者应在手术室作好相应准备。也可采用颈静脉入路进行临时起搏，股静脉途径进行电极导线拔除，并在紧急情况下进行输液、输血、给药。患者需全程心电和血压监测，可以采取无创血压监测，但有创动脉血压监测能够提供更加快捷的数据变化。患者应备皮，于剑突下部位消毒以便紧急情况下进行心包穿刺术和开胸手术。准备体外除颤和起搏的电极贴片。

（7）成功指标

①完全操作成功：移除所有目标电极，并且没有严重并发症及操作引发的死亡。

②临床成功：移除所有目标电极，或者残留部分电极但不影响操作的临床效果。残留的部分可以包括电极头端或电极的小部分（脉冲发生器线圈、绝缘层），而且这些部分不增加穿孔、血栓和持续性感染的风险，也不导致其他临床后果。

（8）相关并发症

记录严重的并发症，是疗效评价和提高的中心环节。评价并发症需要考虑时间和严重程度。患者可能在不同的医院做过多次处理，所以持续记录十分必要。

1）根据并发症时间分类

①术中并发症：患者进入手术室开始至离开手术室，发生与操作相关的任何事件，或者在操作中症状加重，包括与术前准备、麻醉、切口及缝合相关的并发症。

②术后并发症：在术后30天内出现的与操作相关的任何事件，或者在操作中出现的症状加重。

2）根据并发症严重程度分类

①严重并发症：由手术操作引起的危及生命的并发症或死亡，手术导致的永久性致残，或需要外科介入以防止发生上述情况的并发症，如死亡，心脏破裂需要开胸手术、心包穿刺术、胸腔闭式引流或外科修补，脑卒中等。

②轻度并发症：任何与操作有关，但仅需使用药物治疗或小的手术操作即可使患者康复，或对患者身体功能有伤害但并不威胁生命、不导致人体功能严重损害的并发症，如无需心包穿刺术或外科治疗的心包积液，无需胸腔闭式引流的血气胸，手术部位血肿需再次手术引流等。

(9) 医生资质

电极导线拔除是一项有创操作，需要专业培训以保证安全性和有效性。从事这项工作的医生应该进行拔除技术和并发症处理等方面的相关培训。只有通过严格的训练、重复和实践才能取得足够的经验。更加宽泛的临床模拟方案也有利于医疗团队的建设和应对紧急情况时的反应。模拟系统将成为初学者培训以及保持医生技术状态的重要方法。

最小训练量和手术量的建议

①在有经验的医生指导下完成至少40例电极导线拔除，并包括多种静脉途径，采用多种拔除技术和器械，这是培训所需的最小数量。

②作为主要术者如果完成前期40例手术培训并保证每年20例的手术量，则达到要求。

③培训需要在经验丰富、手术量充足的中心进行。指导人员需要具备75例电极导线拔除手术经验，并且安全性和有效性达到标准。

(10) 医院条件

成功的电极导线拔除需要团队的配合。除了合适及充分的人员准备以外，医院还需要相关的器械设备以保证电极导线拔除的安全性和有效性。

必须在心脏外科手术室或心导管室进行电极导线拔除术，并保证能够迅速进行心脏外科治疗。手术室空间必须足够，以便进行胸骨切开等操作。

3. 外科处理

心律植入装置感染外科移除导线适应证：①经胸拔除后有明显残留的患者；②导线赘生物直径>2cm，经皮拔除发生肺栓塞的风险高，优先选择外科手术。经验提示，巨大赘生物实施经皮导线拔除可以不发生临床上明显的肺栓塞，赘生物>2cm时是进行经皮拔除还是外科手术还应基于临床指标进行个体化选择。

4. 再植入

(1) 再植入前的评价

对于发生心律植入装置感染的患者，必须进行再植入前评估。如果存在既往心律植入装置植入指征的病理过程逆转、临床环境改变或者先前的临床植入证据不充足等原因，可以避免植入新的心律植入装置,从而避免新装置的感染。

仔细评估前不要取出感染装置,特别是完全性传导阻滞起搏器依赖患者或心脏再同步化治疗(CRT)患者。如果必须植入新装置,必须预防感染的再次发生。目前不建议应用重新消毒再次使用的装置。

(2) 再植入的部位

建议进行对侧再植入。对侧植入受到限制时,可以通过皮下隧道,植入腹部。外科瓣膜术后移除的心律植入装置如果需要再次植入,应考虑经心外膜途径植入。

(3) 再植入的时间

重新植入装置的路径非常有限(通常只有2个胸前位置),而且在没有彻底消除感染之前,于原心律植入装置植入部位或拔除电极的部位重新植入装置将伴有早期或晚期的反复感染。表1-4-1列举了建议重新植入的时间,但是数据来源十分有限,也缺乏广泛的共识。当考虑为感染时,可在术后2～3天植入穿戴式除颤器、心外膜电极并清除赘生物。如果患者不伴赘生物,并且没有系统感染的进一步证据,是拔除同时植入,还是择期尚未明确,为防止手术污染建议在电极导线拔除后早期(2～3天)重新植入,而无需担心复发感染,更晚植入也会使病人安全受到影响。尽管没有相关的临床试验观察抗生素治疗应该持续的时间,以及如何更换抗生素,但是《非心律植入装置相关的感染性心内膜炎治疗指南》在此方面具有超过20年的经验,可供参考。通常静脉使用2～6周,有时可根据药敏试验、微生物分离的结果决定是否应用口服抗生素。

表1-4-1 感染装置移除后重新植入心律植入装置的原则

Ⅰ类
1. 应仔细评估所有患者是否需要重新植入新的心律植入装置(证据级别C);
2. 不应在拔除位置的同侧植入新系统,倾向从对侧血管或跨心房植入,或植入心外膜电极(证据级别C)。

Ⅱa类
1. 无瓣膜及电极赘生物但术前血培养阳性患者,如果没有系统感染的进一步临床证据,且在移除心律植入装置系统24h抽血,血培养结果阴性持续72h,可重新植入(证据级别C);
2. 无瓣膜及电极赘生物,但电极头端细菌培养阳性的患者,如果没有系统感染的进一步临床证据,且在移除心律植入装置系统24h抽血,血培养结果阴性持续72h,可重新植入(证据级别C);
3. 无瓣膜及电极赘生物,但术前有败血症且血培养阳性患者,如果没有系统感染的进一步临床证据,且在移除心律植入装置系统24h抽血,血培养结果阴性持续72h,可重新植入(证据级别C);
4. 伴有瓣膜和电极赘生物,心律植入装置移除后14天可重新植入新的心律植入装置,可选择清除赘生物(清创)和植入心外膜电极以缩短重新植入的时间(证据级别C)。

五、心律植入装置感染的预防

1. 术前预防措施

(1) 抗生素的预防性应用

①植入术前应保证患者无临床感染症状。

②推荐头孢一代(头孢唑啉1～2g或头孢拉定1～2g)作为预防性抗生素应用;对糖

尿病、高龄等易感患者也可选用二代头孢（头孢呋辛 1.5g）；对 β-内酰胺类抗菌药物过敏者，可选用克林霉素预防葡萄球菌感染；对耐甲氧西林葡萄球菌检出率高的医疗机构，也可选用万古霉素或去甲万古霉素预防感染。

③一代头孢在术前 1h 静脉使用，万古霉素推荐在手术前 90～120min 使用。

④应根据本医疗机构抗菌药物临床应用和细菌耐药的监测结果，适时对预防性抗菌药物临床应用进行调整。

⑤对已植入心律植入装置的患者，进行与心律植入装置无相关性的牙科或其他有创性手术时，既往常预防性应用抗生素预防血行性感染，但可能增加细菌的耐药性，引发致命的过敏反应以及增加医疗费用，且文献报道中牙科、消化道、泌尿系统等有创活动中预防性使用抗生素预防心律植入装置感染的证据不足，因此，对这些患者不推荐预防性使用抗生素预防心律植入装置感染。

预防性使用抗生素的建议

Ⅰ类

预防性使用针对葡萄球菌的抗生素，一代头孢应在术前 1h 静脉注射，如果应用万古霉素，则应在术前 2h 静脉注射。

Ⅱ类

进行与心律植入装置无相关性的牙科或其他有创性手术时，不推荐预防性使用抗生素预防心律植入装置感染（证据水平：C）。

（2）植入环境

为防止手术室空间的带菌微粒沾染伤口，应做到以下几点：①重视手术室的一般清洁；②加强人员流、物品流的管理；③可利用超滤、紫外线和消毒剂擦拭等减少室内细菌数量；④严格无菌操作。

可采用一般的人工通气装置输入经滤过的空气，以减少来自大气中的尘埃，但不能阻止很小的微粒进入手术室。目前推荐层流洁净系统，使空气接近无菌程度。建议在有条件的医院，心律植入装置的植入环境应当逐步达到洁净系统的百级标准。

（3）皮肤消毒

手术区皮肤准备的目的是消灭切口处及其周围皮肤上的细菌，如果皮肤上有较多的油脂或者胶布粘贴的残迹，可以首先应用汽油或者松节油拭去。然后用 2.5%～3% 碘酊涂擦皮肤，待碘酊干后，以 75% 酒精涂擦两遍，将碘酊擦净。手术区消毒范围要包括手术切口周围 15cm 的区域。如手术有延长切口的可能，则应事先扩大皮肤消毒范围。

注意事项：涂擦消毒药液时，应由手术中心部位向四周涂擦。如为感染伤口，则应由手术区外周涂向感染伤口处，已经接触感染部位的药液纱布，不应当再返擦清洁处。

2. 术中预防措施

（1）囊袋制作

如果患者皮下组织较少，或者是营养不良，皮下囊袋出现破溃的风险将增加，可以考虑做胸大肌后囊袋。

（2）避免囊袋血肿

囊袋内血肿是心律植入装置发生感染的危险因素之一。因此，术中应尽量避免血肿的出现，为此可采用以下干预措施：①对出血点进行烧灼止血；②在囊袋内放入浸泡了抗生素的海绵进行压迫止血；③局部使用凝血酶；④术中使用含抗生素的液体进行囊袋冲洗；⑤单线缝合皮下层，可以避免术后皮下蜂窝织炎；⑥皮肤缝合后进行12～24小时的加压包扎；⑦术后尽量避免使用低分子肝素。

共识起草专家组：

李学斌　郭继鸿　方　全　万　征　吴书林　杨延宗　杨杰孚　张海澄
马长生　张　萍　王玉堂　李剑明　丁燕生　杨新春　郭　涛　宿燕刚
李毅刚　周胜华　程晓曙　陈泗林　张　征　蔡尚郎　郑　阳　刘　斌
王智勇

参考文献

[1] Baddour LM, Epstein AE, Erickson CC, et al. Update on cardiovascular implantable electronic device infections and their management: a scientific statement from the American Heart Association. Circulation, 2010, 121: 458.

[2] Wilkoff BL, Love CJ, Byrd CL, et al. Transvenous lead extraction: Heart Rhythm Society expert consensus on facilities, training, indications, and patient management: this document was endorsed by the American Heart Association (AHA). Heart Rhythm, 2009, 6: 1085.

[3] Voigt A, Shalaby A, Saba S. Rising rates of cardiac rhythm management device infections in the United States: 1996 through 2003. J Am Coll Cardiol, 2006, 48: 590-591.

[4] Uslan DZ, Sohail MR, St Sauver JL, et al. Permanent pacemaker and implantable cardioverter-defibrillator infection: a population-based study. Arch Intern Med, 2007, 167: 669-675.

[5] Bloom H, Heeke B, Leon A, et al. Renal insufficiency and the risk of infection from pacemaker or defibrillator surgery. Pacing Clin Electrophysiol, 2006, 29: 142-145.

[6] Lekkerkerker JC, van Nieuwkoop C, Trines SA, et al. Risk factors and time delay associated with cardiac device infections: Leiden Device Registry. Heart, 2009, 95: 715-720.

[7] Sohail MR, Uslan DZ, Khan AH, et al. Risk factor analysis of permanent pacemaker infection. Clin Infect Dis, 2007, 45: 166-173.

[8] Klug D, Balde M, Pavin D, et al. PEOPLE Study Group. Risk factors related to infections of implanted pacemakers and cardioverter-defibrillators: results of a large prospective study. Circulation, 2007, 116: 1349-1355.

[9] Johansen JB, Nielsen JC, Arnsbo P, et al. Higher incidence of pacemaker infection after replacement than after first implantation: experiences from 36,076 consecutive patients. Heart Rhythm, 2006, 3 (suppl 1): S102-S103.

[10] Darouiche R. Treatment of infections associated with surgical implants. N Engl J Med, 2004, 350: 1422-1429.

[11] Sohail MR, Uslan DZ, Khan AH, et al. Management and outcome of permanent and implantable cardioverter-defibrillator infections. J Am Coll Cardiol, 2007, 49: 1851-1859.

[12] Field ME, Jones SO, Epstein LM. How to select patients for lead extraction. Heart Rhythm, 2007, 4: 978-985.

[13] Jones SO IV, Eckart RE, Albert CM, et al. Large, single-center, single-operator experience with transvenous lead extraction: outcomes and changing indications. Heart Rhythm, 2008, 5: 520-525.

[14] Smith MC, Love CJ. Extraction of transvenous pacing and ICD leads. Pacing Clin Electrophysiol, 2008, 31: 736-752.

[15] Baman TS, Gupta SK, Valle JA, et al. Risk factors for mortality in patients with cardiac device-related infection. Circ Arrhythm Electrophysiol, 2009, 2: 129-134.

[16] Baddour LM; Infectious Diseases Society of America's Emerging Infections Network. Long-term suppressive antimicrobial therapy for intravascular device-related infections. Am J Med Sci, 2001, 322: 209-212.

[17] Love CJ, Wilkoff BL, Byrd CL, et al. Recommendations for Extraction of Chronically Implanted Transvenous Pacing and Defibrillator Leads: Indications, Facilities, Training. Pacing Clin Electrophysiol, 2000, 23 (4): 544-551.

[18] Love CJ. Lead extraction. Heart Rhythm, 2007, 4: 1238-1243.

[19] Smith MC, Love CJ. Extraction of transvenous pacing and ICD leads. Pacing Clin Electrophysiol, 2008, 31: 736-752.

[20] Bongiorni MG, Soldati E, Zucchelli G, et al. Transvenous removal of pacing and implantable cardiac defibrillating leads using single sheath mechanical dilatation and multiple venous approaches: high success rate and safety in more than 2000 leads. Eur Heart J, 2008, 29: 2886-2893.

[21] Kennergren C, Bjurman C, Wiklund R, et al. A single-centre experience of over one thousand lead extractions. Europace, 2009, 11 (5): 612-617.

[22] Henrikson CA, Brinker JA. How to prevent, recognize, and manage complications of lead extraction. Part I: avoiding lead extraction—infectious issues. Heart Rhythm, 2008, 5: 1083-1087.

[23] Henrikson CA, Brinker JA. How to prevent, recognize, and manage complications of lead extraction. Part II: Avoiding lead extraction—noninfectious issues. Heart Rhythm, 2008, 5: 1221-1223.

[24] Henrikson CA, Brinker JA. How to prevent, recognize, and manage complications of lead extraction. Part III: Procedural factors. Heart Rhythm, 2008, 5: 1352-1354.

[25] Fowler VG, Li J, Corey GR, et al. Role of echocardiography in evaluation of pa-

tients with Staphylococcus aureus bacteremia: experience in 103 patients. J Am Coll Cardiol, 1997, 30: 1072-1078.

[26] Laborderie J, Barandon L, Ploux S, et al. Management of subacute and delayed right ventricular perforation with a pacing or an implantable cardioverter-defibrillator lead. Am J Cardiol, 2008, 102: 1352-1355.

[27] Wilkoff BL. How to treat and identify device infections. Heart Rhythm, 2007, 4: 1467-1470.

[28] Bracke F, Meijer A, van Gelder B. Venous occlusion of the access vein in patients referred for lead extraction: influence of patient and lead characteristics. Pacing Clin Electrophyisiol, 2003, 26: 1649-1652.

[29] Klug D, Wallet F, Lacroix D, et al. Local symptoms at the site of pacemaker implantation indicate latent systemic infection. Heart, 2004, 90: 882-886.

第二篇　心律植入装置感染与处理的相关论著

第1章
心律植入装置相关右心感染性心内膜炎的临床特点

在20世纪70年代早期就有起搏器相关感染性心内膜炎的报道。早年研究显示，起搏器植入术后的感染发生率为0.13%~19.9%，近期文献报道心脏起搏器感染发生率为1%~7%，起搏器相关的感染性心内膜炎占其感染的近10%。起搏器相关右心感染性心内膜炎（right-sided infective endocarditis，RSIE）系指有心脏起搏器植入史，累及右心系统（如三尖瓣、肺动脉瓣、右心内膜表面及电极导线等）的感染性心内膜炎。随着心脏起搏器的高植入率、高龄以及伴有多种疾病，起搏器相关RSIE的发病率也逐渐上升。目前关于起搏器相关右心感染性心内膜炎的临床研究较少，为提高对本病的认识，本研究对北京大学人民医院2001年1月至2012年5月收治的16例病例的临床特点进行回顾性分析。

一、材料与方法

1. 一般资料

回顾性分析北京大学人民医院2001年1月至2012年5月期间收治的16例起搏器相关右心感染性心内膜炎患者的临床资料。

2. 诊断标准

起搏器相关右心感染性心内膜炎的诊断标准：有心脏起搏器植入史，同时符合诊断感染性心内膜炎的Modified Duke标准。

二、结　果

1. 患者临床资料

16例患者中，男性13例，女性3例，平均年龄59岁±18岁（21~82岁）。植入原因：三度房室传导阻滞6例，二度Ⅱ型房室传导阻滞4例，病态窦房结综合征3例，心房颤动伴长间歇1例，Brugada综合征1例，扩张型心肌病1例。心律植入装置的类型：DDD 8例，VVI 6例，ICD 1例，CRT 1例。16例患者中，合并糖尿病5例，风湿性心脏病二尖瓣及主动脉瓣置换术后1例，先天性心脏病室间隔修补术后1例。16例患者经历装置植入的平均次数为2.2次。16例患者经历保守治疗［局部清创和（或）抗感染治疗］平均次数为3.1次。装置植入或末次更换术距发生感染性心内膜炎的平均时间为15个月（1～84个月）。

2. 临床症状及体征

16例患者中，出现全身症状（发热、寒战、乏力）者15例（93.8%），局部症状（植入部位出现红肿、破溃、脓性渗液等）者7例，心脏杂音者2例，B超证实有脾大者3例，胸部X线提示有肺部浸润影者8例，肺栓塞者1例。16例患者均未出现外周症状（如Roth斑、Osler结节、Janeway损害等）。

3. 实验室检查

16例患者中，白细胞计数升高者12例，出现贫血（贫血诊断标准按男性＜120g/L，女性＜110g/L）者9例，均为正细胞正色素性贫血；红细胞沉降率（血沉）增快者16例，C反应蛋白升高者15例。16例患者入院前均曾在外院使用抗生素治疗。血培养阳性者12例，其中表皮葡萄球菌4例，金黄色葡萄球菌2例，铜绿假单胞菌2例，阴沟肠杆菌2例，木糖氧化产碱菌1例，溶血性链球菌1例。16例患者经胸超声心动图检查均发现赘生物。赘生物位于三尖瓣者7例，位于电极导线者7例，位于上腔静脉入口者5例，位于右房壁者3例，累及左心（主动脉、左冠窦）者1例。赘生物大小为15.4mm±7.1mm（5～28mm）。16例患者中胸部X线片提示有肺部浸润影者8例，胸部CT发现肺栓塞者1例。

4. 治疗和转归

16例患者中，9例经静脉途径拔除起搏器电极导线，7例经开胸心脏直视手术下取出起搏器电极导线。所有患者均根据药敏结果选取抗生素进行抗感染治疗，暂无细菌学证据者静脉联合应用万古霉素和另一种广谱抗生素，待细菌学培养结果再作调整。术后抗生素疗程持续4～6周。16例患者中，重新植入新起搏器者12例（75.0%），未再植入者4例（25.0%），其中2例术后经重新评价病情后无起搏器植入指征，1例患者拒绝再植入，1例需择期再植入。所有患者均痊愈出院，无死亡等不良事件。

三、讨　论

起搏器相关感染的具体发病机制目前尚不清楚。国外一项单中心病例对照研究显示糖尿病、心力衰竭、起搏器更换及肾功能不全［肾小球滤过率＜60ml/(min·1.72m^2)］与起搏器感染明显相关。本研究中，合并糖尿病者占31.3%，另外，口服抗凝药、长期使用皮质醇、植入永久性人工心脏起搏器前24h内发热及放置临时起搏器均可能增加起搏器相关感染。16例患者经历起搏器植入的平均次数为2.2次，经历保守治疗［局部清创和（或）抗感染治疗］平均次数为3.1次。这些患者中一部分是对感染囊袋反复清创，这部分患者是在反复清创过程中病原微生物从局部沿电极导线到达右心系统后稳定附着于右心内的电极导线和（或）右心系统的结构上而导致感染性心内膜炎的。一部分是在对感染电极经静脉拔除时，电极拔除失败，感染电极脱入锁骨下静脉、上腔静脉或右心系统而导致感染性心内膜炎的。因此，导致起搏器相关右心感染性心内膜炎的主要原因是起搏器囊袋感染后处理措施不当。所以，我们认为对这类患者必须采取严格规范化的处理措施，这样才能减少右心感染性心内膜炎的发生。

该类患者临床主要表现为发热（占93.8%），这点与左心感染性心内膜炎相似。与单纯囊袋感染的不同点是，后者主要表现为局部症状（植入部位出现红肿、破溃、脓性分泌物等），发热较少见。与左心感染性心内膜炎不同的是，心脏杂音、脾大、外周体征（如瘀斑、Osler结节、Janeway损害、Roth斑等）在本类患者中较少见。Cacoub等报道术前肺栓塞发生率为41%。本研究16例患者术前发生肺栓塞1例（6.3%），考虑可能与病例数较少有关。值得注意的是，本研究16例患者中，无明显呼吸系统症状如咳嗽、咳痰、咯血及呼吸困难等，但胸部X线片提示有肺部浸润影者8例（50.0%），考虑因赘生物在右心，脱落后导致继发肺部炎症浸润所致。因此胸部X线可能具有一定的辅助诊断价值。但目前对于胸部X线在诊断右心感染性心内膜炎方面的敏感性和特异性尚无深入的研究。

国外研究报道，血培养阳性率约为68%~77%。葡萄球菌属是起搏器相关感染性心内膜炎最常见的致病菌，约占80%~90%，其中凝固酶阴性葡萄球菌及金黄色葡萄球菌的发生率最高，可能与葡萄球菌属易于黏附并宿居在包裹电极的聚乙烯或硅胶鞘管上有关。本研究中血培养阳性率为75.0%，表皮葡萄球菌是最常见的病原菌。

文献报道超声心动图对赘生物的检出率为80%~100%，特异性在80%以上。本研究中，16例患者均通过经胸超声心动图证实有赘生物，三尖瓣及电极导线为常见累积部位。然而超声心动图可以出现假阴性，尤其是在疾病早期赘生物或脓肿较小时（<2mm），因此，超声心动图结果正常也不能完全排除诊断。

装置的完全移除是起搏器相关右心感染性心内膜炎治疗的基石，并在此基础上联合抗感染药物治疗。心律植入装置的移除有经静脉途径移除和经开胸心脏直视手术移除两种。大多数患者可以通过经静脉途径移除心律植入装置而无需外科干预。抗感染药物的选择应尽可能依据细菌培养及药敏结果。在未获得病原微生物培养结果之前，可采取经验性用药。鉴于葡萄球菌为此类感染的常见致病菌，经验性用药的抗菌谱应该覆盖葡萄球菌。抗生素疗程应持续4~6周。单纯抗生素治疗而不移除起搏器装置会增加死亡率和复发率。值得注意的是，本研究中9例经静脉途径移除心脏起搏器装置，7例经外科开胸移除。两组赘生物平均大小无显著性差异（$16.4mm \pm 6.9mm$ vs. $14.0mm \pm 7.7mm$，$P=0.524$），说明赘生物大小并不是选择进行静脉移除或是外科移除的决定性因素。

国外研究显示在感染装置移除术后，30%的患者因疾病的转归等因素不需要再次植入起搏装置。本研究中未再植入者4例（25.0%），其中1例首次植入原因为三度房室传导阻滞（Ⅰ类指征），1例首次植入原因为房颤伴长R-R间歇（Ⅰ类指征），术后经重新评价病情后无起搏器植入指征；1例患者首次植入原因为Brugada综合征（Ⅱa类指征），术后拒绝再植入；1例为扩张型心肌病、心力衰竭（Ⅰ类指征），拔除后需择期再行CRT植入。重新植入起搏器的最佳时间目前尚无足够的临床证据支持。目前指南建议对瓣膜赘生物患者应在起搏器移除后第一次血培养阴性后14天植入新的心脏起搏器；对于仅导线有赘生物的患者应在起搏器移除后再次血培养阴性后72h植入。

四、结 论

起搏器囊袋感染处理措施不当是导致起搏器相关右心感染性心内膜炎的主要原因。对于有心脏起搏器植入史的患者,如出现不明原因持续发热,应考虑到起搏器相关右心感染性心内膜炎可能,应及时行血培养、经胸心脏超声或经食管心脏超声等检查,尽早明确诊断。表皮葡萄球菌属是起搏器相关右心感染性心内膜炎常见致病菌。胸部 X 线片对于心律植入装置相关右心感染性心内膜炎的诊断可能有一定的辅助作用。完全移除感染装置是起搏器相关右心感染性心内膜炎治疗的基石。

(方勇 李学斌 刘刚 王龙 李鼎 张萍 郭继鸿 朱天刚)

参考文献

[1] Baddour LM, Epstein AE, Erickson CC, et al. Update on cardiovascular implantable electronic device infections and their management: a scientific statement from the American Heart Association. Circulation, 2010, 121 (3): 458-477.

[2] Li JS, Sexton DJ, Mick N, et al. Proposed modifications to the Duke criteria for the diagnosis of infective endocarditis. Clin Infect Dis, 2000, 30 (4): 633-638.

[3] Lekkerkerker JC, van Nieuwkoop C, Trines SA, et al. Risk factors and time delayassociated with cardiac device infections: Leiden Device Registry. Heart, 2009, 95: 715-720.

[4] Sohail MR, Uslan DZ, Khan AH, et al. Risk factor analysis of permanent pacemaker infection. Clin Infect Dis, 2007, 45: 166-173.

[5] Klug D, Balde M, Pavin D, et al. Risk factors related to infections of implanted pacemakers and cardioverter-defibrillators: results of a large prospective study. Circulation, 2007, 116: 1349-1355.

[6] Cacoub P, Leprince P, Nataf P, et al. Pacemaker infective endocarditis. Am J Cardiol, 1998, 82: 480-484.

[7] Pierre M, Sylvain R, Stephane L, et al. Pacemaker endocarditis: clinical features and management of 60 consecutive cases. Pacing Clin Electrophysiol, 2007, 30 (1): 12-19.

[8] Chamis AL, Peterson GE, Cabell CH, et al. Staphylococcus aureus bacteraemia in patients with permanent pacemakers or implantable cardioverters-defibrillators. Circulation, 2001, 104: 1029-1033.

[9] 高玉丽, 康敏, 夏纪筑. 右心感染性心内膜炎超声诊断价值. 泸州医学院学报, 2003, 26 (1): 36-37.

[10] Rundstrom H, Kennergren C, Andersson R, et al. Pacemaker endocarditis during

18 years in Goteborg. Scand J Infect Dis, 2004, 36: 674-679.

[11] Meier-Ewert HK, Gray ME, John RM. Endocardial pacemaker or defibrillator leads with infected vegetations: A single center experience and consequences of transvenous extraction. Am Heart J, 2003, 146: 339-344.

[12] Baddour LM, Epstein AE, Erickson CC, et al. Update on cardiovascular implantable electronic device infections and their management: a scientific statement from the American Heart Association. Circulation, 2010, 26, 121 (3): 458-477.

第 2 章
经静脉拔除电极导线的影响因素

随着永久起搏器和埋藏式心脏复律除颤器（ICD）在临床的广泛应用，发生起搏系统或 ICD 感染的患者在不断增加。文献指出：完全取出心脏起搏系统或 ICD 是治疗其感染的重要方法，而取出心脏起搏系统或 ICD 的难点在于其电极导线的拔除。由于拔除永久起搏器或 ICD 电极导线的风险高、难度大、缺乏专业器械，目前我国只有少数医院开展此项手术。在前期上百例起搏电极导线拔除工作积累经验的基础上，笔者对北京大学人民医院于 2010 年 11 月至 2011 年 11 月（拔除技术相对成熟后）成功拔除 80 例心脏起搏系统和 ICD 感染患者的电极导线的影响因素进行分析，以期指导此后的临床工作，即针对不同患者的具体情况采取不同的拔除策略。

一、资料与方法

1. 病例资料

80 例患者，男 60 例，年龄 66 岁 ± 15 岁（8～88 岁），女 20 例，年龄 60 岁 ± 14 岁（25～80 岁）。分别因病态窦房结综合征、房室传导阻滞和（或）心房颤动伴长 R-R 间期植入单腔起搏器（18 例）或双腔起搏器（50 例）；因心力衰竭植入心脏再同步化治疗（CRT）或心脏再同步化治疗-除颤器（CRT-D）9 例；因 Brugada 综合征或特发性心室颤动植入 ICD 3 例。电极导线的拔除指征为：患者在植入永久起搏器或 ICD 后发生顽固性感染，表现为囊袋和（或）电极导线旷置处的皮肤反复红肿、疼痛、破溃、切口开裂、渗液、流脓、脉冲发生器外露、电极导线外露或伴反复发热，在外院分别给予抗生素、清创、局部换药、纳米激光理疗、穿刺抽液、人工血管包裹、中成药局部敷贴、皮瓣移植、移除脉冲发生器、旷置电极导线、将电极导线埋在胸大肌下和（或）将起搏器移至其他部位等方法，未能有效控制感染。

2. 拔除方法

起搏器依赖的患者先经股静脉安置临时起搏器。电极导线拔除在 X 线透视下进行。先经上腔静脉途径拔除，有两种情况：①未用特殊器械：在锁骨下 2～3cm 电极导线途经处分离出电极导线，剪断电极导线，直接牵拉拔除或用普通电极导线钢丝沿电极导线中心送入远端支撑，再直接牵拉拔除。如阻力较大，则用锁定钢丝。②用锁定钢丝：将锁定钢丝沿电极导线中心送入电极远端后锁定，再直接牵拉，逐渐加力，拔除电极导线。如阻力过大，换经下腔静脉途径拔除，有两种情况：①用圈套器：电极导线顶端已被拔离心内膜并游离于心腔内，但由于与其他电极导线、三尖瓣、上腔静脉或锁骨下静脉等粘连未能拔除至体外的，经股静脉送入圈套器圈套电极后拉出体外。②用回收网篮：因电极导线顶端与心脏组织粘连较牢固，尚未拔离心内膜的，经股静脉送入回收网篮网住电极导线，将其向外牵拉的同时，反向推送其外鞘，使电极导线脱离心内膜，并经外鞘拉出体外。对于旷置电极导线固定不牢已脱入心腔的，直接选用圈套器或回收网篮拔除。拔除电极导线所用的锁定钢丝、圈套器及回收网篮由Cook公司生产。

3. 统计学处理

采用SPSS 11.5统计软件包对数据进行统计学分析，计量资料以均数±标准差表示，根据电极植入时间、电极类型、年龄分组，比较组间电极拔除情况。组间频数比较采用卡方检验。以$P<0.05$为差异有显著性。

二、结　果

拔除电极导线共157根。其中心房电极导线63根，右室电极导线75根，左室电极导线9根，ICD电极导线10根。单例患者最多拔除4根电极导线。经上腔静脉拔除126根，经上腔静脉未能拔除的31根，换经下腔静脉途径拔除，导线拔除成功率为100%。这些患者电极拔除后经彻底清创及抗生素治疗后，感染症状消失，感染创口愈合。

1. 不同植入时间电极导线的拔除情况

不同植入时间电极导线经上腔静脉拔除的成功率差异有显著性，植入时间越短，拔除成功率越高（见表2-2-1）。

表2-2-1　不同植入时间电极导线的拔除情况（根）

电极植入时间	n	上腔静脉途径拔除根数	下腔静脉途径拔除根数	上腔静脉途径拔除成功率
1年内	13	13	0	100%
1～5年	74	64	10	86.4%
5～10年	21	16	5	76.2%
10年以上	23	10	13	43.5%

2. 不同类型电极导线的拔除情况

不同类型电极导线经上腔静脉途径拔除的成功率差异有显著性（$P>0.05$），见表2-2-2。

表2-2-2　不同类型电极导线的拔除情况（根）

电极类型	n	上腔静脉途径拔除根数	下腔静脉途径拔除根数	上腔静脉途径拔除成功率
心房电极	63	53	10	84.1%
右室电极	75	56	19	74.7%
左室电极	9	8	1	88.9%
ICD电极	10	9	1	90%

3. 不同年龄患者电极导线的拔除情况　不同年龄患者经上腔静脉途径拔除电极导线的成功率差异无显著性（$P>0.05$），见表 2-2-3。

表 2-2-3　不同年龄患者电极导线的拔除情况（根）

年龄（岁）	n	上腔静脉途径拔除根数	下腔静脉途径拔除根数	上腔静脉途径拔除成功率
<55	29	26	3	89.7%
55～65	34	25	9	73.5%
65～75	60	47	13	78.3%
>75	34	28	6	82.4%

4. 并发症情况

1 例患者经下腔静脉途径拔除心房电极导线时，发生急性心脏压塞，经心包穿刺置管引流后好转。1 例在经上腔静脉途径拔除心房电极导线时出现窦性停搏，经胸外心脏按压、静脉滴注异丙肾上腺素及安置临时起搏器后好转。

三、讨　论

经静脉拔除起搏器或 ICD 电极导线已成为治疗一些永久起搏器和 ICD 植入并发症不可缺少的重要技术。由于电极导线植入后不久便被纤维结缔组织包绕，与血管和心腔的内膜发生粘连，因此拔除电极导线是一项风险很高的有创性治疗方法，可引起心律失常、心脏破裂和肺栓塞等并发症，严重者可导致患者死亡。目前，拔除电极导线的方法主要有经上腔静脉途径和经下腔静脉途径两种。本研究中首先采用经上腔静脉途径拔除电极导线（包括未用特殊器械的和用锁定钢丝的），共拔除电极导线 126 根，其总成功率达 80%。对经上腔静脉途径未能拔除的 31 根电极导线，换经下腔静脉途径拔除（包括用圈套器的和用回收网篮的），均获得了成功。研究结果说明经上腔静脉途径拔除永久起搏器电极导线的成功率较高，且进一步的分析表明经上腔静脉途径拔除成功与否不受电极类型及患者年龄影响，但随着电极植入时间的延长，其成功率降低。提示我们在此后的临床工作中，应结合患者的具体情况采取恰当的拔除策略。

本研究中 1 例患者发生急性心脏压塞，1 例发生窦性停搏，经积极处理后均好转。再次说明经静脉电极拔除是一项高风险的有创操作，应在术中密切监测血压、心律，因为早期发现并及时正确地处理并发症，对保障患者的安全是非常重要的。此外，本研究中各患者拔除电极导线后，经彻底清创及抗生素治疗后，感染症状消失，感染创口愈合，进一步证明了完全取出心律植入装置是根治起搏器植入术后顽固性感染的有效方法。

（陈　进　李学斌　王　龙　李　鼎　张　萍　段江波　苑翠珍　郭继鸿）

参考文献

[1] Larry MB, Andrew EE, Christopher CE, et al. Update on cardiovascular implantable electronic device infections and their management: a scientific statement from the American heart association. Circulation, 2010, 121: 458.

[2] Margey R. Cardiac implantable electronic device infections: the enemy that lurks beneath the skin. J Long Term Eff Med Implants, 2010, 20 (3): 203.

[3] Diemberger I, Biffi M, Martignani C, et al. From lead management to implanted patient management: indications to lead extraction in pacemaker and cardioverter-defibrillator systems. Expert Rev Med Devices, 2011, 8 (2): 235.

[4] Moak JP, Mercader MA, Berul CI. Acute complications of electrophysiology and pacing procedures: identification and management. Minerva Cardioangiol, 2010, 58 (4): 485.

[5] Calvagna GM, Evola R, Valsecchi S. A complication of pacemaker lead extraction: pulmonary embolization of an electrode fragment. Europace, 2010, 12 (5): 613.

[6] 郭继鸿, 王斌. 人工心脏起搏技术. 沈阳: 辽宁科学技术出版社, 2008: 104-115.

[7] Farooqi FM, Talsania S, Hamid S, et al. Extraction of cardiac rhythm devices: indications, techniques and outcomes for the removal of pacemaker and defibrillator leads. Int J Clin Pract, 2010, 64 (8): 1140.

[8] Henrikson CA, Brinker JA. How to prevent, recognize, and manage complications of lead extraction. Part I: avoiding lead extraction-infectious issues. Heart Rhythm, 2008, 5 (7): 1083.

第3章
单中心、大系列组经静脉拔除电极导线的回顾性研究

近年来随着相关循证医学证据的涌现,ICD、CRT的植入适应证在不断地拓展,与此同时全球人口呈现出老龄化的趋势,上述原因使得心律植入装置的植入数量在过去20年内增长迅速。大量心律植入装置的使用在给患者带来益处的同时,也大大增加了其发生相关并发症(电极导线穿孔、断裂以及装置相关感染等)的风险。而经静脉途径拔除电极导线技术,是目前处理上述并发症的主要手段之一。本研究拟通过对北京大学人民医院相关患者资料进行回顾性分析,总结经静脉途径拔除电极导线技术的应用现状。

一、资料与方法

1. 病例资料

本研究以2007年1月至2012年12月期间,于北京大学人民医院心脏中心行经静脉途径电极导线拔除术的患者为研究对象。入选患者电极导线移除的适应证包括:装置感染、电极导线穿孔或脱位、慢性疼痛。

装置感染的诊断主要取决于患者的临床表现,包括囊袋和(或)电极导线旷置处的皮肤红肿、破溃、渗液、流脓;发热、寒战,白细胞计数增高,血培养阳性;经胸/食管超声发现电极和(或)瓣膜赘生物。电极导线穿孔或脱位的诊断依据影像学检查及心律植入装置程控参数的变化;慢性疼痛的诊断需排除其他可能的致痛原因。

2. 移除方法

首先在植入部位分离电极导线,应用普通钢丝或锁定钢丝(Liberator® Locking Stylet)经上腔途径尝试拔除,如导线沿途存在组织粘连则通过双层套叠式扩张鞘(Byrd Dilator Sheaths)游离后拔除。如上腔静脉途径拔除失败或电极导线于术前已脱入心腔,则通过股静脉途径应用下腔移除装置(Byrd Workstation™ Femoral Intravascular Retrieval Set)或鹅颈套圈(Amplatz GooseNeck® Snare Kit)拔除。

经静脉电极拔除成功的判定以及并发症的定义参照2009年美国心律学会颁布的《经静脉电极导线拔除专家共识》。

3. 统计学方法

呈正态分布的连续变量均用均数±标准差($\bar{x} \pm SD$)表示,呈偏态分布的连续变量资料均用中位数及极差表示。符合正态分布的两组连续变量之间的比较用两组样本独立的t检验;不符合正态分布的两组连续变量之间的比较用Mann-Whitney U检验。分类变量间的比较应

用 Chi-square 检验或 Fisher 确切性检验。$P<0.05$ 表示有统计学差异，应用统计软件为 SPSS18.0。

二、结　果

2007年1月至2012年12月期间，行经静脉电极拔除术的患者279例，共拔除电极导线547根。患者来源所涉及医院分布在全国22个省、4个自治区、4个直辖市，共约156家医院。入选患者年龄的中位数为66岁（4~88岁），男性患者200例（71.7%）。所涉及的装置包括245台起搏器（87.8%），6台ICD（2.2%），28台心脏再同步化治疗-起搏器（CRT-P）/CRT-D（10.1%）（见表2-3-1）。

因感染行电极拔除的患者268例（96.1%），其中囊袋感染243例（87.1%）。病原微生物培养结果的阳性率为31.3%，其中以表皮葡萄球菌所占比例最高（43例，51.2%），其次为金黄色葡萄球菌（16例，19%）、铜绿假单胞菌（6例，7.1%）等（见图2-3-1）。心律植入装置相关感染发生在装置首次植入术后的患者为178例（66.4%），其余感染发生在装置更换术或电极位置调整术等二次手术之后。184例患者（68.7%）在本中心就诊前，均采取过局部清创再植入或局部清创对侧植入等保守策略，并且保守治疗次数最高达7次（见表2-3-1）。感染性心内膜炎组具有≥1次的保守治疗史的患者高于囊袋感染组（80% vs. 67.5%，$P<0.05$）。因电极穿孔移除电极导线6例（2.2%），因电极脱位拔除4例（1.4%），因慢性疼痛拔除电极导线1例（0.4%）。

表 2-3-1　电极拔除患者的基线资料（$n=279$）

基线参数	数值
年龄（中位数，极差）	66岁（4~88岁）
性别（n,%）	
男性	200（71.7%）
女性	79（28.3%）
装置的类型（n,%）	
VVI	64（22.9%）
AAI	4（1.4%）
心室起搏双腔感知起搏器（VDD）	1（0.4%）
DDD	176（63.1%）
ICD	6（2.2%）
CRT-P/CRT-D	28（10.0%）
电极拔除适应证（n,%）	
心律植入装置感染	268（96.1%）
囊袋感染	243（87.1%）
感染性心内膜炎	25（9%）
电极穿孔/脱位	10（3.6%）
慢性疼痛	1（0.4%）
就诊前采取过保守策略（n,%）	184（68.7%）

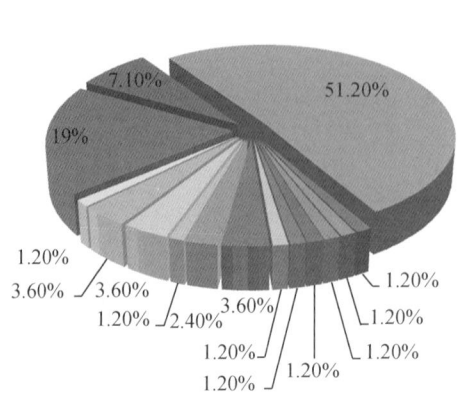

图 2-3-1　病原微生物培养结果（见书后彩图）

所有拔除电极导线中右房电极211根（38.6%），右室电极292根（53.4%），除颤电极15根（2.7%），左室电极28根（5.1%），VDD电极1根（0.2%）。电极植入时间的中位数为26个月，最长时间为360个月。在279例经静脉电极拔除的患者中，91例患者应用普通钢丝拔除电极导线，188例患者（67.4%）需要使用锁定钢丝等特定工具拔除电极，其中单纯应用锁定钢丝拔除电极的患者为102例（36.6%），联合多种工具拔除电极的患者为86例（30.8%）（见表2-3-2）；普通钢丝组电极植入时间短于特定工具组中位数（12个月 vs. 48个月，$P<0.05$）。

表 2-3-2　电极导线拔除情况

参数	数值
拔除电极导线的数目（根）	547
右房电极	211（38.6%）
右室电极	292（53.4%）
左室电极	28（5.1%）
除颤电极	15（2.7%）
VDD	1（0.2%）
电极导线植入时间（中位数，极差）	26个月（0.2～360个月）
拔除电极导线所用工具	
普通钢丝	91（32.6%）
特定工具	188（67.4%）
单用锁定钢丝	102（36.6%）
联合多种工具	86（30.8%）

拔除的547根电极中，有12根电极存在电极头端残留以及8根存在拔除相关的严重并发症，电极完全拔除的成功率为96.3%（527/547），临床拔除成功率为98.5%，拔除相关的严重并发症发生率为2.8%（8/279），拔除操作相关的死亡率为0.35%（1/279），电极头端残留组电极植入时间长于电极完全移除组（中位数，114个月 vs. 24个月，$P<0.05$）。

三、讨　论

近五十年来，随着技术的进步、适应证的扩展，心律植入装置已成为现代心血管疾病诊疗领域的重要手段之一。随着心律植入装置植入数量的增多，其相关并发症亦随之增长。以目前增长迅速的心律植入装置感染为例，流行病学资料显示，美国心律植入装置感染年患病人数由1993年的2660例增至2008年的8230例，增长幅度为210%，同期心律植入装置植入数量的增长幅度为96%，心律植入装置感染的增长速度明显快于心律植入装置的植入。就我国而言，随着经济的发展、医保制度的完善，近十年来国内的心律植入装置植入量增长迅速，年植入量已由1997年的5123台增至2009年的49 347台，增长幅度约为8.63倍。按照国外的流行病学资料，随着国内心律植入装置植入数量的激增，其心律植入装置相关并发症问题必将日益凸显。本研究结果表明，近六年来于北京大学人民医院电生理中心就诊的电极导线拔除患者呈快速增长趋势，鉴于就诊的患者分布于全国22个省、4个直辖市、4个自治区，基本能反映我国目前心律植入装置相关并发症发病趋势。

本研究结果表明，因感染行电极拔除的患者中，68.7%在北京大学人民医院电生理中心就诊前采取过局部清创，原起搏器消毒后再植入或局部清创离断电极、对侧植入等保守策略。尽管在20世纪90年代曾有学者倡导此种治疗方法，美国心律学会也曾在其2000年的《慢性电极拔除指南》中提到对于局部囊袋感染的患者，局部清创离断电极可作为一种治疗选择。但目前的证据表明仅表现为囊袋感染的患者，其血管及心腔内的电极部分同样有细菌附着，意味着从理论上来说局部清创并不能彻底根治表现为囊袋感染的心律植入装置感染；同时，大量的相关临床研究结果亦证实离断电极的保守策略感染复发率较高，有鉴于此目前美国的《心律植入装置感染诊治科学声明》和《经静脉电极导线拔除专家共识》均摒弃了部分移除装置的保守策略。结合我们的研究结果，就诊的心律植入装置感染患者中将近70%均经历过1次以上的保守治疗，再次说明保留电极、部分移除装置的保守策略不仅无助于心律植入装置感染的治疗，并且增加患者的病痛及病情恶化的风险，应该摒弃。面对国内心律植入装置感染快速增长的趋势，目前急需出台针对心律植入装置感染的防治指南，以改变国内的心律植入装置感染诊治观念，规范心律植入装置感染的正确治疗策略。

本研究报告中，囊袋感染患者所占比例为87.1%，感染性心内膜炎患者为9%，已发现的致病菌以表皮葡萄球菌和金黄色葡萄球菌为主，该数据基本同目前国外报道的结果一致。提示在心律植入装置植入手术前，预防性应用抗感染药物的抗菌谱应覆盖上述菌种，或对于心律植入装置感染患者在未获得微生物培养结果之前，可采用针对葡萄球菌的经验性抗感染治疗。在本研究中，微生物培养结果阳性率仅为31.3%，明显低于国外相关报道，考虑为大多数患者就诊前就已使用抗感染药物所致。此外，本研究结果表明，心律植入装置相关的感染性心内膜炎同囊袋感染相比，多发生在更换、电极调整等二次手术之后，提示我们在进行更换等二次操作时，应更加严格执行无菌操作规范，并采取术前预防性应用抗感染药物等预防措施。

近二十年来，随着经静脉电极拔除工具的改进、技术的进步，以及相关并发症的发生率、病死率明显低于外科开胸手术,经静脉电极拔除技术已成为心律植入装置感染时拔除的首选策略。经静脉电极拔除成功率已由2002年的90%左右,提升至目前的95%以上。本研究报告中,经静脉拔除电极547根,电极植入时间最长达360个月,并且包括15根除颤电极和28根左室电极,总的临床拔除成功率为98.5%。同国内马坚等此前报告的数据相比,该研究中的电极植入时间更长且包含除颤电极、左室电极,更能代表当前拔除环境下的经静脉拔除技术在我国的开展情况。说明对于有经验的中心和术者,经静脉电极拔除是一项安全、有效的操作技术。

尽管随着工具的改进、术者经验的积累,经静脉电极拔除技术已被证明是一项安全、可行的操作,但应注意到其仍存在发生致死性并发症的可能,本研究报告中除1例气胸、1例轻度肺栓塞之外,发生严重并发症9例(包括3例死亡病例),其中5例(包括1例死亡病例)术中出现的急性心脏压塞均出现在拔除心房电极之后即刻,且上述患者心房电极导线的植入时间均>120个月,提示植入时间长的心房电极拔除风险更高。另外,本研究结果显示经静脉电极拔除的病例中,188例患者(67.4%)需要使用特定的工具,且30.8%的患者需要联合使用多种工具。说明作为一种手术操作技术,经静脉电极拔除需要一定的学习周期,加之其可能导致致死性并发症,因此建议国内效仿欧美出台符合我国国情的电极拔除指南,并建立相应的培训制度及资格认证体系,在保证安全的前提下逐渐开展此项技术。

作为一项单中心回顾性研究,其结果不可避免地具有一定的局限性。此外,大多数患者为其他中心诊治失败的病例,使得入选人群存在一定的选择偏倚;大多数患者就诊前就已使用抗感染药物治疗,在一定程度上影响了微生物培养的结果。

(李学斌　王　龙　李　鼎　张　萍　段江波　昃　峰　方　勇　苑翠珍　郭继鸿)

参考文献

[1] Bardy GH, Lee KL, Mark DB, et al. Amiodarone or an implantable cardioverter-defibrillator for congestive heart failure. N Engl J Med, 2005, 352: 225.

[2] Moss AJ, Zareba W, Hall WJ, et al. Prophylactic implantation of a defibrillator in patients with myocardial infarction and reduced ejection fraction. N Engl J Med, 2002, 346: 877.

[3] Abraham WT, Fisher WG, Smith AL, et al. Cardiac resynchronization in chronic heart failure. N Engl J Med, 2002, 346: 1845.

[4] Bristow MR, Saxon LA, Boehmer J, et al. Cardiac-resynchronization therapy with or without an implantable defibrillator in advanced chronic heart failure. N Engl J Med, 2004, 350: 2140.

[5] Mond HG. The World Survey of Cardiac Pacing and Cardioverter Defibrillators: calendar year 1997—Asian Pacific, Middle East, South America, and Canada. Pacing Clin Electrophysiol, 2001, 24: 856.

[6] Mond HG, Irwin M, Ector H, et al. The world survey of cardiac pacing and cardio-

verter-defibrillators: calendar year 2005 an International Cardiac Pacing and Electrophysiology Society (ICPES) project. Pacing Clin Electrophysiol, 2008, 31: 1202.

[7] Mond HG, Irwin M, Morillo C, et al. The world survey of cardiac pacing and cardioverter defibrillators: calendar year 2001. Pacing Clin Electrophysiol, 2004, 27: 955.

[8] Mond HG, Proclemer A. The 11th world survey of cardiac pacing and implantable cardioverter-defibrillators: calendar year 2009—a World Society of Arrhythmia's project. Pacing Clin Electrophysiol, 2011, 34: 1013.

[9] Greenspon AJ, Patel JD, Lau E, et al. 16-year trends in the infection burden for pacemakers and implantable cardioverter-defibrillators in the United States 1993 to 2008. J Am Coll Cardiol, 2011, 58: 1001.

[10] Turkisher V, Priel I, Dan M. Successful management of an infected implantable cardioverter defibrillator with oral antibiotics and without removal of the device. Pacing Clin Electrophysiol, 1997, 20: 2268.

[11] Lee JH, Geha AS, Rattehalli NM, et al. Salvage of infected ICDs: management without removal. Pacing Clin Electrophysiol, 1996, 19: 437.

[12] 余培桢, 李国强, 王方正. 埋藏式起搏器术后感染的处理. 中国心脏起搏与心电生理杂志, 1992, 8: 79.

[13] Love CJ, Wilkoff BL, Byrd CL, et al. Recommendations for extraction of chronically implanted transvenous pacing and defibrillator leads: indications, facilities, training. North American Society of Pacing and Electrophysiology Lead Extraction Conference Faculty. Pacing Clin Electrophysiol, 2000, 23: 544.

[14] Darouiche RO. Treatment of infections associated with surgical implants. N Engl J Med, 2004, 350: 1422.

[15] Klug D, Wallet F, Lacroix D, et al. Local symptoms at the site of pacemaker implantation indicate latent systemic infection. Heart, 2004, 90: 882.

[16] Klug D, Wallet F, Kacet S, et al. Detailed bacteriologic tests to identify the origin of transvenous pacing system infections indicate a high prevalence of multiple organisms. Am Heart J, 2005, 149: 322.

[17] Vogt PR, Sagdic K, Lachat M, et al. Surgical management of infected permanent transvenous pacemaker systems: ten year experience. J Card Surg, 1996, 11: 180.

[18] Harjula A, Jarvinen A, Virtanen KS, et al. Pacemaker infections—treatment with total or partial pacemaker system removal. Thorac Cardiovasc Surg, 1985, 33: 218.

[19] Parry G, Goudevenos J, Jameson S, et al. Complications associated with retained pacemaker leads. Pacing Clin Electrophysiol, 1991, 14: 1251.

[20] Wilhelm MJ, Schmid C, Hammel D, et al. Cardiac pacemaker infection: surgical management with and without extracorporeal circulation. Ann Thorac Surg, 1997, 64: 1707.

[21] Rettig G, Doenecke P, Sen S, et al. Complications with retained transvenous pace-

maker electrodes. Am Heart J, 1979, 98: 587.

[22] Baddour LM, Epstein AE, Erickson CC, et al. Update on cardiovascular implantable electronic device infections and their management: a scientific statement from the American Heart Association. Circulation, 2010, 121: 458.

[23] Wilkoff BL, Love CJ, Byrd CL, et al. Transvenous lead extraction: Heart Rhythm Society expert consensus on facilities, training, indications, and patient management: this document was endorsed by the American Heart Association (AHA). Heart Rhythm, 2009, 6: 1085.

[24] Bohm A, Banyai F, Preda I, et al. The treatment of septicemia in pacemaker patients. Pacing Clin Electrophysiol, 1996, 19: 1105.

[25] Sohail MR, Uslan DZ, Khan AH, et al. Management and outcome of permanent pacemaker and implantable cardioverter-defibrillator infections. J Am Coll Cardiol, 2007, 49: 1851.

[26] Byrd CL, Wilkoff BL, Love CJ, et al. Clinical study of the laser sheath for lead extraction: the total experience in the United States. Pacing Clin Electrophysiol, 2002, 25: 804.

[27] Scott PA, Chow W, Ellis E, et al. Extraction of pacemaker and implantable cardioverter defibrillator leads: a single-centre study of electrosurgical and laser extraction. Europace, 2009, 11: 1501.

[28] Jones SOt, Eckart RE, Albert CM, et al. Large, single-center, single-operator experience with transvenous lead extraction: outcomes and changing indications. Heart Rhythm, 2008, 5: 520.

[29] 马坚, 王方正, 张澍, 等. 经静脉拔除114根永久性起搏电极导线. 中国心脏起搏与心电生理杂志, 2003, 17: 436.

第 4 章
58 例起搏系统感染的临床特征与处理

近年来,心律植入装置(CIED)的应用逐年增加,从 1997 年到 2004 年,起搏器的植入量增加了 19%;在年龄构成方面,70% 的患者超过 65 岁,而且超过 75% 的患者合并其他疾病。随着心律植入装置应用的普遍化、老龄化以及患者情况的复杂化,势必会带来术后感染发生率的增加。研究提示,起搏器感染的发生率从 0.13% 到 12.6% 不等;而且 2006 年的一项调查发现,从 1996 年到 2003 年,永久起搏器感染的发生率增加了 2.8 倍。

关于起搏器相关感染的临床文献有限,故本文回顾了从 2002 年 1 月至 2009 年 12 月 8 年间因"起搏器感染"在阜外心血管病医院住院的病例,分析了起搏器相关感染的临床特征、目前的处理方法及预后,为提高临床医生对起搏器感染的认识发挥一定的作用。

一、资料和方法

1. 病例选择

在阜外心血管病医院从 2002 年 1 月至 2009 年 12 月所有出院病历中,以"起搏器感染","囊袋感染","起搏器囊袋破溃","起搏器术后,心内膜炎"为关键词,通过计算机系统查询,共计 58 例确诊为起搏器相关感染的患者进入本研究,同期在阜外心血管病医院植入起搏器患者共 4972 例。

"起搏器囊袋感染"的定义为:起搏器囊袋局部红肿、疼痛,伴或不伴破溃或炎性分泌物;安装起搏器后出现感染症状,伴有血培养阳性或超声心动图发现电极导线/瓣膜上赘生物则被定义为"起搏系统感染相关的心内膜炎"。

2. 统计学分析

计数资料统计描述使用百分数,计量资料采用 $\bar{x} \pm s$。数据分析应用 SPSS 13.0 分析软件。计数资料采用卡方检验;计量资料根据是否符合正态分布,符合者采用配对 t 检验,如不符合正态分布,则采用秩和检验。采用 Logistic 回归分析感染复发的相关因素。$P < 0.05$ 为差异有统计学意义。

二、结　果

1. 一般情况

本研究入选起搏器相关感染患者共58例，男性36例，女性22例，年龄3～95岁（60.3岁±18.7岁）。单纯起搏器囊袋局部感染52例，合并全身感染（包括发热、血白细胞升高）6例，其中感染性心内膜炎3例；大部分为双腔起搏器，占69%。起搏器植入的适应证包括心房颤动（房颤）伴缓慢心率、病态窦房结综合征（SSS）及房室传导阻滞。100%的患者在起搏器植入术前均应用静脉抗生素预防感染，其中第一、第二代头孢菌素最为常用，平均使用天数为3.5天±1.6天；因部分患者是在外院植入起搏器后出现感染，术前是否植入临时起搏器不详，故仅明确6例患者在术前曾植入临时起搏器。无任何并发症的患者74.1%，15.5%患者合并糖尿病，10.3%合并其他疾病。

所有起搏器相关感染的病例中，28例（48.3%）发生在首次植入患者中，30例（51.7%）发生于起搏器更换后的患者（不管是否重新植入导线）；其中46例是在阜外心血管病医院行起搏器植入，其余12例为外院手术患者。同期于阜外心血管病医院住院的4942例所有植入起搏器患者中，首次植入有3974例（79.9%），起搏器更换968例（20.1%）。起搏器感染总发生率为0.93%，其中起搏器首次植入感染的发生率为0.69%，更换后的感染发生率为1.96%（$P<0.01$）。

2. 起搏器相关感染的临床表现

从手术到起搏器感染发生的时间中位数为16个月，最短术后1周内，最长可达术后10年，近1/3的病例是术后半年内出现感染症状。58例起搏器感染的患者中，52例仅有局部感染，包括局部囊袋红肿、疼痛，伴/不伴炎性分泌物或皮肤破溃；6例患者有寒战、发热等全身症状，其中5例白细胞升高，1例正常。所有58例患者，行血培养或局部分泌物/组织培养者有8例，其中4例（50%）培养结果阳性，均为葡萄球菌感染。3例合并感染性心内膜炎，其中2例超声心动图发现导线/瓣膜上有赘生物形成。

3. 起搏器相关感染的治疗

58例感染的患者中，6例仅静脉使用抗生素及局部换药；其余52例患者中，38例（65.5%）行局部清创，伴/不伴起搏器拔除（清创组）；14例（24.1%）行整个起搏系统（起搏器＋导线）拔除与清创（导线拔除组），其中13例为经静脉拔除电极导线，1例为外科开胸手术拔除。清创组与导线拔除组间，患者的年龄、性别百分比、起搏器类型、感染发生至末次手术时间、白细胞计数、是否为首次安装等指标，差异无统计学意义。

经静脉导线拔除的13例患者中，11例（84.6%）成功，拔除导线的头端可见纤维组织增生包绕；1例未成功（77%），后经外科开胸手术成功取出整个起搏系统；1例为部分成功（导线有残留，7.7%）。经静脉拔除术后有1例出现三尖瓣损伤，导致三尖瓣大量反流；另1例术后出现胸痛、咯血伴心包积液，CT显示右心房、右心室及肺动脉内有高密度影。怀疑导线残存，并不除外血栓形成，以上两例均采取保守治疗后症状好转。

4. 预后

6例药物治疗的患者中，1例因并发心内膜炎死亡，2例感染复发，2例未复发，1例预后不详。清创组复发 21 例（55.3%），导线拔除组复发 1 例（7.7%，$P<0.001$）。将患者的年龄、性别、起搏器类型、白细胞计数、治疗方式、是否为首次安装、抗生素使用时间及感染发生至末次手术时间等进行多因素回归分析显示，治疗方式（清创或导线拔除）是感染复发的独立危险因素（OR 值 1.558，$P=0.04$）。提示仅清创治疗将使起搏系统感染复发的风险增加。

感染复发的 22 例患者中，2 例（9.1%）接受保守治疗；5 例（22.7%）接受再次清创；15 例（68.2%）行整个起搏系统（起搏器+导线）移除与清创，其中 13 例为经静脉拔除电极导线，2 例为外科开胸手术拔除。故本组患者中，先后共有 26 例患者经静脉拔除导线，其中 24 例成功，成功率为 92.3%；2 例失败，占 7.7%。

起搏器的再次植入：拔除 40 例患者的起搏器后，16 例未再植入新的起搏器，24 例植入了一套新的起搏系统。

三、讨　论

尽管起搏器的电子设计和植入技术在不断提高，起搏器相关感染仍是起搏器植入的严重并发症；特别是随着适应证的扩展和植入人群年龄的增加，感染的发生率也在上升。本组人群中，感染的总发生率为 0.93%，与近年的文献报道相仿。但是因本研究为回顾性分析，起搏相关感染发生率的计算只能以同期起搏器植入患者为标准，故可能低估其发生率。Cengiz 等进行的一项单中心分析发现，更换脉冲发生器是器械感染的一项独立危险因素。本研究结果显示，起搏器相关感染中，48.3% 发生在首次植入患者中，51.7% 发生于起搏器更换后的患者；起搏器首次植入感染的发生率为 0.69%。更换后的感染发生率为 1.96%（$P<0.01$），提示起搏器更换与感染的发生有关。

起搏器感染大多数情况下表现为局部感染引起的炎症改变，包括囊袋的红肿、疼痛，严重时表面皮肤破溃。脉冲发生器或导线外露、发热及其他全身中毒症状比较少见。本组人群中，表现为单纯局部感染的占 89.2%，10.8% 合并寒战、发热等全身感染症状，并伴有白细胞数升高。研究表明，导致起搏器感染的主要病原菌为葡萄球菌，占所有致病菌的 60%～80%，然而培养的阳性率并不高，为 30%～50%。本研究仅 8 例患者进行了局部或血培养，阳性率为 50%，均为葡萄球菌感染。3 例确诊为感染性心内膜炎，其中 2 例经超声心动图发现有赘生物形成，1 例血培养多次阳性，但未见赘生物及瓣膜损坏。

早年有学者提倡，对于起搏系统感染首选保守治疗，即局部清创合并抗生素应用，但近年来认识到，保守治疗后感染的复发率很高，特别是对于已经有局部破溃、起搏器外露者。因此，目前国内外公认的治疗原则是，一旦器械感染的诊断成立，去除整个起搏系统是首选的方法，如果没有禁忌证，可考虑经静脉拔除导线的方法。本组人群中，65.5% 患者首选了保守疗法，24.1% 首选拔除导线及彻底清创，结果发现，前者感染复发率为 55.2%，后者复发率仅为 7.7%，差异具有统计学意义。由此，本研究再次证实，对于涉及起搏系统感染的患者，单纯保守治疗复发率很高，如没有手术禁忌证，应尽早采取导线拔除的方法，以达到根治感染的目的。此外，本研究先后共计 26 例患者进行了经静脉导线拔除，24 例成功，成功率为 92.3%，2 例失败，占 7.7%，与国外报道相似；有 2 例术后出现了并发症,包括三尖瓣损伤和可疑右心及肺动脉血栓,保守治疗后症状缓解,无1例死亡。

起搏系统感染的处理主要包括3个方面:完全去除整个系统,合理的抗生素使用和重新植入新的起搏装置。研究发现,对于发生起搏器感染后彻底治疗的人群,重新评价是否需要再次植入起搏器至关重要,大约有1/3甚至一半的患者不再需要起搏治疗,本组人群中,起搏器取出后需再次植入者占60%,有40%的患者没有再进行起搏器植入。其可能的原因包括患者既往病变情况的好转、临床环境的变化以及缺乏当初植入的临床适应证等等。由此可见,重新评价患者状况,衡量再次植入的风险收益比,是起搏器感染治疗的重要组成部分。

总之,起搏系统感染是起搏器治疗中的严重并发症,更换脉冲发生器是感染的危险因素之一。器械感染一旦明确,最合理的治疗是尽可能去除整个起搏系统;感染控制后,应重新评价起搏器的适应证,以减少不必要的风险。本研究不足之处在于因研究方法为回顾性分析,缺乏对患者长期随访的资料,进一步应设计前瞻性研究,对起搏器感染可能的原因、危险因素、处理及预后等,提供更多的临床参考资料。

(戴 研 陈柯萍 马 坚 王方正 陈若菡 华 伟 张 澍)

参考文献

[1] ZhanC, BaineWB, SedrakyJm A, et al. Cardiac device implantation in the United States from 1997 through 2004: a population—based analysis. J GenIntern Med, 2008, 23 (Suppl 1): 13-19.

[2] VoltA, Shalaby A, Saba S. Rising rates of cardiac rhythm management device infections in the United States: 1996 through 2003. J Am Coll Cardiol, 2006, 48: 590-591.

[3] Brinie D, Williams K. Guo A, et al. Reasons for escalating pacemaker implants. Am J Cardiol, 2006, 98: 93-97.

[4] Margey R, McCana H, Blake G, et al. Contemporary management of and outcomes from cardial device related infections. Europace, 2010, 12: 64-70.

[5] Nery PB, Femandes R, Nsir GM, et al. Device-related infection among patients with pacemakers and implantable defibrillators: incidence, risk factors, and consequences. J Cardiovasc Electrophysiol, 2001, 21: 786-790.

[6] Cengiz M, Okutucu S, Ascioglu S, et al. Permanent pacemaker and implantable cardioverter defibrillator infections: seven years of diagnostic and therapeutic experience of a single center. Clin Cordiol, 2001, 33: 406-411.

[7] Camus C, Leport C, Raffi F, et al. Sustained bacteremia in 26 patients with a permanent endocardial pacemaker: assessment of wire removal. Clin Infect Dis, 1993, 17: 46-55.

[8] Sohail MR, Uslan DZ, Khan AH, et al. Risk factor analysis of permanent pacemak-

er infection. Clin Infect Dis, 2007, 45: 166-173.

[9] Bracke FA, Meijer A, Van Gelder LM, et al. Pacemaker lead complications: when is extraction appropriate and what can we learn form published data? Heart, 2001, 85: 254-259.

[10] Sohail MR, Uslan DZ, Khan AH, et al. Management and outcome of permanent and implantable cardioverter-defibrillator infections. J Am Coll Cardiol, 2007, 49: 1851-1859.

[11] Baddour LM, Epstein AE, Erickson CC, et al. Update On cardiovascular implantable electronic device infections and their management: a scientific statement from the American Heart Association. Circulation, 2010, 121: 458-477.

[12] 王方正, 马坚, 黄德嘉, 等. 经静脉拔除心内膜导线: 目前认识和建议（2011年修订版）. 中华心律失常学杂志, 2011, 15: 198-204.

[13] Byrd CL, Wilkoff BL, Love CJ, et al. Intravascular extraction of problematic or infected permanent pacemaker leads: 1994—1996. U. S. Extraction Database, MED Institute. Pacing Clin Electrophysiol, 1999, 22: 1348-1357.

第5章
经静脉拔除有赘生物的起搏与除颤电极导线

随着心律植入装置适应证的不断扩大，该类装置引起的感染问题日益凸显。国外文献显示，心律植入装置的感染率在 0.13%~19.9%，其中感染性心内膜炎约占 10%。虽然感染性心内膜炎所占比例不高，但因其显著增加患者的死亡率，一直是临床关注的重点。过去考虑到潜在菌栓栓塞的风险，这类患者常采取外科开胸的方式拔除电极导线。随着技术的成熟、工具的改进，经静脉途径拔除心腔内存在赘生物的起搏和除颤电极导线已成为可能。笔者结合北京大学人民医院心脏中心自身经验及现有的循证医学证据，对该技术应用于临床的安全性、可行性进行探讨。

一、资料与方法

1. 病例

1995年1月至2011年8月期间于本院行心律植入装置电极导线拔除术的患者152例，其中符合 Duke 诊断标准的感染性心内膜炎患者17例，经静脉途径拔除心腔内存在赘生物的起搏和除颤电极导线患者6例（电极导线共16根，其中一例为ICD除颤电极）。5例因缓慢性心律失常行 VVI/DDD 起搏器植入，1例因 Brugada 综合征行 ICD 植入。

2. 电极拔除方法

首先在植入部位分离电极导线，应用普通钢丝或锁定钢丝（Liberator® Locking Stylet）尝试拔除，如导线沿途存在组织粘连则通过双层套叠式扩张鞘（Byrd Dilator Sheaths）游离后拔除。如上腔静脉途径拔除失败或电极导线于术前已脱入心腔，则通过股静脉途径应用下腔移除装置（Byrd Workstation™ Femoral Intravascular Retrieval Set）或鹅颈套圈（Amplatz GooseNeck® Snare Kit）拔除。上述操作均在心脏外科医生准备好随时紧急开胸手术的支持下完成。

3. 拔除成功的标准

按照美国心律学会2009年《经静脉电极导线拔除专家共识》中手术成功的定义，电极拔除手术的结局分为：①完全操作成功：拔除所有目标电极，无永久致残性并发症或操作相关的死亡发生；②临床成功：拔除所有目标电极，或拔除目标电极但心腔内或血管腔内残留小部分电极物质（如电极头端、导体线圈、绝缘层等），残留部分不增加穿孔、血栓、感染恶化等不良事件的风险；③失败：无法达到完全操作成功或临床成功，或出现永久致残性并发症、操作相关死亡。

4. 研究内容及随访

记录所有入选患者的术前基线资料,包括年龄、性别、装置植入原因、电极植入时间及数目、是否曾行保守治疗等。所有患者均于电极拔除术前、术后行经胸超声心动图评估赘生物情况以及术后瓣膜功能是否受累等。此外所有患者均进行囊袋组织、电极头端组织的微生物培养以及血培养。

按照美国心律学会2009年《经静脉电极导线拔除专家共识》中并发症的定义,观察电极拔除术中、术后30天内并发症情况,评价经静脉电极拔除存在赘生物的起搏和除颤电极导线的安全性和可行性。

入选患者均根据药敏结果选取抗生素进行抗感染治疗,术后疗程持续4～6周。再植入的原则参照美国心律学会2009年《经静脉电极导线拔除专家共识》:首先对患者是否需要再植入心律植入装置进行评估;然后对符合植入指征者再进行植入时间的分类:①存在瓣膜赘生物者,至少血培养阴性后14天行再植入手术;②存在电极赘生物者,连续的血培养阴性至少72h行再植入手术。

入选患者出院后,均在术后3个月、6个月,此后每隔6个月,进行常规程控随访,同时行血常规、经胸超声心动图检查,评估有无感染复发。

二、结　果

1. 临床资料

6例均为男性,年龄70.0岁±10.3岁,电极导线植入时间为(120.5±78.4)个月。6例患者中5例感染出现在更换术后,最后一次更换术距感染出现的时间为(4.0±4.5)个月,1例为新植入患者,植入距感染的时间为11个月。

6例都经历≥1次的局部清创联合抗生素抗感染治疗,其中有2例将起搏器移至对侧植入,原电极局部固定旷置,就诊时1例旷置心室电极脱入上腔静脉,另1例旷置心房电极整个脱入右房,心室电极脱入右室流出道。

病原微生物培养结果显示:2例阴沟肠杆菌感染,1例表皮葡萄球菌感染,1例木糖氧化产碱菌感染,1例铜绿假单胞菌感染,1例微生物培养结果阴性(见表2-5-1)。

表2-5-1 患者临床资料

病例编号	年龄（岁）	植入原因	电极数目（根）	最长电极植入时间（月）	保守治疗次数（次）	赘生物（cm×cm）	赘生物出现部位	致病菌	术后并发症	再植入情况
1	72	二度AVB	2	214	2	1.0×0.6	电极导线	阴沟肠杆菌	无	术后21天于对侧植入DDD
2	82	房颤伴长间歇	2	124	1	0.9×0.4	三尖瓣	木糖氧化产碱菌	无	术后评估未发现明确的再植入指征,未植入

续表

病例编号	年龄（岁）	植入原因	电极数目（根）	最长电极植入时间（月）	保守治疗次数（次）	赘生物（cm×cm）	赘生物出现部位	致病菌	术后并发症	再植入情况
3	58	Brugada综合征	1	28	1	1.0×1.0	上腔静脉入口	表皮葡萄球菌	无	拒绝再植入
4	57	二度AVB	4	33	4	2.2×2.0 1.7×1.2	右房顶部、上腔静脉入口	铜绿假单胞菌	无	术后28天于对侧植入DDD
5	78	二度AVB	2	128	2	1.0×0.6	三尖瓣	阴性	急性心脏压塞	患者转为持续性房颤，无植入指征，未植入
6	73	二度AVB	5	196	3	2.8×1.4	三尖瓣	阴沟肠杆菌	肺栓塞	术后33天于对侧植入DDD

注：AVB＝房室传导阻滞；房颤＝心房颤动。

2. 手术成功率及安全性

共拔除16根电极，其中右房电极7根，均为被动电极，右室电极9根（主动电极1根），其中1根为除颤电极。6例患者中的14根电极达到完全操作成功；1例患者残留心房、心室的电极头端，达到临床成功。临床拔除成功率达100%。16根电极最终成功拔除途径均为下腔静脉。

并发症情况：1例78岁患者通过下腔静脉拔除心房电极后（植入132个月），即刻出现急性心脏压塞、意识丧失，经心包穿刺引流后，血流动力学转为正常、意识恢复，后留置引流管转回病房。1例73岁患者（术前赘生物2.8cm×1.4cm），术后4h出现胸闷、憋气，给予吸氧后症状缓解，后经肺动脉CT证实为不需外科干预的肺栓塞。

3. 术后及随访情况

1例术中出现急性心脏压塞的患者术后第3天拔除心包引流管，术后1周出现肺部感染、呼吸衰竭，后应用抗感染药物与有创呼吸机联合治疗，八十余天后好转出院。1例出现肺栓塞的患者除一过性胸闷、憋气外，术后发热持续1周后转为正常。其余患者体温均在术后48h内恢复正常。6例患者术后经胸超声心动图检查均未再发现赘生物，且无瓣膜功能受累。

术后30天内无1例患者死亡。院外随访6~12个月，至今未发现起搏器相关感染、死亡等不良事件。

三、讨 论

现有文献数据表明，心律植入装置相关性心内膜炎单纯应用抗生素治疗的死亡率为41%，而装置完全拔除联合抗生素治疗的死亡率为19%，可见装置完全拔除是该病治疗的根本。过去，对于装置相关的感染性心内膜炎且心腔内赘生物＞1cm的患者，为减少三尖瓣损害、菌栓栓塞等风险,常采取外科开胸直视下取出电极。但外科开胸手术创伤大、恢复时间延长,且手术相关的死亡率高达 12.5%～40%,对于不需联合冠状动脉旁路移植术、瓣膜修复术的患者,单独行开胸术移出电极似乎并不是最佳选择。

随着经验的积累、相关器械的改进,经静脉拔除电极导线已成为一项成熟的技术。国外一些中心尝试将该项技术应用于心腔内赘生物>1cm 的心律植入装置相关性心内膜炎患者,相关研究结果提示该项技术是安全可行的:Meier-Ewert 等(9 例)、Victor 等(12 例中 9 例)、Massoure 等(37 例中 36 例)和 Grammes 等(100 例)均成功经静脉途径拔除电极导线,且 Grammes 等报告中的赘生物最大达 4cm。但需要注意的是,Grammes 等报告显示术后 30 天内的死亡率为 10%,死亡原因为严重的败血症或多脏器衰竭,提示尽管可以通过静脉途径成功拔除电极,这类患者的死亡风险依然较高。同国外其他中心的报告相比,本中心在未使用激光鞘、射频鞘的情况下,仅应用常规的机械牵张装置,针对赘生物最大直径达 2.8cm 的一组病例进行电极拔除,临床成功率为 100%。再次说明即使对于心腔内赘生物>1cm 的心律植入装置相关性心内膜炎患者,经静脉电极拔除技术仍然是安全可行的。本组病例中未发现死亡病例,考虑可能为病例数较少所致。1 例术后出现肺栓塞患者的情况(赘生物 2.8cm),同国外文献报道结果一致:直径大的赘生物将增加肺栓塞发生的风险,但鉴于肺循环的纤溶功能较强,通过常规的抗感染、抗凝治疗,这类菌栓引起的肺栓塞预后较好,不影响患者的远期生存率。此外需要注意的是,尽管本组病例出现死亡事件,但 1 例出现心脏压塞的患者术后出现肺部感染、呼吸衰竭,住院长达八十余天后方好转出院。提示由于植入心律植入装置的患者多为老龄人群,且常合并冠心病、糖尿病、高血压、肝肾功能不全等疾病,机体代偿能力差,一旦出现手术并发症预后不良。

本组患者均有囊袋感染病史,都经历一次以上的局部清创处理,最终因治疗失败并发感染性心内膜炎。由此可以看出我国部分医院对于心律植入装置相关感染的处理仍缺乏规范,美国心律学会 2009 年《经静脉电极导线拔除专家共识》已明确指出囊袋感染(局部脓肿、累及起搏系统、皮肤粘连、慢性窦道形成)、感染性心内膜炎、革兰阳性菌血症均为电极和装置完全移除的Ⅰ类适应证。通过该组病例的结果,再次说明不规范的治疗不仅延误最佳的治疗时机,而且可能恶化病情,造成严重的临床后果。此外,由于报告中的 2 例患者在当地医院进行电极拔除尝试失败后,进行局部结扎固定,最终导致电极脱入心腔(考虑为拔除的拉力与心脏机械收缩的牵张力相互作用所致)。因此笔者不推荐缺乏静脉电极拔除经验和工具的电生理中心进行电极拔除的尝试。

结合文献和北京大学人民医院心脏中心的经验,我们可以看出感染性心内膜炎为心律植入装置引起的严重并发症之一。经静脉途径拔除电极导线技术与外科手术拔除相比,弥补了开胸手术创伤大、术后恢复时间长的不足,并降低了此类患者的手术相关死亡率。对于不合并瓣膜损害、冠状动脉疾病的患者,在大的中心,有经验的术者借助特定的工具经静脉途径拔除心腔内存在赘生物的起搏和除颤电极导线是安全、可行的。此外,严格掌握装置再植入的适应证以及个体化再植入的时间,同样是降低这类患者感染复发的重要措施。

(段江波 李学斌 王 龙 李 鼎 张 萍 褚现明 苑翠珍 郭继鸿)

参考文献

[1] Bluhm G. Pacemaker infections. A clinical study with special reference to prophylactic use of some isoxazolyl penicillins. Acta Med Scand Suppl, 1985, 699: 1.

[2] Conklin E, Giannelli SJ, Nealon TJ. Four hundred consecutive patients with permanent transvenous pacemakers. J Thorac Cardiovasc Surg, 1975, 69: 1.

[3] Arber N, Pras E, Copperman Y, et al. Pacemaker endocarditis. Report of 44 cases and review of the literature. Medicine (Baltimore), 1994, 73: 299.

[4] Li JS, Sexton DJ, Mick N, et al. Proposed modifications to the duke criteria for the diagnosis of infective endocarditis. Clin Infect Dis, 2000, 30: 633.

[5] Wilkoff BL, Love CJ, Byrd CL, et al. Transvenous lead extraction: Heart rhythm society expert consensus on facilities, training, indications, and patient management: This document was endorsed by the american heart association (aha). Heart Rhythm, 2009, 6: 1085.

[6] Cacoub P, Leprince P, Nataf P, et al. Pacemaker infective endocarditis. Am J Cardiol, 1998, 82: 480.

[7] del Rio A, Anguera I, Miro JM, et al. Surgical treatment of pacemaker and defibrillator lead endocarditis: The impact of electrode lead extraction on outcome. Chest, 2003, 124: 1451-1459.

[8] Verma A, Wilkoff BL. Intravascular pacemaker and defibrillator lead extraction: A state-of-the-art review. Heart Rhythm, 2004, 1: 739.

[9] Meier-Ewert HK, Gray ME, John RM. Endocardial pacemaker or defibrillator leads with infected vegetations: A single-center experience and consequences of transvenous extraction. Am Heart J, 2003, 146: 339.

[10] Victor F, De Place C, Camus C, et al. Pacemaker lead infection: Echocardiographic features, management, and outcome. Heart, 1999, 81: 82.

[11] Massoure PL, Reuter S, Lafitte S, et al. Pacemaker endocarditis: Clinical features and management of 60 consecutive cases. Pacing Clin Electrophysiol, 2007, 30: 12.

[12] Grammes JA, Schulze CM, Al-Bataineh M, et al. Percutaneous pacemaker and implantable cardioverter-defibrillator lead extraction in 100 patients with intracardiac vegetations defined by transesophageal echocardiogram. J Am Coll Cardiol, 2010, 55: 886.

第6章
经静脉拔除 114 根起搏电极导线

随着心脏起搏技术在临床上的广泛应用，难免发生与电极导线相关的严重并发症，有效的治疗方法是将电极导线拔除至体外。阜外心血管病医院自 1996 年起采用专业器械和血管内反推力牵引技术（intervascular countertraction technique），共对 114 根电极导线进行了拔除。

一、资料与方法

1. 病例资料

入选 75 例患者，男性 48 例，女性 27 例，年龄 58.6 岁±14.4 岁（29～85 岁）。因病态窦房结综合征和（或）房室传导阻滞，植入单腔或双腔起搏系统 72 例；因阵发性室上性心动过速或阵发性心房颤动，植入抗心动过速起搏器或三腔起搏系统各 1 例。电极导线的拔除指征：73 例患者在植入起搏系统后发生顽固性感染，表现为囊袋和（或）电极导线埋植处的皮肤反复红肿破溃、脓性分泌物流出，经大剂量抗生素、局部清创（1～8 次）和取出脉冲发生器等治疗措施，未能有效控制感染，其中 9 例引发败血症，感染病程 2.5 年±2.2 年（0.7～6 年）；另 2 例患者因电极导线断裂，断端脱入心腔引起阵发性心房颤动或短阵室性心动过速。

2. 电极导线

共 114 根，心房和心室电极导线分别为 35 根和 78 根，冠状静脉窦电极导线 1 根。螺旋式主动固定式电极导线 2 根，单极柱状被动固定式电极导线 4 根、单极三角状被动固定式电极导线 1 根、双极和单极翼状被动固定式电极导线分别为 9 根和 98 根。植入时间为 5.7 年±5.4 年（0.5～21 年），其中 69 根（60%）电极导线的植入时间超过 5 年。

3. 拔除工具和方法

拔除电极导线的专用成套器械由 Cook 公司生产，包括经上腔和下腔静脉途径两种。对于顽固性感染患者，首选经上腔静脉途径的拔除方法。对于电极导线断裂并脱入心腔的患者或经上腔静脉途径拔除失败者，选用或改用经下腔静脉途径拔除。拔除手术在 X 线透视下进行，采用血管内反推力牵引技术。主要操作过程：经上腔静脉或下腔静脉，将锁定钢丝或网篮钢丝固定于电极导线的远端，扩张鞘管沿电极导线送至远端电极所附着的心内膜，牵拉锁定钢丝或网篮钢丝的同时，反向推送扩张鞘管，使电极导线脱离心内膜，并经扩张鞘管拔除至体外。

二、结　果

首选上腔静脉途径对105根电极导线进行拔除，完全拔除68根，部分拔除（指远端电极或≤4cm的电极导线残留于体内）9根，失败28根。经下腔静脉途径进行拔除的电极导线共34根（包括上腔静脉途径拔除失败的25根），完全拔除26根，部分拔除6根。最终完全拔除94根（82.4%），部分拔除15根（13.1%），总成功率为95.5%。拔除失败的4例共有5根电极导线，最后在体外循环下，经外科开胸手术取出。失败的原因有：开展此项拔除技术的早期，对上腔静脉途径拔除失败的3根电极导线，未改用下腔静脉途径进行拔除；另2根心室电极导线因植入时间分别长达17年和20年，远端电极与局部心肌粘连牢固，经上腔和下腔静脉途径均拔除失败。

未发生与拔除术相关的死亡。1例患者在拔除心房电极导线后，发生心脏压塞，急诊外科开胸手术证实右心耳撕裂。1例术后超声心动图检查发现少量心包积液，但患者无症状。

电极导线被完全和部分拔除的患者，经术后2周的抗生素治疗，感染症状被完全控制。

三、讨　论

血管内反推力牵引技术是20世纪80年代后期应用于临床的经静脉拔除电极导线方法，采用一整套标准化的拔除工具和成熟的方法学，除电极导线附有明确赘生物或植入途径异常外，几乎可拔除不同条件下的各种电极导线。国外大规模多中心统计资料证实，血管内反推力牵引技术是当前最有效和相对安全的电极导线拔除方法，完全和部分电极导线的拔除率分别达93%和5%，有效地治疗心律植入装置植入术后的某些严重并发症。因此，经静脉拔除电极导线已成为心脏起搏器和除颤器治疗领域中不可缺少的专项技术。笔者自1996年采用血管内反推力牵引技术成功拔除首例电极导线，截至2002年底共对75例患者的114根电极导线进行了拔除。治疗的主要对象为心律植入装置植入术后顽固性感染（占97%），其中9例患者发生败血症，属于拔除电极导线的适应证。本组的电极导线完全拔除成功率为82.4%，低于国外文献报道，分析原因是本组电极导线的平均植入时间较长（国外植入时间3.9年±3.4年），而且60%电极导线的植入时间超过5年，有二根拔除失败的电极导线分别植入17年和20年。表明除了术者的经验外，电极导线的植入时间是影响完全拔除成功率的另一个主要因素。植入时间越长，拔除的成功率则越低，二者呈负相关性。本组患者的最终临床结果令人满意，完全或部分拔除电极导线后，患者的感染症状均得到彻底控制，证明拔除电极导线是根治心律植入装置植入术后顽固性感染的最有效方法。

由于电极导线植入后不久便被纤维组织包绕，并与血管和心腔的内膜发生粘连，因此拔除电极导线是一项风险性较高的有创性治疗方法，可以出现死亡、心肌撕裂或心脏破裂、肺栓塞和脑卒中等严重并发症。国外大系列报道中，严重并发症的发生率为1.4%～

2.5%。本组仅1例在拔除心房电极导线时，因右心耳撕裂引起急性心脏压塞。从防止和减少严重并发症的角度，术者应是经过专门培训并具有一定心脏介入治疗经验的医生，所在医院应拥有设备齐全的心脏导管室和随时能够应急的心外科人员。另外，术前了解电极导线的型号和结构、植入年限和植入途径，进行X线胸片和超声心动图检查了解电极导线走行，也是减少并发症的重要措施。对于起搏器依赖患者，拔除术中应先放置临时起搏电极导管，并在术后保留1～2周，待感染被完全控制后再植入新的永久性起搏系统。

（马 坚 王方正 张 澍 华 伟 陈柯萍 陈 新）

参考文献

[1] Imparato A, Kim GE. Electrode complications in patients with permanent cardiac pacemakers. Arch Surg, 1972, 105: 705.

[2] 王方正，马坚，何梅先，等. 经静脉拔除心内膜导线：目前认识和处理建议. 中华心律失常学杂志，2002，6：263.

[3] Byrd CL, Schwartz SJ, Hedin NB, et al. Intravascular lead extraction using locking styles and sheaths. PACE, 1990, 13: 1871.

[4] 马坚，王方正，华伟，等. 血管内反推力牵引术拔除感染性起搏导线. 中国心脏起搏与心电生理杂志，1997，11：183.

[5] 马坚，王方正，张澍，等. 经下腔静脉途径反推力牵引法拔除永久性起搏导线. 中国心脏起搏与心电生理杂志，2001，15：153.

[6] Byrd CL, Schwartz SJ, Hedin N, et al. Lead extraction: Indications and techniques. J Cardiol Clin, 1992, 10: 735.

[7] North American Society of Pacing and Electrophysiology Lead Extraction Conference Faculty. Recommendations for extraction of chronically implanted transvenous pacing and defibrillator leads: Indications, facilities, training. PACE, 2000, 23: 544.

[8] Smith HJ, Fearnot NE, Byrd CL, et al. Five-years experience with intravascular lead extraction. PACE, 1994, 17: 2016.

[9] Byrd CL, Wilkoff BL, Love CJ, et al. Intravascular extraction of problematic or infected permanent pacemaker leads: 1994—1996. PACE, 1999, 22: 1348.

第7章
心脏起搏系统难治性感染的处理

永久起搏器植入术后感染的发生率为0.5%~5%，平均为2%。由于起搏器相关感染的病例发生较为分散，许多临床医生对其认识不足，致使处理不当，为此笔者分析十年来收治的难治性起搏器相关感染病例，并对其发生原因、临床表现及处理方法进行总结，以引起对难治性起搏器相关感染的重视，提高治愈率。

一、临床资料

1. 病例选择

北京大学人民医院从1995年1月1日至2008年3月31日收治入院的起搏器相关难治性感染病例共17例，男性10例，女性6例，年龄63岁±14岁（21~79岁），其中起搏器囊袋或电极残端感染13例，起搏器相关性心内膜炎4例。起搏器相关感染包括局部感染和感染性心内膜炎：局部感染分为起搏器囊袋感染和电极残端感染，起搏器囊袋感染为局部伤口不愈合或愈合后破溃，电极残端感染指清创后仍残留电极，局部有炎症表现和（或）渗液流脓。如果安装起搏器的病人有感染表现，超声心动图发现电极或瓣膜上有赘生物；或者满足Duke感染性心内膜炎指标时可以确诊为起搏器相关感染性心内膜炎。难治性感染指：①经清创术后复发，经久不愈；②心腔内感染；③合并其他并发症。

2. 统计学方法

根据数据分布是否符合正态分布而选择均数±标准差（$\bar{x} \pm s$）表示，不符合正态分布的资料用中位数和25及75百分位数（IQR）表示。

3. 随访方法

所有病例均通过门诊复诊或电话随访，随访内容包括患者主诉、有无发热等全身感染或局部炎症表现以及相关治疗检查记录。

二、结　果

1. 临床资料

17例患者均为外院植入起搏器后感染。5例为首次安装起搏器，另外12例病人为两次或两次以上安装起搏器。发生感染与最后一次安装起搏器的时间窗中位数为 6 个月（IQR 为 2~20 个月）。

13 例局部感染者中 6 例有院外 1 次清创史，4 例有 2 次清创史，3 例有 3 次清创史（表 2-7-1）。而所有病例以前清创时均未去除起搏电极，首次感染至此次入院时间中位数为 10 个月，最长 24 个月。

表 2-7-1　难治性起搏器相关感染的临床资料

类别	n	发病时间窗（月）	清创史			起搏器植入次数			病原体	
			1次	2次	3次	1次	2次	≥3次	葡萄球菌	其他
局部感染	13	6（IQR：1~20）	6	4	3	5	7	1	4	3
感染性心内膜炎	4	6（IQR：2~12）	0	0	1	0	3	1	3	0

2. 病原学

17 例中有 2 例未行细菌学培养，11 例局部感染病人进行了伤口分泌物培养，阴性 4 例，阳性 7 例，其中 3 例为表皮葡萄球菌感染，1 例为克氏葡萄球菌感染，1 例为洋葱伯克霍尔德菌感染，1 例为棒状杆菌感染，1 例为粪肠球菌感染。4 例感染性心内膜炎患者进行了血培养，2 例为金黄色葡萄球菌感染，1 例为溶血性葡萄球菌感染，1 例阴性。

3. 治疗方法

13 例局部感染病例中单纯清创 1 例，清创加去除起搏系统 11 例，清创时在囊袋最低处切开囊袋，取出起搏器，在电极中植入导丝，通过持续牵引将电极拔除，去除起搏系统后，彻底去除局部坏死组织及分泌物，局部创面用双氧水和稀碘伏溶液冲洗，留置引流胶片，全层间断缝合伤口。1 例因拔除电极失败，通过抓捕系统将其转移至对侧锁骨下静脉，埋藏于皮下。全部病例术后静脉应用抗生素 11.6 天±5.1 天（4~24 天），均痊愈出院。

本组局部感染的 13 例病例中，5 例清创时非感染部位已重新植入起搏器，共 8 例需再次植入起搏器。此 8 例病例再次植入起搏器的时间为清创术后 3.5 天±3.6 天（0~10 天）。

感染性心内膜炎 4 例患者中 1 例伴有冠心病，行冠状动脉旁路移植手术的同时拔除起搏电极；1 例曾发生过感染性心内膜炎，保守治疗后痊愈，4 年后复发（图 2-7-1）；1 例心内电极已植入 13 年，局部清创时未能将起搏导线拔除，而是通过抓捕系统转移至对侧锁骨下静脉，出院后发生心内膜炎；1 例保守治疗不能控制全身感染。此 4 例均在体外循环下切开心脏，取出起搏导线及起搏器（图 2-7-2）。术毕留置心外膜起搏导线，心外膜临时起搏，待体温正常、感染完全控制后分别于术后 22~32 天再次植入。

本组无死亡病例，术后失访 1 例，随访率为 94.1%。随访时间中位数 18.5 个月。感染性心内膜炎的 4 例于随访期间未有复发或局部感染表现。

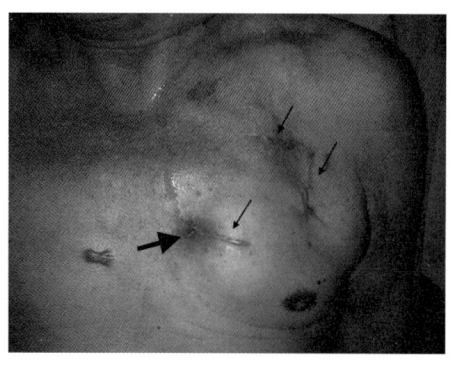

图 2-7-1 起搏器植入术后局部伤口反复感染不愈（见书后彩图）
（←示清创伤口，◄示伤口窦道、流脓）

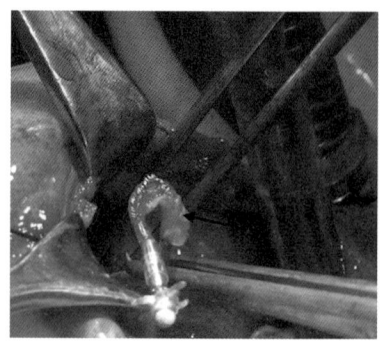

图 2-7-2 开心手术中直视起搏电极导线上的赘生物（箭头指示）（见书后彩图）

三、讨 论

起搏器相关感染较少见，并发败血症或感染性心内膜炎的概率为感染病人的10%，但起搏器感染性心内膜炎是一严重并发症，一旦发生，死亡率可达10%~30%。难治性起搏器相关感染是临床上不可回避的问题，需要正确诊断治疗。

1. 感染途径

起搏器相关感染主要来自两个方面，其一是植入起搏器时局部伤口细菌存留，与手术操作时间长短及术者的无菌技术有关，一旦囊袋部位感染，细菌可沿电极扩散至心内膜和电极。另一可能感染来源是与囊袋相关或无关的一过性菌血症沿起搏导线种植。最常见的起搏器相关感染是囊袋感染，感染病原菌多为葡萄球菌与棒状菌属，远处感染灶的血源性种植多见于晚期感染，与金黄色葡萄球菌、链球菌、革兰阴性菌及真菌的感染有关。术者的经验、手术时间及再次手术是潜在的危险因素。本组病例中有12例（71%）为再次植入起搏器，而感染性心内膜炎的4例均为再次植入起搏器后，说明感染的发生与多次手术操作相关。

本组资料显示从最后一次起搏器植入到出现感染的时间为1~48个月，13例发病时间窗小于12个月，只有1例感染超过24个月，进一步提示此类感染与外科操作相关，在起搏器植入术后1年内都要警惕感染并发症。

2. 诊断

局部感染诊断并不困难，起搏器植入后伤口不能愈合并伴有红、肿、热、痛等炎症表现伴/无伤口局部渗出，或者伤口愈合后又出现上述症状者均可诊断为起搏器相关感染。我们强调，对于这些病人出现全身感染表现，须考虑到心内膜炎的可能性，应该及早行血培养和经食管超声心动图检查。超声心动图检查对起搏器相关的感染性心内膜炎的诊断具有重要意义，起搏器相关感染性心内膜炎的诊断主要参照Duke标准，因此，对植入起搏器的病例，只要血培养阳性并且电极上存在赘生物就可以诊断为起搏器相关感染性心内膜炎。

3. 治疗

(1) 彻底去除起搏系统

完全去除起搏系统是治疗起搏器相关感染的最有效和最根本的方法，它符合治疗外科感染的"去除异物、通畅引流"的处理原则。因此，一旦起搏器相关感染诊断明确，应尽早完全去除起搏器及电极。本组病例均曾在外院行清创治疗，1例感染迁延不愈，清创无效24个月，回顾这些病例，清创时均未能完全去除起搏器及起搏电极，加之局部瘢痕及窦道的形成，给再次清创带来了困难。而这些病例之所以感染复发，可能与清创不彻底、未能完全去除起搏系统有关。本组有1例通过局部伤口拔除电极失败，将此电极转移至对侧锁骨下静脉，其代价是该例发生感染性心内膜炎，不得不行心外科手术。因此，彻底、正确的清创及去除起搏器及感染电极是治疗难治性起搏器相关感染的关键，对于确实不能经局部伤口拔除的电极要考虑心外科手术。

(2) 清创术后抗生素的应用

对于感染性心内膜炎的治疗，多数文献主张术后应用抗生素4~6周，笔者的经验是术后患者体温正常后继续应用抗生素4周，本组4例感染性心内膜炎病例术后抗生素疗程为35~38天，4例全部治愈。本组数据证明，起搏器相关的局部或全身感染，在完全去除起搏系统的基础上，合理应用抗菌药物，可以完全治愈。局部感染病例清创术后抗菌药物应用10天左右即可，而对于感染性心内膜炎病例则应遵照足量、足疗程的原则。

(3) 起搏器再次植入

完全移除起搏装置和控制感染后，要仔细评估再次植入起搏装置的必要性。有学者认为1/3的病例不需要再次植入起搏装置，本组病例经术前评估均为起搏器依赖患者，在再次植入的时间上，原则是感染得到完全控制后，在非感染部位再次植入。根据笔者的经验，只要没有菌血症就可以再次植入。起搏器再植入前，对起搏器依赖的病人，要植入心外膜或心内膜临时起搏器。本组4例心内膜炎病人术后均通过心外膜临时起搏器起搏，最长时间为32天，在此期间要密切观察临时起搏器起搏参数及起搏情况，防止临时起搏障碍产生不良后果。

（刘　刚　解基严　李学斌　郭继鸿）

参考文献

[1] Mela T, McGovern BA, Garan H, et al. Long-term infection rates associated with the pectoral versus abdominal approach to cardioverter-defibrillator implants. Am J Cardiol, 2001, 88: 750.

[2] 刘华芬, 王晓红, 向晋涛, 等. 与起搏器有关的并发症案例报道10年回顾分析. 中国心脏起搏与心电生理杂志, 2007, 21 (4): 370.

[3] Sohail MR, Uslan DZ, Khan AH, et al. Infective endocarditis complicating permanent pacemaker and implantable cardioverter-defibrillator infection. Mayo Clin Proc, 2008, 83 (1): 46.

[4] Meune C, Arnal C, Hermand C, et al. Infective endocarditis related to pacemaker

leads. A review. Ann Med Interne (Paris), 2000, 151 (6): 456.

[5] Baddour LM, Bettmann MA, Bolger AF, et al. Nonvalvular cardiovascular device-related infections. Circulation, 2003, 108: 2015.

[6] Da Costa A, Kirkorian G, Isaaz K, et al. Secondary infections after pacemaker implantation. Rev Med Interne, 2000, 21 (3): 256.

[7] Kerut EK, Hanawalt C, Everson CT, role of the echocardiography laboratory in diagnosis and management of pacemaker and implantable cardiac defibrillator infection. Echocardiography, 2007, 24 (9): 1008.

[8] Sohail MR, Uslan DZ, Khan AH, et al. Management and outcome of permanent pacemaker and implantable cardioverter-defibrillator infections. JACC, 2007, 49 (18): 1851.

[9] Meier-Ewert HK, Gray ME, John RM. Endocardial pacemaker or defibrillator leads with infected vegetations. Am Heart J 2003, 146: 339.

[10] Utili R, Durante-Mangoni E, Tripodi MF. Infection of intravascular prostheses: how to treat other than surgery. Int J Antimicrob Agents, 2007, 30 (Suppl 1): S42.

[11] Klug D, Balde M, Pavin D, et al. Risk factors related to infections of implanted pacemakers and cardioverter-defibrillators. Circulation, 2007, 116: 1349.

第 8 章
外科心脏直视手术治疗起搏器感染性心内膜炎

永久起搏器（permanent pacemaker，PPM）植入术后感染的发生率为 0.5%～5%，平均为 2%。其中，起搏装置相关感染性心内膜炎（cardiac device-related infective endocarditis，CDIE）病例占所有感染病例的 10%。永久起搏器植入术后感染性心内膜炎非常少见，且其治疗非常棘手，有较高致死率与致残率。为总结此类疾病的治疗经验，我们分析了 10 年来于北京大学人民医院治疗的起搏器相关感染性心内膜炎患者资料，以利于临床医生认识此病并能选择正确的治疗方法。

一、临床资料

一般资料：北京大学人民医院从 2001 年 1 月 1 日至 2010 年 4 月 30 日收治入院的起搏器相关感染性心内膜炎病例共 8 例，男性 5 例，女性 3 例，年龄 52 岁±20 岁（21～74 岁）。所有患者临床特征均满足 Duke 标准，诊断为感染性心内膜炎。手术方法：本组 8 例患者中 7 例行外科开胸手术取出心内电极及永久起搏器。1 例选择经静脉拔除心内电极，清除心外起搏装置。开胸手术选择正中开胸，升主动脉插管，上腔静脉直角插管，下腔静脉插管，建立体外循环，并根据患者是否合并其他疾患进行同期手术。阻断上下腔静脉，右房切开，直视下拔除起搏电极心内部分，于上腔静脉入口处剪断起搏电极，拔除电极心内部分，若有三尖瓣反流则同期修复三尖瓣，关闭右房切口。放置心外膜临时起搏导线，应用右室心外膜临时起搏。停体外循环，以鱼精蛋白中和后撤除体外循环，于关胸前或关胸后原起搏器植入部位切开局部皮肤，取出永久起搏器电池及残存电极。经深静脉电极的拔除方法参见相关文献。随访情况：所有病例均通过门诊复诊或电话随访，随访内容包括患者主诉、有无发热等全身感染或局部炎症表现以及相关治疗。

统计描述：因样本量较小，统计资料采用平均值±标准差（$\bar{x}\pm S$），以及最小值、最大值表示。

二、结　果

本组患者均为两次以上起搏器外科操作后 1 年内发生感染。两例患者出现全身感染表现前有局部感染表现。7 例于开胸手术体外循环下成功取出起搏电极与电池。术中均发现起搏导线上有明确赘生物形成。此 7 例患者中 1 例合并冠心病同期行冠状动脉旁路移植术，1 例合并主动脉瓣赘生物同期行主动脉瓣置换术，2 例需行三尖瓣成形术。术后监护时间 1～2 天，术后临时起搏器维持心室率，于术后 22～39 天再次植入永久起搏器。术后随访 1～107 个月，均未再有感染复发，起搏器工作状态良好。

围术期处理：所有患者术前根据血培养结果应用抗生素，无细菌学证据者应用静脉万古霉素，感染严重、消耗明显者术前可小量多次输注血浆。术中留取赘生物培养，并根据培养结果调整抗生素种类，术后应用心外膜临时起搏，待感染完全控制、体温及血象正常、血培养阴性后再次植入永久起搏器（详见表 2-8-1、表 2-8-2）。

表 2-8-1 起搏装置相关感染性心内膜炎患者的临床表现

病例编号	年龄（岁）	随访时间	起搏器病因	安装次数	时间窗（月）	清创史	表现	赘生物	致病菌
1	60	30	病态窦房结综合征	3	12	3	全身症状	多个，大者 2.5cm×1.1cm	阴性
2	21	55	三度 AVB	2	5	0	全身症状	多个，大者 2.5cm×1.4cm	金黄色葡萄球菌
3	61	107	三度 AVB	2	2	0	全身症状	1.4cm×1.4cm	沃氏葡萄球菌、溶血性葡萄球菌
4	74	26	三度 AVB	2	6	0	全身+局部	1.0cm×0.5cm	金黄色葡萄球菌
5	72	6	二度 AVB	2	12	1	全身症状	多个，1.1cm×0.9cm	表皮葡萄球菌
6	32	1	三度 AVB	3	1	20	全身+局部	1.0cm×1.0cm	铜绿假单胞菌
7	41		病态窦房结综合征	2	6	0	全身症状	0.5cm×0.4cm	阴性
8	58	1	LQTS	3	5	0	全身症状	2cm×1cm	表皮葡萄球菌

AVB：房室传导阻滞；LQTS：长 QT 间期综合征。

表 2-8-2 起搏装置相关感染性心内膜炎患者的治疗

病例编号	旧电极时间（年）	处理方法	抗生素	术后抗生素疗程（天）	再次植入起搏器时间（天）	转归
1	13	体外循环下取出起搏导线及电极，心外膜临时起搏	万古霉素+舒普深	37	32 天	痊愈
2	13	体外循环下取出起搏器及电极，心外膜临时起搏	万古霉素	38	33 天	痊愈
3	7	体外循环下去除起搏器及电极，心外膜临时起搏	去甲万古霉素	36	27 天	痊愈
4	18	体外循环下去除起搏系统+冠状动脉旁路移植术，心外膜临时起搏	万古霉素+舒普深	35	22 天	痊愈

续表

病例编号	旧电极时间（年）	处理方法	抗生素	术后抗生素疗程（天）	再次植入起搏器时间（天）	转归
5	11	体外循环下拔除起搏导线及电池、主动脉瓣置换，心外膜临时起搏	万古霉素	57	33天	痊愈
6	20	体外循环下取出起搏导线及电极，三尖瓣成形，心外膜临时起搏	左氧氟沙星+哌拉西林/舒巴坦	46	39天	痊愈
7		体外循环下取出起搏器及电极，心外膜临时起搏	万古霉素+舒普深	28	20天	痊愈
8	2	经深静脉拔除	万古霉素+哌拉西林/舒巴坦	15	12	痊愈

三、讨 论

CDIE 的病原学特点：葡萄球菌是 CDIE 最常见的病原菌。本组 8 例患者，6 例细菌培养阳性，其中葡萄球菌 5 例（金黄色葡萄球菌 2 例，表皮葡萄球菌 2 例，沃氏葡萄球菌和溶血性葡萄球菌混合感染 1 例）。与文献资料相符。根据此特点，临床诊断 CDIE 的患者应根据细菌培养结果应用抗生素，在没有细菌学证据前的治疗首先选择针对球菌的抗生素。

感染原因分析：本组病例无一例为首次安装起搏装置者，均有二次以上起搏装置操作史，文献亦报道二次起搏装置植入的感染发生率明显高于首次植入。可能因为二次手术操作时需要对前次局部伤口处置。而前次手术操作局部多为瘢痕组织，局部抵抗力差，易发生感染并发症。此种临床现象要求我们在进行起搏装置植入时一定严格把握无菌原则，尤其对二次以上的起搏装置操作时。本组患者中有 3 例感染首先表现为局部症状，经过清创处理后未能痊愈而发展为 CDIE。一例患者术后局部感染，院外行清创处理达二十余次未能治疗，入院时诊断 CDIE，全身消耗，肾功能不全。究其原因，这些清创均因各种原因未能完全去除起搏导线及装置。说明如果临床出现起搏装置感染，最彻底的方法是全部去除起搏导线及装置，待感染完全控制后再行起搏装置安装。而各种不彻底的"清创"只能增加治愈的难度和风险。

起搏电极的去除方式：起搏装置取出的难点在于永久起搏电极的取出。由于起搏器相关感染性心内膜炎多存在三尖瓣及起搏电极赘生物，因此，在经静脉拔除起搏电极时多顾虑发生肺栓塞可能。在 Jon A. Grammes 等的文献中，经静脉拔除电极时存在的赘生物最大为 4cm。说明此部分患者可以经静脉拔除，赘生物的存在与否并不是经静脉拔除电极的禁忌证。在本组 8 例起搏器相关感染性心内膜炎的起搏电极的取出中，7 例于心外科开胸体外循环下取出起搏电极，1 例经深静脉拔除电极。

经静脉拔除为局麻操作，创伤小，恢复快，易为病人接受。但经静脉拔除亦有诸多不利之处，由于植入多年的起搏电极与心脏组织粘连严重，在拔除时有心脏穿孔之危险，要求有一定经验的术者进行，且应在心脏外科充分准备开胸的情况下进行，另外，对于需要同时拔除多根电极者风险增加，此种患者还应选择开胸手术取出。另外，经静脉拔除方法不能同期处理三尖瓣，如果患者存在三尖瓣功能障碍，亦为经静脉拔除方法的不利之处。第三，对于起搏器依赖患者，经静脉拔除起搏电极后还面临如何进行心脏起搏的问题，因为在感染部位即使放置新电极也会增加控制感染的难度，而开胸手术去除心内电极后可以选择心外膜临时起搏的方法，我们7例开胸手术拔除电极的患者无一例复发。第四，由于CDIE患者电极上存在赘生物，在经静脉拔除时有可能会发生肺栓塞并发症，由于本组资料中只有1例选择经深静脉拔除电极，没有发生肺栓塞，但需要大样本临床病例观察。开胸手术体外循环下拔除起搏电极为全身麻醉大手术，存在一定手术风险，为其不利之处，但开胸手术去除电极可以切实去除感染病灶，尤其适于心内存在多根起搏电极时，并能根据三尖瓣情况进行修复等治疗，且可同时处理心脏合并疾患，此为经静脉拔除电极所不能比拟之处。

我们认为治疗CDIE时拔除感染电极及起搏装置应该采取个体化原则。下列情况应选择开胸手术拔除起搏电极及装置：①感染相关电极不能经植入部位拔除或拔除失败；②患者同时罹患其他心脏疾病，需要同期手术；③赘生物过大，避免肺栓塞发生；④由于感染性心内膜炎造成瓣膜功能障碍，需要外科干预者。而对于非起搏器依赖及植入ICD的患者，尤其是近期安装起搏装置者可以选择经深静脉拔除起搏电极及起搏装置。

起搏器再次植入时间：感染性心内膜炎要求正规应用抗生素4~6周，而起搏器相关感染性心内膜炎要求感染彻底清除后才能再次植入新起搏器。因此为防止感染复发，再次起搏器植入时间应尽量延迟。本组资料中，起搏器植入时间为22~37天。由于本组资料在体外循环下拔除心内电极后植入心外膜起搏导线行心外膜临时起搏，在心外膜起搏功能良好的情况下可以尽量延长再次植入起搏器的时间窗。根据我们的经验，放置良好的心外膜起搏导线可以连续工作一个月左右，当我们观察到由于心外膜起搏电极氧化、起搏阈值明显升高的情况下才再次植入永久起搏装置。但最新指南指出，感染相关起搏器装置拔除后，血培养阴性3~14天即可植入新的起搏装置。因此，在再次植入起搏器的最佳时间上还需要进一步临床观察。

（刘　刚　陈生龙　汤楚中　解基严　李学斌　郭继鸿）

参考文献

[1] Mela, McGovern, Garan, et al. Long-Term Infection Rates Associated With the Pectoral Versus Abdominal Approach to Cardioverter-Defibrillator Implants. Am J Cardiol, 2001, 88: 750-753.

[2] Mokaddem A, Bachraoui K, Sdiri W, et al. Pacemaker infections. Tunis Med, 2002, 80 (9): 509-514.

[3] Arber N, Pras E, Copperman Y, et al. Pacemaker endocarditis: report of 44 cases and review of the literature. Medicine (Baltimore), 1994, 73 (6): 299-305.

[4] 刘刚，解基严，李学斌，等．心脏起搏器相关难治性感染的处理．中国心脏起搏与心电生理杂志，2009，23（4）：322-324．

[5] Sohail MR，Uslan DZ，Khan AH，et al. Management and outcome of permanent and implantable cardioverter-defibrillator infections. J Am Coll Cardiol，2007，49：1851-1859．

[6] Johansen JB，Nielsen JC，Arnsbo P，et al. Higher incidence of pacemaker infection after replacement than after first implantation：experiences from 36，076 consecutive patients. Heart Rhythm，2006，3（suppl 1）：S102-S103．

[7] Jon A. Grammes，Christopher M. Schulze，Mohammad Al-Bataineh，et al. Percutaneous Pacemaker and Implantable Cardioverter-Defibrillator Lead Extraction in 100 Patients With Intracardiac Vegetations Defined by Transesophageal Echocardiogram. Journal of the American College of Cardiology，2010，5（9）．

[8] Dieter Horstkotte，Ferenc Follath，Erno Gutschik，et al. Guidelins on prevention，diagnosis and treatment of infective endocarditis. European heart journal，2004，25（3）：267-276．

[9] Jane W. Newburger，Eleanor B. Schron，Kathryn A. et al. Update on Cardiovascular Implantable Electronic Device Infections and Their Management：A Scientific Statement From the American Heart Association. Circulation，2010，121：458-477．

第9章
杂交手术：拔除高危的感染电极导线

永久起搏器（PPM）及ICD是严重心律失常的必要有效治疗手段。但起搏器相关感染、电极穿孔等并发症在临床中并非罕见。一旦发生，要求全部去除感染或穿孔的心内导线。在绝大多数情况下，可以徒手或在各种器械辅助下经静脉拔除心内导线。但那些经静脉拔除失败或预计可能出现心脏损伤的患者则需要开胸体外循环下拔除心内导线。经静脉拔除为局麻手术，创伤小，恢复快，但一旦出现心脏并发症，再处理时比较被动，而开胸体外循环手术则为全麻体外循环手术，创伤较大，恢复周期较长。为此，我们尝试小切口开胸，暴露电极附着部位，于心脏直视结合X线透视下经静脉拔除心内导线的杂交技术，以减少急诊开胸的被动状态及心脏压塞所给患者带来的损害，经临床实践，不失为一种有效替代方案，尤其适用于拔除高危感染电极导线。

一、病例资料

2012年1月至2012年12月，北京大学人民医院心脏中心共对4例需要拔除起搏导线的严重起搏器并发症患者通过杂交技术拔除起搏导线，详细资料见表2-9-1。

表2-9-1 病例资料

病例编号	性别	年龄	起搏装置植入时间	诊断	拔除原因	切口	结果
1	女	76岁	6年	病态窦房结综合征	感染	右前外侧第四肋间	起搏器不依赖
2	男	64岁	11年	三度AVB	心室穿孔	胸骨下段部分切开	三尖瓣成形，2周后重新植入起搏器
3	男	61岁	8个月	长QT间期综合征	心室穿孔	左前外侧第五肋间	同期植入ICD
4	女	52岁	17年	三度AVB	感染	全胸骨劈开	保留对侧起搏器

AVB，房室传导阻滞。

病例1为一例76岁女性患者。因"病态窦房结综合征"6年前于外院植入永久起搏器，术后1个月即出现起搏器囊袋感染，当地医院将起搏器更换至对侧，但同侧仍残留一心房电极，反复清创不愈，来我院拔除感染心房导线。手术选择静吸复合全身麻醉，双腔气管插管,经右侧第四肋间小切口开胸,悬吊心包,显露右心耳。在直视心耳的情况下,经静脉在普通钢丝引导下拔除感染相关导线。检查心耳无损伤后关闭胸部切口,感染切口清创缝合。

病例 2 为一例 64 岁男性,因"三度房室传导阻滞"于 11 年前于外院植入右心室单腔永久起搏器。1 年前因电池耗竭于当地医院更换起搏器,更换后出现局部感染,起搏器外露。来我院就诊,入院心电图示左心室起搏图形,X 线片示起搏器电极位置异常,胸部 CT 提示起搏电极右心室心尖部穿孔。手术选择静吸复合全身麻醉,气管插管,胸部正中切口,胸骨下段部分切开,于心脏直视下经静脉拔除导线,电极穿孔部位用滑线带毡片荷包缝合(图 2-9-1)。

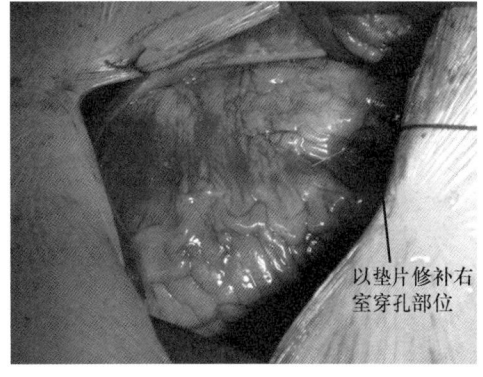

图 2-9-1 胸骨下段切口,直视下拔除心室导线(见书后彩图)

病例 3 为一例 61 岁男性,因长 QT 间期综合征、心室颤动及晕厥于 8 月前植入 ICD,因复查发现起搏阈值升高入院。入院后经电生理及 X 线检查考虑电极穿孔,此患者应用静吸复合全身麻醉,双腔气管插管,行左前外侧第五肋间小切口显露心尖部,见 ICD 电极穿孔至心包外(图 2-9-2),剪断心脏外电极,经静脉拔除心内导线,穿孔部位荷包缝合,修补穿孔。

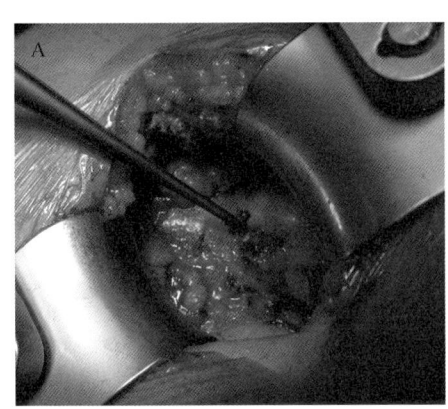 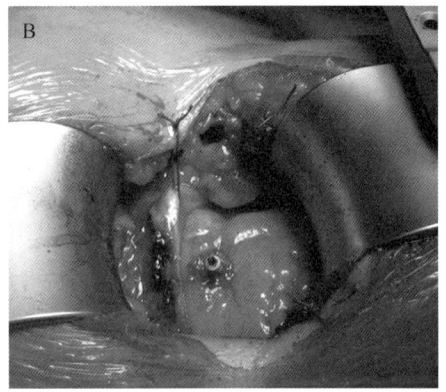

图 2-9-2 A. ICD 电极穿出心包;B. 打开心包后所见(见书后彩图)

病例 4 为一例 52 岁女性,因三度房室传导阻滞于 17 年前安装永久起搏器,7 年前及 5 年前曾因电池耗竭及导线断裂行起搏器及导线更换术,1 年前出现囊袋感染,起搏器移至对侧,但 17 年前所植入的心房及心室电极仍在原位,并反复出现感染。此例患者选择全麻气管插管,正中小切口,胸骨全部剖开,充分显露右心耳及右心室,于心脏直视下经静脉拔除心房及心室导线。

二、结　果

全部四例患者均在手术室应用杂交技术成功经静脉拔除起搏导线。病例 2 与病例 3 因电极均发生右室穿孔，在电极穿孔部位预缝带垫片荷包缝线，在拔除导线同时收紧荷包，修补穿孔部位。病例 2 拔除导线后反复出现室性心动过速（室速）、心室颤动。经食管超声证实三尖瓣大量反流，遂扩大原切口，劈开全部胸骨，体外循环直视下修复三尖瓣，术后恢复过程顺利。病例 1 及病例 4 于心脏直视下未见心脏损伤及出血，常规关胸及感染伤口处清创。全组无死亡病例，4 例病例术后住院时间分别为 13 天、27 天、11 天、8 天。围术期除病例 2 因体外循环、三尖瓣修复手术应用输血制品外，其余患者未应用血制品。随访 1~9 个月，随访期间未再出现感染及穿孔复发。

三、讨　论

起搏器相关感染并发症及起搏导线威胁到病人安全时需要将起搏导线拔除。目前临床所用的拔除技术主要为经静脉拔除，少数情况下需要外科开胸，于体外循环、心脏直视下去除起搏器导线。

目前在激光技术、剥离鞘技术及锁定钢丝技术的辅助下，有经验的术者可以经静脉拔除绝大多数患者起搏器导线。但其成功率与个人的经验相关，临床上亦会遇到拔除失败及发生严重并发症的病例。植入时间过长，存在钙化表现，导线头部损伤，导线严重扭曲等都是经静脉拔除失败的原因；植入时间，导线走行，导线类型及女性均与经静脉导线拔除并发症的发生相关。经静脉拔除永久起搏器导线的并发症包括心脏穿孔、心脏压塞、肺栓塞、深静脉血栓形成、三尖瓣损伤等。如果预计可能出现并发症，则需要在手术室，作好外科手术准备的情况下拔除或直接由外科参与拔除。

经典的外科拔除永久起搏器导线及装置的手术需要体外循环，此术式创伤大，存在一定风险。为了减少此类患者的手术创伤，我们尝试内外科结合，应用杂交技术，根据患者具体情况设计不同切口，于心脏直视及 X 线辅助下经静脉拔除起搏导线，从而可以避免体外循环，减少手术创伤，便于及时处理并发症，缩短住院时间，减少手术费用。并在实践中得到理想结果。

我们认为下列患者可以选择杂交技术拔除导线：①明确导线穿孔者；②导线植入时间较长的年轻患者，这是因为年轻人的纤维增生情况比老年人明显，且随时间延长，纤维组织增生加重。

以杂交技术拔除导线应按照心脏损伤修复准备。术前准备血制品，以便于术中大量失血时使用。拔除前后需要行经食管超声检查，以观察三尖瓣功能及术后有无三尖瓣损伤，手术由内外科医生联合完成，并做好体外循环准备。

由于起搏器囊袋局部多为感染伤口，而胸部切口为无菌切口，所以术中一定要有较强的无菌观念，防止胸部切口被污染，造成胸部伤口愈合不良。我们的经验是一组医生先开胸，显露心脏，再应用无菌敷料保护胸部伤口，由另外一组医生分离起搏器伤口，拔除起搏导线，此时第一组医生可以直视心脏，及处理心脏并发症。两组医生与两套手术器械不交叉。导线拔除后，先关闭胸部切口，再关闭起搏器处伤口。术后应用抗生素治疗。我们此4例患者未见到有胸部伤口感染者。

本组4例患者选择了4个不同的切口，各具一定代表性。第一例患者由于只拔除心房导线，所以只需要显露右心房即可，故选择右前外侧小切口，第二例患者和第三例患者均只需暴露右室心尖部，分别选择正中切口胸骨部分切开和左前外侧小切口，第4例患者由于需要同时显露心房和右室心尖部，所以选择正中小切口、胸骨全部劈开的方式。我们认为，在切口选择上，应针对不同患者，进行个体化设计。

（刘　刚　陈　彧　凌云鹏　陈生龙　李学斌　郭继鸿）

参考文献

[1] Andrew E. E, John P. D, Kenneth A. E, et al. ACC/AHA/HRS 2008 Guidelines for Device-Based Therapy of Cardiac Rhythm Abnormalities. JACC, 2008, 51 (21), e1-62.

[2] Charles K. A European perspective on lead extraction: Part Ⅰ. Heart Rhythm, 2008, 5: 160-162.

[3] Charles J. L, Bruce L. W, Charles L. B, et al. Recommendations for Extraction of Chronically Implanted Transvenous Pacing and Defibrillator Leads: Indications, Facilities, Training. PACE, 2000, 23 (4): 544-551.

[4] Charles K. European perspective on lead extraction: Part Ⅱ. Heart Rhythm, 2008, 5: 320-323.

[5] Samuel O. J, Robert E. E, Christine M. A, et al. Large, single-center, single-operator experience with transvenous lead extraction: Outcomes and changing indications. Heart Rhythm, 2008, 5: 520-525.

[6] Charles K, Christian B, Roger W. A single-centre experience of over one thousand lead extractions. Europace, 2009, 11: 612-617.

第10章

起搏系统感染后原起搏器再植入的研究

近十年来，随着经济的发展和医保制度的完善，我国的心律植入装置植入数量增长迅速，随之而来的心律植入装置植入并发症，尤其是感染问题亦日益增多。对于心律植入装置感染的诊治，装置和电极的完全拔除是其治疗成功的根本性措施。但这些因感染拔除的装置如何处理，是目前迫切需要解决的问题。因此，本研究拟探讨将这些因感染取出的装置经灭菌处理后再次应用于同一个体的安全性、可行性。

一、研究方法

1. 研究对象

本研究以2007年1月至2011年9月期间于北京大学人民医院心脏中心就诊的心律植入装置感染患者为研究对象。纳入标准：①感染装置移除后，符合植入新的心律植入装置指征的患者；②因经济原因拒绝植入新的心律植入装置患者。

在心律植入装置感染患者的装置拔除术前，应对患者进行详细的评估，对于符合上述再植入指征的患者，按照当前《心律植入装置感染治疗专家共识》，应首先建议患者植入一个新的心律植入装置。对于因经济原因拒绝植入新装置的患者，应在充分告知患者植入旧装置存在的潜在风险，并征得其同意、签署知情同意书的基础上，择期植入经灭菌处理过的旧装置。

2. 感染装置的拔除

所有感染装置的拔除均在北京大学人民医院心脏中心电生理导管室完成。感染装置的拔除策略，依据每位患者不同的个体情况分为：①经静脉电极拔除术；②外科开胸直视下电极拔除术；③局部离断、旷置电极术。经静脉电极拔除术作为所有心律植入装置感染患者的首选方案。对于经静脉电极拔除失败或存在瓣膜损害、冠状动脉病变的患者，选择外科开胸直视下电极拔除术。尽管目前局部离断、旷置电极，这种部分拔除装置的策略，因其较高的感染复发率已被淘汰，但在本中心开展经静脉电极拔除技术的早期，由于缺乏特定的工具及相应的拔除经验，对于电极植入时间较长的高龄患者，综合考虑手术的风险和获益情况后，一小部分患者仍采用局部离断旷置电极的方法。

3. 拔除装置的处理

拔除装置的处理包括灭菌处理和装置功能参数测试两大部分。

拔除装置的清洁和灭菌处理依次经过心脏中心电生理导管室、医院消毒供应中心两个部门完成。

心脏中心电生理导管室完成的清理步骤如下：①首先应用无菌水浸泡过的无菌纱布、无菌棉签对装置进行清理，确保所有血块、组织黏附物等污物被完全清除，尤其注意电极接口处清理；②然后应用75％的乙醇浸泡过的无菌纱布及无菌棉签，重复上述步骤。清理完毕，待装置干燥后密封包装，于术后24h内送往本院的消毒供应中心。

在医院消毒供应中心主要采用国际公认的环氧乙烷灭菌法对取出的感染装置进行处理，灭菌过程及灭菌效果监测严格执行2009年我国卫生部颁布的医院消毒中心行业执行标准。具体步骤如下：①送至消毒供应中心的装置，需经过再次清洗，确保完全彻底清除装置表面的污物。然后进行干燥化处理后重新包装，确保在送入环氧乙烷灭菌柜之前，装置的包装外及包装内均有用于化学检测的颜色指示条。②将包装完毕的装置送入环氧乙烷灭菌柜内进行灭菌，历经去除空气→加入环氧乙烷→灭菌→去除环氧乙烷等一系列步骤完成灭菌过程。灭菌过程中通过物理检测、化学检测的方法，确保灭菌的质量。灭菌处理完成后，以枯草杆菌黑色变种芽孢菌（ATCC93722）为指示菌进行生物学检测，同对照组相比，阴性结果视为灭菌合格。经灭菌成功的装置，均应在30天完成再植入手术，否则需要重新进行上述灭菌过程。

此外，在装置灭菌处理的前后均进行装置功能参数的测试，确保装置的功能完整性。

4. 装置的再植入

装置的再植入时间依据患者不同的心律植入装置感染类型以及感染的控制情况而定，具体参照Sohail等提出的再植入时间建议。单纯的囊袋感染在装置拔除后可择期实施再植入手术；对于术前血培养阳性，经胸超声心动图结果阴性的患者，在术后血培养结果持续阴性3天以上实施再植入手术；对于术前血培养阳性，经胸超声心动图发现电极赘生物的患者，需在血培养结果持续阴性7天以上实施再植入手术；存在瓣膜赘生物的患者，需在血培养结果持续阴性14天以上，方可实施再植入手术。

为避免心律植入装置感染的复发，植入的装置应配备新的电极导线，并且再植入的部位也应重新选择。另外，结合现有的循证医学证据，在再植入术前30min静脉预防性应用抗感染药物，并在囊袋形成后应用含有抗感染药物的溶液对囊袋进行冲洗。

5. 抗感染药物治疗方案

所有患者自入院期即给予静脉抗感染药物治疗。抗感染药物的选择尽可能基于病原微生物培养及药敏试验结果。鉴于心律植入装置感染的致病菌大多数为耐甲氧西林的葡萄球菌，在等待培养结果出来之前，可采取经验性用药的策略，予以万古霉素抗感染治疗。

装置拔除术后的抗感染药物治疗时程，依据患者不同的心律植入装置感染类型而定，具体参照Sohail等提出的抗感染治疗方案。对于单纯囊袋感染的患者，拔除术后抗感染治疗持续10～14天；感染性心内膜炎、革兰阳性菌菌血症患者，拔除术后抗感染治疗应持续4～6周。

6. 随访

所有入选患者均建议在出院前、植入装置后第4周及第6个月，以后每6个月对装置的工作状况进行程控随访。程控随访内容包括：起搏阈值、感知灵敏度、电极导线阻抗、电池电量。并对植入术后的短期或长期的相关并发症进行评估。短期并发症：主要指住院期间,在再植入手术围术期内的并发症以及感染控制情况(是否恶化、复发);长期并发症:指院外随访过程中出现的心律植入装置感染,或装置故障以及因装置故障导致的死亡事件。另外,对于不能进行程控随访的患者,采取电话随访的方式,确定有无心律植入装置感染、装置功能障碍问题。

7. 统计学分析

呈正态分布的连续变量均用 $\bar{x} \pm SD$ 表示,呈偏态分布的连续变量资料均用中位数(极差)表示。符合正态分布的两组连续变量之间的比较用两组样本独立的 t 检验;不符合正态分布的两组连续变量之间的比较用 Mann-Whitney U 检验。$P < 0.05$ 表示有统计学差异,应用统计软件为 SPSS18.0。

二、研究结果

1. 基线特征

2007 年 1 月至 2011 年 8 月期间,于北京大学人民医院就诊的心律植入装置感染患者共 140 名。在感染装置移除术后,经评估 94 名患者需要进行心律植入装置的再植入,其中 59 名患者(62.8%)植入了经灭菌处理过的原自身感染装置。入选患者平均年龄 64.8 岁±16.5 岁,男性 39 名(66.1%),其中 89.8%的患者为囊袋感染。心律植入装置感染距装置最后一次植入的时间为(7.5±7.4)个月。经灭菌处理过的再利用装置一共 59 台,其中双腔起搏器 39 台(66.1%),单腔起搏器 17 台,ICD2 台,CRT1 台。大部分患者(89.9%)采取经静脉移除感染装置的策略,旷置电极而取出装置的占 8.5%,仅 1 名患者实施了外科开胸手术(见表 2-10-1)。

表 2-10-1 再利用心律植入装置患者的基线资料

基线参数	数值
年龄(均数±标准差)	(64.8±16.5)年
性别(n,%)	
男性	39(66.1%)
女性	20(33.9%)
再利用装置的类型(n,%)	
VVI	17(28.8%)
DDD	39(66.1%)
ICD	2(3.4%)
CRT	1(1.7%)
感染距最后一次装置植入的时间(月)	7.50±7.4
感染的临床诊断(n,%)	
感染性心内膜炎	6(10.2%)
囊袋感染	53(89.8%)

续表

基线参数	数值
感染装置的拔除策略（n,%）	
旷置电极	5（8.5%）
经静脉拔除电极	53（89.9%）
外科开胸手术	1（1.7%）

2. 病原微生物学结果

病原微生物学培养结果阳性率为52.5%，表皮葡萄球菌检出率最高（30.5%），其余依次为金黄色葡萄球菌、人葡萄球菌人亚种、施氏葡萄球菌、铜绿假单胞菌、鲍氏不动杆菌、大肠埃希菌、洋葱伯霍尔德杆菌。6例感染性心内膜炎患者中，4例的致病菌为葡萄球菌，1例为铜绿假单胞菌，另外1例培养结果阴性，其中5例患者经胸超声心动检查发现心脏瓣膜或电极导线存在赘生物，直径在0.7～1.2cm。

3. 再利用装置的再植入情况

感染装置移除术后，再利用装置的植入时间中位数为2天（1～30天），再植入术前24例患者（40.7%）需要临时起搏器支持。感染性心内膜炎患者的再植入时间明显长于囊袋感染患者（21天 vs. 2天，$P<0.05$）。围术期无再植入相关的手术并发症发生。

4. 随访

在平均（23.6±10.2）个月的随访期内。有3例患者死亡，但死因均与感染恶化、装置故障无关。1例87岁的女性患者，于再植入术后的第15个月死于卒中；1例73岁的男性患者于再植入术后的第19个月同样死于卒中；另1例66岁的男性患者于再植入术后的第13个月死于急性心肌梗死。

随访期内，2例患者（3.1%）出现同心律植入装置再利用相关感染。1例感染性心内膜炎患者于再植入ICD术后第17个月复发，病原微生物学检查同上次就诊时一致，均为表皮葡萄球菌。后经静脉电极拔除后，病情好转，患者拒绝再次植入ICD；1例囊袋感染患者于再植入术后的第5个月，出现感染性心内膜炎，行外科开胸手术拔除电极后好转，术后重新植入新装置，目前病情稳定。另外4例采取电极离断旷置处理策略的患者中，有3例出现原离断电极囊袋局部感染，后经静脉电极拔除后好转。

42例患者（61%）完成了4次以上（出院前、植入后第4周、植入后第6个月，植入后第12个月）的程控随访。32例患者完成了右房感知灵敏度的测试（2.02mV±0.4mV vs. 2.1mV±0.5mV，$P=0.92$），以及右房起搏阈值测试（0.9V±0.23V vs. 1.1V±0.38V，$P=0.87$）。17例患者完成了右室感知灵敏度的测试（8.5mV±2.8mV vs. 9.0mV±3.2mV，$P=0.98$），23例患者完成了右室起搏阈值测试（0.7V±0.26V vs. 0.9V±0.19V，$P=0.93$）。此外，2例ICD患者的除颤电极阻抗以及1例CRT患者的左室起搏阈值，均没有明显变化。随访期内未发现装置故障相关事件。

三、讨 论

尽管大量的研究结果证实：经过正确的消毒灭菌处理以及可靠的电池电量、功能评估，心律植入装置再利用是安全、有效的，但由于法律、伦理学等原因，心律植入装置的再利用并没有得到大范围的推广。但鉴于目前心律植入装置植入相关医疗费用的激增、全球医疗资源分布不均衡等原因，加之心律植入装置电池技术的不断改进使其寿命明显延长等因素，使得心律植入装置再利用再次成为当前心脏起搏电生理学界的焦点。

近期，Baman等有关心律植入装置再利用（主要来自已故患者）的荟萃分析结果显示，心律植入装置相关的总感染发生率为1.97%，装置故障的发生率为0.68%。虽然该研究结果表明再利用组的故障发生率明显高于新装置植入组（比值比：5.8；95%的可信区间：1.93~17.47），但故障发生率的绝对数很低（仅0.68%），并且没有装置故障导致的死亡。随后，Hasan等的研究结果拓展了再利用装置的来源。该研究包括10台因心律植入装置升级取出的装置，7台因感染取出的装置。研究结果表明，在（68±38）个月的随访期内，无心律植入装置感染、装置故障、装置电池提前耗竭等事件发生。

但目前，有关因感染取出的装置再利用于患者自身的安全性尚存在争议。Mansour等研究结果显示19台因感染取出的装置成功地再植入17例患者自身体内，感染发生率为10.5%。另外，Panja等心律植入装置再利用的研究结果表明，感染装置经灭菌处理后植入患者自身的感染发生率为11.8%。

在我们的研究中，尽管有高达40.7%的患者于再植入术前需植入临时起搏器（临时起搏器的使用被认为是心律植入装置感染的危险因素），但在随访期内仅有2例患者再次出现装置相关的感染，感染发生率为3.4%，明显低于此前两组相关的研究结果。本研究感染的发生率较低可能得益于对再发感染潜在风险的控制。感染装置自身再利用发生再次感染的潜在风险包括：①感染装置的灭菌处理不彻底，导致病原微生物的残留引发再次感染；②原发心律植入装置感染没有得到有效控制，经血行途径或淋巴途径播散所致感染复发。对于前者可通过严格控制感染装置的灭菌化流程，来降低病原微生物残留所致感染的风险；对于后者，主要与有效的抗感染药物治疗、装置的彻底拔除（包括装置和电极导线）以及再植入的时间有关。Mansour等的研究中所有患者均在感染装置拔除术后的24~48h内实施再植入手术，Panja等的研究未对再植入时间进行明确说明。而在我们的研究中，不同的患者依据其感染类型（囊袋感染、感染性心内膜炎）、有无赘生物、感染的控制情况（血培养结果）等因素，选择不同再植入时间，这可能是导致本研究再次感染发生率明显低于上述研究的关键。

值得注意的是，本研究出现再次感染的2例患者中的1例原感染诊断为囊袋感染，因患者高龄、电极植入时间长，在当时技术经验不足、缺乏特定拔除工具的条件下，该患者采取了局部离断旷置电极，对侧植入再利用心律植入装置的策略。患者于再植入术后第5个月出现感染性心内膜炎，并累及左侧心腔，最终采取外科开胸手术的方式拔除电极。心律植入装置感染患者出现左侧心腔的感染性心内膜炎相对少见，不排除是原旷置电极囊袋感染经血行播散所致。此外，结合其他4例采取旷置电极策略患者的预后结果，再次说明完全拔除装置是心律植入装置感染治疗的基石，旷置电极的策略明显增加再次感染的风险。而另一例出现再次感染的患者此前被诊断为感染性心内膜炎，我们可以看出尽管感染性心内膜炎组的再植入时间明显长于囊袋感染组，但其再次感染的风险依然较高，提示我们应对这类患者采取更为严格的感染控制策略，包括适当延长再植入的时间及抗感染药物的治疗时间。

Baman 等的心律植入装置再利用荟萃分析结果表明，再利用装置的故障发生率为 0.68%，高于植入新装置组。研究者还指出，大多数故障发生在电极导线与装置的连接处，考虑可能与在殡仪馆取出装置时缺乏特定的工具，以及相关人员缺乏培训有关。而在我们的研究中，未发现装置出现故障的事件。首先可能与我们研究的样本量太小有关，不足以发现装置的故障事件；再者本研究再利用装置的取出均在心脏电生理导管室由专业医生完成，降低了缺乏工具、人员不专业造成装置损害的风险；另外，Baman 等研究中的再利用装置多为 20 世纪 80 年代生产，不排除装置制造工艺的改进降低了装置故障发生的可能。

另外，从我们研究的基线数据中可以看出，感染距装置最后一次植入时间为 (7.5 ± 7.4) 个月。以目前的双腔起搏器为例，其一般使用寿命在 6～8 年，因此对于因感染取出的装置几乎不存在使用寿命的问题，说明感染装置的自身再利用具有可靠的物质基础；同时基线资料中有关心律植入装置感染类型、病原微生物特点等数据，基本与国外目前相关报道的数据一致，说明本研究的入选人群符合心律植入装置感染流行病学特征，有利于结论的推广。另一方面，我们的基线资料还表明：感染装置拔除术后符合心律植入装置植入适应证的患者为 94 例，其中 59 例（62.8%）患者选择感染装置的再利用。该数据从侧面反映出我国目前的现实情况：对于大多数患者来说心律植入装置的植入仍是一项较高的医疗支出。当装置发生感染后，许多患者没有经济能力承担一个新装置的植入费用，说明感染装置的再利用在我国具有较大的现实意义。本研究证明了心律植入装置再利用的安全性、可行性，如果可设定相关再利用的法规规划心律植入装置的再利用，不仅可以减轻患者的医疗负担，还可避免大量不必要的医疗资源浪费。本研究样本量相对较少、随访时间相对较短、缺乏对照组是不足之处，需要在后期临床研究中进一步完善。

（段江波　李学斌　王　龙　李　鼎　张　萍　苑翠珍　郭继鸿）

参考文献

[1] Mond HG, Proclemer A. The 11th world survey of cardiac pacing and implantable cardioverter-defibrillators: calendar year 2009—a World Society of Arrhythmia's project. Pacing Clin Electrophysiol, 2011, 34: 1013.

[2] Mond HG, Irwin M, Ector H, et al. The world survey of cardiac pacing and cardioverter-defibrillators: calendar year 2005 an International Cardiac Pacing and Electrophysiology Society (ICPES) project. Pacing Clin Electrophysiol, 2008, 31: 1202.

[3] Mond HG, Irwin M, Morillo C, et al. The world survey of cardiac pacing and cardioverter

defibrillators: calendar year 2001. Pacing Clin Electrophysiol, 2004, 27: 955.

[4] Mond HG. The World Survey of Cardiac Pacing and Cardioverter Defibrillators: calendar year 1997—Asian Pacific, Middle East, South America, and Canada. Pacing Clin Electrophysiol, 2001, 24: 856.

[5] Sohail MR, Uslan DZ, Khan AH, et al. Management and outcome of permanent pacemaker and implantable cardioverter-defibrillator infections. J Am Coll Cardiol, 2007, 49: 1851.

[6] de Oliveira JC, Martinelli M, Nishioka SA, et al. Efficacy of antibiotic prophylaxis before the implantation of pacemakers and cardioverter-defibrillators: results of a large, prospective, randomized, double-blinded, placebo-controlled trial. Circ Arrhythm Electrophysiol, 2009, 2: 29.

[7] Da Costa A, Kirkorian G, Cucherat M, et al. Antibiotic prophylaxis for permanent pacemaker implantation: a meta-analysis. Circulation, 1998, 97: 1796.

[8] BOAL BH. World Experience in Pacemaker Reuse. Journal of Cardiovascular Electrophysiology, 1985, 3: 30.

[9] Mond H, Tartaglia S, Cole A, et al. The refurbished pulse generator. Pacing Clin Electrophysiol, 1980, 3: 311.

[10] Mansour KA, Kauten JR, Hatcher CR. Management of the infected pacemaker: explantation, sterilization, and reimplantation. Ann Thorac Surg, 1985, 40: 617.

[11] Mugica J, Duconge R, Henry L. Survival and mortality in 3,701 pacemaker patients: arguments in favor of pacemaker reuse. Pacing Clin Electrophysiol, 1986, 9: 1282.

[12] Rosengarten M, Chiu R, Hoffman R. A prospective trial of new versus refurbished cardiac pacemakers: a Canadian experience. Can J Cardiol, 1989, 5: 155.

[13] Boal BH, Escher DJ, Furman S, et al. Report of the policy conference on pacemaker re-use sponsored by the North American Society of Pacing and Electrophysiology. Pacing Clin Electrophysiol, 1985, 8: 161.

[14] Baman TS, Meier P, Romero J, et al. Safety of pacemaker reuse: a meta-analysis with implications for underserved nations. Circ Arrhythm Electrophysiol, 2011, 4: 318.

[15] Hasan R, Ghanbari H, Feldman D, et al. Safety, Efficacy, and Performance of Implanted Recycled Cardiac Rhythm Management Devices in Underprivileged Patients. Pacing Clin Electrophysiol, 2011, 34: 653.

[16] Panja M, Sarkar CN, Kumar S, et al. Reuse of pacemaker. Indian Heart J, 1996, 48: 677.

第 11 章
血培养阴性的感染囊袋负压式引流治疗

人口老龄化导致心律失常发病率增加，永久心脏起搏器和埋藏式心脏复律除颤器植入和更换的例数逐年增加。伴随而来的起搏器相关感染的数量较前明显增加。而可能导致患者抵抗力下降而造成起搏器囊袋感染机会增高的常见因素有：高龄；起搏器更换；临床相关疾病多样化（如存在糖尿病、肝肾疾病和恶性肿瘤化疗等导致抵抗力降低）；抗血小板药物的广泛应用使囊袋出血机会增加；近年 ICD/CRT 植入数量明显增长，而其相对体积大、手术时间长。关于心律植入装置的感染与处理，中国专家共识强调了起搏器感染预防的重要性，指出应规范诊断流程和治疗策略。

由于社会、经济原因和现行医疗保险政策，目前我国相当数量的起搏器感染患者希望保留原有起搏器，对于起搏依赖的起搏器囊袋感染患者，处理更为困难。

近年在烧伤整形外科，负压创面治疗技术（negative pressure wound therapy，NPWT，见图 2-11-1）用于骨、肌腱或金属器械暴露的开放性伤口的治疗。该技术是将负压吸引装置与特殊的伤口敷料连接后，使伤口保持在负压状态，以改善创面微循环，促进创面肉芽组织生长，抑制细菌宿居和繁殖，保持伤口环境湿润，从而达到治疗创面的目的。与外科感染相比，起搏器囊袋感染有其特殊性，为此我们参考外科感染伤口的负压创面治疗技术，采用负压闭式引流的方法治疗血培养阴性的起搏器囊袋感染患者，取得了良好疗效。

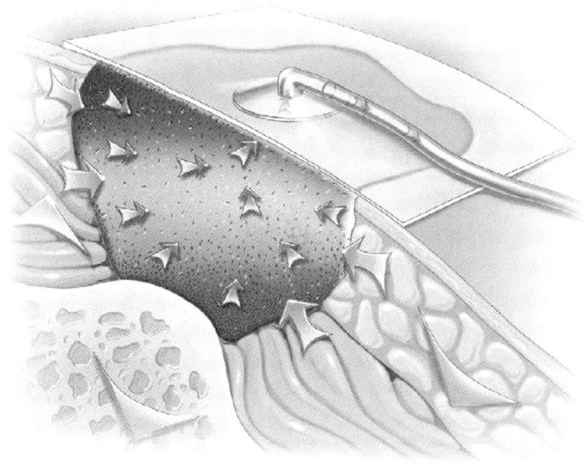

图 2-11-1　负压闭式引流的机制示意图（见书后彩图）

一、方法与结果

1. 病例特征

本中心自 2009 年 8 月至 2012 年 1 月连续收治院内和外院转诊的起搏器囊袋感染患者共 12 例,男性 10 例,女性 2 例,年龄 21~82 岁,平均 61 岁±21 岁。其中双腔起搏器 11 例,三腔起搏器(CRT)1 例,发生感染前已更换起搏器 1~2 次者 7 例,发生感染时间在植入或更换起搏器后 1 周至 20 个月,中位感染时间为 6 个月。12 例患者均采用囊袋负压闭式引流法进行治疗。患者临床资料见表 2-11-1。

表 2-11-1 起搏器囊袋感染患者的一般情况

既往病史	病例数($n=12$)
起搏器更换史	7
CRT/ICD	1
起搏依赖	4
年龄≥75 岁	3
心力衰竭	2
糖尿病	4
肝/肾功能不全	3
肿瘤病史	2

2. 临床特征

这 12 例起搏器囊袋感染患者的临床特征见表 2-11-2,血培养均为阴性,所有患者都有囊袋红肿,半数患者有局部疼痛,少数患者有囊袋破溃和溢脓,本组病例无循环血中性粒细胞升高和囊袋内容物细菌培养阳性等严重表现。

表 2-11-2 本组起搏器囊袋感染患者的临床症状与体征

临床特征	囊袋负压闭式引流($n=12$)
囊袋红肿	12
囊袋疼痛	7
囊袋破溃	3
囊袋溢液/脓	1
发热	0
中性粒细胞升高	0
血培养阳性	0
伤口分泌物/坏死组织细菌培养阳性	0

3. 感染起搏器囊袋的处理方法

患者收入院后立即每隔 1 小时取血培养,一共 3 次,并化验血常规、血沉、C-反应蛋白及血生化全项，取感染囊袋伤口分泌物行细菌培养，伤口局部清洁换药。同时使用静脉抗生素，根据肾功能情况给予足量万古霉素和头孢哌酮＋舒巴坦联合抗感染治疗，如体温、血象、血培养均正常则尽快行感染囊袋清创并负压闭式引流。

参照外科负压闭式引流方式和国外报道的起搏器囊袋感染改良负压闭式引流方法，清创并负压闭式引流处理起搏器囊袋。沿原囊袋手术切口梭形切除瘢痕，清理伤口异物和分泌物，分离皮下组织、囊袋内纤维分隔及导线周围肉芽组织，取囊袋内坏死组织行细菌培养，尽量去除感染组织、坏死组织、增生之周围肉芽组织及渗出物，直至见到正常组织，使用电刀彻底止血，顺序以200ml双氧水、500ml 0.05％碘伏溶液冲洗囊袋及创面，再使用一次性无菌冲洗器以3000ml无菌生理盐水连续冲洗囊袋及创面。更换无菌手套及手术器械，重新铺手术巾。将起搏脉冲发生器冲洗、碘伏浸泡30min以上后深埋至胸大肌下方，并彻底止血，在囊袋伤口内放置并包埋多侧孔引流管，自胸大肌外下缘穿出，对伤口进行褥式缝合，用生物半透性粘贴薄膜封闭整个创面，将引流管与真空引流瓶相连，再通过连接管与中心负压设备相连（－125mmHg），持续负压引流3天至1周，直至不再引出引流液后拔除，以无菌敷料覆盖伤口，伤口缝线于10天至2周后间断拆除。

同时使用静脉抗生素，因这部分患者的血培养和囊袋内坏死组织细菌培养均为阴性，足量万古霉素和头孢哌酮＋舒巴坦抗感染治疗至少2周（见图2-11-2）。

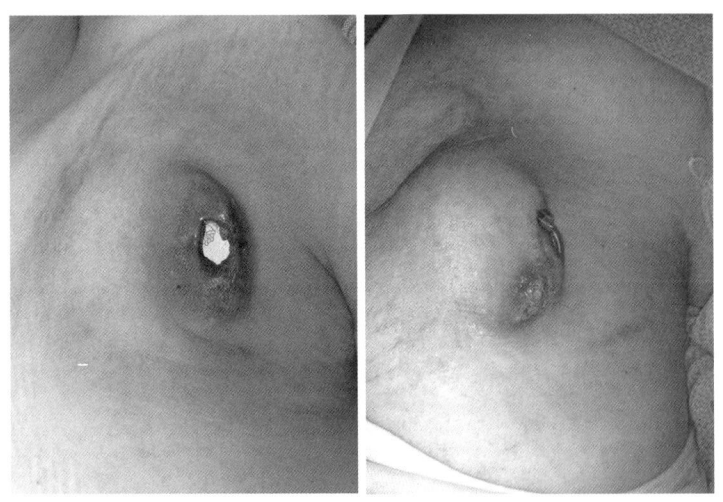

图2-11-2 2例起搏器囊袋感染患者的伤口，可见伤口破溃，起搏脉冲发生器或电极导线暴露（见书后彩图）

4. 术后及随访结果

使用清创并囊袋负压闭式引流方法治疗的12例患者在清创术后2天之内均出现了37～38℃的一过性低热，外周血象白细胞总数和中性粒细胞比值也有一过性升高。囊袋伤口局部引流管在3～7天拔除，所有患者的伤口在术后10～14天愈合拆线，密切随访至今均已达13～42个月，平均随访时间超过2年，其中10例至今未再有感染复发迹象，疗效满意。1例局部伤口愈合8个月后，另1例局部伤口愈合14个月后因再发感染而被迫移除全套起搏系统。整个随访过程中未见与负压闭式引流相关的其他并发症。

二、讨　论

与创伤外科或烧伤科的感染不同，起搏器囊袋感染面积大小和感染深度相对较为明确，起搏器和导线作为异物存在并具有可暂时取出体外进行消毒的可能，所感染致病菌与外科感染相比更为简单。本组病例治疗及随访情况表明，我们改良自外科清创技术的起搏器囊袋负压闭式引流技术对血培养阴性的起搏器囊袋感染有较好疗效，适用于没有全身感染症状、血培养阴性、无严重感染情况的起搏器囊袋感染患者。

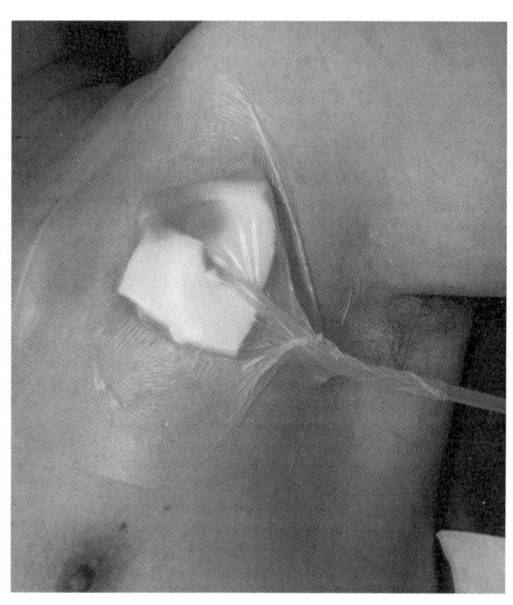

图 2-11-3　起搏器囊袋感染伤口彻底清创，将严格消毒后的起搏脉冲发生器深埋于胸大肌下方，彻底止血，褥式缝合伤口，于囊袋伤口下方留置引流管，伤口以 3M 生物膜密封，引流管与负压吸引器相连。(见书后彩图)

回顾分析国内外起搏器感染报道，起搏器感染的发生率为 0.6%～3.9%。随着近年来越来越多的起搏器更换以及植入 ICD 和 CRT 起搏器，尤其是人口老龄化和伴随疾病复杂化造成接受起搏器植入术者抵抗力较低，造成起搏器感染相关的并发症增多。本组起搏器囊袋感染病例半数以上有起搏器更换病史或 CRT 植入史，起搏器更换较首次植入更易发生感染，显然再次手术患者感染风险增加。高龄、肿瘤病史是起搏器囊袋感染的高危因素。

起搏器感染如何处理是临床棘手问题，是否完全移除起搏器及移除起搏器的风险，视患者具体情况不同而难有统一标准，鉴于我国国情还需考虑医疗保险和经济因素。我国的专家建议指出："对于早期、感染较局限且无血行感染及严重并发症者，可以首先尝试一次保守治疗［以全身抗生素治疗结合囊袋局部处理来控制心律植入装置感染，保留植入电极导线和（或）植入电子装置］，失败后再考虑拔除电极导线"。另外对于起搏依赖的患者，囊袋感染的处理更为困难，如若拔除起搏系统，则必须植入临时起搏器，直至充分抗感染治疗控制感染后重新于非患侧植入新的起搏器。因此，临床医生迫切需要寻找一种可以最大程度地控制感染并促进创面愈合的治疗方式。

结合外科技术和我们的经验，囊袋负压闭式引流技术治疗起搏器囊袋感染有效的可能机制有：持续负压有效抵消了创缘向外的退缩力，造成了创面持续减张，负压作用力方向与新生肉芽组织生长方向一致，加速了肉芽组织覆盖创面的速度；持续负压促进了局部血运的建立，研究证实局部的负压吸引可以扩张毛细血管，加强内皮细胞间的连接，促进血管增生，从而改善微循环，增加局部血流；负压造成的机械刺激通过皮肤感受器和血管感受器反射传导到中枢神经系统，调节兴奋与抑制过程，促进肌体恢复功能；负压通过机械性引流作用，使创面坏死组织、分泌物，特别是金黄色葡萄球菌及其产生的α-毒素及杀白细胞素等排出，有效引流既减轻了毒素和分泌物与代谢产物对组织细胞的损伤，又使创面保持清洁，使局部感染得到更好的控制；负压产生的真空效应也有可能使细菌细胞壁发生扭曲并破坏，可致细菌死亡；创面封闭式负压吸引与常规手术切口相比可以使创面与外环境之间更有效隔离，阻止外部细菌的入侵等（图2-11-3）。

我们将这一新兴技术选择性地用于血培养阴性的起搏器囊袋局部感染的治疗，在本研究中接受了负压创面治疗的起搏器囊袋感染患者12例中有10例取得了很好的疗效。本组病例临床无发热和感染中毒表现，血培养均为阴性，均为起搏器囊袋局部感染。清创术后短期内出现一过性低热和外周血象中白细胞总数和中性粒细胞比值一过性升高，可能与清创和切除坏死组织相关。所有患者都有切口红肿，少数患者出现了伤口破溃、局部溢液，甚至起搏器/导线不同程度外露。就病史而言，慢性感染的患者普遍经历了囊袋及周围组织肿痛、皮肤变薄、颜色变深坏死直至破溃的过程。囊袋局部感染者发热和其他系统中毒症状少见。

考虑到一部分患者起搏器感染更为严重，如存在囊袋皮温升高、破溃、溢脓伴循环血中性粒细胞升高，我们建议选择移除整套起搏系统的治疗措施，对较为严重的起搏器囊袋感染患者采用囊袋负压闭式引流我们推测也会有一定效果，但再发感染的风险相对较高。

由于病例数量有限，随访时间尚短，还需观察更远期的结果；本研究使用的囊袋负压为-125mmHg，是否是最合适的压力还未进行对比研究。因此本研究还有一定局限性，需要更多的工作来验证。根据本研究结果，我们的结论是：对于血培养阴性、感染不是特别严重，尤其是起搏依赖的起搏器囊袋局部感染患者，囊袋负压闭式引流是一种可取、有效而且安全的治疗方法。

（李　康　丁燕生　温　冰　周　菁）

参考文献

[1] Vikatmaa P, Juutilainen V, Kuukasjärvi P, et al. Negative pressure wound therapy: a systematic review on effectiveness and safety. Eur J Vasc Endovasc Surg, 2008, 36 (4): 438-448.

[2] Satsu T, Onoe M. Vacuum-assisted wound closure for pacemaker infection. Pacing Clin Electrophysiol, 2010, 33 (4): 426-430.

[3] Baddour LM, Epstein AE, Erickson CC, et al. Update on cardiovascular implantable electronic device infections and their management: a scientific statement from the American Heart Association. Circulation, 2010, 121 (3): 458-477.

[4] Sohail MR, Uslan DZ, Khan AH, et al. Management and outcome of permanent pacemaker and implantable cardioverter-defibrillator infections. J Am Coll Cardiol, 2007, 49 (18): 1851-1859.

第 12 章
冠状静脉电极导线拔除技术和可行性研究

心脏再同步化治疗（cardiac resynchronization therapy，CRT）的适应证不断扩展，日益成为被广泛接受的心力衰竭治疗的有效措施。但是，由于感染和电极功能障碍导致的冠状静脉（CS）电极拔除也随之增加。而且 CS 电极拔除伴有潜在严重风险，如血管和心肌撕裂、心脏压塞，甚至死亡。这与 CS 电极的植入血管往往是迂曲的 CS 分支以及患者有严重心力衰竭和多种合并症有关。目前为止，相关研究很少。

本文通过前瞻性收集并分析近期相对集中的 9 例 CS 电极导线拔除患者的临床特点、拔除原因、技术特点、风险、预后，探讨传统的牵引、机械剥离、反张力技术和我们特有的抓捕和电极分离技术的可行性和临床意义。

一、资料和方法

1. 入选患者

入选标准：参照美国心律学会（HRS）共识的 I 类和 II a 类推荐，符合以下标准之一：①有明确的心律植入装置（CIED）感染证据［瓣膜和（或）电极导线相关的心内膜炎、败血症］（证据水平 A）；②有囊袋感染证据（脓肿形成、器械腐蚀、皮肤粘连或慢性窦道渗液，即使没有静脉内电极导线参与）（证据水平 B）；③瓣膜性心内膜炎患者，即使没有电极导线和（或）心律植入装置感染的证据（证据水平 B）；④革兰阳性菌菌血症患者或持续的革兰阴性菌菌血症患者（非污染所致）（证据水平 B）；⑤电极导线断裂或破损。排除标准：参考 HRS 共识的 III 类适应证。入选患者：北京大学人民医院电生理中心，2010 年 9 月至 2011 年 7 月电极拔除患者 90 例，其中 9 例（10%）涉及 CRT 冠状静脉电极拔除。所有患者资料均进行前瞻性的登记，包括临床特征、合并症、器械和电极型号、拔除原因、手术相关信息、并发症、预后随访。

2. 临床操作的评价

电极拔除时间：从分离出的导线被切断到电极拔除体外的时间。临床目标：①清除感染（囊袋感染，装置相关的感染性心内膜炎）；②移除无功能电极导线；③解除囊袋相关的所有症状（如疼痛）。完全操作成功：拔除所有目标电极导线，并且没有严重并发症及操作引发的死亡。临床成功：拔除所有目标电极导线，或者残留部分电极导线但不影响操作的临床效果。残留的部分可以包括电极导线头端，或电极导线的小部分（脉冲发生器线圈、绝缘层），而且这些部分不增加穿孔、血栓和持续性感染的风险，也不导致其他临床后果。

3. 临床程序

因为潜在栓塞风险，所有患者术前行经食管超声（transesophageal echocardiography，TEE）。术前判断起搏器依赖性，于局麻下手术，术中心胸外科医生和麻醉医生保持待命状态，随时处理可能的严重并发症。再植入术前再次行 TEE。感染患者参照美国心脏协会（AHA）的声明进行系列血培养和抗生素治疗。

4. 电极导线拔除策略

采用渐进法（step-by-step），首先尝试上腔静脉途径，当上腔静脉途径失败、导线断裂或术前已滑入心腔时采用经股静脉下腔静脉途径。

首先，X 线下确定电极导线位置，决定合适的分离切口。导线游离后进行适当的徒手牵引判断导线走行、沿途粘连部位和严重程度。其次，如果电极导线难以徒手移除，切断导线，经内腔插入合适型号锁定钢丝（LR-OFA01 Liberator Locking Stylet，Cook Medical，USA）至导线远端，再次尝试牵引。再次，若牵引仍不成功，且有粘连，以套叠式扩张鞘进行沿途剥离，必要时外鞘可送至冠状静脉近端提供支撑，运用反张力作用进行拔除。最后，如果上腔静脉途径失败、导线断裂或术前已滑入心腔，采用经股静脉下腔途径，在鹅颈套圈、下腔拔除装置（Byrd Workstation Fermoral Intravascular Retrieval Set sheath，16 Fr. LR-WSE001）、网篮抓捕器（Dotter Basket Snare）和辅助钢丝（Cook Vascular Inc.，Leechburg，PA，USA）辅助下进行拔除。

5. 创新的拔除方法

采用下腔静脉途径时，首先尝试 6F Judkin R. 造影管和鹅颈套圈（Amplatz Gooseneck Snare），将鹅颈套圈经造影管送到电极附近，通过反复释放、圈套、收紧来抓捕电极导线。若电极导线和血管壁、心腔有粘连，导线缠绕或电极残端漂入右心或肺动脉系统时，可将消融电极经股静脉送至电极导线附近，操纵大头进行缠绕、牵拉，游离电极导线，以便下一步的圈套和抓捕。

6. 统计分析

采用 SPSS 17 软件进行统计分析，结果以均数±标准差、范围、数量、百分比表示。非配对的 t 检验或非参数的 U 检验进行统计学差别的分析。$P<0.05$ 为差别有统计学意义。

二、结　果

1. 临床特点（表 2-12-1，图 2-12-1）

表 2-12-1　患者临床特点（患者 $n=9$，冠状静脉电极导线 $n=9$）

临床特点	n（%）
男/女	8（88.9）/1（11.1）
年龄（岁）（范围）	64±6.4（55～72）

续表

临床特点	n（%）
植入指征	
扩张型心肌病（DCM）	7（77.8）
缺血性心肌病（ICM）	2（22.2）
CRT 类别	
CRT-P/CRT-D	5（55.6）/4（44.4）
电极导线拔除指征	
感染	7（77.8）
囊袋感染	5（55.6）
感染性心内膜炎	2（22.2）
革兰阳性菌菌血症	1（11.1）
电极导线障碍	2（22.2）
电极导线种类	$n=29$
冠状静脉（CS）电极（左室电极）	9
右室电极（RV）/右房电极/除颤电极	11/9/4
植入时间（月）（范围）	32.0±23.2（8～78）

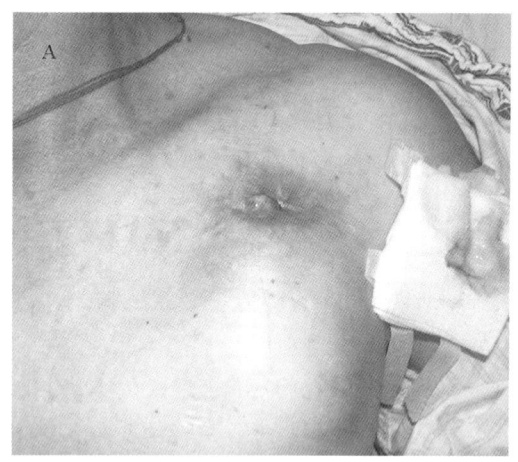 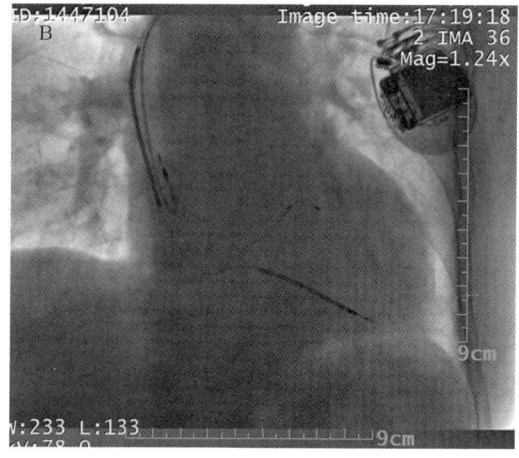

图 2-12-1　拔除指征（见书后彩图）
A. 囊袋感染；B. 电极导线故障（不夺获）。

9例患者中，8例（88.9%）是男性，原植入指征中扩张型心肌病（dilated cardiomyopathy，DCM）7例（77.8%），缺血性心肌病（ischemic cardiomyopathy，ICM）2例（22.8%）。来我们中心前，8例感染患者曾进行过强化抗生素治疗（万古霉素等）。5例囊袋感染患者经历过1～5次囊袋清创、原CRT消毒后再植入，采用新囊袋或深埋于胸大肌下，均失败。平均植入时间是（32.0±23.2）个月（8～78个月）。拔除指征：囊袋感染 5 例（占 55.6%），电极导线故障 2 例（占 22.2%），感染性心内膜炎 2 例（占 22.2%），革兰阳性菌菌血症 1 例（占 11.1%）。9 例患者体内共 29 根电极导线，11 条右室电极导线（含 4 条主动除颤电极），9 条右房电极导线，9 条 CS 电极导线（左室电极导线）。

CS 电极导线拔除的技术特点见表 2-12-2，图 2-12-2，图 2-12-3。

表 2-12-2　冠状静脉（CS）电极导线拔除特征

拔除技术/电极导线特点	n（%）n=9
经静脉拔除途径	
上腔途径	8（88.9）
下腔途径	1（11.1）
植入时间（月）（均数，范围）	
严重粘连 n=2	64.0±19.8（50，78）
其他 n=7	22.9±14.7（8～46）
CS 电极拔除时间（min）（范围）	19.7±18.7（4～52）
拔除技术	
A+手动牵引	6（66.7）
A+B+手动牵引	2（22.2）
C+手动牵引	1（11.1）

A. 锁定钢丝；B. 双层套叠鞘；C. 下腔装置/鹅颈套圈。

操作成功率和临床成功率均是 100%，9 例患者所有 29 条电极导线（包括 9 条 CS 电极导线）均成功拔除。6 条（66.7%）CS 电极在锁定钢丝的辅助下通过上腔静脉途径徒手牵拉拔除；2 条 CS 电极导线与沿途锁骨下静脉、上腔静脉、冠状窦近端形成严重粘连，植入时间明显长于其他冠状静脉电极［(64.0±19.8) 个月 vs. (22.2±14.3) 个月，$P<0.05$］，需要双层套叠式扩张鞘剥离沿途粘连组织，必要时送至冠状窦近端，提供反张力后拔除；另 1 条（11.1%）冠状静脉电极已被离断并滑入心腔，在 6F J R. 造影管和鹅颈套圈配合下从股静脉经下腔静脉拔除。其余所有 23 条电极导线，采用前面提到的拔除策略，采用锁定钢丝、双层套叠式扩张鞘、下腔抓捕器和下腔拔除装置以及我们特有的拔除手法成功拔除。所有患者均获得操作和临床成功。只有 1 例患者出现了导线拔除手术相关的轻微并发症，即少量心包积液。平均拔除时间是 19.7min±18.7min（4～52min）。

2. 实验室检查

感染患者进行规范的血、囊袋组织及导线培养，7 例感染患者中 3 例是金黄色葡萄球菌感染（42.9%），3 例是表皮葡萄球菌感染（42.9%），1 例是沃氏葡萄球菌感染（14.2%）。所有患者无肌钙蛋白 I 升高。

3. 临床随访

感染患者电极导线拔除术后均在 24h 内体温恢复正常。6 例（66.7%）患者于住院期

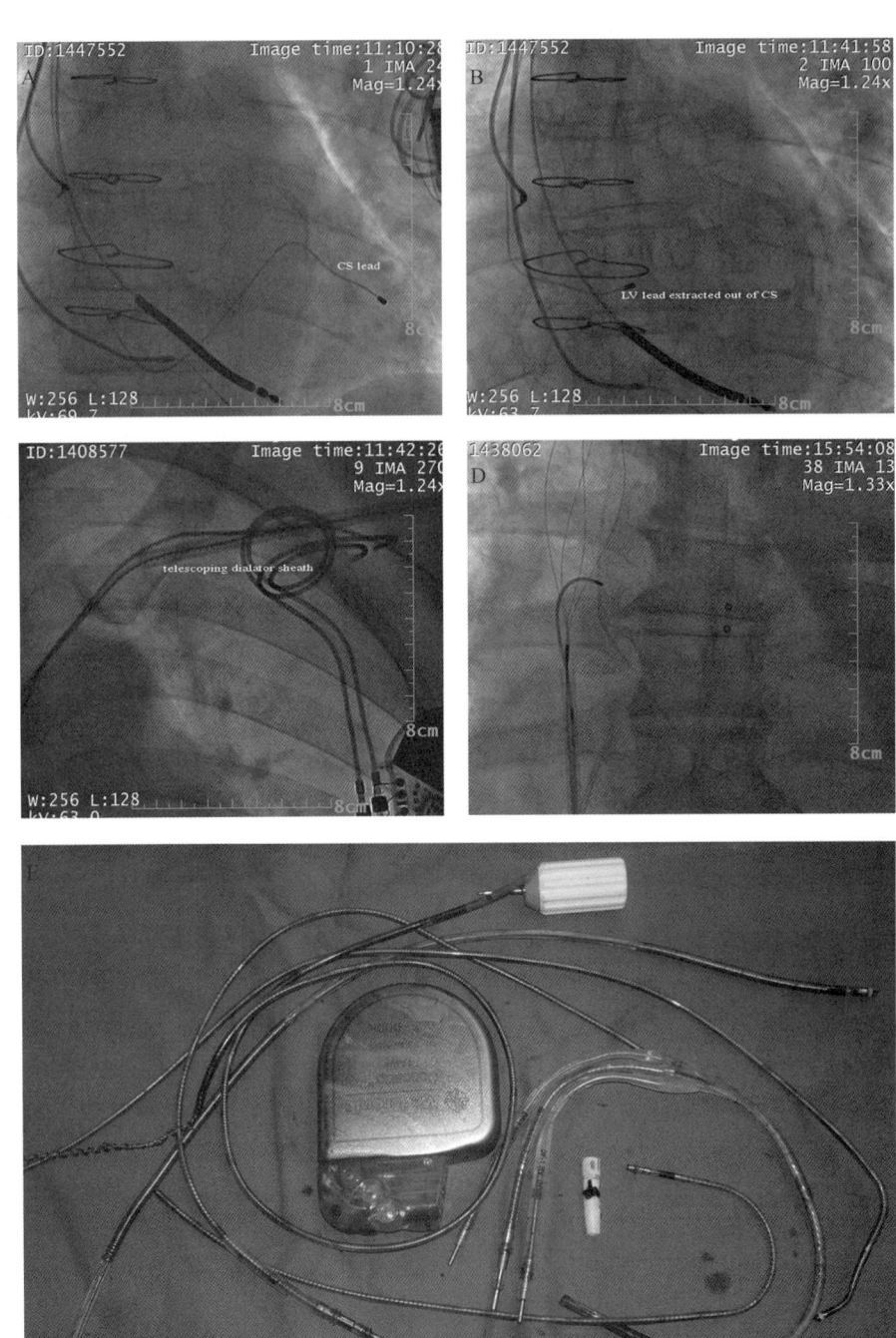

图 2-12-2 CS电极导线拔除技术（见书后彩图）

间进行了再植入（图 2-12-4），其中 5 例（83.3%）患者造影显示原 CS 电极导线拔除血管阻塞或高度狭窄，只能选择其他 CS 分支作为再植入左室电极的目的血管。随访（5.3±3.6）个月，所有患者均存活。

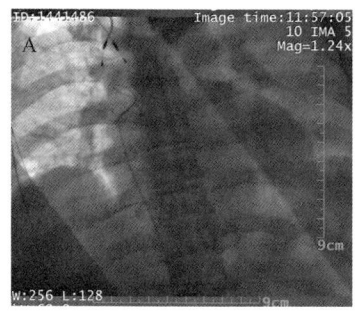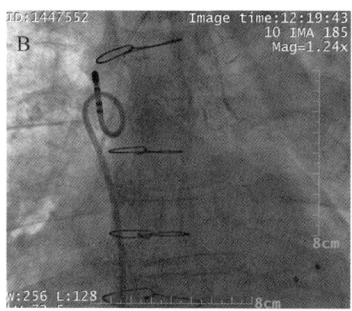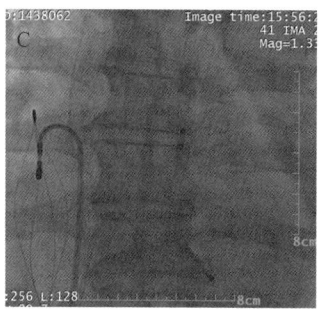

图 2-12-3　创新和特有的经股静脉下腔途径拔除技术（见书后彩图）

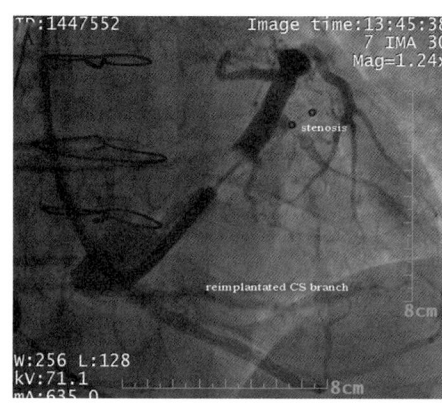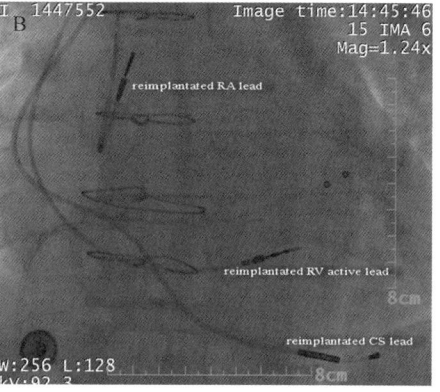

图 2-12-4　CRT 再植入（见书后彩图）

三、讨　论

1. 拔除指征

国内尚没有相关临床研究，上述资料是我们单中心的关于 CS 分支血管内左室电极拔除的临床实践探索。

HRS（2009）《经静脉电极导线拔除专家共识》（简称 HRS 共识）中关于电极拔除的指征包括：感染、慢性疼痛、血栓形成或静脉狭窄、功能电极导线、无功能电极导线。我们研究中，感染（77.8%）是 CRT 系统主要拔除指征，这与以往研究一致，延误心律植入装置（CIED）的移除可能带来致命后果。

这组资料中 4 例患者（33.3%）因电极导线功能障碍进行拔除，而无合并感染。对于这部分患者，我们中心倾向于尽快拔除，一方面原因是有再植入新电极导线的需要；另外非常重要的是基于早期拔除和旷置的临床对比研究结果，随着时间延长，拔除风险因导线和组织、导线和导线之间的纤维粘连加重而增加，特别是存在多条电极导线时。导线的脆性增加也会降低完全移除的可能性。

2. 目前国内对 CRT 感染的处理现状

感染病例的临床处理演变过程部分反映了国内对 CRT 及其他心律植入装置感染的处理现状。保守治疗仍是主流，电极到导线拔除，特别是 CS 电极导线的拔除对于绝大多数国内的心电生理医生来讲仍是空白。

3. 我国特定条件下的CS电极导线拔除经验

我们所使用的是目前国内可以获得的所有辅助工具。所有患者均成功，我们认为以下几点非常重要。

麻醉和心胸外科医生的协同支持必不可缺，一旦出现严重并发症，时间就是生命，比如上腔静脉撕裂、CS破裂，往往即刻需要外科干预。同时急诊超声是必备的。皮肤消毒应从下颌至双膝，下腔静脉途径需要用到股静脉，而剑突下可进行紧急心包穿刺。渐进式（step-by-step）操作程序保证手术的规范和成功率，彻底的囊袋清创非常重要。

作为我们中心特有的拔除办法，经股静脉的消融电极操作灵活，可成功分离粘连电极导线，并可将电极导线引导至易于抓捕的右房、上下腔静脉中；6F Judkin R.造影管配合鹅颈套圈是简单可行的抓捕、拔除导线的办法，当然，联合下腔静脉拔除装置、网篮抓捕器（Dotter Basket Snare）、辅助钢丝、灵活操作的消融电极更加保证了电极导线的拔除效果。

4. 风险

只有1例患者出现了导线拔除手术相关的轻微并发症——少量心包积液，无严重并发症和死亡，与以往几项研究一致。但是HRS共识也明确指出，经静脉电极导线拔除的风险依赖于拔除团队的经验和熟练程度。对于缺乏经验和辅助工具不足的团队，即使有电极导线拔除的最强适应证也属于禁忌证。

四、局限性

首先，这是单中心研究，有限的病例数和拔除指征可能不能完全反映中国现状。其次，极低的并发症可能与拔除团队的丰富经验和有限的病例数有关。对于缺乏经验的中心可能效果相差很大。最后，基于中国目前现状，新型的拔除辅助装置，如电外科鞘、激光鞘、动力鞘还没有尝试。

五、结 论

CS电极导线可以通过传统的牵拉、机械分离、反张力作用和一些独特的方法成功、安全地拔除，但是，鉴于可能的严重并发症和风险，有经验的团队是非常重要的。

（褚现明 李学斌 张 萍 王 龙 李 鼎 段江波 郭继鸿）

参考文献

[1] Cleland JG, Calvert MJ, Verboven Y, et al. Effects of cardiac resynchronization therapy on long-term quality of life: An analysis from the cardiac resynchronization-heart failure (care-hf) study. Am Heart J, 2009, 157: 457-466.

[2] Kasravi B, Tobias S, Barnes MJ, et al. Coronary sinus lead extraction in the era of cardiac resynchronization therapy: Single-center experience. Pacing Clin Electrophysiol, 2005, 28: 51-53.

[3] Hamid S, Arujuna A, Khan S, et al. Extraction of chronic pacemaker and defibrillator leads from the coronary sinus: Laser infrequently used but required. Europace, 2009, 11: 213-215.

[4] Wilkoff BL, Love CJ, Byrd CL, et al. Transvenous lead extraction: Heart Rhythm Society expert consensus on facilities, training, indications, and patient management: this document was endorsed by the American Heart Association (AHA). Heart Rhythm, 2009, 6: 1085-1104.

[5] Baddour L, Bettmann M, Bolger A, et al. AHA scientific statement: nonvalvular cardiovascular device-related infections. Circulation, 2003, 108: 2015-2031.

[6] Baddour LM, Epstein AE, Erickson CC, et al. Update on cardiovascular implantable electronic device infections and their management: a scientific statement from the American Heart Association. Circulation, 2010, 121: 458-477.

[7] Chua JD, Wilkoff BL, Lee I, et al. Diagnosis and management of infections involving implantable electrophysiologic cardiac devices. Ann Intern Med, 2000, 133: 604-608.

[8] Henrikson CA, Zhang K, Brinker JA. High mid-term mortality following successful lead extraction for infection. Pacing Clin Electrophysiol, 2011, 34: 32-36.

[9] Robert GH, William TK, Charles C. Gornick, et al. Deaths and cardiovascular injuries due to deviceassisted implantable cardioverter-defibrillator and pacemaker lead extraction. Europace, 2010, 12: 395-401.

[10] Belott PH. Lead extraction using the femoral vein. Heart Rhythm, 2007, 4: 1102-1107.

[11] Bracke FA. The lead extractor's toolbox: a review of current endovascular pacemaker and CS lead extraction techniques. Indian Pacing Electrophysiol J, 2003, 3: 101-108.

[12] Henrikson CA, Zhang K, Brinker JA. A survey of the practice of lead extraction in the United States. Pacing Clin Electrophysiol, 2010, 33: 721-726.

[13] Kutarski A, Opolski G. PM/CS lead extraction-most difficult and potentially hazardous electrotherapy procedure-logistic and training problems. Kardiol Pol, 2010, 68: 736-742.

[14] Neuzil P, Taborsky M, Rezek Z, et al. Pacemaker and CS lead extraction with electrosurgical dissection sheaths and standard transvenous extraction systems: results of a randomized trial. Europace, 2007, 9: 98-104.

[15] Diemberger I, Biffi M, Martignani C, et al. Excimer laser lead extraction by femoral vein approach. Europace, 2011, 13: 757-759.

[16] Hussein AA, Wilkoff BL, Martin DO, et al. Initial experience with the Evolution mechanical dilator sheath for lead extraction: safety and efficacy. Heart Rhythm, 2010, 7: 870-873.

第13章
起搏器外露和囊袋感染的处理及原因分析

起搏器植入术后，囊袋及导线感染，表现出皮肤破溃、起搏器外露，处理起来困难，常不得不拔除起搏器，安装临时起搏器，起搏器消毒后再重新植入。笔者曾经报道 6 例治愈的经验。自 2008 年 1 月至 2010 年 8 月期间，又收治 23 例，经积极处理，19 例一次治愈，4 例复发后，经再次治疗后痊愈，现报道如下。

一、资料与方法

1. 病例资料

23 例患者，男性 16 例，女性 7 例，年龄 53～77 岁。起搏器自切口处外露合并感染 11 例，下缘处外露合并轻度感染 2 例，感染 10 例。

2. 处理方法

（1）术前处理

术前常规检查，了解肝肾功能及电解质情况。行超声心动检查以了解心功能情况。并行胸部正位 X 线片，了解肺部情况及起搏器和导线的位置。行分泌物培养＋药敏，了解细菌情况及对何种抗生素敏感。同心脏内科医生共同探讨在手术过程中是否应用临时起搏器或调整起搏器的工作状态，以保证患者的心脏功能。每日换药，充分引流，使外露及感染的起搏器分泌物明显减少，准备手术。

（2）清创均采用局部麻醉

术中先切除感染坏死的组织，自此处注入亚甲蓝 2～3ml。使感染组织充分染色，以指示清创过程。注完亚甲蓝后，取出起搏器，将其浸泡在碘伏溶液中，保护起搏器以防损坏及防止导线滑脱。彻底清除囊袋及沿导线感染的肉芽组织，直到正常组织。用碘伏、双氧水、甲硝唑反复冲洗腔隙后，可见感染的组织颜色略暗，再次清理囊腔及导线周围的疑似感染组织。反复冲洗，使囊腔及导线周围处于相对无菌状态，重新消毒、铺巾，更换手术器械。

（3）起搏器重置

根据术中情况，在起搏器原切口下，顺胸大肌肌纤维走行方向，将胸大肌分开，在胸大肌下剥离适当大小的腔隙，彻底止血；将起搏器植入胸大肌下，检查起搏器在腔隙中情况，使其无张力、无成角、平坦地放置在腔隙中，亦使导线无成角、无张力地伸展到腔隙中。在新的腔隙内及原起搏器所在腔隙内各放引流管两根，一根滴注，一根引流。

(4) 术后处理

依据分泌物培养＋药敏结果，静脉及滴注引流均采用敏感抗生素。敏感抗生素 2 次/日，余采用甲硝唑静脉滴注。保持抗生素滴注速度 20 滴/分，甲硝唑液 30 滴/分，保证引流通畅。早期伤口有渗出，要及时更换敷料。

二、结　果

23 例均全部治愈。12 例于术后 3~6 个月随访，未再出现感染及起搏器外露等并发症。但 23 例中有 4 例感染复发，经再次清创处理后痊愈，4 例中有 2 例为起搏器导线感染，1 例残留导线感染，1 例起搏器感染并外露。4 例患者中 1 例年龄大，长期吸烟导致持续咳嗽、咳痰、桶状胸，起搏器外露，经再次清创，将起搏器植入对侧胸部后痊愈。

三、讨　论

1. 起搏器外露原因及处理

(1) 起搏器切口处外露

感染不重的切口处外露，主要原因：切开皮肤时未与皮肤垂直，分离腔隙时其皮肤边缘过薄，致皮缘血运不佳，而缝合时，只缝合皮下层，使起搏器游移到切口下，影响切口的愈合。此时感染不重，可将起搏器取出、消毒，将囊腔扩大，大于起搏器边缘 0.5cm，重新植入起搏器，将切口处皮肤与其下深部组织固定 2~3 针，并进行滴注引流，依据术前的药敏试验结果采用持续滴注。

感染较为严重的切口处外露，主要原因：术中无菌操作不严格，患者体弱、抵抗力差，感染形成脓肿。起搏器可在早期自切口处外露，此时应尽早切开引流，同时行分泌物培养＋药敏试验，依据经验先行伤口滴注引流，待分泌物培养结果回报后，改用敏感抗生素滴注引流，引流液清亮后，再采用本文中介绍的方法清创，重新植入起搏器。

血肿后感染起搏器外露：患者服用抗凝药物，有出血倾向及术中止血不彻底，术后起搏器囊腔内未放引流等情况可致术后血肿。此时起搏器表面皮肤颜色变暗，腔隙内有波动感，此时有血肿形成，经医生反复抽吸及挤压，易继发感染，并致起搏器自切口处外露，如有较大血肿产生，最好自切口处进入，取出起搏器，消毒、清理血肿，彻底止血，如皮肤内有渗出，颜色变化较大，考虑在健康的皮下重新剥离一腔隙，再植入起搏器。

(2) 起搏器自正常皮肤处外露

主要原因是剥离的层次过浅，或切口处剥离的层次正常，而后渐浅，同时由于起搏器的重力作用，使其下缘在正常皮肤处外露。另一种情况是剥离腔隙过小，起搏器挤压正常皮肤，导致皮肤缺血坏死，造成外露。第三种情况是患者过于瘦弱，皮肤脂肪层过薄，而植入的起搏器过大，致下缘处皮肤压迫坏死，起搏器外露。发生外露后，先行分泌物培养＋药敏试验。参照本文中介绍的方法清创，重新植入起搏器。

2. 滴注引流及患者的护理

术后滴注引流多使用0.9%生理盐水100ml加敏感抗生素，每日2次，2次间采用0.25%甲硝唑葡萄糖液持续滴注：抗生素，20滴/分，甲硝唑，30滴/分。为防止负压管堵塞，护理十分重要，必须时刻关注引流情况，包括引流量、性质，尤其是是否通畅并记录，保证出入量的平衡。滴注引流是手术成功的关键，并嘱陪护人员配合，及时与医护人员沟通。同时注重患者的心理护理，使其加强战胜疾病的信心。

（马显杰　刘　兵　夏文森　杨　青　李威扬　王　璐）

参考文献

[1] 马显杰，夏炜，张辉，等. 起搏器外露的处理方法及原因分析. 中国美容整形外科杂志，2007，18（5）：363.

[2] 蔡艳丽，马显杰，李筱琴. 运用整形外科方法治疗心脏起搏器植入术后起搏器外露手术期的护理. 中国美容医学，2010，19（5）：761.

第14章

起搏系统感染与囊袋破溃的研究

随着人口老龄化及起搏器适应证的扩展,全球植入数量不断增加。然而,随着植入数量的激增,起搏器系统相关感染及伤口破溃问题日渐凸显,特别是不恰当的处理给患者带来的危害同样不容忽视。本文将天津医科大学总医院对起搏器系统感染及伤口破溃的处理情况报告如下。

天津医科大学总医院自2005—2012年植入起搏器共719例,其中新植入614例,更换105例。选取其中10例病例:4例患者发生起搏器系统感染,感染率为0.56%;2例患者伤口裂开但无感染证据;1例患者术后反复低热,无相关感染证据;3例于2005年以前安装起搏器的患者发生囊袋破溃(继发感染)。

一、10例患者一般资料

10例患者中男性6例,平均年龄67.8岁±14.9岁。4例患者血培养阳性,伴有发热、寒战等全身症状。9例患者伴有囊袋局部症状或体征,仅2例分泌物培养阳性(见表2-14-1)。

表2-14-1 患者的一般资料

病例编号	性别	年龄(岁)	诊断	菌血症	伤口	血培养	分泌物培养
1	男	40	三度AVB	有	破溃、化脓	表皮葡萄球菌	阴性
2	男	73	持续性心房颤动伴缓慢心室率	无	裂开	阴性	阴性
3	女	64	SSS	有	肿胀、皮肤变薄、粘连、皮疹	金黄色葡萄球菌	阴性
4	女	67	三度AVB	有	发红	金黄色葡萄球菌	阴性
5	男	77	SSS	无	暗红、不愈合	阴性	阴性
6	女	80	三度AVB	有	裂开	铜绿假单胞菌	铜绿假单胞菌
7	女	55	SSS	无	正常	阴性	无
8	男	53	三度AVB	无	破溃	阴性	阴性
9	男	87	三度AVB	无	破溃	阴性	阴性
10	男	82	二度AVB	无	破溃	阴性	表皮葡萄球菌

注:AVB:三度房室传到阻滞;SSS:病态窦房结综合征。

二、起搏器感染患者特点

分析7例确诊为起搏器系统感染患者的临床特征：4例为术后早期感染，均伴有术后寒战、弛张型高热与血培养阳性，其中囊袋破溃或原有局部皮肤病变3例，术前一天行临时心脏起搏保护2例，因电极脱位行电极导线复位术2例。提示伴有菌血症的起搏器感染患者发病表现较早，术后发热，尤其是伴有寒战的患者应警惕起搏器感染，而术前临时起搏和术后近期2次手术的患者发生起搏器感染的机会增加。起搏器感染主要集中在2005—2006年，与术前未预防性静脉应用抗生素有关。另外3例患者为晚期感染，均为囊袋破溃后未及时就诊而继发局部感染，其中2例患者高龄，有脑梗死后遗症，体弱消瘦，囊袋皮肤局部变薄、发痒，因患者搔抓致局部皮肤破损，另外1例患者从事体力活动，右上肢反复剧烈活动，使得起搏器与皮肤摩擦导致皮肤破损（见表2-14-2）。

表2-14-2 起搏器感染患者特点

病例编号	术前发热	术前临时起搏	术后发热	囊袋血肿	近期2次手术	营养状况	术前静脉应用抗生素	发病距离植入时间
1	有	是	是	无	是	良好	否	1个月
3	无	否	是	无	否	良好	否	1个月
4	无	否	是	无	是	良好	否	2周
6	无	是	是	无	否	良好	是	2周
8	无	否	否	无	否	良好	是	11年
9	无	否	否	无	否	差	是	2年
10	无	否	否	无	否	差	是	8年

三、起搏器感染患者的处理与转归

7例患者中仅1例（病例10）患者经保守治疗成功，该患者入院时起搏器及电极外露，局部有脓性分泌物，经静脉抗生素、局部碘伏消毒、清除坏死组织、10%高渗盐水减轻局部组织水肿等治疗4周后，伤口干燥，肉芽组织新鲜，局部清洁，局部组织培养阴性，行清创缝合术，保留起搏器及电极导线，伤口一期愈合。2例患者保守治疗失败，其中1例（病例4）术后反复高热、寒战，院外应用静脉抗生素有效，但停药后仍反复发热，术后半年才就诊于天津医科大学总医院，患者伤口无红肿及破溃，血培养阴性，考虑患者无起搏器系统感染证据，给予静脉万古霉素治疗2周好转出院。出院后1周再次发热，血培养阳性，诊断为起搏器系统感染，给予静脉万古霉素治疗6周后停药观察，3天后患者体温再次升高，血培养阳性。取出起搏器系统（拔除电极导线）后于对侧植入新装置，随访至今无复发。另外1例（病例3）患者术后1个月出现高热、寒战，院外给予头孢哌酮/

舒巴坦、万古霉素等治疗 40 天患者体温正常。术后 1 年伤口外侧皮肤变薄、颜色似瘢痕，局部粘连，囊袋局部突起、有波动感，无红肿、破溃及窦道。在严格无菌操作下行囊袋穿刺，抽出淡黄色液体，培养无菌落发育。抗生素治疗 2 周后行局部清创，切除局部瘢痕及坏死组织，缝合伤口，伤口一期愈合。出院后患者反复因伤口局部皮肤变薄、颜色加深、局部皮疹、发痒入院，但均未出现伤口破溃，给予静脉抗生素、局部抗过敏药物好转出院。术后 2 年因反复出现伤口局部皮肤变薄，保守治疗无效，考虑起搏器系统感染，故取出起搏器，保留电极导线，清创缝合。4 个月后伤口状况复燃，遂拔除电极导线（血管内反推力牵引法），术后应用抗生素 2 周，伤口一期愈合。随访患者至今未再出现伤口异常。2 例（病例 1、6）患者确诊起搏器感染后果断取出全部装置，于对侧植入，取得良好的效果。另外 2 例（病例 8、9）晚期感染患者，保守治疗 2 周，待局部伤口清洁、干燥、培养阴性后取出起搏器，保留电极导线，清创缝合后均一期愈合，其中 1 例（病例 8）患者同时于对侧植入新起搏器，另外 1 例（病例 9）患者 2 周后于对侧植入新起搏器（表 2-14-3）。

表 2-14-3　起搏器感染患者的处理

病例编号	保守治疗	拔除起搏器系统	拔除前抗生素使用时间	拔除后抗生素使用时间	新装置植入时间	新装置植入部位	转归
1	否	是	2 周	2 周	2 周	对侧胸部	痊愈
3	是	是	2 周	2 周	未植入	—	痊愈
4	是	是	3 周	3 周	3 周	对侧胸部	痊愈
6	否	是	1 周	2 周	2 周	对侧胸部	痊愈
8	否	是	2 周	2 周	同时植入	对侧胸部	痊愈
9	否	是	2 周	2 周	2 周	对侧胸部	痊愈
10	是	否	—	—	—	—	痊愈

四、其他原因拔除起搏器系统

2 例患者因伤口不愈合拔除全部装置，其中 1 例（病例 2）术后 1 周伤口愈合不良、脂肪液化导致伤口裂开，保守治疗无效，移除装置后清创缝合，伤口一期愈合后于对侧重新植入。1 例（病例 5）因心房电极脱位于术后 3 天进行复位，伤口不愈合，皮肤暗红，换药 2 周无效，取出装置，伤口周围皮肤发黑、坏死，随访 1 个月后局部脱痂愈合。另外 1 例（病例 7）患者术后间断发热，体温最高 38.0℃，抗生素治疗无效，多次血培养阴性，伤口无红、肿、热、痛等炎性表现，患者思想压力较大，要求取出起搏器，遂于植入 2 个月后取出装置，体温恢复正常，择期再植入，本患者不能确诊为起搏器感染，不除外其他原因所致的发热。

五、讨　论

目前起搏器系统相关并发症，尤其是感染，若处理不当给患者带来的危害同样不容忽视。早年，起搏器感染率为 0.13%～19.9%。大多数感染局限于囊袋，感染性心内膜炎占起搏器系统感染的 10% 左右，随着起搏器体积的变小、心内膜电极导线的出现、经静脉胸前植入及植入技术提高，感染率随之下降。近年来由于埋藏式心脏复律除颤器（ICD）和心脏再同步化治疗（CRT，包括 CRT-P/D）植入数量的增加，以及植入医师人群结构的改变等多种因素，感染率呈现增加的趋势。起搏器系统感染是灾难性的并发症，它不仅增加患者的住院率、死亡率，增加医疗费用，而且在目前我国医疗环境下，极易引起医疗纠纷。天津医科大学总医院心内科近 8 年来起搏器感染发生率为 0.56%，处于较低水平（另两例局部原切口部位皮脂腺脓肿患者未计算在内）。

起搏器系统感染与患者免疫力低下（肾功能不全、服用激素等）、合并其他疾病（糖尿病、心力衰竭等）、口服抗凝药物、术前 24h 发热、围术期未预防性应用抗生素、电极的数量、术者经验、术前临时起搏等因素有关，此外起搏器更换、术后近期 2 次手术（电极脱位、急性阈值增高）等原因使感染率增高。起搏器感染致病菌绝大部分为葡萄球菌，约占 60%～80%，原因主要是由于手术污染，污染可能来源于局部皮肤及附属物，亦可来源于术者，术前充分清洁、消毒皮肤，术中严格无菌操作是预防感染的必要措施。本文 4 例早期感染患者中，2 例术前临时起搏保护，2 例因电极脱位行电极复位术，与文献报道一致。3 例晚期感染患者中 2 例患者为高龄，有脑梗死后遗症，体弱消瘦，囊袋皮肤局部变薄、发痒，因患者搔抓致局部皮肤破损，提示宿主因素在感染的发病机制中起一定的作用。7 例起搏器感染患者中 4 例致病菌为葡萄球菌，1 例为铜绿假单胞菌，说明葡萄球菌是起搏器感染的主要致病菌。

起搏器感染的处理对心血管医生是一个严峻的考验，根据 2010 年美国心脏协会（AHA）《心律植入装置感染与处理最新专家共识》，提出对于未累及装置或导线的囊袋表浅或切口局限感染，不需拔除起搏器系统，口服抗葡萄球菌抗生素 7～10 天，囊袋局部处理。因瓣膜性和（或）电极相关感染性心内膜炎、菌血症而确诊的心律植入装置感染患者，表现为囊袋脓肿、装置腐蚀、皮肤粘连、慢性窦道的囊袋感染患者，瓣膜性心内膜炎（即使没有电极导线或心律植入装置参与证据）患者，隐匿性革兰阳性菌菌血症患者，持续的隐匿性革兰阴性菌菌血症患者，均应拔除全部心律植入装置。目前无资料证实移除感染的心律植入装置后抗生素使用的最佳时间及何时改为口服，2010 年 AHA《心律植入装置感染与处理最新专家共识》建议：囊袋感染导致心律植入装置拔除时，抗生素持续应用 10～14 天；血行感染导致心律植入装置拔除时，抗生素至少持续应用 14 天；对于复杂感染（感染性心内膜炎、血栓性静脉炎、心律植入装置取出后及应用合适的抗生素后仍然出现血行感染），抗生素至少应用 4～6 周。无论开始使用抗生素早晚均不应推迟心律植入装置拔除，抗生素的选择应根据致病菌的药敏结果来确定。

在植入新装置前要充分评估再次植入的必要性，美国资料显示在移除装置后大约 1/3 患者无需再次植入新装置。植入部位多选择对侧胸部，若对侧不可行可考虑植入于腹部或心外膜。新装置植入的最佳时机目前尚不清楚，有研究建议装置移除后24h即可考虑植入新装置，另外一些研究则建议根据血培养结果及病原菌的类型来决定重新植入时间，也有在拔除装置后即刻植入新装置的报告。2010年AHA《心律植入装置感染与处理最新专家共识》建议：若拔除装置前血培养阳性，血培养阴性至少72h方可考虑新装置植入；若有瓣膜感染的证据，至少在装置拔除后14天方可植入新装置。

本文中2例（病例3、4）患者保守治疗失败，其中1例（病例3）保留电极导线致病情反复，我们应吸取教训，应尽早拔除全部装置，以免给后续治疗带来更大的困难。2例（病例8、9）晚期伤口破溃患者仅取出起搏器，保留了电极导线，1例（病例10）保守治疗成功，伤口均一期愈合，并未出现复发，可能与感染较局限、电极导线植入时间较长致病原菌不易附着、长时间应用抗生素及局部消毒、局部新鲜肉芽组织的抗菌作用等因素有关，但是否能够推广尚需进一步探讨。随着我国进入老龄化社会，高龄、体弱消瘦、合并多种疾病的患者越来越多，伤口愈合不良的发生率可能增加，术前应充分评估患者的愈合能力，必要时可考虑胸大肌下植入或腹部植入等方法，以免因伤口不能愈合造成装置拔除，增加医疗风险。

我们的体会是，对于起搏器感染应做到重在预防，早期诊断，果断处理，重新植入应慎重。预防措施包括术前充分评估患者有无感染征象、术前预防性应用抗生素、充分的皮肤清洁与消毒、术中严格的无菌操作、充分止血，建议在有条件的医院，逐步达到洁净系统的百级标准。术后加强对患者教育，发现任何局部及全身异常及时就诊，以便尽早发现起搏器相关感染，尽早采取措施。同时广大医生应增强对起搏器感染的认识能力和防范意识，尽早识别。本文2例（病例3、4）患者术后出现发热后未及时来院就诊，延误了最佳诊断及治疗时机，给治疗带来很大困难。确诊起搏器相关感染后，充分评估，符合拔除装置指征时应尽早下定决心，果断决策。重新植入新装置要个体化，对于无起搏器依赖的患者，可考虑先停用抗生素后观察有无复燃，尽可能延长重新植入时间；对于起搏器依赖的患者，待感染充分控制后再考虑重新植入新装置，总之要慎重。

（于向东　张文娟　王　清　李永乐　朱可佳　程　晔　张　亮　万　征）

参考文献

[1] Conklin EF，Giannelli S Jr，Nealon TF Jr. Four hundred consecutive patients with permanent transvenous pacemakers. J Thorac Cardiovasc Surg，1975，69（1）：1-7.

[2] Cabell CH，Heidenreich PA，Chu VH，et al. Increasing rates of cardiac device infections among Medicare beneficiaries：1990—1999. Am Heart J，2004，147（4）：582-586.

[3] Uslan DZ，Sohail MR，St Sauver JL，et al. Permanent pacemaker and implantable cardioverter-defibrillator infection：a population-based study. Arch Intern Med，2007，167：669-675.

[4] Baddour LM，Epstein AE，Erickson CC，et al. American Heart Association Rheumatic Fever，Endocarditis，and Kawasaki Disease Committee，Council on Cardiovascular Disease in Young，Council on Cardiovascular Surgery and Anesthesia，Council

on Cardiovascular Nursing, Council on Clinical Cardiology, Interdisciplinary Council on Quality of Care, American Heart Association. Update on cardiovascular implantable electronic device infections and their management: a scientific statement from the American Heart Association. Circulation, 2010, 121 (3): 458-477.

[5] Da Costa A, Lelièvre H, Kirkorian G, et al. Role of the preaxillary flora in pacemaker infections: a prospective study. Circulation, 1998, 97 (18): 1791-1795.

第三篇 进展与综述

第1章
心律植入装置感染：日趋严重的临床问题

一、心律植入装置治疗现状

随着起搏器和埋藏式心脏复律除颤器（ICD）等心律植入装置（CIED）的改进和植入技术的提高，心律植入装置系统的应用范围在拓宽。目前全球约有超过3 250 000人植入起搏装置，然而植入系统感染的发生率却不成比例地增加，Cabell CH统计了美国老年医疗保险受益人保健财务管理组织（the health care finance administration for medicare beneficiaries）记录。自1990年1月至1999年12月的10年间，CIED系统植入数量增加了42%，而感染发生率却增加了120%。另一组来自美国全国医院出院调查研究数据表明，1996年至2003年CIED系统植入增加了49%，而感染发生率却增加3.1倍。2003年荟萃21项CIED研究的综述报告美国CIED的感染率是0.8%~5.7%，但目前真实的CIED感染发生率尚难以确定，原因是缺乏强制性注册或报告。我国尚无这方面的权威数据。引起这种CIED感染变化的情况的原因尚不明确，其可能原因包括起搏适应证的拓宽；受益患者群改变，如患者群预期寿命增加和日益高龄化，合并症多；CIED系统更换和使用时间延长，手术中对CIED修整，术者的手术经验不足；对CIED感染的诊断方法和认知程度的提高等诸多因素。CIED系统的感染不仅给患者带来多种负担，而且据统计美国用于CIED系统感染患者的药物和手术治疗平均费用达到25 000~50 000美元，因此引发了许多社会问题。从医学角度考虑，感染增加的原因也应当探究、重视和加强预防。

二、CIED系统感染的发病机制

CIED系统的感染是由病原体、植入装置及宿主之间复杂的、多因素的相互交叉作用所致。细菌感染为最常见的CIED系统感染，其中85%为葡萄球菌感染。凝固酶阴性的葡萄球菌最多见，约占68%，主要为表皮葡萄球菌（staphylococcus epidermidis）；金黄色葡萄球菌约占23%。表皮葡萄球菌是主要的条件致病菌，作为存在于健康人皮肤表面的正常菌群，它并不致病，但可伴随"异物"（生物工程材料）进入人体或循环系统。黏附在材料表面的细菌不断繁殖，合成多糖的黏质物，产生荚膜多糖，与吸附到材料表面的机体细胞外基质蛋白，共同形成包绕生物材料表面的生物膜（biofilm），抗生素很难奏效，从而导致顽固的血行感染等。有研究发现，细菌黏附在生物工程材料表面和邻近的组织是引起这些感染的起始原因。在几种细菌对金属表面黏附的体外实验中，发现金黄色葡萄球菌的黏附力最强，并且纤维蛋白原可以直接促进金黄色葡萄球菌对生物工程材料的黏附。生物膜一旦形成，便为游离状态的细菌提供新的黏附位点，同时细菌不断地从生物膜游离释放出来成为慢性感染源。抗生素对从生物膜中游离出来的细菌有效，但不能消除黏附在生物膜及其内的细菌。因此，这也是内科治疗这类慢性感染更困难的主要原因。

CIED系统的理化特性对引发感染也是至关重要的。主要包括CIED与电极导线的生物材料的类型、外表质地和形状。如乙烯树脂和聚氨酯材料，其表面张力低，吸附纤维蛋白原和血小板的能力低于表面张力高的生物工程材料。一旦纤维蛋白和血小板吸附在材料表面就会形成表面结合物。植入的电极导线引起三尖瓣反流，导致血流紊乱，剪切力改变；在血液湍流区域，剪切力下降，促进内皮细胞激活、血小板聚集和微生物黏附。这均有利于微生物寄生。

患者的全身状态也影响感染的发生。术后1~3个月，CIED系统表面的内皮化对防止感染的发生具有至关重要的保护作用。最近的一项回顾性对照研究显示，既往有CIED系统感染史，恶性肿瘤，长期应用皮质醇激素，多次CIED修整术，长期中心静脉置管，超过两条起搏电极导线的植入，术前24h内发热，临时CIED植入和先期有介入治疗等，以及CIED术前的牙病治疗史、外科治疗史、外伤史都增加CIED植入后的感染机会。预防性使用抗生素有一定的保护作用。CIED系统，尤其是电极导线作为体内异物，极易成为人体内潜在微生物的适宜生存"宿主"，而使抗生素的作用受限。

三、临床表现

CIED系统感染可发生于CIED囊袋及周围组织、电极导线经过的皮下隧道、与电极导线接触的心腔、大血管内膜乃至全身。局部感染者可表现为红肿、脓性分泌物、蜂窝织炎或伤口裂开；伴发血行感染者可出现感染性心内膜炎症状，如发热、白细胞增高、菌血症、脓毒败血症、栓塞症状（特别是肺栓塞）。临床症状取决于病原学种类的不同，毒性弱的细菌如凝固酶阴性葡萄球菌或杆菌常引起亚急性或者慢性感染，临床表现轻微，如伤口愈合不良或糜烂。金黄色葡萄球菌感染患者表现为菌血症或脓毒败血症、中毒性休克、脏器衰竭和栓塞。急性感染的表现可能只是术后24h内及以后的弛张型发热伴寒战，抗生素、非甾体类药物只能暂时使体温正常。在使用抗生素治疗前，规范血培养检查是必需的。不管血培养是否阳性，在规范的治疗结束后，再次发热，就应首先考虑血行感染的诊断。此时再次使用抗生素治愈感染的可能性很小，多数只能暂时缓解症状，停药后复发，因此抱有侥幸治愈的心理是不可取的，其结果是后续治疗更加困难。

CIED系统感染的一部分原因是由于CIED囊袋感染，局部细菌沿电极导线迁移，并在血管内增殖，最终血行感染。这与手术时间过长、早期囊袋皮肤破损和术前皮肤不清洁有关。在规范操作下，手术致血行感染的可能性很小，但这也可能是急性感染的原因之一。另外一部分原因是全身远位器官感染引起菌血症导致CIED系统感染。这种情况常继发于中心静脉置管、泌尿系统感染、肺炎、皮肤软组织感染及腹部感染。1994—2000年，

Chamis 等前瞻性观察一组金黄色葡萄球菌菌血症累及 CIED 和 ICD 系统感染的发生率，发现 45.5%（15/33 例）患者发生 ICD 系统感染。在 CIED 系统植入 1 年内 12/33 例发生菌血症，称为早期菌血症感染，其中 9/12 例累及 CIED 系统感染，这 12 例患者中 2 例死亡（16.7%）。另 21 例患者菌血症发生在植入 CIED 1 年后，称为晚期菌血症感染，其中 6 例患者确诊为 CIED 感染，9 例为可疑 CIED 感染，21 例中死亡 10 例（47.6%）。60% 的确诊 CIED 感染患者没有 CIED 局部囊袋感染临床表现。总共取出 CIED 系统 12 例，其中死亡 2 例（16.7%），没取出 CIED 系统的 21 例中死亡 10 例（47.6%），后者明显高于前者。52% 患者是源于软组织感染，30% 源于血管内感染，18% 源于心脏内装置引起的感染。研究者认为，早期葡萄球菌菌血症累及 CIED 的可能性高，而晚期菌血症，CIED 受感染不太可能是来自最初菌血症感染源。多数患者没有 CIED 局部囊袋受累的征象。但无论如何，菌血症和（或）合并 CIED 感染患者病死率是很高的。原因是有植入人工生物材料的患者一旦发生菌血症，有很高的细菌种植风险，治疗是很困难的。

四、CIED 系统感染的诊断

由于 CIED 系统感染的临床表现不一，故诊断有一定的困难。而正确的诊断是确保感染患者得到及时、有效、恰当治疗的关键，同时可以避免非感染的患者取出 CIED 系统，特别是依赖于 CIED 系统的患者，可减少手术风险。非外科手术取出 CIED 电极导线系统的死亡率高达 25%。

大多数囊袋感染发生在一年之内，伴有局部感染征象，局部细菌培养阳性诊断并不困难，部分金黄色葡萄球菌感染患者可同时伴发全身感染征象。对于弱致病菌如凝固酶阴性葡萄球菌诊断常较困难。要详细采集病史，询问患者有无囊袋创伤或捻弄 CIED 的情况，对可疑患者进行血培养检查。

确诊器械相关的感染性心内膜炎就更加困难。CIED 患者出现发热伴寒战，尤其术后 24h 内，查病原学阳性便可以确诊。对于伴发全身感染征象不明显者可行经食管超声心动图（TEE）检查，检出心内电极导线赘生物可以明确诊断。TEE 对感染性心内膜炎的诊断敏感性>90%，远远高于经胸超声心动图（TTE）30% 的敏感性，临床高度怀疑但首次超声心动图检查阴性时必须多次复查。放射影像学检查对器械相关的感染性心内膜炎诊断无特异性。最近一些研究应用酶联免疫吸附法测定生物膜的多聚糖，以此诊断生物膜形成相关的器械感染。

五、CIED 系统感染的防治

1. CIED 系统感染的治疗　CIED 系统发生感染后应根据患者的临床情况采取治疗措施，但目前尚无大规模前瞻性临床研究对植入 CIED 感染后单独使用抗生素治疗与抗生素治疗联合取出植入装置的治疗效果进行评价。虽然有一些用保留植入装置和延长抗生素治疗时间的方法获得成功的个例报告，但是保守治疗有很高的失败率。在非特殊情况下，不建议使用保守治疗方法。多项研究表明，取出整个CIED系统比保留部分或全部电极导线再感染率明显降低。同时注意到CIED植入的囊袋局部并发症通常与电极导线的血管内感染有一定关系，并且有进展为全身系统感染的危险。即使没有其他感染征象，有局部感染时应果断地取出整个CIED系统。没有全部取出导线的患者有50%再发感染。因此AHA《心律植入装置感染与处理专家共识》推荐取出整个CIED系统以达到治愈感染的目标。

天津医科大学总医院在20世纪80年代初处理4例经开胸植入CIED后电极导线在体外胸腹部留有残端的患者，经反复换药、清创和抗生素治疗均将电极导线残端成功埋置体内，无后续感染。另两例CIED破溃的患者也经上述方法和缝合最终治疗成功。应强调的是这些患者的伤口均为干燥创面，无局部分泌物和化脓，无血行感染。天津医科大学总医院近4年来共有8例起搏器植入术后感染患者，包括两例囊袋破溃者，多次局部及血培养阴性，经抗生素治疗和囊袋清创后原位缝合成功；两例感染囊袋局部培养出表皮葡萄球菌，血培养阴性，囊袋冲洗加抗生素治疗两周，行囊袋清创术，取出起搏器，包埋原电极，于对侧植入起搏器而获痊愈。两例电极导线脱位行二次手术患者，1例出院后5天，囊袋出现金黄色葡萄球菌化脓感染，血培养阴性，尽管采用囊袋上下两个切口充分引流，充分抗生素治疗，每日两次稀释碘剂和生理盐水各200ml冲洗10天，仍无效。最终在临时起搏保护下取出CIED系统，并将囊袋彻底清创获得一次治愈，择期于对侧植入起搏器成功。另一例患者术后囊袋一期愈合，但出院后反复发热，血培养为葡萄球菌，经规范的抗生素包括万古霉素治疗临床表现消失，一旦停药即发热，于8个月后取出起搏器系统后痊愈，择期于对侧植入起搏器成功。1例术后伤口一期愈合，出院2个月后间断发热伴寒战，血培养为葡萄球菌，抗生素仅暂时有效，于两年后取出起搏器系统后痊愈，重新评估后，暂缓植入起搏器。后两例患者均有术后24h内发热伴寒战的短暂过程，抗生素治疗后体温等症状消失，不伴其他临床典型菌血症表现。笔者认为血行感染的确切原因十分复杂，也很难确定，但术前必须缜密地排除可疑的潜在感染灶，否则很难做到万无一失。对于确诊血行感染的患者应该尽早采取拔除电极导线的措施，不应单纯药物治疗。目前耐药菌株的普遍存在是常规强度与短疗程预防性应用抗生素的疗效有限的原因之一，此外常规强度与短疗程抗生素预防性应用对于CIED的疗效也一直存有争议，原因是CIED系统是一种特殊的心律植入装置（异物），用通常的血行感染的治疗方法本身就可能无效。对于老年患者应特别叮嘱保持皮肤清洁和定期观察囊袋外观，其皮下组织菲薄及清洁失当是致皮肤磨破的常见原因之一。患者随访内容应包括预防感染的项目。

起搏电极导线植入术后超过3个月以上患者，进行电极拔除手术时，建议在心外科支持下进行，以避免发生严重的手术并发症。目前取出心内膜电极导线的方法可分为以下几类：①临床上最早应用的是直接牵引法，成功率低，严重并发症多；②血管内反推力牵引技术，该技术是目前临床上最常用和较为安全的电极导线拔除方法；③用激光法拔除导线：对于长期植入CIED的患者，导线拔除困难，经皮激光辅助鞘管取出技术（percutaneous laser-assisted sheath techniques）能提供帮助，但最好应用于感染不很严重的患者；④外科开胸取电极导线，适用于CIED植入时间长、血管内反推力牵引法拔除导线失败或有禁忌证患者。

大多数患者在拔除感染的CIED系统后或者清创术后，都应该给予至少2周的抗生素治疗（图3-1-1）。感染的CIED系统取出后，是否有必要再植入新的CIED系统需要再评价。Mayo Clinic 的一组研究中只有 67％的患者需要再植入 CIED 系统。即使血培养阴性，新的 CIED 系统也应在 3 天后植入（图 3-1-2）。

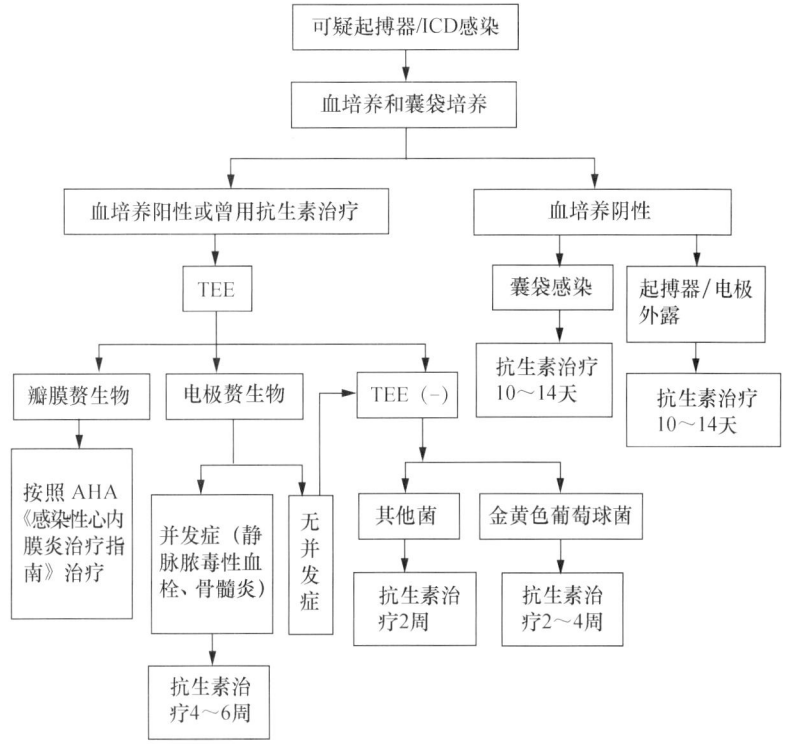

图 3-1-1　Mayo Clinic 起搏器/ICD 感染的治疗建议（此图只适用于感染的 CIED 完全取出患者）

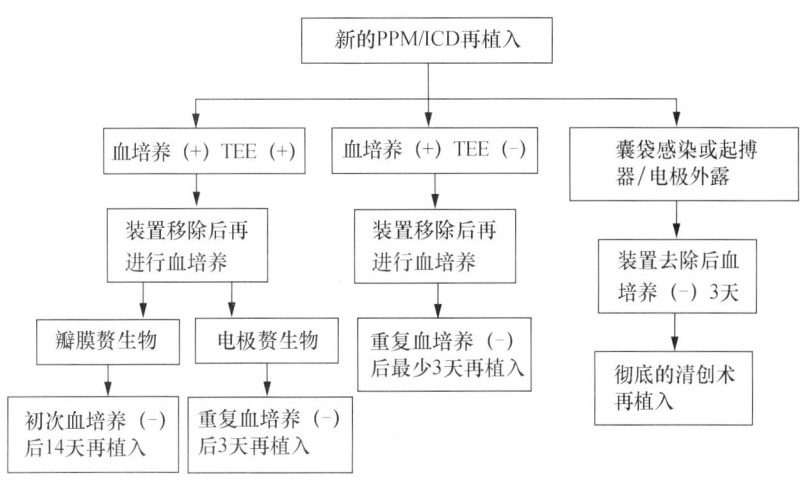

图 3-1-2　Mayo Clinic《起搏器/ICD 感染后 CIED 再植入指南》

以下的治疗方案来自美国 Mayo Clinic，值得推荐：
（1）所有患者在评价 CIED 系统感染初期，至少进行两次血培养；
（2）在器械取出同时做 CIED 的革兰染色、细菌培养及电极头端的细菌培养；
（3）对血培养阳性以及使用抗生素后血培养阴性的患者进行 TEE 检查以评价是否存

在器械相关的感染性心内膜炎；

（4）TTE 的敏感性低，不推荐作为评价器械相关的心内膜炎的方法；

（5）对血培养阴性，曾应用抗生素，TEE 发现瓣膜赘生物患者的治疗应咨询感染性疾病的专家；

（6）所有器械感染的患者无论有无临床症状都应该完全取出 CIED 系统；

（7）电极导线赘生物＞1cm 不是经皮电极取出手术的禁忌证；

（8）在器械拔除后所有患者重复进行血培养检查，即使 TEE 没有发现赘生物和其他的感染证据，对血培养持续阳性者，应给予抗生素治疗至少 4 周；

（9）伴有感染并发症（心内膜炎、静脉脓毒性血栓、骨髓炎、迁徙性种植）患者在植入新的 CIED 系统前要进行充分的清创和完全控制各部位的感染；

（10）在植入新的 CIED 系统前对继续应用 CIED 系统的必要性进行再评价；

（11）如果感染的 CIED 没有取出，在完成最初的治疗过程后给予长期的抑制性抗生素治疗，同时监测临床反应，此前应该听取感染性疾病专家的建议。

2. CIED 系统感染的预防措施　对伴有其他部位感染和有感染隐患的患者要谨慎植入 CIED 系统，应该推迟手术。目前尚无证据表明应推迟的时间，植入手术后 24h 内发热提示可能与继发器械感染有关。术前导管室应严格消毒，仔细给患者备皮，避免手术区域皮肤破损，术前停用抗凝及抗血小板药物。术中注意无菌操作，手术器械和 CIED 系统应严格消毒；尽量缩短手术时间，术中严格止血。CIED 囊袋位置在肌筋膜下，不能过浅，避免过度靠外、靠上，囊袋不应过紧或过大。术后伤口加压包扎可减少囊袋血肿，若发现囊袋内少量积血进行加压包扎，积血可自行吸收。血肿形成明显者，在严格消毒后可先试行穿刺抽吸减压，尽量不开放囊袋。此项操作应在相对无菌的环境中进行，无效则仍应打开囊袋清理积血或止血。术后如发现伤口愈合不良，应严密观察，及早处理，避免破溃。虽然没有随机对照试验研究支持，但在植入 CIED 系统同时常常预防性应用抗生素以减少手术部位感染的发生。有一项荟萃分析的结果支持在 CIED 植入时预防性使用抗生素，其可以防止早期囊袋感染，但能否减少器械相关的感染性心内膜炎尚不明确。根据以往的研究，预防性应用抗生素可以选择抗葡萄球菌青霉素类或者一代头孢菌素，不能耐受头孢菌素或者已知耐甲氧西林青霉素金黄色葡萄球菌感染患者可以应用万古霉素；可以在手术前 1h 内给药，手术时间延长者可在手术中追加抗生素剂量。

（张文娟　万　征）

参考文献

[1] Chua JD, Wilkof BL, Lee I, et al. Diagnosis and management of infections involving implantable electrophysiologic cardiac devices. Ann Intern Med, 2000, 133：604-608.

[2] Cabell CH, Heidenreich PA, Chu VH, et al. Increasing rates of cardiac device infections among Medicare beneficiaries：1990—1999. Am Heart J, 2004, 147：582-586.

[3] Darouiche RO. Treatment of infections associated with surgical implants. N Engl J Med, 2004, 350: 1422-1429.

[4] Califf RM, Fowler V Jr, Cabell CH, et al. Novel approaches to clinical trials: device-related infections. Am Heart J, 2004, 147 (4): 599-604.

[5] Rupp ME, Archer GL. Coagulase negative staphylococci: pathogens associated with medical progress. Clin Infect Dis, 1994, 19 (2): 231-243.

[6] Naylor PT, Myrvik QN, Gristina AG. Antibiotic resistance of biomaterial-adherent coagulase negative and coagulase-positive staphylococci. Clin Orthop Related Research, 1990, 261: 126-133.

[7] Gristina AG. Biomaterials-centered infection: microbial adhesion versus tissue integration. Science, 1987, 237: 1585-1595.

[8] Darouiche RO. Device-associated infections: a macroproblem that starts with microadherence. Clin Infect Dis, 2001, 3 (9): 1567-1572.

[9] Baddour LM, Bettmann MA, Bolger AF, et al. Nonvalvular cardiovascular device-related infections. Circulation, 2003, 108: 2015-2031.

[10] Sohail MR, Uslan DZ, Khan AH, et al. Risk factor analysis of permanent pacemaker infection. Clin Infect Dis, 2007, 45 (2): 166-173.

[11] Sohail MR, Uslan DZ, Khan AH, et al. Management and Outcome of Permanent Pacemaker and Implantable Cardioverter-Defibrillator Infections. J Am Coll Cardiol, 2007, 49: 1851-1859.

[12] Klug D, Wallet F, Lacroix D, et al. Local symptoms at the site of pacemaker implantation indicate latent systemic infection. Heart, 2004, 90: 882-886.

[13] Chamis AL, Peterson GE, Cablell CH, et al. Staphylococcus aureus bacteremia in patients with permanent pacemakers or implantable cardioveaer-defibrillators. Circulation, 2001, 104: 1029-1033.

第 2 章
心律植入装置感染的研究进展

随着心律植入装置（cardiac implantable electronic device，CIED）临床使用的不断增加，心律植入装置感染逐渐凸显，从 20 世纪 70 年代开始陆续报道。早期时候，PPM 感染发生率波动在 0.13% 和 19.9% 之间。近二十余年，由于起搏器更换次数的增加及 ICD 与 CRT 的临床应用，心律植入装置感染呈现有增无减的趋势。通过对单中心的病例随访，从 1990 年至 1999 年，心律植入装置、人工瓣膜及心室辅助装置的感染率由 0.94/1000 例增加至 2.11/1000 例，平均增长率为 124%。Uslan DZ 等调查了美国明尼苏达州 Olmsted 镇自 1975 年至 2004 年 1524 例起搏器植入患者，结果发现心律植入装置感染率为 1.9/1000 起搏器-年，其中囊袋感染发生率为 1.37/1000 起搏器-年，囊袋相关血行感染或起搏器相关心内膜炎发生率为 1.14/1000 起搏器-年，其中 ICD 感染发生率明显高于起搏器。同样，在美国进行的一项全国性调查显示，自 1996 年至 2003 年，因为心律植入装置感染而住院的病例数增长了 3.1 倍，其中起搏器感染增长了 2.8 倍，ICD 增长了 6.0 倍，心律植入装置感染所致住院率的增长超出了新植入心律植入装置增长的比率。最近发表的一项研究，入选了丹麦从 1982 年至 2007 年进行起搏器植入的患者（$n=46\,299$），研究总长为 236 888 起搏器-年，结果显示首次起搏器植入后发生感染的概率为 1.82/1000 起搏器-年，起搏器更换术后发生感染的风险显著升高，达 5.32/1000 起搏器-年。

一、心律植入装置感染增加的原因及相关危险因素

心律植入装置感染发生率增加的准确原因目前还不是十分清楚，可能与心律植入装置植入的指征拓宽、老年患者比例增加、心律植入装置植入患者基础疾病较多、装置升级更换的比例增加等多种因素相关。其实心律植入装置感染是装置、病原微生物和宿主之间相互作用的结果。对于病原微生物与宿主之间存在一种平衡假说，当这种平衡被打破，病原微生物就会大量繁殖，最终导致感染发生。许多因素都影响着这种平衡，比如侵入病原微生物数量或合并新的感染，病原微生物毒性以及侵袭力，宿主自身的防御能力等等。

Klug 等对 44 个中心的 6319 例植入心律植入装置的患者进行前瞻性队列对照研究，在 1 年随访期间，共有 42 名患者出现心律植入装置感染，他们对可能增加感染风险的相关因素进行了分析，结果显示危险因素包括植入术前 24h 内存在发热（OR 5.83），术中使

用临时起搏器（OR 2.46），较早的重新手术（OR 15.04）。另外发现，选择植入新的系统（OR 0.46）和术前预防性使用抗生素（OR 0.40）使感染发生率更低。

早在1998年，Da Costa等通过荟萃分析显示术前预防性使用抗生素能降低心律植入装置感染的风险，尽管后续的研究也进一步证明了这样的结论，但是始终缺乏大样本前瞻性的研究。Julio Cesar de Oliveira等针对术前预防性使用抗生素的有效性进行了大样本前瞻性随机双盲对照试验，他们计划连续入选1000例新植入或更换心律植入装置的患者，按1:1随机分为抗生素组（头孢唑林）和安慰剂组，随访时间为出院后10天、1个月、3个月和6个月，终点是任何证据的心律植入装置感染。安全委员会在入选到649例患者时终止研究，因为两个研究组出现了显著性差异。抗生素组314例出现2例感染，感染发生率为0.63%，而安慰剂组335例出现11例感染，感染发生率为3.28%，$P=0.016$。

患者的伴随疾病或使用特殊药物，也是容易导致感染的重要因素，Bloom H等通过病例对照研究发现，肾功能不全与心律植入装置感染显著相关（OR 4.8），同时糖尿病、心功能不全、起搏器更换频次以及服用华法林抗凝药物也增加心律植入装置感染发生率。Lekkerkerker等也证明了肾功能不全、抗凝药物增加心律植入装置感染风险。

Johansen等随访了单中心36 076例患者发现，心律植入装置感染在更换者中明显高于首次植入者（2.06% vs. 0.75%，$P<0.01$）。最近Jens Brock Johanse等入选了从1982年至2007年，所有在丹麦进行起搏器植入的46 299例患者，应用每一患者多重记录及多重时间比例危害分析来明确心律植入装置感染的独立危险因素，结果显示独立危险因素为多次植入手术（包括更换）、男性年轻患者、在该研究的早期阶段植入患者以及未使用抗生素（$P<0.001$）。

此外，手术医生的熟练程度、既往菌血症等都会对感染发生造成影响。因此AHA于2010年1月在《Circulation》上公布的最新《心律植入装置感染及处理专家共识》，对于心律植入装置感染相关的危险因素进行了汇总：①免疫抑制（肾功能不全和糖皮质激素使用）；②使用抗凝药物；③患者合并其他疾病；④手术前因素，包括术前未预防性使用抗生素；⑤起搏器移除或更换；⑥留置体内设备的数量；⑦术者熟练程度；⑧起搏器植入患者血行感染的微生物培养是否阳性。

二、心律植入装置感染病原微生物特点

心律植入装置感染的病原微生物主要来源于皮肤微生物群落，毒性较低。这类微生物能够在人体内，比如软组织、肺、心脏瓣膜及骨骼内长期宿居。病原微生物的研究中表明，葡萄球菌属是最主要的致病菌，其中凝固酶阴性葡萄球菌最常见，其次为金黄色葡萄球菌，此外还有肺炎克雷伯杆菌、黏质沙雷菌、铜绿假单胞菌、流感嗜血杆菌等其他多种细菌。随着高效广谱抗生素的广泛应用，病原微生物的特点也随之出现了改变，革兰阴性杆菌、多重耐药菌甚至真菌报道逐渐增多。Sohail MR等入选了从1991年至2003年189例心律植入装置感染的患者，对其致病菌进行分析显示，凝固酶阴性葡萄球菌占42%，金黄色葡萄球菌占29%，耐甲氧西林金黄色葡萄球菌占4%，革兰阴性杆菌占9%，多重致病菌占7%，真菌占2%。Viola等从2002年至2009年确定感染504例患者中，有22%感

染了耐甲氧西林金黄色葡萄球菌，12%感染了耐甲氧西林表皮葡萄球菌，16%没有感染葡萄球菌，而是感染了其他细菌和真菌。

三、心律植入装置感染的诊断标准及临床分型

心律植入装置感染的诊断主要根据临床表现和实验室检查。临床上主要表现为起搏器囊袋皮肤或组织的红肿热痛、破溃或渗出，以及发热、寒战、乏力等全身症状，实验室检查主要是依据经食管超声心动图明确是否存在电极赘生物以及微生物培养的结果，包括血培养、囊袋组织或分泌物培养等。目前仍没有非常明确的诊断标准。2010年AHA《心律植入装置感染与处理专家共识》，对于心律植入装置感染的诊断作出了一些推荐性建议：Ⅰ类建议：①所有患者在使用抗生素治疗前至少进行2次细菌培养；②起搏系统移除时进行囊袋组织和电极导线顶端培养和革兰染色；③疑似起搏系统感染的患者，无论血培养阳性还是阴性，如果血培养前一段时间曾使用抗生素，应针对起搏系统感染或心内膜炎进行经食管超声心动图（TEE）检查；④所有疑似起搏系统相关的心内膜炎成人患者，即使经胸超声已证实存在电极导线赘生物，还应进行TEE检查以评价左心瓣膜。Ⅱ类建议：不明原因出现发热或血行感染的患者，应该由专科医生评估是否存在心律植入装置感染。Ⅲ类建议：经皮针吸式起搏器囊袋活检不建议作为评价心律植入装置感染的诊断方法。

根据心律植入装置感染的临床特点，主要分为三种类型：①早期孤立性囊袋感染（术后<3个月）；②继发性心脏电极感染，即电极相关性心内膜炎（术后任何时期）；③迟发型囊袋/心律植入装置感染（术后1~10年）。早期孤立性囊袋感染通常是因为手术操作不当致微生物宿居，囊袋血肿形成或手术切口开裂。早期的电极相关性心内膜炎通常认为与一过性菌血症相关，多由革兰阳性菌所致，在起搏器/电极表面极易形成生物膜，并且伴有全身性感染的症状及体征。此时的囊袋感染是由于沿电极导线逆行性感染所致。但是对于迟发型囊袋感染，很难及时诊断，容易在第一次就诊时造成漏诊。金黄色葡萄球菌是电极相关性心内膜炎和早期囊袋感染的最常见致病菌，而在迟发型囊袋感染中，占绝大多数的是表皮葡萄球菌。

近年的研究发现，有明确症状的心律植入装置感染，特别是革兰阳性葡萄球菌的感染，抗生素保守治疗往往是失败的，早期移除起搏器和电极导线是唯一的选择。Sohail MR等的研究中，189例心律植入装置感染患者，98%进行了起搏系统装置的移除以及抗生素治疗，治愈率达到了96%。

四、心律植入装置的无症状亚临床感染

在既往的研究中，对没有任何起搏器感染表现的患者，在行起搏器更换时进行囊袋培养和拭子培养，阳性结果率在25%左右。其中，不排除部分患者存在"假阳性"的结果，即由于污染引起。当然也有不少患者病原微生物在CIED中长期宿居，因为在随后进行的研究中得到了证实，并且通过随访发现，这些存在宿居菌患者，即无症状亚临床感染患

者，部分人出现不同程度的心律植入装置感染。

Kleeman 等入选了 2006 年至 2008 年 122 例因心律植入装置更换或电极拔除的 ICD 患者，均没有临床感染征象，研究者对起搏器囊袋和拔除的电极进行微生物培养，发现 40 例患者培养结果阳性，占到总数的 33%，在中位时间为 203 天的随访期中，此前培养阳性患者有 7.5% 最终出现临床起搏器感染。Rohacek 等针对起搏器微生物宿居与临床影响进行了深入的研究，他们采用超声振荡技术，显著提高了起搏器培养结果的敏感性，该研究连续入选了于瑞典单中心进行心律植入装置更换的患者，总共对 68 例 PPM、53 例 ICD 进行了超声波振荡操作，对获得的超声波振荡液进行培养，其中 115 例 (95%) 没有临床感染证据，在这 115 例取出的装置中，有 44 例 (38%) 超声振荡液培养出了细菌。有趣的是，ICD 组阳性培养率是 56%，起搏器组 (PPM 组) 是 25%，ICD 组是 PPM 组的 2 倍多。病原微生物方面，丙酸杆菌和凝固酶阴性葡萄球菌占绝大多数。在随访期间，44 例超声振荡液培养阳性的患者，最终起搏器感染率为 4.5% (95% 可信区间：0.6~15.5)。

Pichlmaier 等采用了更先进的细菌 DNA 检测技术，对没有感染证据患者的心律植入装置表面采集生物膜，提取细菌 DNA。他们入选了 108 例因为电池耗竭需要进行 PPM 更换而没有任何感染表现的患者，PPM 的平均植入时间为 64.1 个月，结果显示有 51 例 (47.2%) 患者，从心律植入装置或起搏器囊袋中提取到了细菌 DNA，通过 DNA 测序，能明确细菌种类的病例占 27.8%，其中葡萄球菌检出率只有 3.7%，但是在随访期间（平均 23.4 个月），葡萄球菌检测阳性者均出现了起搏器感染症状，其他病原微生物组未出现临床表现。因此，对于无症状亚临床感染这类人群，并不是我们想象的那么乐观。宿主、起搏器与病原微生物之间如何相互作用，哪些发病机制导致了无症状宿居到临床感染的转变，我们尚不清楚。可以肯定的是，存在微生物宿居的心律植入装置不会都出现感染。从目前发表的这 3 项研究分析，无症状亚临床感染率在 33% 左右，而最终出现心律植入装置感染发生率在 3% 左右。

心律植入装置感染的发病机制，尤其是从无症状亚临床感染到临床感染之间，如何转变，是否存在类似于开关这样的关键环节，还有待于我们进一步研究。另外，上述这些临床研究方法都是必须用移除的心律植入装置或活体组织来进行试验，对于不需要进行起搏器更换或导线移除的患者，就难以实现，同时，对起搏器囊袋采取经皮针吸式方法留取标本进行微生物学检查，因为会增加囊袋感染的风险，2010 年 AHA《心律植入装置感染与处理专家共识》也已经明确表示不推荐采纳。能否运用其他方法，比如外周血、影像技术等来判断心律植入装置亚临床感染，也是目前研究的热点。

Sylvain Ploux 等进行了新的尝试，他们应用 18F-脱氧葡萄糖正电子发射断层扫描技术 (FDG-PET/CT) 判断临床疑似感染患者是否存在电极相关性心内膜炎。他们入选了 10 例疑似心律植入装置感染患者及 40 例无感染患者作为对照组。在 40 例无感染患者中，37 例 (92.5%) FDG-PET/CT 扫描结果为正常。10 例患者不明原因发热，疑似心律植入装置感染，6 例患者 FDG-PET/CT 扫描结果阳性（电极位置脱氧葡萄糖吸收增加），随后这 6 例患者均进行了电极拔除，电极培养结果均为阳性。另外 4 例患者未进行电极拔除，在随后的随访中[平均 (13±3) 个月]，并未出现心律植入装置感染表现。该研究结果为 6 例真阳性，41 例真阴性。其 FDG-PET/CT 扫描技术诊断心律植入装置感染，敏感性达 100%，特异性为 93%，阳性预测值为 66%，阴性预测值为 100%。

因此我们相信随着发病机制研究的深入以及新的检测技术应用，能够帮助医疗工作者，早期筛选出携带病原体尚未发展到临床感染的高危患者，通过早期及时制订治疗策略，最终达到降低心律植入装置感染率、降低心律植入装置移除率及改善患者预后的目的。

综上所述，心律植入装置的广泛应用，使得广大患者获益，与此同时，随着植入人群老龄化以及合并症的增多，心律植入装置感染的情况不容乐观。心律植入装置感染是装置、病原微生物和宿主之间相互作用的结果，三者之间相互制约及影响。对于心律植入装置感染的诊断，目前仍依赖临床表现结合实验室检查的模式，无论是敏感性还是特异性都不高，容易造成治疗的延误，最终不得不将起搏器及电极拔除。如何早期诊断，尤其对于无症状的亚临床感染高危患者的早期发现，对于降低感染率、改善预后至关重要，因此这将是未来研究的主要方向。

（刘俊鹏　杨杰孚）

参考文献

[1] Schwartz IS, Pervez N. Bacterial endocarditis associated with a permanent transvenous cardiac pacemaker. JAMA, 1971, 218: 736-737.

[2] Corman LC, Levison ME. Sustained bacteremia and transvenous cardiac pacemakers. JAMA, 1975, 233: 264-266.

[3] Conklin EF, Giannelli S Jr, Nealon TF Jr. Four hundred consecutive patients with permanent transvenous pacemakers. J Thorac Cardiovasc Surg, 1975, 69: 1-7.

[4] Voigt A, Shalaby A, Saba S. Rising rates of cardiac rhythm management-device infections in the United States: 1996 through 2003. J Am Coll-Cardiol, 2006, 48: 590-591.

[8] Bluhm G. Pacemaker infections: a clinical study with special reference to prophylactic use of some isoxazolyl penicillins. Acta Med Scand Suppl, 1985, 699: 1-62.

[5] Cabell CH, Heidenreich PA, Chu VH, et al. Increasing rates of cardiac device infections among Medicare beneficiaries: 1990—1999. Am Heart J, 2004, 147: 582-586.

[6] Uslan DZ, Sohail MR, St Sauver JL, et al. Permanent pacemaker and implantable cardioverter-defibrillator infection: a population-based study. Arch Intern Med, 2007, 167: 669-675.

[7] Jens Brock Johansen, Ole Dan Jorgensen, Mogens Moller, et al. Infection after pacemaker implantation: infection rates and risk factors associated with infection in a population-based cohort study of 46299. Eur Heart J, 2011, 32: 991-998.

[8] Blaser MJ, Kirschner D. The equilibria that allow bacterial persistence in human hosts. Nature, 2007, 449: 843-849.

[9] Klug D, Balde M, Pavin D, PEOPLE Study Group. Risk factors related to infections of implanted pacemakers and cardioverter-defibrillators: results of a large pro-

spective study. Circulation, 2007, 116: 1349-1355.

[10] Da Costa A, Kirkorian G, Cucherat M, et al. Antibiotic prophylaxis for permanent pacemaker implantation: a meta-analysis. Circulation, 1998, 97: 1796-1801.

[11] de Oliveira JC, Martinelli M, D'Orio Nishioka SA, et al. Efficacy of antibiotic prophylaxis before the implantation of pacemakers and cardioverterdefibrillators: results of a large, prospective, randomized, doubleblinded, placebo-controlled trial. Circ Arrhythm Electrophysiol, 2009, 2: 29-34.

[12] Bloom H, Heeke B, Leon A, et al. Renal insufficiency and the risk of infection from pacemaker or defibrillator surgery. Pacing Clin Electrophysiol, 2006, 29: 142-5.

[13] Lekkerkerker JC, van Nieuwkoop C, Trines SA, et al. Risk factors and time delay associated with cardiac device infections: Leiden Device Registry. Heart, 2009, 95: 715-720.

[14] Johansen JB, Nielsen JC, Arnsbo P, et al. Higher incidence of pacemaker infection after replacement than after first implantation: experiences from 36, 076 consecutive patients. Heart Rhythm, 2006, 3 (suppl 1): S102-S103.

[15] Al-Khatib SM, Lucas FL, Jollis JG, et al. The relation between patients' outcomes and the volume of cardioverterdefibrillator implantation procedures performed by physicians treating Medicare beneficiaries. J Am Coll Cardiol, 2005, 46: 1536-1540. [published correction appears in J Am Coll Cardiol. 2005; 46: 1964].

[16] Uslan DZ, Sohail MR, Friedman PA, et al. Frequency of permanent pacemaker or implantable cardioverterdefibrillator infection in patients with gram-negative bacteremia. Clin Infect Dis, 2006, 43: 731-736.

[17] Baddour LM, Epstein AE, Erickson CC, et al. Update on cardiovascular implantable electronic device infections and their management: a Scientific Statement from the American Heart Association. Circulation, 2010, 121: 458-477.

[18] Kloos WE, Bannermann TL. Update on the clinical significance of coagulase-negative staphylococci. Clin Microbiol Rev, 1994, 7: 117-140.

[19] Sohail MR, Uslan DZ, Khan AH, et al. Management and outcome of permanent and implantable cardioverter-defibrillator infections. J Am Coll Cardiol, 2007, 49: 1851-1859.

[20] George M. Viola, Leah L. Awan, Rabih O. Darouiche. Nonstaphylococcal infection of cardiac implantable electronic devices. Circulation, 2010, 121: 2085-2091.

[21] Pichlmaier M, Marwitz V, Kuhn C, et al. High prevalence of asymptomatic bacterial colonization of rhythm management devices. Europace, 2008, 10: 1067-1072.

[22] Da CA, Lelievre H, Kirkorian G, et al. Role of the preaxillary flora in pacemaker infections: a prospective study. Circulation, 1998, 97: 1791-1795.

[23] Lo R, D'Anca M, Cohen T, et al. Incidence and prognosis of pacemaker lead-associated masses: a study of 1569 transesophageal echocardiograms. J Invasive Cardiol,

2006, 18: 599-601.

[24] Klug D, Wallet F, Kacet S, et al. Involvement of adherence and adhesion Staphylococcus epidermidis genes in pacemaker leadassociated infections. J Clin Microbiol, 2003, 41: 3348-50.

[25] Uslan DZ, Baddour LM. Cardiac device infections: getting to the heart of the matter. Curr Opin Infect Dis, 2006, 19: 345-8.

[26] Kleemann T, Becker T, Strauss M, et al. Prevalence of bacterial colonization of generator pockets in implantable cardioverter defibrillator patients without signs of infection undergoing generator replacement or lead revision. Europace, 2010, 12: 58-63.

[27] Rohacek M, Weisser M, Kobza R, et al. Bacterial colonization and infection of electrophysiological cardiac devices detected with sonication and swab culture. Circulation, 2010, 121: 1691-1697.

[28] Chua JD, Abdul-Karim A, Mawhorter S, et al. The role of swab and tissue culture in the diagnosis of implantable cardiac device infection. Pacing Clin Electrophysiol, 2005, 28: 1276-1281.

[29] Kleemann T, Becker T, Strauss M, et al. Prevalence of bacterial colonization of generator pockets in implantable cardioverter defibrillator patients without signs of infection undergoing generator replacement or lead revision. Europace, 2010, 12: 58-63.

[30] Rohacek M, Weisser M, Kobza R, et al. Bacterial colonization and infection of electrophysiological cardiac devices detected with sonication and swab culture. Circulation, 2010, 121: 1691-1697.

[31] Sylvain Ploux, Annalisa Rivirer, Sana Amraoui, et al. Positron emission tomography in patients with suspected pacing system infections may play a critical role in difficult cases. Heart Rhythm, 2011, 8 (9): 1478-1481.

第3章
心律植入装置易感染因素

近五十年来，应用永久心脏起搏器、埋藏式心脏复律除颤器（ICD）和心脏再同步化治疗（CRT）等心律植入装置（CIED）治疗各种心律失常及心力衰竭的指征不断扩展，植入数量持续增多。然而，相关感染的发生率也随之升高。文献报道，美国起搏器感染发生率为0.13%~19.9%，1990—1999年间，心律植入装置相关性感染的发生率增加了124%。

心律植入装置感染多是囊袋感染，心内膜炎约占心律植入装置感染的10%，个别报道高达23%。与心律植入装置相关的感染性心内膜炎，若采取保守治疗，死亡率高达31%~66%，即使通过抗生素及移除装置等联合治疗，死亡率也高达18%。因此，临床医生必须重视容易发生感染的每一个环节，从预防做起。

一、易患因素

（一）器械装置相关因素

1. 装置更换或再次干预　多项研究显示，心律植入装置更换时感染的风险显著增加。Johansen等在丹麦随访了36 076例起搏器植入患者，发现更换起搏器患者比初次植入起搏器患者因感染需取出起搏器事件的概率高出3倍（2.06% vs. 0.75%）。Gould和Krahn报道，在加拿大，因更换ICD引起并发症需要重新手术的风险为5.8%（31/533），其中两例患者在清除感染囊袋后死亡。另外，因某些原因（如电极脱位、起搏器工作故障等）对起搏系统进行手术调整再干预也与心律植入装置感染有相关性。Klug等发现对起搏系统进行再次干预是导致心律植入装置感染的危险因素（OR 15.04）。

目前，装置更换或再次干预引起心律植入装置感染的确切机制尚不明确，推测可能因瘢痕组织再切开损伤机体免疫防御系统，易于使皮肤表面细菌进入起搏器囊袋，以及囊袋局部手术视野狭窄，容易造成机体损伤所致。

2. 植入装置的复杂性　CRT或ICD植入术后发生心律植入装置感染的风险比普通起搏器高。主要因为手术的复杂性增加，手术时间较长，间接增加了切口暴露时间，使感染的机会增多。Nery等对2417名患者随访发现，植入CRT是心律植入装置感染发生的独立危险因素。Daniel等研究显示60%伴有金黄色葡萄球菌菌血症的ICD患者发生了心律植入装置感染，而普通起搏器患者仅为24%，同时，ICD患者（OR 13.3）比普通起搏器患者（OR 2.1）更容易发生感染性心内膜炎（$P=0.004$）。另外，植入双腔起搏器的感染率也高于单腔起搏器（2.1% vs. 0.6%），考虑与手术复杂性的增加有关。

3. 其他因素　腹部植入起搏器、体内存在多根电极导线、植入心外膜电极等也能使心律植入装置感染率增加。

（二）手术相关因素

1. 围术期因素

（1）术前24h发热：患者术前处于感染状态，增加了心律植入装置术后感染的概率。Klug等对6319例植入心律植入装置患者进行前瞻性队列研究发现，术前24h内发热（OR 5.83）是心律植入装置感染的独立危险因素。

（2）植入术前未给予抗生素：Oliveira等的大样本、双盲、随机对照研究发现，植入术前未给予抗生素组心律植入装置感染率是给予抗生素组的5倍（3.28% vs. 0.63%，$P=0.016$），同时进行回归分析发现，术前未使用抗生素是术后发生心律植入装置感染的独立危险因素。

（3）有创性装置留置：有创性装置的留置增加了血管栓塞的风险，也为起搏系统发生二次感染提供了机会。Klug等发现术前植入临时心脏起搏器是心律植入装置术后发生感染的危险因素（OR 2.46）。长期留置中心静脉导管也能增加心律植入装置感染的风险。

2. 术中操作

（1）无菌操作：心律植入装置植入是有开放性切口的有创性手术，术中是否严格遵守无菌操作，是心律植入装置感染的关键因素之一。

（2）血肿形成：植入术后血肿是心律植入装置感染的独立危险因素。血肿形成常与植入技术有关，主要原因有筋膜撕裂、动脉出血、静脉血逆流、使用抗凝或抗血小板药物等。早期轻度血肿可采用局部压迫，严重血肿可引起伤口裂开、起搏器移位、局部皮肤破溃和感染，需采取抽吸甚至切开再手术，这些都增加感染的风险。

3. 术者经验　心律植入装置植入医生的经验对心律植入装置感染的发生有重要作用。研究显示，植入数量少的医师植入ICD后90天内发生感染的风险很高，并且机械性并发症也较多。Pakarinen等发现，植入经验不足的医师进行起搏器植入术后并发症（包括感染）的发生率，比经验丰富医师增加1倍以上（17.4% vs. 7.7%）。

（三）宿主因素

1. 长期使用免疫治疗　长期使用免疫抑制治疗能引起机体免疫功能低下，易于发生感染。一项单中心研究显示，长期使用激素是起搏器感染的独立危险因素。近期Mayo Clinic的研究也得到类似结论，长期免疫调节（OR 3.79）和慢性激素（OR 2.15）均增加心律植入装置术后感染性心内膜炎发生的风险。

2. 口服抗凝剂　在起搏系统植入时，如不及时停用口服抗凝剂，会延长手术时间和起搏器囊袋出血的概率。Lekkerkerker等证实口服抗凝剂是心律植入装置感染的相关因素（OR 2.83）。

3. 伴发多种疾病（肾功能障碍、糖尿病、心力衰竭、恶性肿瘤等）　伴发多种疾病的患者，机体功能下降，免疫力降低，增加了感染的风险。研究表明，肾功能障碍与感染有较强的相关性，是心律植入装置感染的重要危险因素，尤其是发展到尿毒症阶段需要血液透析治疗时，心律植入装置感染的风险显著增高。另外，伴有糖尿病、心力衰竭的患者植入或更换起搏器后心律植入装置感染发生率增加。恶性肿瘤也是心律植入装置感染的相关因素。

4. 血行感染的心律植入装置患者　植入装置并伴有金黄色葡萄球菌菌血症的患者中，近一半（45.4%）证实为心律植入装置感染。同样，来自明尼苏达州的一项研究中，22例有植入装置同时伴有金黄色葡萄球菌菌血症的患者中，55%肯定或可能存在心律植入装置感染。但革兰阴性菌感染导致心律植入装置感染者则极为少见。

5. 其他因素　患者年龄＞60岁、既往有心律植入装置感染病史等也是引发心律植入装置感染发生率增加的因素。

二、预防措施

（一）抗生素的应用

预防性使用抗生素可减少心律植入装置感染的发生。早期一项包括7个前瞻性随机对照研究的荟萃分析，共入选2023例患者，结果显示围术期预防性应用抗生素对术后伤口感染、皮肤侵蚀、术后1～2年发生的迟发感染有明显的预防作用。近期Oliveira等所进行的一项大型前瞻性、随机、双盲、对照试验也显示，术前静脉给予1g的头孢唑啉可使术后6个月内起搏器相关的感染风险减少81%。由于心律植入装置感染最常见的致病菌为葡萄球菌，故可以选择针对葡萄球菌的抗生素。很多专家推荐使用第一代头孢作为预防性抗生素，也推荐万古霉素，尤其在手术中心发现青霉素耐药的葡萄球菌或头孢过敏时。对于两者都过敏的患者，可以使用达托霉素和利奈唑胺。2010年AHA《心律植入装置感染与处理专家共识》中建议，预防性使用针对葡萄球菌的抗生素，头孢唑啉应该在术前1h静脉注射，如果使用万古霉素，则应在术前2h静脉注射。而在进行与心律植入装置无相关性的牙科或其他手术时，则不推荐预防性使用抗生素防止心律植入装置感染。在心律植入装置术后，AHA《心律植入装置感染与处理专家共识》指出，目前没有证据支持常规使用抗生素，主要可能是因为药物副作用的风险、细菌的耐药性以及费用等问题。但若术后需进行有创性处理，也推荐使用抗生素预防心律植入装置感染的发生。

（二）其他预防措施

1. 术前措施

（1）植入前保证患者没有临床感染症状，监测体温，避免发热；控制血糖，尽早停用抗凝药等；伴有多种合并症的患者，尽量在病情稳定时进行手术；尽量减少术前有创性留置装置的使用时间。

（2）术前1h使用非肠道吸收性抗生素。

(3) 术前导管室、手术器械、起搏器、手术区域皮肤等要严格消毒。

2. 术中措施

(1) 无菌操作：手术过程中，必须树立严格的无菌观念，保证无菌操作。

(2) 囊袋制作：如果患者皮下组织较少或营养不良，皮下囊袋破溃的风险将增加，可做胸大肌后囊袋。在一项小儿外科手术的研究中，65例患者进行皮下囊袋植入术，有9例患者出现了感染，而82例在胸肌下植入装置的患者没有出现感染。

(3) 避免囊袋血肿：囊袋内血肿是起搏系统发生感染的危险因素之一。因此，术中应尽量避免血肿的出现，为此可采用以下干预措施：①对出血点进行烧灼止血；②在囊袋内放入浸泡了抗生素的海绵进行压迫止血；③局部使用凝血酶；④术中使用含抗生素的液体进行囊袋冲洗；⑤单线缝合皮下层，可避免术后皮下蜂窝织炎；⑥皮肤缝合后进行12～24h的加压包扎。

(4) 其他：尽量缩短手术时间，加强手术基本功训练；尽量减少参加手术的人数；较复杂手术，如CRT/ICD植入，尽量建议由经验丰富的医师进行操作等。

3. 术后措施

(1) 术后局部压迫，尽量避免使用低分子肝素，避免形成血肿。

(2) 注意观察伤口情况，仔细换药，如有异常应及早处理，避免皮肤破溃。

(3) 术后常规随访及患者教育，以便发现早期感染。

(4) 提高电池容量，合理优化参数，充分利用起搏器现代化功能延长起搏器使用寿命。

总之，心律植入装置感染是心律植入装置术后最常见的并发症，发生的危险因素包括器械装置、手术及宿主等不同方面，提前识别这些危险因素，给予相应预防措施，可明显减少术后心律植入装置感染的发生。

（郭继鸿　田　芸）

参考文献

[1] Sohail MR, Uslan DZ, Khan AH, et al. Infective endocarditis complicating permanent pacemaker and implantable cardioverter-defibrillator infection. Mayo Clin Proc, 2008, 83: 46-53.

[2] Gould PA, Krahn AD. Complications associated with implantable cardioverter-defibrillator replacement in response to device advisories. JAMA, 2006, 295: 1907-1911.

[3] Klug D, Balde M, Pavin D, et al. Risk factors related to infections of implanted pacemakers and cardioverter-defibrillators: results of a large prospective study. Circulation, 2007, 116: 1349-1355.

[4] Nery PB, Fernandes R, Nair GM, et al. Device-related infection among patients with pacemakers and implantable defibrillators: incidence, risk factors, and consequences. J Cardiovasc Electrophysiol, 2010, 21: 786-790.

[5] Uslan DZ, Dowsley TF, Sohail MR, et al. Cardiovascular implantable electronic de-

vice infection in patients with Staphylococcus aureus bacteremia. Pacing Clin Electrophysiol, 2010, 33: 407-413.

[6] Sohail MR, Uslan DZ, Khan AH, et al. Risk factor analysis of permanent pacemaker infection. Clin Infect Dis, 2007, 45: 166-173.

[7] Pakarinen S, Oikarinen L, Toivonen L. Short-term implantation-related complications of cardiac rhythm management device therapy: a retrospective single-centre 1-year survey. Europace, 2010, 12: 103-108.

[8] Lekkerkerker JC, van Nieuwkoop C, Trines SA, et al. Risk factors and time delay associated with cardiac device infections: Leiden device registry. Heart, 2009, 95: 715-720.

[9] Uslan DZ, Sohail MR, Friedman PA, et al. Frequency of permanent pacemaker or implantable cardioverter-defibrillator infection in patients with gram-negative bacteremia. Clin Infect Dis, 2006, 43: 731-736.

[10] Cengiz M, Okutucu S, Ascioglu S, et al. Permanent pacemaker and implantable cardioverter defibrillator infections: seven years of diagnostic and therapeutic experience of a single center. Clin Cardiol, 2010, 33: 406-411.

[11] Baddour LM, Epstein AE, Erickson CC, et al. Update on cardiovascular implantable electronic device infections and their management: a scientific statement from the American Heart Association. Circulation, 2010, 121: 458-477.

第 4 章
心律植入装置感染的识别和处理

近年来心脏起搏器及埋藏式心脏复律除颤器功能日益完善，技术逐渐成熟，但术后感染作为一个较常见且严重的并发症，一直是术者非常关注的问题。多数文献报道术后感染多来源于囊袋局部皮肤污染，多为葡萄球菌感染。预防性应用青霉素类抗生素可降低术后感染的发生。感染一旦发生应根据情况尽快处理，拔除起搏系统并联合静脉应用抗生素，避免发生更加严重的后果。

自从 1958 年第一台埋藏式人工心脏起搏器植入人体以来，半个世纪里全世界植入心脏起搏器的患者已超过 3 百万人，人工心脏起搏器治疗缓慢性心律失常已成为临床成熟的常规治疗技术。同心脏起搏器一样，埋藏式心脏复律除颤器（ICD）在二十余年间功能不断完善，植入技术犹如植入普通心脏起搏器一样方便，已成为预防心律失常所致心脏性猝死唯一有效手段。这些心脏器械的应用挽救了众多心脏病患者的生命，但术后感染作为一个较常见且严重的并发症，给患者带来了痛苦，增加了经济负担，需引起我们足够的重视。

一、流行病学

起搏器感染的发生率国外文献报道为 0.13%～19.9%，死亡率为 27%～66%，国内报道感染发生率为 2.1%。大约有 25% 的感染发生在急性期，即起搏器植入后 1～2 个月内。发生在 8～12 个月的迟发感染也有报道。Klug 等研究发现，急性期感染多发生于首次植入起搏器，约占 79%，而慢性感染则通常发生于对原有起搏器的二次操作或置换。总体来看，第一次植入起搏器后感染的发生率显著低于起搏器置换后感染的发生率。起搏器感染可局限于囊袋部位（约为 69%），也可播散至心内膜导致感染性心内膜炎（约 10%）。2004 年法国的一项关于起搏器相关感染性心内膜炎的流行病学调查显示，每年每百万例接受起搏器植入的患者中有 550 例发生感染性心内膜炎。

ICD 感染发生率大约为 0～3.9%。与心脏起搏器一样，大多数感染发生于囊袋局部，并且大约 62% 的感染发生于 ICD 更换后，显著多于初次植入后。

心脏起搏器植入的数量在不断地增加，感染的发生似乎增加得更快。Cabell 等进行的一项医疗保险调查告诉我们，每 1000 个医疗保险受益人中起搏器感染的人数由 1990 年的 0.94 人增加至 1999 年的 2.11 人，10 年间增加了 124%。人口老龄化及起搏器植入适应证的扩大使得起搏器植入数量在增加，而感染增加的比例大大超过了起搏器植入增加的比例，这可能是多种原因共同导致的，包括病人的高龄、体弱，对起搏器感染的认识和诊断水平的提高，以及人口寿命的延长。

二、感染原因及病原学

起搏器术后感染最常见的来源为术中囊袋局部皮肤污染。Camus 等报道的一项研究显示，将近 2/3（22 例中有 13 例）的起搏器感染来源于囊袋局部皮肤菌落。也有一些病例报道起搏器电极污染直接导致感染性心内膜炎。其他部位感染经血源性播散是起搏器感染的另一常见来源，并且可能是晚期感染的主要原因。Chamos 等的研究中有 60% 的起搏器或 ICD 感染是由于远处其他部位感染或不明感染灶经血源性播散所致。

2007 年法国的一项关于起搏器及 ICD 相关感染性心内膜炎危险因素的多中心前瞻性临床研究（PEOPLE）结果公布。44 家医疗中心共入选 6319 例患者随访 12 个月，起搏器及 ICD 相关感染发生率为 0.68%，与此呈正相关的危险因素分别为植入术前 24h 内发热、植入前使用临时起搏电极、由于血肿或电极移位等原因进行早期再干预，而与此呈负相关的影响因素则为重新植入起搏系统及预防性应用抗生素。另外还有多个关于起搏器感染危险因素的研究均发现，除以上危险因素外，糖尿病、长期激素或抗凝治疗、术后血肿、恶性肿瘤、皮肤情况异常（痤疮、疱疹等）、中心静脉置管、射血分数低、肾功能不全以及术者缺乏经验也都为起搏器相关感染的危险因素，有以上情况的病人术后发生感染的概率相应增加。

起搏器感染最常见的病原体是皮肤细菌，其中 85% 为葡萄球菌感染，包括金黄色葡萄球菌、凝固酶阴性葡萄球菌如表皮葡萄球菌，以及革兰阴性杆菌，此外还有施氏葡萄球菌。关于起搏器相关心内膜炎的研究中，尽管各家报道不尽相同，但表皮葡萄球菌及金黄色葡萄球菌均为最常见的病原体，其他的还有棒状杆菌、铜绿假单胞菌等，多重感染也较常见，发生率约为 18.1%。Arber 等认为早发与迟发感染性心内膜炎中各菌种感染率无统计学差异。也有研究认为，发生在平均 6.4 个月的感染性心内膜炎主要致病菌为金黄色葡萄球菌，而引起发生于平均 27.6 个月迟发感染的主要致病菌为表皮葡萄球菌。此外，结核菌及真菌如黑曲霉菌、直枝顶孢真菌等感染较少见，但也均有报道可致起搏器囊袋感染。

三、临床表现

起搏器术后感染的临床表现主要取决于感染的位置，症状可以局限于囊袋，可以有局部伴随全身的表现，也可以只表现为全身症状。文献报道约 69% 的患者表现为起搏器囊袋局部的感染征象，20% 表现为局部和全身症状，约 11% 的患者仅有全身症状而没有局部症状。

起搏器囊袋局部的感染有多种表现。最常见的为局部发红及疼痛（34%～55%），其他的症状和体征包括皮肤侵蚀破溃（23%）、肿胀（21%）、局部皮温升高（11.5%）、伤口愈合不良或形成瘘道而渗液（25%）等。这些症状通常发生在起搏器植入或操作后的早期，直接反映了手术操作部位的感染。

致病菌沿着电极导线向血管内播散则会表现出全身症状，如发热等。约10%的患者会表现为感染性心内膜炎。大多数起搏器相关感染性心内膜炎患者会伴随囊袋局部症状及全身症状。临床表现与其他原因所致右心系统感染性心内膜炎相似，包括发热、寒战、肺部受累等。文献报道32%～43%的起搏器相关感染性心内膜炎的患者有肺部受累的表现，包括胸腔积液、肺炎、肺脓肿、反复发生的肺栓塞及支气管炎。与瓣膜病或人工瓣膜所致感染性心内膜炎不同的是，脾大、血栓现象以及心脏杂音的改变在起搏器相关心内膜炎中少见。

四、诊　断

根据起搏器囊袋局部或全身系统感染的症状，我们不难作出起搏器感染的诊断。多次血培养、囊袋引流液培养、局部组织培养均有助于诊断并明确致病菌，为抗生素的选择提供依据。导致培养结果为阴性的一些不典型或不常见的致病菌有很多是我们目前还没有认识到的，但不应妨碍我们对起搏器感染作出诊断。植入心脏起搏器的患者如果出现长期发热、反复发生支气管炎及肺部感染、反复或持续囊袋感染，均应考虑到起搏器相关感染性心内膜炎的可能。单独的菌血症也要考虑到感染性心内膜炎的可能。文献报道起搏器感染的患者中80%存在菌血症，而其中60%的菌血症患者无全身症状。

超声心动图检查是非常重要的，所有怀疑起搏器感染的患者均应进行超声心动图检查，怀疑起搏器相关感染性心内膜炎的患者，超声心动图检查更可以帮助我们发现瓣膜或电极导线赘生物。经胸超声心动图（TTE）无创且价格相对较低，通常作为首选。TTE诊断起搏器相关感染性心内膜炎的敏感性约为30%～54%，与诊断瓣膜病或人工瓣膜感染性心内膜炎的敏感性相似。经食管超声心动图（TEE）虽然是侵入性的，但能够提供更高的诊断率，约为90%～96%。此外TEE能够更敏感地发现心内脓肿，更清晰地显示三尖瓣受损情况。

五、处　理

起搏器感染一经诊断应尽快进行处理，包括取出起搏器及电极导线，静脉应用抗生素。对于起搏器感染的治疗策略，是选择单独应用抗生素保守治疗，还是完全拔除起搏系统联合抗生素治疗，目前尚缺乏前瞻性的临床研究资料。尽管如此，多数回顾性研究均支持完全拔除起搏器及导线并联合应用抗生素。单独应用抗生素治疗的起搏器感染复发率约为50%，死亡率约为31%～66%，而拔除起搏系统后其概率仅为0.86%～3.4%和13%～33%，显著低于单独应用抗生素治疗。

金黄色葡萄球菌菌血症（staphylococcus aureus bacteria，SAB）的患者如果存在以下情况，应完全拔除起搏系统：①有临床症状或超声心动图证实起搏器感染；②除起搏器外,无其他感染源存在;③经过适当抗生素治疗后仍反复发生的 SAB。

由于植入后 1~3 个月在心内膜导线周围即有纤维瘢痕组织形成,电极导线的拔除存在一定困难,特别是随着植入时间的延长,拔除电极更加困难,严重并发症如心室破裂带来的风险更大。因此尽管主张应完全拔除起搏器及导线,实际工作中仍应根据起搏器工作情况,导线测试是否正常及囊袋感染情况而定。2000 年北美心脏起搏和电生理学会(NASPE)就经静脉拔除心内膜导线举行专家会议,提出了有关拔除适应证。因起搏器囊袋感染(而又无法将血管内导线以无菌方法与囊袋分开)所致的败血症(包括心内膜炎)应完全拔除导线(Ⅰ类证据);未累及静脉内导线的局部囊袋感染、破溃或慢性瘘道,可通过无菌切口将导线切断,并将导线与感染部位完全隔离(Ⅱ类证据)。随后国内专家参考 NASPE 制订的《电极拔除指南》制订了国内的《电极拔除共识》。

如果感染不严重,或起搏器埋置时间长,但导线测试正常,可以保留导线,局部清创,将原起搏器消毒或更换新的起搏器与原导线连接,植入原囊袋中。如果导线无法经静脉途径或外科手术方法取出,局部感染严重,可以剪去原导线近端,保留部分消毒,局部清创,将原导线保留于原囊袋中,而在对侧胸部重新植入一套新的起搏系统。

拔除心内膜电极导线有外科开胸手术方法和经静脉途径拔除方法,方法的选择主要取决于植入时间、三尖瓣有无赘生物、赘生物大小以及病人一般情况等。近年来报道经静脉途径拔除电极导线成功率大约为 74%~95%,但植入时间超过 1 年后成功率仅为 20%。国内马坚等报道经下腔静脉途径反推力牵引法拔除 17 根电极导线,结果 15 根完全拔除,1 根部分拔除,成功率为 94%。经静脉途径拔除电极导线大致有以下几种方法:①直接牵引法是临床上最早应用的电极导线拔除方法。通过手术者的手拉、重物悬吊或胶布固定,直接牵引血管外电极导线。直接牵引法成功率低,常发生多种严重并发症。②血管内反推力牵引技术是目前临床上应用的最有效且较为安全的方法。通过一整套标准化的拔除工具,如锁定钢丝(locking stylet)和双层套叠式扩张鞘管(telescoping sheath)可以沿植入导线的原静脉途径到达导线远端,分离包裹在导线周围的纤维组织,将心肌反推,拔除不同情况下的导线。国内阜外心血管病医院报道的总成功率为 95%。③激光技术拔除导线。激光鞘管利用激光能量取代机械力量来消融切割包绕的纤维瘢痕组织,从而游离出导线。以上方法主要的并发症,如心脏压塞,发生率为 0~3.3%,死亡率为 0~0.8%,通常是由心脏压塞引起。

无论采用哪种方法处理起搏器及导线,均应联合应用静脉抗生素治疗。目前多数专家推荐如不伴有感染性心内膜炎,应静脉使用致病菌敏感的抗生素 4~6 周或更长时间,如未能明确致病菌,应经验性使用抗生素治疗。AHA《心律植入装置感染与处理专家共识》建议在拔除起搏系统后第一次血培养阴性之后,再继续应用抗生素治疗 14 天,对于青霉素耐药菌群可以选用万古霉素。对于不能通过外科手术或经静脉途径将起搏系统取出的感染性心内膜炎患者,长期甚至终生抗生素治疗或许是一种选择。目前亦无这方面的前瞻性研究。在一项总结了 51 例病人的回顾性研究中,51% 的病人接受了长达 1 年或更长时间的抗生素治疗,其中仅有 3 例病人(7.3%)感染复发。

六、预 防

起搏器感染作为起搏器植入术后一个较为常见的并发症，死亡率高，处理起来存在一定困难，因此预防起搏器感染的发生极为重要。术前监测体温，避免发热；控制好血糖；尽早停用抗凝药；仔细给患者备皮；严格消毒导管室、手术器械、起搏器；术中严格执行无菌操作；尽量缩短手术时间；尽量减少参加手术的人数；术者要有较丰富的经验；囊袋位置应避免过度靠外、靠上，不宜过紧；术后局部压迫，避免血肿；注意观察伤口情况，仔细换药，如有异常应及早处理，避免皮肤破溃。

预防性应用抗生素可以减少感染的发生，由于最常见的致病菌为葡萄球菌，可以选择青霉素类抗生素。近几年的一项荟萃分析，包括了7个前瞻性的随机对照研究，共2023例患者，结果显示围术期预防性应用抗生素对术后伤口感染、皮肤侵蚀、术后1～2年发生的迟发感染有明显的预防作用，但对总死亡率没有影响。2003年AHA《心律植入装置感染与处理专家共识》中建议，起搏器病人如果进行脓肿切开引流或感染起搏器置换，应预防性应用抗生素作为二级预防，但不建议在进行可能引起一过性菌血症的操作，包括口腔、呼吸道、胃肠道及泌尿系统操作时预防性应用抗生素作为二级预防。

随着起搏器植入适应证范围不断扩大，起搏器及ICD术后感染的发生越来越多，需要我们给予足够的重视。严格执行无菌操作，尽量避免危险因素，并做好术后的预防工作。感染一旦发生应尽早处理，尽管缺乏前瞻性的研究证据，拔除起搏系统并联合应用抗生素是目前的标准治疗。在实际工作中我们应根据具体情况选择适当的方法及时处理，避免发生更加严重的后果。

（王玉堂 张 晔）

参考文献

[1] Chua JD, Wilkoff BL, Lee I, et al. Diagnosis and management of infections involving implantable electrophysiologic cardiac devices. Ann Intern Med, 2000, 133: 604.

[2] Conklin EF, Giannelli S Jr, Nealon TF Jr. Four hundred consecutive patients with permanent transvenous pacemakers. J Thorac Cardiovasc Surg, 1975, 69: 1.

[3] Bluhm G. Pacemaker infections: a clinical study with special reference to prophylactic use of some isoxazolyl penicillins. Acta Med Scand Suppl, 1985, 699: 1.

[4] Camus C, Leport C, Raffi F, et al. Sustained bacteremia in 26 patients with a permanent endocardial pacemaker: assessment of wire removal. Clin Infect Dis, 1993, 17: 46.

[5] Klug D, Lacroix D, Savoye C, et al. Systemic infection related to endocarditis on pacemaker leads: clinical presentation and management. Circulation, 1997, 95:

2098.

［6］王方正，王锦志. 心脏起搏并发症. //陈新，孙瑞龙，王方正 主编. 临床心电生理学和心脏起搏. 北京：人民卫生出版社，1996：1009.

［7］Harcombe AA，Newell SA，Ludman PF，et al. Late complications following permanent pacemaker implantation or elective unit replacement. Heart，1998，80：240.

［8］Arber N，Pras E，Copperman Y，et al. Pacemaker endocarditis: report of 44 cases and review of the literature. Medicine，1994，73：299.

［9］Duval X，Selton-Suty C，Alla F，et al. Endocarditis in patients with a permanent pacemaker: a 1-year epidemiological survey on infective endocarditis due to valvular and/or pacemaker infection. Clin Infect Dis，2004，39：68.

［10］Trappe HJ，Pfitzner P，Klein H，et al. Infections after cardioverter-defibrillator implantation: observation in 335 patients over 10 years. Br Heart J，1995，73：20.

［11］Karchmer AW. Infection of prosthetic valves and intravascular devices. //Mandell GL，Bennett JE，Dolin R，eds. Principles and Practice of Infectious Diseases. Philadelphia：Churchill Living-stone，2000：903-917.

第5章
心脏起搏器感染的临床特征与处理

自 1968 年植入式心脏起搏器问世以来,已成为某些心律失常有效的治疗手段。随着起搏器植入增多,感染并发症的绝对数相应增加。植入式起搏器感染的临床表现及处理均有其特殊性,文献结论不尽相同,是目前临床上心脏内、外科的一个难题。

一、感 染 率

心脏起搏器植入并发症中,感染仅次于起搏装置故障而居第二位。国内感染率尚不确切。国外,Kennelly 复习 1964—1973 年间文献,感染率平均为 5.4%;Jara 报道为 1.06%;Lewis 统计 1974—1983 年间的感染率为 0.4%~1.4%,提示近年有降低趋势。

二、临 床 特 征

(一)感染类型及诊断依据:分为局部感染及全身感染

1. 局部感染 ①植入部位炎症或埋藏囊腔脓肿形成;②起搏装置(以电极多见)磨破皮肤继发感染,可致局部坏死、溃疡甚至起搏器或电极裸露;③局部清洁后取分泌物可培养出致病菌。

2. 全身感染(败血症) ①大多发生在局部感染基础上,即存在病原菌入侵血流途径;②发热,常伴寒战、中毒表现及白细胞升高;③血培养阳性且与局部分离菌一致,无其他感染灶可寻。Morgan 指出,心内膜起搏发生败血症应视为心内膜炎存在,但后者临床征象多不典型,一般无栓塞,个别患者可见皮肤出血点。此外,约 1/3 的阳性血培养病例无临床败血症表现。

上述感染类型中,以囊腔脓肿最多见,其次是皮肤磨损继发感染,全身感染少见。有人报道 1236 例心内膜起搏患者中发生败血症者有 12 例(1%)。

诊断尚需注意:①小的伤口感染,如缝线脓肿尚未侵袭埋藏囊腔时不视为起搏器感染;②起搏病人潜在感染因素较多(如静脉注射、呼吸道及尿路感染等),因此不能遇有发热即归咎于起搏器感染,需除外这些情况。

(二) 植入手术后至出现感染征象的时间

早期感染,发生在术后 2 周内;中期感染,发生在 2 周至半年内;后期感染,发生在术后半年以上。后期感染最多见（52%）,中期感染次之（33%）,早期感染较少见（15%）,全身感染大多发生在早期。

(三) 细菌学特征

单一菌种感染多见（约 75%）,两种以上细菌混合感染较少见,前者以金黄色葡萄球菌或表皮葡萄球菌多见,后者以表皮葡萄球菌加棒状杆菌属居多。全身感染常为单一菌种引起,局部感染多为混合感染。早期感染大多数为金黄色葡萄球菌所致,败血症 80% 以上为该菌感染;中、后期感染则以表皮葡萄球菌多见。此外,尚见大肠杆菌属、芽孢杆菌属及真菌（酵母菌、白色念珠菌）感染的报道。

(四) 导致感染的因素

已证实起搏病人合并存在糖尿病、恶病质（如恶性肿瘤）、偏瘫、慢性感染、皮肤病变（以弥漫性痤疮多见）时,以及长期应用皮质激素或抗凝剂治疗者感染率高。尤其是合并糖尿病的心脏病患者植入起搏器后一旦感染,败血症发生率较高,值得重视。外科操作中,皮肤张力过大、皮瓣解剖过薄、术后血肿、多次操作（如起搏器更换或调整电极位置等）及术后引流等均易导致感染。虽有作者认为更换起搏器及引流不增加感染率,但已被多数人的观察结果所否定。早期及全身感染大多存在一或数种易感因素,中、后期感染的易感因素较少见。此外,植入式起搏器感染不全是外科操作的后果,有人提出早期感染可能与手术污染有关,而中、后期感染发病原因复杂,其中血行传播、糖尿病较受重视。另有人认为中、后期感染为起搏装置侵蚀、破坏皮肤屏障功能所致。

三、防治原则

严格外科操作规程,寻找并积极去除易致感染的因素。

1. 感染的因素

合并糖尿病时应有效控制血糖。对有皮肤病变者术前备皮更需细致,尽可能避免引流,小心地植入起搏器与电极。有人提出起搏装置应避免植入腋下或锁骨上区域,且强调深置于筋膜下而不是皮下。已证实以上措施能明显降低感染率。

2. 抗生素的应用问题

有预防性与治疗性应用两方面。近年的感染率降低是否与预防性应用抗生素有关尚有争议。有人报道针对葡萄球菌预防性用药可降低感染率,但缺乏对照资料。Morgan 对 1235 例起搏手术进行回顾性分析,表明预防性应用抗生素不降低感染率,其他作者的对照性研究也得出相似结论。目前多数人认为,一般情况下不必预防性用药,手术时间较长或存在易感因素时术后适当应用抗生素数日可能有益。一旦发生感染,应使用大剂量敏感性抗生素，疗程3～6周，败血症应按心内膜炎治疗原则用药。在等待培养结果前即应根据细菌学特征选用抗生素，败血症治疗主要针对金黄色葡萄球菌。

3. 保守治疗与根治性外科治疗

按照外科一般原则，植入体内的"异物"（包括起搏器）发生感染，必须完整移除，否则感染不能控制，但对依赖起搏器维持生存的病人，移除此种"异物"存在困难，同时浪费了昂贵的尚有功能的起搏器，这正是起搏器感染处理上的特殊性。为此，有人曾试图不移除起搏装置，采用内、外科保守治疗，对此一直存在争论。内科保守治疗即应用大剂量敏感抗生素，外科保守治疗包括局部清创、抗生素溶液冲洗、闭式引流及局部皮肤整形并缝合裸露的起搏器或电极等。20世纪70年代初，尽管有运用保守治疗成功的报道，但随访表明感染只是暂时控制，以后复发，或需长期局部引流。Lewis报道74例起搏器感染患者，32例采用保守治疗，结果31例失败，移除起搏装置后感染均获控制；另42例患者开始治疗时即移除起搏装置而全部康复。然而，Garcia-Rinaldi等最近报道采用筋膜下再放置术获得成功，即取出感染的起搏器，测试起搏功能后以抗生素溶液浸泡5min，重新植入腹直肌鞘内或鞘后腹膜前间隙内，再与原电极连接，共实施12例均痊愈，平均随访24.6个月情况良好。显然，此种方法对感染已累及电极的病例不适宜，尚有待更多的临床实践检验。

根据近年来多数作者的观察，认为较轻的局部感染试行保守治疗可能奏效，绝大多数情况下则需完整移除起搏装置，败血症者毫无例外地需要移除。拔除后辅以保守治疗措施，大多能控制感染，减少死亡率。此外尚需指出，少数病例电极拔除困难，尤其是翼状头（tined）电极。有人报道电极不能移除而采用静脉插入处切断，保留远端在体内，结果感染仍不能控制，被迫开胸切开右心房取出残留电极后痊愈。因此，今后电极研制应该既要注重固定牢固，也要考虑到一旦发生感染时便于移除。

目前采用的根治性外科疗法有一期与二期手术两种，前者即移除感染起搏装置的同时于另一部位（通常在对侧）植入一新的起搏装置；后者为先移除感染系统，间期进行临时起搏（一般两周），给予有效抗生素治疗，待临床情况稳定后再植入新系统。两种方法何者更优越仍是一个争论的焦点。有作者主张二期手术，另有人认为二期手术需临时体外起搏，增加新系统感染机会。近年倾向于一期手术更适宜，对败血症病人也是如此，Lewis报道一组病例，31例（包括1例败血症）一期手术均获成功；28例采用二期手术，25例治愈，1例发生新系统感染，随访表明两种方式疗效无明显差别，但住院时间一期手术病人平均18天，二期手术平均28天，证明一期手术安全、有效，除避免临时起搏外，尚减轻了病人经济负担。另外，理论上讲，心内膜起搏发生败血症而移除感染系统后应改为心外膜起搏，但仍有采用经静脉心内膜起搏效果满意的报道。

（杨天和　梁康特）

参考文献

[1] Kennelly BM, Piller LW. Management of infected transvenous permanent pacemakers. British heart journal, 1974, 36: 1133-40.

[2] Jara FM, Toledo-Pereyra L, Lewis JW, Jr, et al. The infected pacemaker pocket. The Journal of thoracic and cardiovascular surgery, 1979, 78: 298-300.

[3] Lewis AB, Hayes DL, Holmes DR, et al. Update on infections involving permanent pacemakers. Characterization and management. The Journal of thoracic and cardiovascular surgery, 1985, 89: 758-63.

[4] Choo MH, Holmes DR, Gersh BJ, et al. Permanent pacemaker infections: characterization and management. The American journal of cardiology, 1981, 48: 559-64.

[5] Morgan G, Ginks W, Siddons H, et al. Septicemia in patients with an endocardial pacemaker. The American journal of cardiology, 1979, 44: 221-4.

[6] Grogler FM, Frank G, Greven G, et al. Complications of permanent transvenous cardiac pacing. The Journal of thoracic and cardiovascular surgery, 1975, 69: 895-904.

第6章
起搏器感染的诊断与治疗

自从起搏器应用于临床，20世纪70年代就开始诊断起搏器感染，早年报道起搏器感染率为0.13%~19.9%，绝大多数是起搏器囊袋感染，真正由于起搏器感染而导致心内膜炎的比例仅占总感染率的10%。近年来人口趋于老龄化，永久起搏器、ICD、CRT-P/CRT-D的植入和更换例数逐年增加，随之而来的起搏器相关感染的数量较前明显增加。美国明尼苏达州1975—2004年统计1524例起搏器患者的随访记录显示：总的起搏器感染率为每年0.19%，其中血培养阳性的起搏器囊袋感染率为每年1.37%，而起搏器感染相关性心内膜炎发生率为每年1.14%，值得注意的是ICD的感染率高于普通起搏器。

美国AHA在2010年更新了《心律植入装置感染的诊断和治疗建议》，我国也在近期推出中国专家共识。起搏器感染重在预防，关于治疗，应参考国外指南、建议，但要结合我国国情处理。

一、导致患者抵抗力下降而造成起搏器感染机会增加的常见因素

1. **易患因素** 起搏适应证拓宽，患者高龄化，免疫功能低下，长期口服抗凝剂或抗血小板药物，长期应用糖皮质激素，合并糖尿病、心力衰竭和（或）肾功能不全，起搏器更换和使用时间延长，恶性肿瘤，长期中心静脉置管，临时起搏器植入和先期曾接受介入治疗，起搏器植入术前有牙病治疗史、外科治疗史或外伤史，医生对起搏器感染的诊断方法和认知程度不够。

2. **微生物因素** 起搏器感染最常见的致病菌为葡萄球菌。据2007年May医学中心报道葡萄球菌感染占感染病例总数的60%~80%，其中凝固酶阴性葡萄球菌（CONs）是最主要的感染致病菌，存在多个变种。CONs感染多与异物相关，虽然没有金黄色葡萄球菌的毒力和毒素，但可分泌多种黏附素而具有较强的黏附力。术中污染的CONs可直接黏附于装置表面的塑料多聚物上，而术后血液循环中的CONs则可附着在包被着基质蛋白的电极上。

3. **起搏器因素** 包括起搏系统与电极导线的生物材料类型、外表质地、体积大小及形状。

二、起搏器感染的临床表现

1. 起搏器囊袋局部感染　囊袋局部感染轻者仅见切口红肿、有脓痂覆盖或分泌物、伤口愈合不良；重者表现为囊袋处及周围组织疼痛，有张力和波动感，皮肤侵蚀破溃，形成瘘道及渗液，甚至起搏器/电极导线不同程度外露。慢性者多经历了囊袋及周围组织肿痛、皮肤变薄、颜色变深、坏死直至破溃的临床过程。一般不伴随发热和其他系统中毒症状。局部分泌物细菌培养常为阴性。

2. 起搏系统继发全身感染　患者早期仅出现如乏力、厌食、活动耐力下降等非特异性症状；少数患者囊袋局部无炎症反应，但反复发生不明原因发热；表现为脓毒血症、败血症、细菌性心内膜炎等的情况少见。大多数起搏器相关感染性心内膜炎患者伴随有囊袋局部症状及全身症状，但脾大、血栓栓塞现象以及心脏杂音较为少见。

三、发病机制

起搏器感染是起搏系统、微生物和宿主三者博弈的结果。起搏器囊袋的感染可发生于植入术中、术后，也可以是起搏脉冲发生器/起搏电极导线侵蚀至皮肤导致皮肤破溃。其中皮肤破溃可能是囊袋内潜在感染的结果。囊袋感染可能通过起搏电极导线的血管路径而侵入心腔内。而起搏电极导线的囊袋内部分或心腔内部分可能成为血源性感染或菌血症的起源。革兰阴性杆菌很少导致血源性感染，革兰阳性球菌更常见血源性感染。金黄色葡萄球菌可导致起搏器感染，但是很难判断是否与植入术中污染或手术操作相关。

四、起搏器感染的诊断

1. 起搏器囊袋局部感染或起搏系统继发全身感染的临床表现（见上文）。
2. 影像学检查证据　超声心动图检查对检出起搏器相关的感染性心内膜炎具有重要意义。疑似起搏系统相关的心内膜炎的成人患者，经食管超声心动图检出心内导线赘生物而确诊心内膜感染的敏感性达90%以上。即使经食管超声未观察到导线附着物也不能排除导线感染，高度怀疑但首次超声阴性者需再次复查。
3. 病原体检查　起搏器植入/更换术后患者出现不明原因发热和（或）血象增高应及时行血培养加药敏试验，疑似感染的患者应用抗生素前至少连续进行2次血培养。血培养阳性尤其为葡萄球菌时，高度提示起搏器感染。在起搏器移除时应对囊袋处组织和导线顶端进行培养，有助于辨别致病菌和确定诊断。囊袋处切除组织的细菌培养敏感性和阳性率更高。除厌氧菌和需氧菌培养外还应进行革兰染色。不建议进行囊袋的经皮穿刺取样培养，因其可能将微生物导入囊袋。

五、起搏器感染的治疗与处理

治疗策略主要分为移除全套起搏系统和保守治疗。

1. 移除全套起搏系统　对于起搏器感染患者，移除全套起搏系统的Ⅰ类适应证为：①因出现瓣膜性和电极相关性心内膜炎、败血症而确诊起搏器感染的患者；②囊袋脓肿、装置腐蚀、皮肤粘连、慢性窦道的囊袋感染患者；③感染性心内膜炎患者；④隐匿性革兰阳性菌菌血症（非污染）患者。

2. 保守治疗　以全身抗生素治疗结合囊袋局部处理来控制起搏器感染，保留植入电极导线和起搏器。由于中国目前的社会、经济原因和现行医疗保险政策，多数专家建议对于早期、感染较局限且无血行感染及严重并发症者，可以首先尝试一次保守治疗，失败后再考虑拔除电极导线。

目前尚无资料证明起搏器感染后抗生素使用最佳持续时间，和将静脉抗生素转换为口服药物治疗的时间。选择抗生素应基于病原菌的培养和药敏试验，多数感染为葡萄球菌引起，其中部分对青霉素耐药。万古霉素是经验性治疗的首选。严重感染常需联合二种抗菌素，如万古霉素和三代头孢菌素类抗生素（如图3-6-1所示）。

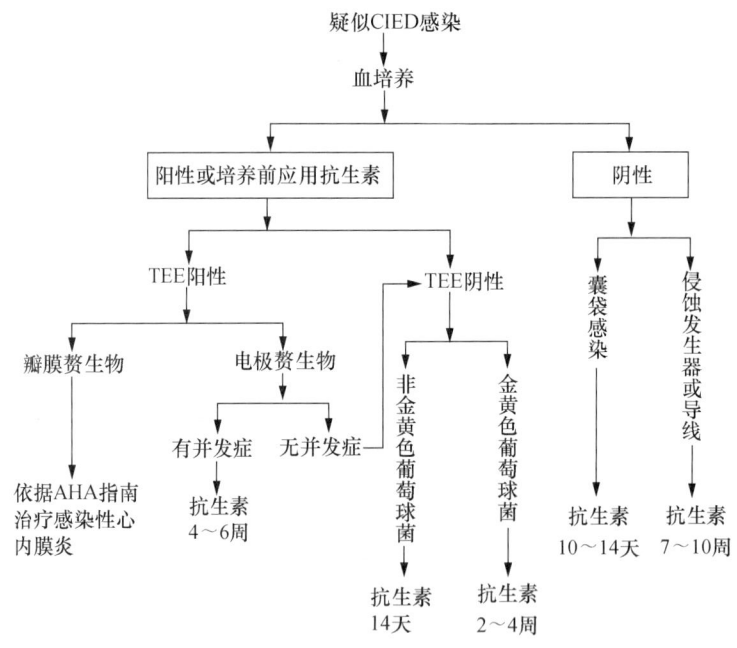

图3-6-1　疑似起搏器感染患者的抗生素治疗选择

近年在烧伤整形外科，负压创面治疗技术（negative pressure wound therapy, NPWT）用于骨、肌腱或金属器械暴露的开放性伤口的治疗。将负压吸引装置与特殊的伤口敷料连接后，使伤口保持在负压状态，以改善创面微循环，促进创面肉芽组织生长，抑制细菌宿居和繁殖，保持伤口环境湿润从而达到治疗创面的目的。最近3年多来本中心采用负压闭式引流的方法治疗血培养阴性的起搏器囊袋感染患者十余例,均已跟踪随访2年以上,取得了较好疗效。

六、起搏器感染的预防

1. 预防性应用抗生素　在术前1h静脉使用抗生素,推荐使用第一代头孢菌素,如发现青霉素耐药的葡萄球菌或者对头孢菌素过敏患者,推荐使用万古霉素。
2. 手术室无菌要求　如条件允许,起搏器植入的环境应达到骨科手术标准。
3. 严格手术区域皮肤消毒。
4. 避免皮下囊袋制作得过薄、过紧,严格止血,尽量避免发生血肿。

七、再次植入起搏器的时机

对于已经发生起搏器感染的患者,必须评估是否需要植入新的起搏器。1/3~1/2的患者可能不需要再次植入。在没有进行仔细的评估之前,不要轻易取出感染的起搏器,特别是完全性传导阻滞的起搏依赖或CRT-P/CRT-D的患者。不建议应用重新消毒再次使用原起搏器的方法。建议在对侧进行再次植入,若对侧植入受限制,可通过皮下隧道,植入腹部。一般推荐在血培养阴性至少72h后再进行重新植入。如果合并瓣膜感染,应在起搏器取出2周后方可进行新的静脉内电极植入。

(丁燕生)

参考文献

[1] Harcombe AA, Newell SA, Ludman PF, et al. Late complications following permanent pacemaker implantation or elective unit replacement. Heart, 1998, 80: 240.
[2] Arber N, Pras E, Copperman Y, et al. Pacemaker endocarditis: report of 44 cases and review of the literature. Medicine, 1994, 73: 299.
[3] Duval X, Selton-Suty C, Alla F, et al. Endocarditis in patients with a permanent pacemaker: a 1-year epidemiological survey on infective endocarditis due to valvular and/or pacemaker infection. Clin Infect Dis, 2004, 39: 68.
[4] Trappe HJ, Pfitzner P, Klein H, et al. Infections after cardioverter-defibrillator implantation: observation in 335 patients over 10 years. Br Heart J, 1995, 73: 20.
[5] Karchmer AW. Infection of prosthetic valves and intravascular devices. // Mandell GL, Bennett JE, Dolin R, eds. Princples and Practice of Infectious Diseases. Philadelphia: Churchill Living-stone, 2000: 903-917.

第 7 章
激光鞘电极导线拔除术

由于起搏器和 ICD 的植入数量越来越多，经静脉拔除电极已成为心脏起搏和 ICD 治疗领域中必须掌握的一项基本技术。当出现囊袋感染，电极引起血管和心内膜感染甚至全身感染，各种原因引起电极损伤，残留电极激惹导致严重心律失常，或与电极相关的静脉发生堵塞时，电极拔除是必要的。但拔除电极需要经验也需要特殊器械，而且伴有严重的并发症，除电极顶端和心肌心内膜有程度较重的粘连外，电极常和其经过的血管壁、瓣膜等粘连，此外还有静脉血栓形成和静脉闭塞，这些都增加了拔除电极的风险，因此制约了这项技术的广泛应用。近年来国外采用激光鞘技术拔除电极取得了令人惊奇的效果，有的中心已经积累了大量经验，Providence Saint Joseph 医学中心是美国甚至全球积累资料最多的中心，Schaerf 个人完成的激光鞘电极拔除手术已经超过 1000 例。日本已经引进了这项技术，为时不久国内也将会应用这项技术。现将激光鞘拔除电极技术介绍如下。

一、激光鞘

激光鞘技术的核心器械，由光纤呈螺旋形缠绕在鞘的内壁和外壁之间（图 3-7-1）。其顶端提供可控的能量以替代机械性推进力，在准分子激光的作用下，融化电极周围的组织，将电极与其外周的梳状肌、瘢痕剥离，显著降低拔除术对电极外周组织和心肌的损伤（图 3-7-2）。

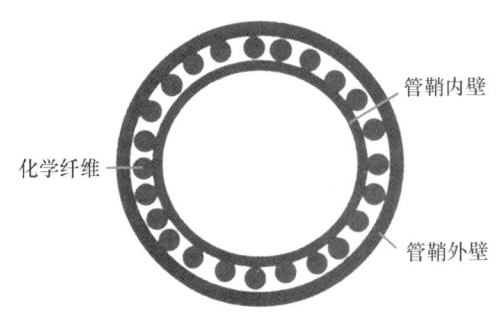

图 3-7-1 激光鞘的结构示意图

激光能源来自 308nmXeCl 准分子激光器（Spectranetics CVX-300），发出脉冲式光线最大为 $6060mJ/mm^2$，重复频率 $40\sim80Hz$。机械结合光化学作用对细胞内水分加热、蒸发，产生微细气泡而毁坏细胞结构，深度可达 $100\sim300\mu m$，可使电极顶端和组织完全分离。消融的深度取决于推力，每个脉冲 $2\sim15\mu m$。适当用力推进激光鞘可有效地剥离电极外周的瘢痕等组织而不增加并发症。如电极末端膨大，激光鞘不能容纳电极头，可利用外鞘的反推力操作。一般推荐应用大小为 12F、16F 或 18F 的激光鞘。

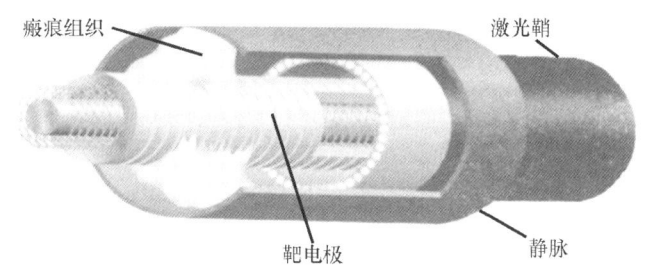

图 3-7-2 激光鞘剥离电极外周组织示意图

二、操作技术

经锁骨下静脉植入的电极如仍有部分保留在血管外则适合选择上腔静脉途径拔除。需要锁定钢丝，一般采用 12F 激光鞘。切开皮肤，分离静脉入口处的电极，剪断尾端并剥离绝缘层，暴露 1～2cm 弹簧钢丝。用探针测量电极内腔的大小，选择合适的锁定钢丝。顺时针旋转锁定钢丝，并尽可能推送至电极内腔的远端，继之逆时针旋转和锁定。沿锁定钢丝和电极，将激光鞘和外鞘交替推进至电极的远端处，释放激光能量分离血管和心腔内电极。牵引锁定钢丝取出电极。

三、影响成功率的因素

拔除电极受许多因素的影响，有经验术者的成功率高。电极植入后不仅电极顶端与心内膜有粘连，而且和电极相接触的静脉血管和心肌任何部位均可发生粘连、钙化或形成瘢痕。植入时间越长，患者年龄越大，拔除电极困难也就越多。感染电极的拔除成功率明显高于非感染电极。心房电极的拔除成功率显著高于心室电极。主动固定电极较被动固定电极要拔除困难，柱状电极最易拔除。绝缘层材料也有一定影响，硅胶电极较多聚酯电极易拔除。

四、与其他技术的比较

有无并发症和电极是否完全拔除是衡量拔除技术优劣的唯一指标。在激光鞘电极拔除术问世以前，虽然电极拔除术并发症的发生率不高，但很严重，包括电极断裂、心内膜和三尖瓣叶撕裂、心脏破裂和心脏压塞，甚至死亡。

目前单纯牵引拔除电极的效果因不理想已较少在临床上应用。Rosenheck 等对 81 例病人的 113 根电极进行了单纯牵引拔除，完全拔除率为 86%，失败率为 14%，并发症发生率为 1.2%。

Alt 等认为单纯锁定电极的方法略优于单纯牵引拔除,其对 105 例患者的 150 根电极进行了此项操作,完全拔除率为 81%,部分拔除率为 12%,失败率为 7%。

Smith 等总结 5 年反推力双鞘法对 1299 例病人、2195 根电极进行拔除的经验,双鞘法有较好的效果。完全拔除率为 86.8%,部分拔除率为 7.5%,失败率为 2.5%,并发症发生率为 2.5%。反推力双鞘技术也适合经股静脉途径拔除电极。一组来自 39 例病人 70 根电极的经验证明,经股静脉途径采用抓捕器反推力拔除电极的成功率和经锁骨下静脉入路的普通双鞘法相似,但并发症多,死亡率高。完全拔除率为 87%,部分拔除率为 4%,失败率为 9%,并发症发生率为 8%,死亡率为 5%。国内马坚等应用血管内反推力法,经上腔静脉途径对 9 例病人的 14 根感染电极进行拔除,10 根 (71.4%) 电极被完全拔除,部分拔除 2 根 (14.3%),失败 2 根。此后该作者又报道了应用反推力法,经下腔静脉途径对 11 例起搏器术后顽固性感染和 2 例电极导线断裂的病人共 17 根电极导线进行了拔除,结果完全拔除 15 根 (88.2%),部分拔除 1 根,失败 1 根,无严重并发症。

电外科鞘技术的效果甚佳,但并发症发生率略高。Li 等报道一组 166 例共 287 根电极的拔除结果,完全拔除率为 90%,部分拔除率为 7%,失败率为 1.9%,死亡率为 0.8%。

激光鞘技术是电极拔除技术的划时代进步。Byrd 等总结全美国 1684 例共 2561 根电极激光鞘拔除的经验,发现其安全且效果甚佳。完全拔除率为 96%,部分拔除率为 4%,失败率为 0.5%,但仍然有个别并发症的报告。

综上所述,起搏器或 ICD 废用电极的拔除是必要的。标准的反推力牵引电极拔除术成功率不高,并发症较多且严重。激光鞘拔除术显著改进了拔除效果并减少了并发症,是电极拔除术的重大进步。

(王燕慧 张 澍)

参考文献

[1] Reiser C, Taylor KD, lippincott RA. Large laser sheaths for pacing and defibrillator lead removal. Lasers Surg Med, 1998, 22 (1): 42-49.

[2] Wilkoff BL, Byrd CL, Love CJ. Pacemaker lead extraction with the laser sheath: results of the pacing lead extraction with the excimer sheath (PLEXES) trial. J Am Coll Cardiol, 1999, 6 (33): 1671-1677.

[3] Spillell PC, Hayes DL. Venous complications after insertion of a transvenous pacemaker. Mayo Clin Proc, 1992, 67 (3): 258-264.

[4] Rosenheck S, Weiss A, Leibowitz D, et al. Noninstrumental pacemaker and defibrillator lead removal. The importance of the rotation forces. PACE, 2002, 25 (7): 1029-1031.

[5] Alt E, Neuzner J, Binner L, et al. Three-year experience with a stylet for lead extraction: a multicenter study. PACE, 1996, 19 (1): 18-21.

第8章

冠状窦起搏电极导线的拔除及心脏再同步化治疗（CRT）

随着心脏再同步化治疗（CRT）的广泛开展，因起搏系统感染、电极功能不良等原因需要进行冠状窦（CS）电极拔除的患者日益增加。虽然目前已出台了关于起搏器和ICD电极拔除的专家共识，但CRT起步较晚，并且冠状静脉解剖结构、左室心外膜和电极间相互作用愈加复杂，以往有关左室或CS电极拔除的报道较少，故临床缺乏成熟的经验。笔者回顾了目前已有的文献，将现阶段冠状静脉电极拔除的指征、方法、并发症、成功率等情况作一综述，为临床医生行临床决策提供参考和依据。

一、冠状静脉系统的解剖

心脏的血液供应源自主动脉根部的冠状动脉（简称冠脉），最终经心脏静脉系统回流入右侧心腔。虽然心脏静脉系统包括心前静脉、心最小静脉、CS及其属支三个部分，但是约85%的冠状静脉血流是通过心大静脉（GCV）末端延续扩大而成的CS系统回流的。CS长约3cm，位于心脏膈面左侧房室沟的心外膜下，经左房后壁心肌，越过房间隔注入右房。CS的主要属支包括GCV、心中静脉、心小静脉、左室侧静脉、左室后静脉和左房斜静脉等。Gensini等最早采用改良的球囊导管进行逆向冠状静脉造影，证实冠状静脉比冠脉有更多的变异和丰富的侧支循环。Gilard等对100例患者进行冠脉动脉造影，采用静脉期显影的方法，研究冠状静脉窦及其属支的数量、管径、角度和位置，结果发现心脏有两条静脉恒定存在，即心中静脉和GCV，而左室后静脉在数目、直径和角度上都有很大的变异。由于管径细小或血管迂曲、成角等解剖结构的原因，约有85%患者能成功植入左室起搏电极。Meisel等发现器质性心脏病患者中冠状静脉分布存在较大差异，左室后静脉的出现率为55%，左室侧静脉的出现率为71%。几乎所有患者在心中静脉和GCV之间的左室壁上都存在至少一条明显的静脉，可作为左室起搏电极的植入部位。

二、CS电极的拔除

与植入的心房、心室起搏电极不同，CS电极有自己独特的特点。由于冠状静脉管壁极薄并且CS电极几乎与静脉管壁全程贴靠造成纤维组织增生包绕，可能使CS电极拔除相当困难，易于导致静脉撕裂、心包积血或心脏压塞。Tacker等最早观察了经静脉拔除植入在绵羊CS/GCV的心房除颤电极并进行尸检和组织学检查，发现死亡原因均为GCV的游离壁在电极拔除时发生撕裂，导致血液进入心包腔造成心脏压塞。3只绵羊心包腔内见大量的血液，其中2只使用了激光鞘，1只使用了Teflon鞘。对电极拔除成功的动物于术后1～6天进行尸检，发现CS/GCV周围的组织内有出血，血液可进入心房耳部、CS表面的脂肪垫和左室基底部，1只甚至出现在右室基底部。但是CS和GCV表面是完整的，心包腔内未见游离血液。组织学检查可见CS/GCV内血栓形成和纤维素沉积，并见小量的心肌坏死。他们认为拔除CS/GCV电极的主要危险就是静脉撕裂，尤其是植入部位在CS远端以远的电极，在拔除时具有更高的风险，使用了激光鞘和Teflon鞘者更易发生静脉壁撕裂。他们的研究使人们愈加关注慢性植入的CS电极拔除时潜在并发症的发生危险。然而，此后的临床观察却并未发现类似的结果。De Martino等和Kasravi等认为经静脉拔除CS电极安全容易，没有严重并发症发生，一般不需要使用特殊的扩张器械或激光鞘。他们发现CS及其分支内的电极能被完整取出，电极尖端未见纤维粘连。推测以往报道的CS电极拔除并发CS撕裂的发生率较高主要与电极的构造有关，例如Tacker使用的是螺旋形心房除颤线圈电极，而临床上使用的双室起搏电极要安全得多。Wilkoff等证实了这一观点，他发现纤维增生和粘连是妨碍心房除颤电极拔除的主要原因，通过改良CS内心房除颤电极的制作工艺——在电极表面涂布聚四氟乙烯，将减少纤维增生和粘连，有利于经静脉电极拔除并减少组织损伤。

1. 被动固定电极的拔除　CS起搏电极的脱位率可达5%～10%。为克服这一缺点，不断有新的植入方法出现。但目前临床上广为使用的仍然是被动固定电极，有关被动固定电极拔除的经验也最多。Hamid等成功拔除32根CS被动固定电极，12.5%的患者使用了激光鞘，他们发现使用激光鞘的这组患者电极植入时间最长（62～116个月）。Williams等报道了他们10年来电极拔除的经验。自2001年1月至2010年11月共有143根非CS电极和60根CS电极被拔除，其中CS电极平均植入时间为35.8个月。激光鞘的使用率在非CS电极组为46%，而CS电极组为10%，没有CS撕裂、血胸、紧急外科手术或死亡的病例。他们认为拔除CS电极具有较高的成功率和安全性，与非CS电极相比并发症的发生率并未增加。De Cori等报道了拔除147根CS电极的经验，平均植入时间为（29±25）个月，成功率在99%，其中手动拔除成功率为70%，多变量回归分析显示单极电极、非感染性原因是需要使用机械扩张装置的独立预测指标。目前研究发现大部分CS被动固定电极可通过手动安全拔除，仅少数患者需要使用特殊器械，即使使用特殊的扩张鞘或激光鞘也并未发现严重并发症的增加。Kutarski等比较了拔除起搏器/ICD电极与拔除CS电极的成功率以及并发症发生率，认为CS电极拔除与起搏器/ICD电极拔除相比危险性并未增加。CS被动固定电极较易拔除，可能与电极直径较细小以及被动固定机制有关。由于经静脉拔除CS被动固定电极安全、可行，仅简单的拔除操作就可成功完成，因而特殊器械或特殊鞘管较少使用。但随着植入时间的延长，需要使用特殊鞘管或手术干预的可能性会随之增加。

2. 主动固定电极的拔除　Starfix电极是一种冠状窦主动固定电极，具有可展开的侧叶，使电极稳定地固定在靶静脉。多个研究报道了Starfix主动固定电极能显著提高CRT的成功率，降低近、远期脱位率。Nagele等最早认为Starfix电极虽然能缩短手术时间，减少辐射量，具有起搏稳定等优点，但由于电极拔除困难将严格限制 Starfix 电极的使用。Magenta 等报道了 2 例经静脉移除 Starfix 电极的经验。Starfix 电极植入时间分别为 2 个月和 1 年。第 1 例在部分闭合侧叶后顺利拔除，第 2 例由于纤维组织增生阻碍了侧叶的回纳，因此无法进行简单的拔除。在应用特殊的扩张器械将张开的侧叶全部纳入后，将电极成功拔除。术中、术后没有并发症发生，心脏超声证实没有出现心包积液。认为 Starfix 主动固定电极在短期和长期随访中都能安全拔除。而 Williams 等报道了 1 例 Starfix 电极因无法收回远端展开的侧叶，在使用激光鞘进行反向拔除时电极发生断裂，原位残留<4cm 的残段。Curnis 等报道了 1 例 Starfix 主动固定电极因与血管壁发生紧密粘连，多途径多方式的介入方法均失败后，只得选择开胸手术取出电极。他们认为 Starfix 电极只能作为 CRT 的最后选择，并且尽量避免在感染风险高或预期寿命长的患者中应用。Cano 等的研究发现 22.5% 的 Starfix 电极在进行电极拔除时主动固定机制失效。影响 Starfix 电极拔除的原因主要是伸展的侧叶无法收回，可能与纤维组织长入侧叶内或伸展的侧叶造成血管壁损伤使冠脉侧支内形成血栓有关。Kalahasty 等认为目前没有比较拔除 CS 主动固定电极和被动固定电极的头对头研究，虽然 Starfix 电极能表现出长期稳定可靠的电学特性，但有限的证据表明它的使用范围局限，可能仅适用于其他电极失败或可能失败的情况，Starfix 电极不能成为 CRT 的首选。

三、CS 电极拔除的适应证和并发症

目前 CRT 的冠状窦电极拔除指征较宽，包括感染性原因和非感染性原因。感染性原因包括囊袋感染、皮肤破溃、败血症或可疑感染性心内膜炎等，是起搏系统拔除的首要原因，占全部病例的 62%。电极功能不良、电极脱位、起搏阈值升高、膈肌刺激等是其他需要拔除电极的原因。少数患者是因为制造商召回或需要进行心脏移植而拔除了 CS 电极。已报道的严重术中并发症主要是心包渗液、心脏压塞，多通过心包穿刺引流好转，其他轻微并发症包括气胸、局部血肿或手术相关的输血等，没有手术相关死亡的报道。但主动固定电极拔除易出现手术失败或严重并发症，需紧急外科干预治疗。Huang 等报道了 1 例由于 CS 主动固定电极拔除导致房间隔缺损和冠状窦左房瘘的罕见并发症。

四、CS 电极拔除后 CRT

对大多数患者而言，拔除心脏电极导线并不是最终目的，而是进行优化器械治疗的必要步骤。CS 电极拔除后，由于残存粘连和静脉阻塞以及电极拔除后静脉损伤的影响，可能使电极重新植入变得更加复杂。Burke 等报道 10 例行 CS 电极拔除并于术后第 4 天尝试进行 CS 电极重新植入。然而，术后冠状静脉造影发现曾经植入电极的静脉或其远段发生血栓完全堵塞无法使用者达 50%。静脉堵塞易于发生在电极植入时间大于 3 个月的患者，对于这类患者，再次进行 CS 电极植入时可供选择的静脉可能有限。Zuccehlli 等观察了 90 例 CS 电极拔除术后的患者，平均于术后第 3 天行 CS 电极重新植入，其中 86 例完成手术，

62.2%的患者电极能植入左室侧后壁区域，37.8%的患者电极只能植入左室前壁或间隔部。大多数患者采用传统的经静脉电极植入方法可以完成手术，有2例需要进行球囊血管成形术。需要注意的是血管自然狭窄与电极拔除术后管腔狭窄间的差别，后者由于纤维组织的粘连将会影响电极拔除术后球囊血管成形术的治疗效果。

五、局限性

由于CRT已成为公认的伴左室收缩延迟的慢性心力衰竭的有效治疗手段，不断有新的左室电极及植入方法问世以提高CRT的成功率。但是我们在应用这些新技术、新方法时应该更全面地考虑它的利与弊。虽然各个医疗中心关于适应证的选择、手术方式的选择等都有各自的标准和习惯，术者手术技巧和经验亦存在差别可能导致不同的医疗中心有不同的观察结果，但目前的资料显示拔除CS被动固定电极是安全可行的。CS主动固定电极拔除经验多来自单个中心小样本的临床病例观察。另外在CS分支内植入冠脉支架能降低电极的脱位率，有关这类电极的拔除仅为个案报道，没有太多的经验。随着CRT的普及和电极植入时间的延长，有关CS起搏电极拔除的经验将会不断积累，使我们对这一问题的认识不断深入。

（杨新玮 华 伟）

参考文献

[1] Di Cori A, Bongiorni MG, Zucchelli G, et al. Large, single-center experience in transvenous coronary sinus lead extraction: procedural outcomes and predictors for mechanical dilatation. Pacing and Clinical Electrophysiology, 2012, 35 (2): 215.

[2] Cano O, Osca J, Sancho-Tello MJ, et al. Failure of the active-fixation mechanism during removal of active-fixation pacing leads. Pacing and Clinical Electrophysiology, 2011, 34: 1217.

[3] Geller L, Szilagyi S, Zima E, et al. Long-term experience with coronary sinus side branch stenting to stabilize left ventricular electrode position. Heart Rhythm, 2011, 8 (6): 845.

[4] Williams SE, Arujuna A, Whitaker J, et al. Percutaneous lead and system extraction in patients with cardiac resynchronization therapy (CRT) devices and coronary sinus leads. Pacing and Clinical Electrophysiology, 2011, 34 (10): 1209.

[5] Luedorff G, Kranig W, Grove R, et al. Improved success rate of cardiac resynchronization therapy implant by employing an active fixation coronary sinus lead. Europace, 2010, 12: 825.

[6] Crossley GH, Exner D, Mead RH, et al. Chronic performance of an active fixation coronary sinus lead. Heart Rhythm, 2010, 7 (4): 472.

[7] Nagai T, Okayama H, Nishimura K. Initial Japanese experience and long-term follow-up with a new active fixation coronary sinus lead, the starfix 4195. Journal of Cardiology Cases, 2010, 1: e176.

[8] Baranowski B, Yerkey M, Dresing T, et al. Fibrotic tissue growth into the extendable lobes of an active fixation coronary sinus lead can complicate extraction. Pacing and Clinical Electrophysiology, 2010, 34 (7): e64.

第9章
解读 HRS（2009）经静脉电极导线拔除专家共识

随着心脏起搏器和 ICD 植入数量的不断增加，包括起搏系统感染和导线破损以及合并感染性心内膜炎等病例也越来越多。2008 年 5 月，在美国心律学会（HRS）第 29 届年会上，"电极拔除专家小组"重新审核了 2000 年 NASPE 颁布的《经静脉长期植入起搏器、ICD 电极导线拔除的专家共识》，通过近年来获得的更多的临床实践和经验教训，修改并制订了更为行之有效的电极导线处置标准即《经静脉电极导线拔除专家共识》（以下简称共识）。讨论内容主要涉及培训标准、新技术和器械的评价标准，并于 2009 年对外正式公布。尽管本共识主要讨论经静脉电极导线拔除，但是仍十分关注患者的治疗，尤其是电极导线的处理策略，这是因为导线处理的不恰当，会为其后的处理带来更严峻的挑战。本文主要结合共识并针对我国的现状对重点内容作一解读。

一、关于共识的产生

本共识十分强调"使用建议时应该注意"，并不存在完全绝对的临床情况。这是因为电极导线拔除是一项具有一定风险的操作技术，临床情况非常复杂和不统一。在美国也主要集中在少部分临床中心完成。况且人员的培养也存在一定的困难。因此专家组达成的共识，主要包括收集到的各种论坛、写作组专家会议、国际电话会议和三次网络问答等内容，且每位专家的经验也存在不同。"共识"并不意味着写作组中的每一位成员完全同意，达到或超过 83% 的一致意见即被认为达成了共识。

经静脉电极拔除技术的普及相对较慢，NASPE 在 1997 年 5 月 11 日召开的第 18 届年会上，开始筹划电极导线拔除的相关指南，包括：医生培训、设备、急救人员配备、电极导线拔除的适应证和相对适应证等。这一标准在 2000 年 4 月公布。自从这一文件公布后，关注电极导线问题及经静脉电极导线拔除的医生群体迅速扩大。但是，电极拔除的适应证、安全性及有效性等定义非常笼统，相关的培训及团队的建设也相对滞后。目前共识一致认为，对于植入起搏器和 ICD 后电极出现病理情况的患者，拔除电极导线是最重要的处理策略，也是目前唯一可行的有效手段。

二、关于电极拔除的定义

"电极去除"的定义较为笼统,与 2000 年共识相比较,本次共识从定义上更加严格和明确,认为除去电极导线(lead removal)是指用任何一种方法除去起搏器或 ICD 电极导线,包括电极导线的取出和拔除。移出电极导线(lead explant)是指经原植入静脉,使用简单工具(不包括锁定钢丝、伸缩鞘和股静脉拔除工具)即可取出电极导线。拔除电极导线(lead extraction)是指电极导线植入时间超过一年,需要特殊器具进行拔除;或者需要从非植入静脉途径拔除电极。并在今年新增加了电极拔除路径,是指一般从原植入静脉,有时也需要选择其他的非植入静脉,包括颈静脉、股静脉和锁骨下静脉。某些特殊情况下,需要经穿心房或心室途径。

三、临床成功和操作成功的定义

许多中心和医生使用各种技术有效地进行了经静脉电极导线拔除术。尽管 NASPE 在 2000 年公布了定义标准,但是各种研究报告中所使用的定义仍然没有统一。包括如何阐释不同入选患者的治疗结果,如何定义治疗成功和失败。

共识中引用的电极拔除的中心包括美国、欧洲等地。1996 年以来最新的数据来自 226 家中心,2338 名患者,3540 条电极。结果显示,严重并发症发生率为 1.4%。2000 年,第 11 届心脏起搏及电生理世界论坛上,这一研究的数据已经包括 7823 名患者,12 833 条电极。严重并发症的发生率为 1.6%。通过多变量分析,提出了 4 个可预测严重并发症的指标:①电极植入时间;②女性;③ICD 电极;④是否使用 Laser 技术。PLEXES 研究是一项前瞻性随机临床试验,比较了 301 名患者使用 12F Laser 鞘与 465 名患者使用非 Laser 鞘技术进行电极拔除的结果。使用 Laser 鞘的患者,成功率为 94%,严重并发症的发生率为 1.96%。Byrd 等报道 1684 名患者的 2561 条起搏器和 ICD 电极,成功率为 90%,严重并发症发生率为 1.9%,院内死亡率为 0.8%。尽管多数电极被安全完整移除,但有些电极仍然部分留在原位。在某些病例中,即使存在电极的残端,并没有发生不良的临床情况。本共识特别强调了电极拔除的成功率取决于是否获得预期的临床效果。可以是完全操作成功或临床操作成功,分别代表将目标电极完全拔除,或者操作已经达到临床目的。拔除失败是指,感染患者没有获得完全操作成功或临床操作成功,在非感染患者中,取得临床成功,但未完全拔除电极。

临床目标包括:①清除感染(囊袋感染、装置相关的感染性心内膜炎);②阻塞静脉再通;③消除电极或电极残端导致的临床风险(心脏压塞、心律失常);④保留所需的起搏模式;⑤移除无功能电极;⑥解除囊袋相关的所有症状(如疼痛)。完全操作成功:是指移除所有目标电极,并且没有严重并发症及操作引发的死亡。临床成功:是指移除所有目标电极,或者残留部分电极并不影响操作的临床效果。电极头端,或电极的小部分(脉冲发生器线圈、绝缘层),这些部分并不增加穿孔、血栓和持续性感染的风险,也不导致其他临床后果。失败:未能达到操作和临床成功,或者出现严重的并发症及操作相关的死亡。

四、关于并发症的定义

记录并发症,是评价疗效或提高疗效的中心环节。评价并发症需要评价时间和严重程度。有些因素使并发症的评价趋于复杂,患者在同一次住院期间或者相邻较近的住院时间内接受了多次处理,这将使并发症的评价变得相对复杂。由于引起并发症的原因并不是由某一种特定的操作所引发,所以,持续的记录是十分必要的。术中并发症:自患者进入手术室开始至离开手术室与操作相关的任何事件,或者在操作中加重的症状。术后并发症:在术后30天内出现与操作相关的任何事件,或者在操作中加重的症状。

五、关于电极处理的其他相关因素

电极拔除的数量正在逐年增加。由于技术的难度及威胁生命的并发症,医生应该进行相关的培训,医院也应该提供相关的培训机会,这对于保持操作数量以维持医生以及团队的技术水平是至关重要的。除此之外,前期的持续性承诺,对保证医生及团队在植入及拔除的专业性方面是至关重要的。

经静脉电极导线拔除主要为解决起搏器和ICD的电极问题。进行电极拔除,需要一定的成功率保障,而且操作质量应该不断提高。因为需要告知患者,所以对临床结果的预测是进行电极拔除的核心环节。且共识十分强调,只有在患者和医生对是否进行拔除的后果和临床结果取得充分共识后,才能作出决定。

此外,还要对医生进行初始及持续培训,增加对电极处理的认知、保持每年植入及拔除电极的数量、持续评价设备的安全有效性等。需要统计植入及拔除的成功率,这对于标准定义的结果汇报是十分重要的。并应该对死亡率和发病率进行相关统计,这将有利于找出根本原因进行改进。从事这一操作的医院及个人应该拥有遇到紧急情况时可以采取的措施。需要有能够进行急诊手术的手术室,和进行急诊外科手术的专业团队。如果没有相关的专家和医生,最好将患者推荐到具备相关技术的中心。成功的电极拔除需要团队的合作,每一位成员都是成功的关键环节,低的并发症发生率与治愈率是相生相伴的。成功的电极拔除需要多种技术和器具,所以,操作人员应该熟悉各种器具的用途及其常规放置的位置。另外,操作中可发生多种临床事件,并且变化迅速,团队必须做好处理相关事件的准备。这均取决于治疗方案的制订和平时的培训。共识中特别指出了器械生产厂商代表不能代替专业的医务人员,在手术过程中的任何行为均需要在医生的指导下进行。并对主要术者、心脏外科医生、麻醉团队、X线设备、急诊超声以及相关院内协调人员等提出了明确要求。

六、医生资质和培训

电极拔除是一项有创操作,需要专业培训以保证安全性和有效性。从事这项工作的医生应该接受拔除技术和并发症处理方面的相关培训。仅仅简单地观察操作过程以及影像学结果是远远不够的。熟悉操作技巧和患者的风险至少需要一年的训练。但是，有关这方面的数据非常缺乏，所以建议中采用了其他血管内操作培训中的相关数据。一项分析数据表明，在 10~20 例成功拔除电极的手术后，医生的经验会取得较大的提升。即使拥有多年经验的医生，在使用 Laser 鞘手术前 4 年的 60 例或更少的手术中，也会出现电极拔除成功率的下降。并发症发生率的下降出现在至少 30 例手术之后。这表明，前 30 例手术后，并发症发生率迅速下降，并且随着手术数量的增加（接近 400 例），发生率进一步降低。由于电极拔除的安全性和有效性与经验相关，而且需要娴熟的技术操作，并伴有失败和并发症的可能，写作组一致同意，正如需要保证一定的植入数量一样，进行电极拔除的医生，也需要保证一定数量的电极拔除手术。只有通过严格的训练、重复和实践才能取得足够的经验。但是，通过实际操作进行的训练，机会是很有限的。在很多地方，外科和导管的模拟装置是目前医学训练中的一部分。这一方法允许操作者"犯错"，并在非实际环境下获取经验。研究已表明，这种方法能缩短学习曲线，并减少并发症。此外，更加广泛的临床模拟方案也有利于团队的建设和面对紧急情况时的反应。成功的电极拔除方案是电极处置中最为重要的内容，这也需要一定的经验。对于主要术者和其他团队成员，这些技巧需要重复训练才能很好地掌握。

七、患者的准备

由于手术可能造成致命的并发症，所以必须进行必要的术前准备以保证不延误急救。必须在术前进行完整的病史采集和细致的体格检查，了解患者植入装置的适应证，发病率及其可能在术前、术中和术后产生的影响，这非常重要。例如，是否需要抗凝治疗以及在围术期相关的配合治疗。应在术前确定有无过敏反应，尤其是是否存在造影剂过敏。如果确定，可在术前给予相应的预防治疗。体格检查中要特别关注解剖细节，这将影响操作。术者也应该努力发现可能影响手术的各种因素。例如，严重的胸壁静脉曲张提示中心静脉阻塞，这对于将要在植入电极同侧血管进行的升级手术而言十分重要。术前的静脉造影可以提示静脉是否通畅以及是否需要血管成形术或电极拔除。手术方案需要与患者讨论并需要家属在场。患者及家属必须清楚电极拔除是一项可能致命的危险操作，同时，也需要告知患者及家属所在中心的手术量、术者的经验及手术的结果。对于患者来说，电极拔除是一项复杂的手术，因此必须告知患者可采取的其他治疗方法，尤其是对于将要进行起搏器升级而拔除弃用电极的患者。

八、适应证的掌握

在考虑任何一种操作或者治疗的适应证时，都需要考虑经静脉拔除电极的早期及长期转归，也需要根据患者的具体情况评价手术风险。经静脉拔除电极的风险主要取决于术者及其团队的训练程度和经验。如果术者的经验不足，即便是电极拔除的强适应证也不应进行拔除。对于没有达到相关标准的医院，建议选择外科方法拔除电极导线。

在某些临床情况下，如需要进行其他心脏外科手术，或者伴有较大的赘生物，建议采用非经静脉途径拔除电极导线。需要评价每一位患者的远期生存时间、远期治疗效果和术后的治疗手段。对于伴有赘生物的患者，是否应该根据赘生物的大小来决定采用经静脉还是外科途径拔除电极，目前，没有明确规定。在决定选择何种手术方式时，需要全面考虑赘生物的大小形态、脆性、是否存在卵圆孔未闭、房间隔缺损、室间隔缺损等疾病，是否具有其他外科手术的适应证，血流动力学是否稳定，是否为起搏器依赖，是否需要 ICD 和左室电极，以及是否需要重新植入等。共识特别提出了，对赘生物小于2cm的患者，如果其对于起搏器依赖或者需要尽早重新植入，应该进行外科拔除并进行清创，这是因为这些患者在拔除导线后不需要植入临时起搏器导线，有利用心外膜起搏治疗，减少再发生感染的机会。赘生物大于2cm的患者，通常建议开胸拔除。这些决定将影响抗生素治疗的种类和重新植入的时间。临时起搏和穿戴式除颤器也常用于此类患者。

共识十分强调，心律植入装置感染是整体系统移除的强适应证，但是这些患者往往表现为多种临床情况，例如仅表现为囊袋疼痛。但是，一旦确定心律植入装置感染，必须将心律植入装置系统整体移除，以保证彻底消除感染。尽管有时患者会出现明显的发热、菌血症、赘生物形成、脓毒血症等，但更多时候，器械相关感染的症状很难直接诊断。即便是对于明确器械感染的患者，其血培养的结果也可能是阴性的，这可能是术前使用抗生素的结果。延迟拔除感染的相关器械对患者而言是致命的，Dy 等研究结果表明，囊袋局部组织的血培养结果最为可靠。但是，阳性率也仅为69%，而且当患者出现囊袋感染时，通常已经波及电极。Klug 等指出，出现囊袋感染的患者，88.4%合并电极感染。表皮、切口的红斑或感染不是心律植入装置系统感染的明确证据，但是患者很有可能继续发展为深部感染，并需要拔除系统。革兰阴性菌是心律植入装置感染中较少见的病原体。在拔除之前，对其他细菌进行针对性抗生素治疗后，如果菌血症仍然持续存在，应该考虑革兰阴性菌感染。

重新植入心律植入装置系统的部位非常有限（通常只有左、右2个胸前位置），而且在没有彻底消除感染之前，在心律植入装置及拔除的电极部位重新植入装置，将伴有早期或晚期的反复感染。当考虑为感染时，可在术后 2~3 天植入心外膜电极并清除赘生物，也可使用穿戴式除颤器。如果患者不伴赘生物，并且没有系统感染的进一步证据，可在电极拔除早期（3天）重新植入，而无需担心复发感染。尽管没有相关的临床试验观察抗生素治疗应该持续的时间，以及如何更换抗生素，但是非心律植入装置相关的感染性心内膜炎治疗指南在此方面具有超过 20 年的经验。通常静脉使用 2~6 周，有时可根据药敏试验、微生物分离的结果决定是否应用口服抗生素。

对非感染患者进行经静脉拔除电极是争议的话题。临床中经常出现弃用原有的无功能电极并通过相同或其他静脉途径植入新的电极导线。由于非感染电极患者通常并无明显症状，也没有死亡风险，所以很难评估这类患者接受电极拔除的风险和收益。此时需要权衡手术的风险，包括术者的经验以及患者的临床状况。

还有另外一些重要的临床观察倾向于早期拔除。如果保留电极，则日后拔除的难度将增加，并伴有严重的并发症，也将延长植入时间。所以目前很难评判早期或是晚期拔除电极将带来怎样的风险。电极植入时间的延长，将导致电极表面纤维包裹增厚，这将增加电极拔除的难度，尤其是植入多条电极的患者。随着植入时间的延长，电极断裂发生率也将增加，这也将导致电极无法完全拔除。另外，即使轻度的纤维组织钙化也将增加电极拔除的风险。所以，对于一位完全性阻滞、有2条废用电极的20岁年轻人，在植入新电极时，应该将原有电极拔除；而对于一位有一条废用电极，伴有静脉阻塞的90岁患者，可以不进行电极拔除。同时，需要考虑电极植入的时间、脆性和型号，这都将影响电极拔除的难度。对于非感染电极的每一条适应证，必须权衡拔除或其他方法的风险和收益来慎重决定。

单纯的静脉血栓不是电极拔除的适应证，但是如果其伴有明显的症状或者妨碍起搏器、ICD或其他治疗时，建议将电极拔除。如果电极附着于静脉壁并难以拔除，此时不应该使用支架将静脉撑开，而预先给予抗凝治疗等方法较为可行。拔除电极可伴有血栓和静脉阻塞，但是血栓导致的急性静脉阻塞可采取抗凝治疗予以解除，而由于纤维化造成慢性静脉阻塞则抗凝治疗无效。

有时电极能够引发致命的心律失常，此时应该考虑将电极拔除。可以将一条新电极植入更深的位置。并非所有的弃用电极都需要拔除，也必须有关于植入装置手术的其他临床指南，以克服打开囊袋带来的风险（如感染）。当一条血管容纳多条电极（4条或更多），或者5条以上的电极通过上腔静脉，此时拔除电极不仅困难也更加危险。Lexicon研究表明，中小体型的患者（BMI小于25）电极拔除术恶性事件的发生率较体型较大的患者高出3.7倍。Cook的电极拔除注册研究也表明，拔除3条以上电极的女性患者，严重并发症的发生率为7%，是只拔除一条电极女性患者的3.7倍，是只拔除一条电极男性患者的7倍。

九、结　论

电极拔除术已经成为电极处理领域十分重要的内容。使用特定工具和技术的电极拔除已经成熟，向医生传授和普及这项技术将使世界范围的患者接受安全有效的电极拔除治疗，但仍然面临很多挑战。在作者列举适应证时，也意识到每一位患者都有其特殊的临床情况和医疗环境。没有经过良好训练的医生、无法提供相关医疗支持以保证患者术中安全的机构都不应该开展电极拔除术。

同时，本共识再次强调对于大多数心律植入装置感染的患者，将不再建议进行"保守治疗"，而应该将异物从感染部位全部移除，并在其他部位重新植入新的系统。某些特殊病例可能通过采取抗生素治疗而不移除感染系统，但这是十分少见的情况。也不建议将感染装置重新植入经修补后的原有囊袋内。

即使最有经验的中心和医生也无法避免电极拔除术中并发症的发生，需要术者及其团队在术前的充分准备。手术医生、医疗团队以及外科治疗的快速介入将给患者提供最大的生还机会。

（李学斌）

第10章
解读 AHA（2010）心律植入装置感染与处理的专家共识

近五十年来，心律植入装置（CIED）的临床应用提高了人们的生活质量，挽救了大量患者的生命。而起搏器植入技术的发展为 ICD 和 CRT 提供了坚实的基础。然而，随着这些心律植入装置植入数量的剧增，起搏系统感染的问题日益凸显，特别是心律植入装置感染后不当的处理将给患者带来严重的危害，因而充分了解和掌握心律植入装置感染的深层问题和规范化处理策略是当务之急。

2003 年，美国心脏协会（AHA）发布的专家共识已使人们认识到心血管系统感染的严重性，以及临床重要性。该共识回顾了各种非瓣膜病患者植入心律植入装置后的感染，但对心律植入装置感染的预防和管理措施十分有限，没有明确规定抗生素在心律植入装置手术中的应用。此后 6 年，心律植入装置感染逐渐引起广泛重视，尤其是人们对起搏器和 ICD 感染的流行病学、危险因素、管理和预防进行了深入的研究。在此基础上，2010 年 1 月 AHA 在《Circulation》再次公布了最新的《心律植入装置感染与处理专家共识》。

一、心律植入装置感染的流行病学

美国 1999—2003 年的出院调查结果发现新植入的起搏器和 ICD 共增长了 49%（起搏器 19% 和 ICD 60%）。70% 的植入者年龄在 65 岁以上，心律植入装置的高植入率与植入者的高龄化及多种疾病并存的现状，使心律植入装置感染的发生率居高不下。

1. 心律植入装置的感染率呈上升趋势

早年，起搏器的感染率为 0.13%～19.9%，尽管植入技术在不断完善，但心律植入装置的感染率仍在增加。美国 1996—2003 年的调查显示，心律植入装置的感染率增长了 3.1 倍（起搏器为 2.8 倍，ICD 为 6.0 倍），与新装置植入率的增长不成比例，心律植入装置感染率在 ICD 患者比普通起搏器患者高，并使住院死亡的风险增加 2 倍多。

2. 心内膜感染不容忽视

20 世纪 70 年代开始认识到起搏器能导致感染性心内膜炎。在早年，起搏系统感染多是囊袋感染，而心内膜炎大概占起搏系统感染的 10%。这种比例多年来并无明显变化，但由于感染性心内膜炎能显著增加患者的死亡率，进而引起了临床的高度重视。

3. 不同植入部位的感染率不同

一个单中心研究了所有植入和更换的 ICD 病例，发现 1700 例患者中 21 例发生 ICD 相关的感染（1.2%），其中植入腹部的感染率为3.2%，植入胸部的感染率为0.5%。

二、心律植入装置的危险因素

研究显示，引起心律植入装置感染的危险因素常包括以下几点：

1. 免疫抑制（肾功能障碍和服用糖皮质激素）

多项研究结果表明，肾功能障碍[肾小球滤过率<60ml/(min·1.72m^2)]与心律植入装置感染有较强的相关性，是心律植入装置感染的重要危险因素。另一项单中心研究结果表明，29例起搏系统感染的患者，长期服用糖皮质激素和植入2根以上电极是感染的独立危险因素。因此，免疫功能低下的患者是心律植入装置感染的高危人群。

2. 口服抗凝剂

在起搏系统植入时，如果不及时停用口服抗凝剂，将会延长手术时间并增加起搏器囊袋出血的概率，Lekkerkerker等证实口服抗凝剂是心律植入装置感染的相关因素。

3. 伴发多种疾病

一项病例对照研究显示，伴有糖尿病、心力衰竭和肾功能不全的患者植入或更换起搏器后心律植入装置感染的发生率显著增加。

4. 围术期因素

Klug等对6319例植入心律植入装置患者的前瞻性队列研究发现，术前24h内有发热（OR 5.83）、临时心脏起搏（OR 2.46）均增加了心律植入装置感染的风险。而围术期预防性应用抗生素可以降低感染的风险。一些小规模的研究证实经静脉胸部植入比在腹部植入或开胸植入的感染率显著降低。

5. 装置调整或更换

多项研究显示，心律植入装置更换时感染的风险显著增加。Johansen等在丹麦随访了36 076例植入起搏器的患者，更换起搏器的患者比初装起搏器的患者因感染取出起搏器的概率高出3倍（2.06% vs. 0.75%）。另一项调查结果显示，调整装置也与心律植入装置感染相关。因而，再次干预和更换装置可明显增加感染风险。

6. 术者经验

心律植入装置植入医生的经验对心律植入装置感染的发生有重要作用。一项医疗保险的管理数据显示，植入数量少的医师植入ICD后在90天内的感染风险很高，并且机械性并发症发生率也较高。

7. 血行感染的心律植入装置患者

在33例有植入装置并伴有金黄色葡萄球菌菌血症的患者中，近一半（45.4%）证实为心律植入装置感染。同样，来自明尼苏达州的一项研究中，22例有植入装置伴有金黄色葡萄球菌菌血症的患者中，55%肯定或可能存在心律植入装置感染。但植入装置伴革兰阴性菌感染导致的心律植入装置感染非常少见。

三、心律植入装置感染的发生机制

心律植入装置感染的形式主要有两种：囊袋感染和心内膜炎，前者占多数。囊袋感染可发生在术中或术后，囊带感染可沿着电极累及心腔内，导致细菌性心内膜炎。另外，囊袋或腔内电极导线的感染也可能是远距离感染灶的细菌血行播散的结果。然而，导致心律植入装置感染常是装置、微生物和宿主相互作用的结果。

1. 装置因素

与装置相关的易感染因素主要是塑料聚酯的类型、装置表面的规则性和形态，这些因素影响细菌在装置表面的黏附力。

一般情况下，包被人体医疗配件的塑料聚合物和附着其上的微生物都有疏水性。疏水性越强微生物的黏附性越强，越容易附着于装置表面形成感染灶或赘生物。

乳胶比硅胶易于附着，硅胶较聚四氯乙烯易于附着，聚氯乙烯较聚四氟乙烯更易于附着，聚乙烯较聚氨酯易于附着；一些金属（如不锈钢）比其他金属（如钛）易于附着；装置不规则的表面比平滑表面易于附着。

由此可见，植入血管和心内电极导线的表面塑料聚合物的种类、表面的形状能影响细菌在装置上的附着，是心律植入装置感染的重要影响因素。

2. 微生物因素

（1）易感细菌

导致心律植入装置感染最常见的细菌为葡萄球菌，约占 $60\%\sim80\%$。葡萄球菌包括金黄色葡萄球菌、表皮葡萄球菌和腐生葡萄球菌三种。其中金黄色葡萄球菌多为致病菌，表皮葡萄球菌偶尔致病，腐生葡萄球菌一般不致病。葡萄球菌可根据细菌表面分泌的凝固酶分为凝固酶阴性或凝固酶阳性两类。凝固酶阴性葡萄球菌（CONs）感染多与异物相关，虽然其没有金黄色葡萄球菌的毒力和毒素，但其分泌的多种黏附素有较强的黏附力。术中污染的一些CONs可直接黏附于装置表面的塑料多聚物上，而术后血液循环中的CONs则可附着在包被着基质蛋白（纤维蛋白原、纤维蛋白和胶原）的电极导线上。抗多聚糖/黏附素的抗体能防止实验中发生表皮葡萄球菌导管感染和心内膜炎。

已有报道认为多种凝固酶阴性的葡萄球菌（CONs）是心律植入装置感染的主要原因，在心律植入装置感染的标本中可分离到CONs，是心律植入装置感染的病原体。有时存在至少1种以上的CONs。耐甲氧西林葡萄球菌菌株也在不断变化，但其普遍存在，并影响心律植入装置感染的最初治疗。

葡萄球菌黏附在装置表面后，在多聚糖黏附素的作用下，细菌之间、细菌与固体表面之间稳固相连而形成生物膜，使菌落被包裹在细胞外的黏滞物内，生物膜内的微生物（葡萄球菌）对抗生素和宿主的防御反应有更强的抵抗力，生存力更强。

较少的心律植入装置感染与棒状杆菌、痤疮丙酸杆菌、革兰阴性杆菌（包括铜绿假单胞菌）和念珠菌有关。真菌和非结核性分枝杆菌很少引起心律植入装置感染。

革兰阴性杆菌感染很少发生心律植入装置的血行播散。金黄色葡萄球菌菌血症能引起装置感染，但难以确定其发生率，并且与植入术中污染引起装置感染的关系也未明确。目前尚无数据表明其他革兰阴性球菌或真菌,尤其是念珠菌能引起植入装置感染的血行播散。

(2) 细菌感染途径

引起心律植入装置感染的微生物既可以从患者皮肤获得,也可来自医院的环境或医务人员的手。为证明存在内源性感染,有研究已记录到患者的腋前皮肤所存在的菌株与起搏器感染的菌株相同。虽然 CONs 中的耐甲氧西林菌株没有在良好护理和应用抗生素的个体上发现,但由于多重耐药葡萄球菌导致心律植入装置感染不成比例地增加,提示护理环境是发生感染的主要场所。

3. 宿主因素

与心律植入装置感染风险增高相关的宿主因素包括肾衰竭、皮质激素的使用、充血性心力衰竭、血肿、糖尿病和抗凝治疗。

四、心律植入装置感染的诊断

1. 临床特征

心律植入装置感染者有不同的症状。大部分病例的囊袋呈现局部炎症反应,或皮肤破溃,暴露发生器或电极导线。这些局部改变通常伴有疼痛或不适。发热和其他系统中毒症状少见。一些患者可出现不典型症状,包括身体不适、乏力、厌食或耐力下降。少数患者,囊袋局部无炎症反应,但反复发生不明原因发热应疑似为 CIED 感染。疑似 CIED 感染的患者应用抗生素前至少进行 2 次血培养;一些血行感染的患者可无系统毒性或外周血白细胞增多。血培养阳性尤其为葡萄球菌阳性时,高度提示临床症状由 CIED 感染引起。

2. 超声心动图检查

经胸超声心动图由于敏感性低,不能对电极导线相关的心内膜炎作出排除性诊断。经食管超声心动图(TEE)有助于证实成人心律植入装置相关的心内膜炎,其优势有以下几点:

(1) 感染性心内膜炎可以发生在左心和右心,TEE 对左心和瓣周感染的敏感性比经胸超声心动图高。

(2) TEE 能看见上腔静脉近端的导线,可辨认沿该区域的组织影像,这些是其他影像学技术很难显示的。

(3) TEE 对金黄色葡萄球菌感染的患者很重要,因为其心内膜炎的发生率高。

超声发现的附着于电极导线的团块多为血栓或感染赘生物,但超声不能区分这两种附着物。回顾性分析显示,5% 的附着物是血栓,因此一些原本没有电极导线感染的患者可能被误诊为心律植入装置相关的心内膜炎。在无血培养阳性结果或其他感染特征的患者,观察到的团块可能是血栓,而不需要拔除电极导线或抗生素治疗。另外,经食管超声心动图未观察到电极导线附着物时不能排除电极导线感染。

3. 细菌培养

在心律植入装置移除时应对囊袋处的组织和电极导线顶端进行培养,其有助于辨别致病菌和确定诊断。囊袋处切除组织培养的敏感性较囊袋内涂片高。除厌氧菌和需氧菌培养外还应做革兰染色。革兰染色阴性时需要对切除的囊袋组织和电极导线顶端做真菌和分枝杆菌培养。

不应当经皮进行囊袋的吸引，其可将微生物导入囊袋并增加装置感染的风险。

心律植入装置感染和相关并发症诊断的推荐建议

Ⅰ类

1. 所有患者在使用抗生素治疗前应至少进行 2 次血培养（证据水平：C）；

2. 心律植入装置移除时进行囊袋组织和电极导线顶端的培养和革兰染色（证据水平：C）；

3. 疑似心律植入装置感染的患者，不论血培养阳性还是阴性，如果血培养前近期使用过抗生素，应针对心律植入装置感染或瓣膜感染性心内膜炎进行 TEE 检查（证据水平：C）；

4. 所有疑似心律植入装置相关心内膜炎的成人患者，即使经胸超声心动图已证实存在电极导线附着物，还应进行 TEE 检查以评价左心瓣膜；而超声心动图视野清晰的儿科患者，经胸超声心动图可能足以证实诊断（证据水平：B）。

Ⅱa类

如果患者发生无明确原因的发热或血行感染，应该由心血管病医师或感染科医师对心律植入装置感染进行评价（证据水平：C）。

Ⅲ类

经皮囊袋穿刺不应作为诊断心律植入装置感染的方式（证据水平：C）。

五、心律植入装置感染的预防

（一）抗生素的应用

可预防性使用针对葡萄球菌的抗生素，头孢唑啉应在术前 1 h 静脉注射，如果使用万古霉素，则应在术前 2 h 静脉注射（Ⅰ类）。

进行与心律植入装置无相关性的牙科或其他手术时，不推荐预防性使用抗生素防止心律植入装置感染（Ⅲ类）。

（二）其他预防措施

1. 术前措施

（1）植入前保证患者没有临床感染的症状。

（2）术前 1 h 使用非肠道吸收性抗生素。

（3）术前应对手术区域的皮肤进行消毒。

2. 术中措施

（1）囊袋制作：如果患者皮下组织较少，或者是营养不良，皮下囊袋出现破溃的风险将增加,可以考虑做胸大肌后囊袋。在小儿外科手术中,65 例患者进行皮下囊袋植入,其中 9 例患者出现感染;而 82 例在胸大肌后植入装置的患者未发生感染。

(2) 避免囊袋血肿:囊袋血肿是心律植入装置发生感染的危险因素之一。因此,术中应尽量避免发生血肿。为此可采用以下干预措施:①对出血点进行烧灼止血;②在囊袋内放入浸泡了抗生素的海绵进行压迫止血;③局部使用凝血酶;④术中使用含抗生素的液体进行囊袋冲洗;⑤单线缝合皮下层,可避免术后皮下组织发生蜂窝织炎;⑥皮肤缝合后进行 12~24 h 的加压包扎;⑦术后尽量避免使用低分子肝素。

六、心律植入装置感染后的处理

(一) 移除心律植入装置

1. 移除心律植入装置的适应证

囊袋处浅表或切口感染如不累及装置则不需移除心律植入装置。适当的处理方法是口服抗葡萄球菌的抗生素 7~10 天。

无论植入位置(皮下、经静脉或心外膜处)如何,对于确定心律植入装置感染的患者,推荐的处理方法是完全移除所有装置,这种情况包括没有全身感染症状,而仅有局部囊袋感染。完全移除装置十分必要,因为遗留任何部分的电极导线都会导致感染复发率升高。患者因感染性心内膜炎进行瓣膜置换或修补术时应当完全移除心律植入装置,这是因为心律植入装置会成为瓣膜感染复发、继发播散的病灶。

心律植入装置感染后移除的推荐建议

Ⅰ类:
1. 有心律植入装置感染(瓣膜或者电极导线引起的心内膜炎、败血症)的证据,必须完全取出装置及电极导线(证据水平:A);
2. 有心律植入装置囊袋感染(脓肿、装置腐蚀、皮肤粘连、非静脉系统的慢性液体渗出)的证据,必须完全取出装置及电极导线(证据水平:B);
3. 即使没有明确的电极或装置感染,但出现了心内膜炎,必须完全取出装置及电极导线(证据水平:B);
4. 金黄色葡萄球菌导致的败血症,必须完全取出装置及电极导线(证据水平:B)。

Ⅱa 类:
经过合适的抗生素治疗后,仍然出现持续性革兰阴性菌感染,取出装置及电极导线是合理的(证据水平:B)。

Ⅲ类:
1. 没有累及装置和电极导线的表皮或切口感染,不需要取出心律植入装置(证据水平:C);
2. 其他原因导致的反复血行感染,不需取出心律植入装置,但需长期服用抗生素(证据水平:C)。

2. 移除心律植入装置的方法

（1）经皮电极导线拔除：其为首选的移除方法，然而，即使操作者经验丰富，这些操作程序也可能发生危险，包括心脏压塞、胸腔积血、肺栓塞、电极导线移位和死亡。因此，经皮导线拔除应当限于设施完备、训练有素的中心，术中并发症发生时能够提供紧急心外科支持。在这些中心，经皮导线拔除相对安全且成功率高。

（2）外科手术拔除电极导线：心律植入装置感染时外科拔除电极导线仅限于经胸拔除后有明显残留的患者，另外优先选择外科手术的情况是电极导线上的赘生物直径＞2cm，因此时经皮拔除可能发生肺栓塞。然而，经验提示，巨大赘生物实施经皮导线拔除可以不发生临床上明显的肺栓塞。如未提供其他数据，赘生物＞2cm时进行经皮拔除还是外科手术应依据临床指标进行个体化选择。

（二）抗生素的应用

对于心律植入装置感染的患者，抗生素作为辅助治疗不论开始使用时间的早晚，都不应推迟心律植入装置移除。多数感染由葡萄球菌引起，其中部分耐青霉素，经验用药应先给万古霉素直到得到培养结果。苯唑西林敏感的葡萄球菌感染可给予头孢唑啉或萘夫西林，并停用万古霉素。不适用β-内酰胺抗生素治疗的患者和耐苯唑西林的葡萄球菌引起的感染都应使用万古霉素。病菌鉴别和体外药敏试验能够指导少数非葡萄球菌心律植入装置感染患者的治疗。

目前尚没有明确的心律植入装置感染时抗生素使用的最佳持续时间，或确定完全移除后何时转换为口服剂型。影响药物治疗决策的因素包括装置感染的范围、病原微生物、血行感染的发生和持续时间以及相关并发症如瓣膜受累、感染性血栓性静脉炎或骨髓炎。

装置移除后所有患者应进行血培养。心律植入装置感染仅限于囊袋部位时，如表现为囊袋破溃而无炎症反应，装置移除后使用抗生素7～10天，否则，推荐使用10～14天。如果获得药敏结果并有有效的口服剂型，移除感染的心律植入装置后可改为口服药物治疗。

血行感染的患者移除感染装置后推荐至少2周静脉用药。持续（＞24h）血培养阳性的患者应移除心律植入装置并给予适当抗生素治疗，静脉用药至少4周，即使TEE显示无瓣膜赘生物。

心律植入装置感染的抗生素使用推荐建议

Ⅰ类：

1. 通过对病原菌体外敏感性试验选用抗生素治疗（证据水平：B）；
2. 囊袋感染导致心律植入装置取出，抗生素应持续应用10～14天（证据水平：C）；
3. 血行感染导致心律植入装置取出，抗生素应至少应用14天（证据水平：C）；
4. 对于复杂的感染（例如：心内膜炎、血栓性静脉炎、骨髓炎或者植入装置取出后使用合适抗生素后仍然有血行感染），抗生素至少使用4～6周（证据水平：C）。

长期抗生素治疗的建议

Ⅱb类：

对于发生感染但不能完全取出装置者，可考虑长期服用抗生素治疗（证据水平：C）。

Ⅲ类：

对于心律植入装置感染即将取出装置的患者，不应长期使用抗生素治疗（证据水平：C）。

（三）心律植入装置的再植入

1. 再植入前的评价

对于心律植入装置感染的患者，有必要评估是否需要植入新的装置。1/3～1/2的患者不需要新装置。有很多因素可以避免植入新的心律植入装置，从而避免新装置的感染，例如符合前期心律植入装置植入指征的病理改变逆转，临床环境改变，缺乏先前的临床植入证据。

在没有仔细评估是否需要进行新的植入策略之前，不要取出感染的装置，特别伴有完全性传导阻滞的起搏器依赖或者心脏再同步化治疗（CRT）患者。如果评估后认为必须植入，则应植入新装置，以防发生再感染。Mansour等对17例发生感染的患者进行了成功的重新植入（在新的位点，但是装置是重新灭菌后再使用的），也没有发生感染。尽管如此，这种重新消毒再次使用装置的方法未被倡导。

2. 再植入的部位

再植入时，最好是在对侧胸部植入。如果这种方法不行，可以通过皮下隧道，植入到腹部。瓣膜外科术同时移除心律植入装置后如果需要再次植入，应考虑经心外膜植入心律植入装置系统。

3. 再植入的时间

重新植入装置的最优时间并不确定。有学者建议取出后12h就能植入。而Sohail等学者认为重新植入的时间需要参考以下几个方面：①血培养结果（细菌感染者，平均13天后再植入；非细菌感染者，平均7天）；②病原菌的鉴别（CONs，平均7天；金黄色葡萄球菌，平均12天）。目前没有前瞻性的临床试验数据阐释重新植入的时间与再次感染风险的相关性。但是，很多研究人员推荐在血培养阴性后再进行重新植入。

取出感染的心律植入装置后重装植入新的心律植入装置的建议

Ⅰ类：

1. 每位患者都需要进行仔细评估，确定是否需要植入新的心律植入装置（证据水平：C）；

2. 重新植入的位置不应在取出的心律植入装置的同侧，优先选择的位置包括对侧胸部、腹部和心外膜（证据水平：C）。

Ⅱa类：

1. 如果取出装置的血培养阳性，应在装置取出后继续血培养，直至阴性至少72h后才能植入新的装置（证据水平：C）；

2. 当有证据显示瓣膜感染后，应该至少在心律植入装置取出14天后进行新电极导线的植入（证据水平：C）。

七、心律植入装置感染导致的并发症

并发症一般发生在装置周围或者是解剖结构较远的地方。

(一) 周围并发症

包括胸壁脓肿、血栓性静脉炎、右侧心内膜炎。

(二) 远离部位的并发症

包括骨骼系统并发症，局部的锁骨骨髓炎、胸锁关节炎，远处的转移性骨髓炎、败血症性关节炎。

(三) 心肺并发症

包括肺栓塞、真菌性肺主动脉瘤、左侧心内膜炎。

(四) 转移性并发症

包括软组织、器官或者肌肉囊肿、败血症以及其潜在并发症。

心律植入装置感染后，如没有取出感染装置，其死亡率较高。有研究用临床检查和心电图评估心律植入装置感染患者发生死亡的风险。210例心律植入装置感染的患者，6个月内全因死亡率为18%。与死亡率相关的高危因素有：体循环血栓、中至重度的三尖瓣反流、右室功能异常、肾功能异常。电极导线赘生物的大小和移动性不是死亡率的独立预测因素。

八、儿童患者心律植入装置感染的相关问题

(一) 儿童患者植入心律植入装置时需特别关注的问题

植入心律植入装置的患者常有先天性心脏病或发育异常，因而心律植入装置植入时需特别注意以下几个问题：

1. 患者一生需要更换很多个装置，电极导线可能断裂或者随患者身体发育而被拉伸，因此需要有长期的计划。

2. 由于先天性心脏病患者电极导线可能无法通过传统的静脉入径到达心腔，因此可能需要更改起搏器或者ICD系统。

3. 由于解剖或外科障碍导致电极导线不能通过静脉血管时，要考虑经心外膜植入电极导线。在双室起搏的患者中，由于冠状窦较小，左室电极经常需要进行心外膜植入。

4. 对于体重在15kg以下的患者，ICD植入面临着很大的挑战，特别是ICD线圈的排列，可将除颤电极置于心包周围。另外一种植入方法可以保留静脉的完整性，即将电极导

线通过荷包缝合植入心房壁，将脉冲发生器放置在腹部。

(二) 儿童患者心律植入装置感染的易患因素

Klug 等的研究表明有先天性心脏病的年轻患者，他们的电极导线感染的发生率明显高于成年患者（40岁以上）。很多因素能导致年轻患者感染率的增加，包括起搏器更换次数多，年轻患者起搏器局部易发生外伤。Cohn 分析了大量病例后发现唐氏综合征患者具有感染的风险。儿童起搏器植入在皮下时感染的风险比植入在胸大肌下高。与成年人相比，儿童植入 ICD 后发生感染的概率较高，这可能与儿童提前活动，没有得到最佳的伤口护理有关。而心外膜电极导线和经静脉植入起搏器电极两者之间的感染率无区别。

九、结　语

由于近年来心律植入装置感染发生率呈上升趋势，这促使临床医生需要尽快掌握和高度重视心律植入装置感染的预防和处理措施，并向每一位心律植入装置植入医生进行深入而广泛的宣传，从理念到技术都需要严格、规范的培训和管理。

（张　萍　杨　靖）

参考文献

[1] Larry M. B, Andrew E. E, Christopher C. E, et al. Update on Cardiovascular Implantable Electronic Device Infections and Their Management A Scientific Statement From the American Heart Association. Circulation, 2010, 121: 458-477.

[2] Baddour LM, Bettmann MA, Bolger AF, et al. Nonvalvular cardiovascular device-related infections. Circulation, 2003, 108: 2015-2031.

[3] Hayes DL, Furman S. Cardiac pacing: how it started, where we are, where we are going. Pacing Clin Electrophysiol, 2004, 27: 693-704.

[4] Epstein AE, DiMarco JP, Ellenbogen KA, American College of Cardiology/American Heart Association Task Force on Practice Guidelines (Writing Committee to Revise the ACC/AHA/NASPE 2002 Guideline Update for Implantation of Cardiac Pacemakers and Antiarrhythmia Devices), American Association for Thoracic Surgery, Society of Thoracic Surgeons. ACC/AHA/HRS 2008 guidelines for device-based therapy of cardiac rhythm abnormalities: a report of the American College of Cardiology/American Heart AssociationTask Force on Practice Guidelines (Writing Committee to Revise the ACC/AHA/NASPE 2002 Guideline Update for Implantation of Cardiac Pacemakers and Antiarrhythmia Devices): developed in collaboration with the American Association for Thoracic Surgery and Society of Thoracic Surgeons. Circulation, 2008, 117: e350-e408.

第 11 章
植入装置围术期抗凝治疗新策略

随着技术的革新和循证医学证据的支持，心律植入装置（CIED）已由最初的缓慢性心律失常治疗工具，发展为涵盖缓慢性、快速性心律失常诊治，猝死防治，心力衰竭诊治，晕厥原因筛查等心律失常多个领域的重要诊疗手段，其植入数量日益增多。另一方面，由于 CIED 的植入人群多为老年人，常有瓣膜性心脏病、心房颤动、冠心病等血栓事件的高危因素，因此随着 CIED 植入数量的增多，术前有长期服用抗凝、抗血小板药物史的患者在 CIED 总植入人群所占的比例也越来越大，最近的文献表明该比例大约 20%～45%。而 CIED 作为一种有创操作，本身存在出血风险，对这样一个庞大的人群，怎样在围术期预防血栓事件的同时减少手术出血并发症，是起搏电生理医生临床实践面临的难题之一。因此 CIED 围术期的抗凝治疗已成为近年来学界关注的热点。

目前，CIED 围术期的抗凝治疗原则基本参照 ACC/AHA 颁布的《瓣膜性心脏病指南》、《心房颤动指南》以及美国胸科医师协会颁布的《围术期抗凝治疗指南》：术前应首先对患者发生血栓事件的风险进行危险分层，建议中高危组患者在围术期停用口服抗凝药物的同时，采取普通肝素或低分子肝素桥接替代治疗。此外，对于进行冠状动脉支架植入术后长期口服双重抗血小板治疗的患者，考虑支架内血栓的形成，针对裸支架植入时间<6周、药物涂层支架植入时间<1年人群，目前的专家共识不建议围术期停用抗血小板治疗。

一、口服抗凝药相关证据

但目前不断涌现的新的循证医学证据已向上述传统的围术期抗凝策略发起了挑战。Panagiotis Korantzopoulos 等回顾 14 个 CIED 围术期抗凝治疗与出血并发症的相关研究。该系列研究中，12 个研究结果均表明肝素桥接替代治疗同持续应用华法林相比，明显增加了出血并发症的风险，其中 6 个研究结果显示肝素桥接替代治疗组的囊袋出血发生率均在 20% 以上；其余两个小规模研究结果为阴性。值得注意的是，对于持续服用华法林，INR 维持在 1.9～2.6 的患者，该系列研究结果显示其囊袋出血的发生率为 0.45%～8%，但该组患者的囊袋出血常发生在手术切口关闭之前，可通过局部止血得到有效控制。而肝素桥接替代组引起的出血常表现为囊袋关闭之后出血，常需进一步有创操作，增加患者出血、感染的风险，并明显延长住院时间。此外，Garcia 等的研究结果表明，对于长期服用华法林抗凝，拟行门诊手术的患者，短期中断华法林抗凝治疗

(≤5天）血栓事件发生率为0.4%，出血并发症发生率为0.8%；肝素桥接替代治疗组虽然没有血栓事件发生，出血并发症亦高达13%。鉴于此，该研究报告作者建议：对于长期服用华法林抗凝治疗预防血栓事件的患者，因其本身存在栓塞和出血的双重风险，在进行肝素桥接替代治疗之前，应充分评估患者进行该项治疗的获益和风险情况。

近期，Oscar等再次比较了CIED围术期两种不同的抗凝策略，一种是口服华法林（中高危组：持续口服；低危组：中断2～3天）；另一种是肝素桥接替代组［中高危组：术前、术后应用1mg/(kg·12h)；低危组：术后应用1mg/(kg·12h)］。研究结果表明，两种策略的血栓事件没有差异；华法林组的囊袋出血发生率明显低于肝素桥接替代组（中高危组：2.3% vs. 17.7%，$P=0.0001$；低危组：0% vs. 13%，$P\leqslant0.0001$），并且需要外科处理的囊袋出血全部发生在肝素桥接替代组；华法林组的住院时间、医疗费用均低于肝素桥接替代组。

二、口服抗血小板药物相关证据

由于对出血并发症的定义不同，现有的文献显示双重抗血小板治疗在CIED围术期出血并发症的发生率为0.7%～24%。值得注意的是，即使单独使用氯吡格雷亦明显增加囊袋出血的发生率，而单独使用阿司匹林并没有明显增加出血并发症的发生率。

Eisenberg等在回顾性研究报告中指出，对于植入药物涂层支架术后30天患者，短暂中断氯吡格雷治疗是相对安全的，但仍有6%的概率形成支架内血栓。Abualsaud等在报告中指出，对于药物涂层支架植入患者，如果其围术期出血风险大于支架内血栓风险，可在术前5天停用氯吡格雷，术后在出血风险消除后尽早（争取在术后24h内）重新开始服用氯吡格雷，并且第一次服药为负荷剂量300～600mg。

综上所述，由于缺乏大规模随机临床对照试验，目前对于CIED围术期的抗凝策略尚无指南级别的建议。但现有的循证医学证据倾向于：①肝素桥接替代治疗、双重抗血小板治疗明显增加CIED围术期出血并发症发生率；②对长期服用抗凝、抗血小板药物的患者，应在CIED植入术前进行详细的血栓及出血风险评估，并对其作出准确的危险分层，进而针对不同患者采取最佳的个体化治疗。

在期待大规模随机对照研究BRUISE-CONTROL结果发表的同时，结合自身的临床工作经验，我们认为Panagiotis Korantzopoulos等遵循当前循证医学证据，提出的围术期抗凝策略符合临床实际，特摘录如下以资借鉴（图3-11-1）。

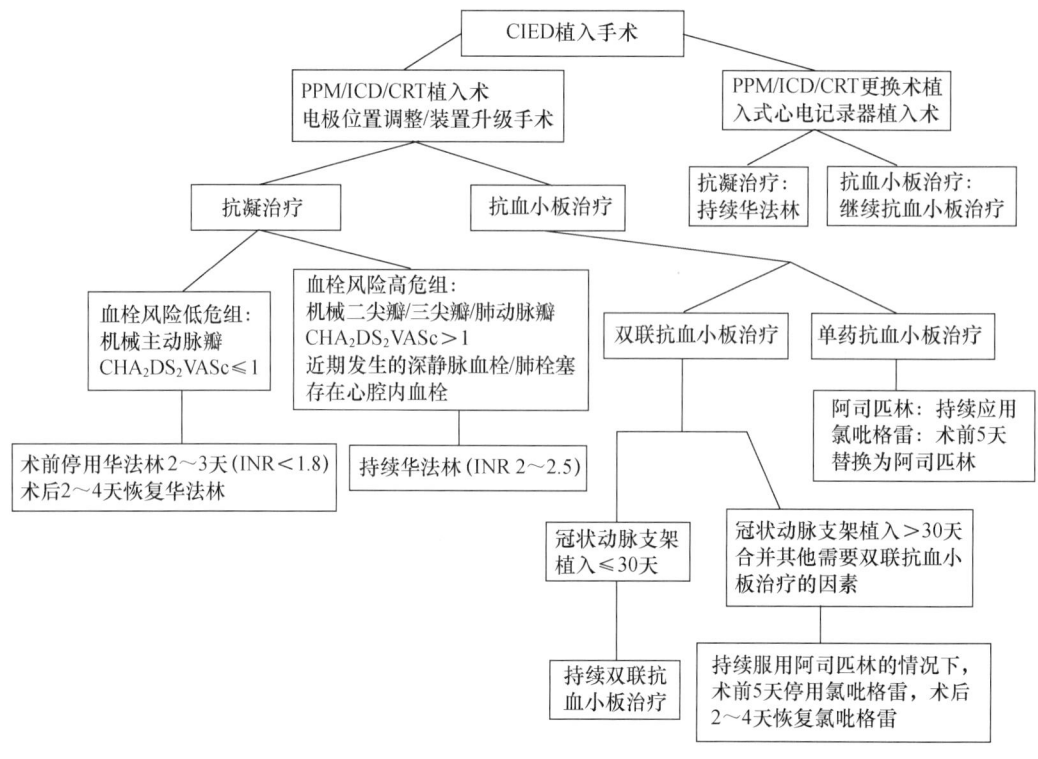

图 3-11-1　围术期抗凝策略

（李学斌）

参考文献

［1］Ahmed I，Gertner E，Nelson WB，et al. Continuing warfarin therapy is superior to interrupting warfarin with or without bridging anticoagulation therapy in patients undergoing pacemaker and defibrillator implantation. Heart Rhythm，2010，7：745-749.

［2］Bonow RO，Carabello BA，Kanu C，et al. ACC/AHA 2006 guidelines for the management of patients with valvular heart disease：A report of the american college of cardiology/american heart association task force on practice guidelines（writing committee to revise the 1998 guidelines for the management of patients with valvular heart disease）：Developed in collaboration with the society of cardiovascular anesthesiologists：Endorsed by the society for cardiovascular angiography and interventions and the society of thoracic surgeons. Circulation，2006，114：e84-231.

［3］Douketis JD，Berger PB，Dunn AS，et al. The perioperative management of antithrombotic therapy：American college of chest physicians evidence-based clinical practice guidelines（8th edition）. Chest，2008，133：299S-339S.

［4］Fuster V，Ryden LE，Cannom DS，et al. ACC/AHA/ESC 2006 guidelines for the management of patients with atrial fibrillation：A report of the american college of cardiology/american heart association task force on practice guidelines and the european society of cardiology committee for practice guidelines (writing committee to revise the 2001 guidelines for the management of patients with atrial fibrillation): Developed in collaboration with the european heart rhythm association and the heart rhythm society. Circulation, 2006, 114: e257-354.

[5] Riddell JW, Chiche L, Plaud B, et al. Coronary stents and noncardiac surgery. Circulation, 2007, 116: e378-382.

[6] Korantzopoulos P, Letsas KP, Liu T, et al. Anticoagulation and antiplatelet therapy in implantation of electrophysiological devices. Europace, 2011, 13: 1669-1680.

[7] Garcia DA, Regan S, Henault LE, et al. Risk of thromboembolism with short-term interruption of warfarin therapy. Arch Intern Med, 2008, 168: 63-69.

[8] Cano O, Munoz B, Tejada D, et al. Evaluation of a new standardized protocol for the perioperative management of chronically anticoagulated patients receiving implantable cardiac arrhythmia devices. Heart Rhythm, 2012, 9: 361-367.

[9] Eisenberg MJ, Richard PR, Libersan D, et al. Safety of short-term discontinuation of antiplatelet therapy in patients with drug-eluting stents. Circulation, 2009, 119: 1634-1642.

[10] Abualsaud AO, Eisenberg MJ. Perioperative management of patients with drug-eluting stents. JACC Cardiovasc Interv, 2010, 3: 131-142.

第 12 章
起搏器植入时华法林继续服用吗

在植入永久性心脏起搏器（pacemaker，PM）和埋藏式心脏复律除颤器（implantable cardioverter defibrillator，ICD）的患者中，约有 12.4%～45.0% 的患者因心房颤动或心脏机械瓣膜需要应用香豆素类抗凝药物。上述患者的围术期抗凝治疗是临床医师面临的一个很大的挑战，如果终止抗凝，可能增加血栓栓塞事件（包括脑卒中）的发生率，从而导致死亡或伤残。而应用抗凝药物不当，又可能引起出血及其他相关的并发症，如起搏器囊袋血肿、感染（甚至感染性心内膜炎）等。如何对上述患者做到合理的抗凝治疗一直困惑着临床医生，本文对近年来积累的临床证据作一综述。

一、目前指南的推荐及不足

《美国胸科医师学会循证临床实践指南（第八版）—围术期抗栓治疗》建议如下：

对于高危的血栓患者（如心脏机械瓣、心房颤动或深静脉血栓），在由于手术等原因短期停用华法林时，给予治疗剂量的低分子肝素皮下注射或静脉给予普通肝素作为过渡治疗，其预后优于无过渡性抗凝治疗（Ⅰ类，证据 C 类）。

对于中度风险的血栓患者，应用治疗剂量的低分子肝素皮下注射或静脉给予普通肝素，或低剂量的低分子肝素皮下注射作为过渡治疗，优于无过渡性抗凝治疗（Ⅱ类，证据 C 类）。

对于低危的血栓患者，不进行过渡性抗凝治疗或应用低剂量的低分子肝素抗凝，优于应用治疗剂量的低分子肝素或静脉肝素的过渡性抗凝治疗（Ⅱ类，证据 C 类）。

尽管指南建议在围术期应首先停用华法林，但近年来，一些新的证据表明，在心律植入装置围术期继续使用华法林是安全的，而指南推荐的过渡性抗凝治疗则伴有很高的出血风险（大约有 30% 患者出现明显的血肿）。

二、支持围术期继续应用华法林的循证医学证据

1998 年 Goldstein 等对 150 例植入起搏器（PM）的患者进行回顾性分析，37 例在围术期持续应用华法林。华法林抗凝组和无抗凝组手术当天的平均 INR 值分别为 2.5 和 1.1，两组患者的手术切口相关/非相关并发症（血肿、输血或其他出血并发症）均无统计

学意义的差异。研究者认为，在应用华法林期间进行 PM 植入是安全可行的。而且采用头静脉切开途径、对囊袋进行仔细的止血和选择较细的电极有助于减少出血发生。Al-Khadra 等的研究同样表明：未中断华法林治疗的植入 PM 或 ICD 的患者，手术当日 INR 平均值为 2.3（1.5～3.1）时，不增加出血、血肿等并发症的发生。

Ahmed 等对 459 例长期服用华法林、并接受心脏器械手术植入的患者进行了回顾性分析研究，在围术期持续服用华法林的患者 222 例，暂停华法林并接受过渡性抗凝的 123 例，暂停华法林而不予以过渡性抗凝的 114 例。三组患者的基线特征无显著差异。与接受过渡性抗凝治疗组比较，不停用华法林组的囊袋血肿发生率低（$P=0.004$）、住院时间短（$P<0.0001$），停用华法林而不予以过渡性抗凝治疗组的短暂性脑缺血发作（TIA）发生率较高（$P=0.01$）。研究者认为暂停抗凝治疗会增加血栓栓塞事件，停用华法林而予以过渡性抗凝治疗增加囊袋血肿发生率并延长住院时间。对于有中重度血栓栓塞风险的患者，在植入起搏器或 ICD 时持续用华法林，并使 INR 维持在治疗范围是安全的，并且效价比高。

Wiegand 等回顾性分析了 3164 例行 PM 植入术患者的囊袋血肿情况，其中 1069 例应用苯丙香豆素抗凝。术前 1～5 天停用苯丙香豆素，如果 INR<2.0 则应用治疗剂量的肝素或低分子肝素进行过渡性抗凝治疗。术后，根据患者的血栓栓塞风险给予适当过渡性抗凝治疗。对照组不应用苯丙香豆素，但接受低剂量低分子肝素（5000 单位，2 次/日）皮下注射。与不接受任何抗凝治疗者相比，接受过渡性抗凝治疗（治疗剂量的静脉肝素）的个体术后静脉栓塞发生率低（0.09% *vs.* 0.60%，$P=0.04$），但静脉肝素并未降低术后 1 个月动脉血栓栓塞的发生（0.18% *vs.* 0.21%，$P=$NS），此外，过渡性抗凝治疗组有更高的囊袋血肿发生率（12.2% *vs.* 2.5%，风险比：5.43；95% CI 3.23～9.13）。

Michaud 等对三组患者进行了观察性研究，一组接受华法林抗凝的患者在停用华法林后，接受静脉肝素过渡性抗凝治疗；另一组在停用华法林后，不予以过渡性抗凝；第三组是不接受华法林治疗的个体。在停用华法林而采用过渡性抗凝治疗的患者中，被随机分配到术后 6h 或 24h 继续肝素抗凝组中。结果显示，接受肝素过渡性抗凝的患者，总的囊袋血肿发生率为 20%（术后 6h 和 24h 开始继续肝素抗凝的患者，其囊袋血肿发生率分别为 23% 和 17%），显著高于不接受过渡性抗凝治疗组（4%）、不接受华法林治疗组（2%）。但是，在无过渡性抗凝组，有 1 例发生血栓栓塞事件（脑卒中）（0.5%）。

一项有关心律植入装置围术期抗凝治疗的系统综述（基于对 MEDLINE，1966—2008；EMBASE，1997—2008；Cochrane Library，1999—2008 文献的检索分析）将文献中的抗凝策略分为两种：一是中断香豆素类抗凝药，并应用过渡性抗凝治疗（静脉肝素或皮下注射低分子量肝素），其二是在围术期持续香豆素类抗凝治疗。而对于部分抗凝治疗的文献（INR 在 1.5～1.9 之间）不作评判。结果表明应用治疗剂量肝素进行的过渡性抗凝治疗伴有 12%～20% 的囊袋血肿发生率。而在围术期持续应用香豆素的囊袋血肿发生率为 1.9%～6.6%。而且无论是否行围术期抗凝治疗，血栓栓塞事件的发生率为 0～1%。

此外，尚有研究表明，在心律植入装置植入术时应用华法林钠不增加出血并发症（$P=0.69$），但抗血小板药物（如阿司匹林和氯吡格雷，尤其是双联抗血小板治疗时）增加血肿发生率（$P<0.0001$）。

三、围术期继续应用华法林的机制

具体机制包括：①大部分心律植入装置的植入部位在胸肌筋膜以上，此处血管较少。②术中应用电刀可达到很好的止血效果。即便是术前充分抗凝、术中有明显渗血的患者，在关闭手术切口前，经电刀处理后，可不再渗血。③持续应用华法林避免了肝素的应用，后者可延长住院时间，易导致出血并发症，及引起肝素诱导的血小板减少症。

四、目前存在问题

实际上，对于上述问题，目前还存在许多分歧。新近的一项心律植入装置手术的医师问卷调查表明，对上述患者进行处理的临床变异很大，对植入机械性二尖瓣的患者，89%的医生在PM植入术前平均3.7天停用口服抗凝药物，其中约94%的医生应用肝素进行围术期抗凝治疗（58%选用普通肝素，40%选用低分子肝素）。植入术时最大可接受的INR值为1.4~3.0（中位数1.8），在术后，86%的医生在术后平均约8.5h开始应用肝素；仅有11%的医生在整个植入术期不间断抗凝治疗。

尽管目前已有较小样本的随机、对照研究支持心律植入装置围术期继续华法林是安全、有效的，但大部分证据是回顾性的。围术期不间断应用华法林对不同危险分层的个体是否均是最佳的抗凝策略，仍需要更大样本的随机、双盲、对照研究来证实。

（单兆亮　郭红阳）

参考文献

[1] Marquie C, DeGeeter G, Klug D, et al. Post-operative use of heparin increases morbidity of pacemaker implantation. Europace, 2006; 8: 283-287.

[2] Giudici MC, Barold SS, Paul DL, et al. Pacemaker and implantable cardioverter defibrillator implantation without reversal of warfarin therapy. PACE, 2004, 27: 358-360.

[3] Douketis JD, Berger PB, Dunn AS, et al. The perioperative management of antithrombotic therapy. Chest, 2008, 133: 299-339.

[4] Marquie C, DeGeeter G, Klug D, et al. Post-operative use of heparin increases morbidity of pacemaker implantation. Europace, 2006, 8: 283-287.

[5] Ahmed I, Gertner E, Nelson WB, et al. Continuing warfarin therapy is superior to interrupting warfarin with or without bridging anticoagulation therapy in patients undergoing pacemaker and defibrillator implantation. Heart Rhythm, 2010, 7: 745-749.

[6] Cheng A, Nazarian S, Brinker JA, et al. Continuation of warfarin during pacemaker or implantable cardioverter-defibrillator implantation: A randomized clinical trial. Heart Rhythm, 2011, 8: 536-540.

[7] Marquie C, De Geeter G, Klug D, et al. Post-operative use of heparin increases morbidity of pacemaker insertion. Europace, 2006, 8: 283-287.

[8] Jamula E, Douketis JD, Schulman S. Perioperative anticoagulation in patients having implantation of a cardiac pacemaker or defibrillator: a systematic review and practical management guide. J Thromb Haemost, 2008, 6: 1615-1621.

[9] Moukabary T, Boyella R, Shanmugasundaram M, et al. The Relationship Between Warfarin Continuation in the Peri-procedural Period and the Incidence of Hematoma Formation After Device Implantation. *Circulation*, 2009, 120: S638.

[10] Thal S, Moukabary T, Find all citations by this author (default). Or filter your current search Boyella R, et al. The relationship between warfarin, aspirin, and clopidogrel continuation in the peri-procedural period and the incidence of hematoma formation after device implantation. Pacing Clin Electrophysiol, 2010, 33: 385-388.

[11] De Bono J, Nazir S, Ruparelia N, et al. Perioperative management of anticoagulation during device implantation-The UK perspective. Pacing Clin Electrophysiol, 2010, 33: 389-393.

第13章
起搏器电极导线拔除技术的基本概念

在应用植入式抗心律失常装置的时代，处理相关并发症的需要不断增加。感染、败血症及机械性损伤都能迫使我们移除部分或全部的抗心律失常系统，包括起搏装置和电极导线。而移除工作本身又有可能引发新的明显的合并症，甚至有导致死亡的潜在危险。目前，起搏系统并发症的处理已经成为心脏科和心血管外科的一门分支学科。必须接受专门的培训，方能掌握成功处理上述并发症的技术。

在心脏起搏领域，废用电极导线的拔除是一种较新的技术。随着电极导线植入数量的剧增、起搏系统升级和不相容性导致对电极要求的改变，现在常需要移除一些不再需要的、废弃的、无功能的电极导线。这些心血管内的废弃物有潜在的危险，可能由于多种原因致病，无用的电极残留可能影响瓣膜功能、增加血栓形成的危险、诱发感染。过去，仅仅当生命受到威胁时，如发生感染和败血症，才实施电极导线的拔除，因为早期可用的拔除技术有潜在的危险，安全地从静脉系统及心室壁电极附着处将被纤维瘢痕组织包裹的电极游离出来十分不易。早期的拔除导线技术包括简单的牵引和外科心脏手术等方法，这些方法可能导致损伤甚至有导致死亡的危险。晚近已经开发和应用更加安全灵巧的血管内器械和技术，拔除电极的适应证不再严格限制在威胁生命的情况。过去，电极导线废用后常需旷置，并同时植入一根新的电极导线，有时由于感染需要拔除电极导线才能解决根本问题，目前这类问题通过新的简单的牵引技术一般就可成功，仅少数病例需要开胸手术。

最原始、最简单拔除电极导线的方法是单纯轻柔地牵引，如果此法不能成功，可以用重力牵引法。暴露电极后使用止血钳将其和Buck骨牵引装置连接，进行持续的牵引，直至电极导线离心脏。术中，Buck骨牵引装置上加载的重量应不断增加，直至出现室性期前收缩（早搏），重物撞击地板的声音能提示电极导线已被成功地拔除。但这种技术有引起致命性心律失常及右室心尖翻转的危险。

瘢痕组织的形成直接与拔除电极导线的难度及合并症相关。对某些病人，被动式固定装置的使用、植入时间长、多根导线等因素都能进一步增加电极导线拔除的困难。被动式固定装置能促进电极导线附着心内膜部位的界面形成丰富的纤维瘢痕组织包裹（图3-13-1），瘢痕组织同样会在电极接触血管壁处形成，在植入多根电极导线的情况下，瘢痕组织可能完全包裹多根电极导线，最严重时，瘢痕组织能使静脉通道完全闭塞。电极导线的静脉入口处是瘢痕形成最常见的部位。植入8年以上的电极导线最难拔除。

经腔导管方法回收血管内异物技术可以追溯至20世纪60年代，Porstmann曾在放射学文献中报道将经未闭动脉导管送至右室的导引钢丝绳成功地移除。同一时期，Massumi 阐述了从心腔内取出断裂导管的技术。早期血管内异物的回收需要使用以下器械：套圈钢丝（wire loop snares）、环形钩（hook-tipped）钢丝和导管、回收网篮以及抓捕钳等。有时，用简单的牵引方法移除传统的有固定装置的电极导线效果不理想，或几乎不可能完成，这常导致电极导线被拉伸、螺旋被解开以及电极导线的绝缘层被损坏，牵引也可能由于右室心尖部受牵拉及心肌撕裂而导致心脏压塞，出现低心排血量综合征。

在过去的 20 年间，Charles Byrd 进行了心内膜电极导线拔除的探索性工作。Byrd 开发了一套应用套叠式反牵引鞘管（telescoping countertraction sheaths）的血管内拔除系统，延长的鞘管能沿电极送达右室心尖部，通过鞘管的支撑并将力量直接作用于电极导线的心肌附着点来使电极导线游离。对于极端严重纤维化的病例，Byrd 应用金属鞘管来分离紧密粘连的包裹性纤维瘢痕。当从植入静脉回收电极时，要在避免电极被拉伸及解螺旋的同时抓紧并支撑电极导线，Cook 起搏器公司开发的创新式锁定钢丝（locking stylet）解决了这一问题（图 3-13-2），将这种特殊的钢丝送达欲回收电极的远端，逆时针旋转，锁定装置启动，该钢丝即与电极导线尖端线圈锁定。

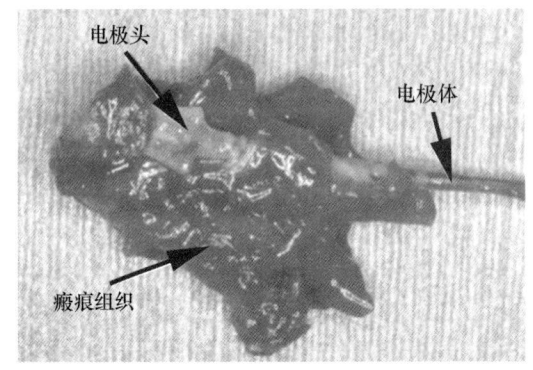

图 3-13-1 被动固定式电极顶端被纤维瘢痕组织完全包裹。

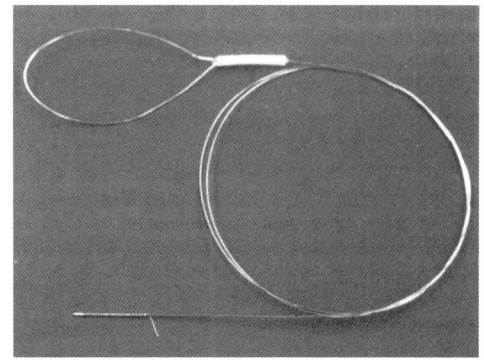

图 3-13-2 锁定钢丝。长 60cm，有硬芯钢丝，带有环形手柄，有远端顺时针硬螺旋钢丝，逆时针旋转可使其锁定

Byrd 还开发了经股静脉取出自由漂浮于右心室内断裂电极导线的技术，这一技术使用 Masumi 技术捕获电极导线，随后进行牵拉。经股静脉回收自由漂浮电极系统要使用一大的 16F 鞘管，通过它来取出电极导线，这个系统现被称为"Byrd 股静脉工作平台"（Byrd Femoral Work Station）。

晚近，Byrd 和 Spectronetics 公司合作，已经开发了激光导线拔除系统，能够进行更安全且灵巧的电极回收。本文复习当前的电极导线拔除技术。

一、拔除工作的环境和设备需求

许多人认为心内膜电极导线的拔除必须在手术室中全麻下进行，这是因为，在这种环境下，如果需要进行开胸手术甚至体外循环，都能够安全、迅速地进行；如果需要进行更多的外科手术，手术室的环境将是最合适的。在手术室中心胸外科房间是最适宜的，这里能提供完善的血流动力学监测、电生理设备及心胸外科手术设备，包括合适的麻醉机和体外循环设备。

心内膜电极导线的拔除也能在心导管室安全地完成，由于这里最佳的放射影像设备，心导管室已成为拔除心内膜电极导线的理想场所，高质量的影像能使导线拔除工作易于完成。

与永久起搏器植入术相比，拔除电极导线时更加需要监护措施，除可靠的心电图监护外，也要进行动脉内血压的监护，这有助于随时发现由于血管撕裂或心脏压塞导致的血压突然波动或下降。

拔除心内膜电极导线所需要的外科器械与植入永久起搏器相同，仅需要带有少量器械的小的外科手术器械包，除此之外应备有普通的开胸器械包，以及胸廓切开钳及胸骨切开钳，以备可能需要的胸廓切开或胸骨切开之需。与植入起搏器不同，拔除电极导线时应有可靠的吸引器。

要准备好普通的二维超声及经食管超声设备，二维超声有助于心脏压塞的快速诊断及血管撕裂的定位；在拔除高危险的纤维瘢痕组织包裹的多根电极时，已证实经食管超声对电极的认定和引导都很有价值。

当需要进行急诊开胸手术时，首先予以紧急心包穿刺放液能争取宝贵的时间并稳定患者病情，所以无论在手术室还是心导管室拔除导线时都应准备好心包穿刺放液器械包。心内膜电极导线拔除所需器械列于表 3-13-1。

表 3-13-1　监护、起搏器/ICD 和电极拔除所需的外科器械

生理记录和监护：心电图监护/示波器，动脉压，血氧测量仪，呼出二氧化碳测量仪
起搏器和 ICD 设备：起搏器系统分析仪，起搏器/ICD 程控器，各种起搏器和 ICD 设备和零件
外科器械：基本外科设备，开胸手术包，胸骨切开钳，电烙器，吸引器，临时起搏设备和电极
特殊诊断设备：心电图机，经食管超声心动图

二、心内膜导线拔除所需工具

拔除心内膜导线所需的工具已经由过去 Buck 牵引技术所用的笨重的牵引器及重力系统进展到如今的现代化的激光鞘管。现在，已经设计出一套完整的工具器械使得心内膜电极导线拔除工作能够安全而有效地完成。每一件工具有其独特的用途，能在困难的导线拔除中发挥作用。

普通的造影导管是拔除电极导线时的一个重要工具，其中一种是普通的猪尾导管，这种导管用于经股静脉途径回收并固定电极。其他用于导线拔除工作的还有 Judkin 右冠状动脉造影导管、多用途冠状动脉导管以及 Amplatz 导管（Microvena 公司），这些导管可通过鞘管送入股静脉。

除造影导管外，普通的导引钢丝也是拔除导线的基本工具，导引钢丝同导管同时使用能构成一钢丝环，用于抓取导线的游离端及自由漂移的导线残端。环型钩钢丝是一种特殊

的通过导引鞘管送入的导引钢丝，一个可旋转的三环手柄同钢丝相连，旋转手柄能使钢丝顶端弯曲形成一环型钩，后者能用来抓住起搏器导线。

各种圈套也用于心内膜导线的拔除，通常经导引导管送入，直达待拔除的目标。最常用的圈套由一根从中间对折的长钢丝构成，经导管送入静脉。Curry 圈套就是这样一种套圈钢丝导管系统（图 3-13-3A）。Amplatz 鹅颈圈套（Amplatz gooseneck snare）是变形的圈套导管，该圈套的环与钢丝成直角。

回收心内膜电极导线还要使用网篮回收导管，这种装置首先用于泌尿外科。Dotter 血管内回收器是这类装置中的一种（图 3-13-3B），这个系统由一螺旋环型网篮及导引鞘组成，通过这一系统，将被回收的目标在螺旋网篮内压缩缠绕在一起。一旦目标被包住，则几乎是不可逆的。Dormia 网篮也用于回收自由漂移的电极导线残端及松散的导线末端。

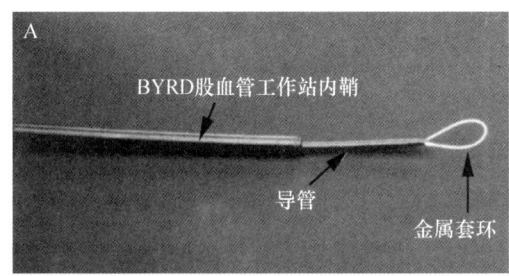 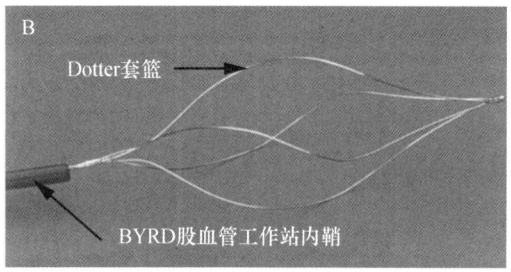

图 3-13-3 A. Curry 圈套。是用一导管和钢丝制造的简单的环形套圈，沿 Byrd 股静脉工作平台内鞘送入。B. 由钢丝篮组成的 Dotter 回收器，沿 Byrd 股静脉工作平台内鞘送入。

针眼圈套器（The Needle's snare）是由 Cook 血管器械公司（Cook Vascular，Inc.，Leachburg，PA）发明的一种新的圈套器械，它由一个用于抓捕的所谓针眼环形圈套及一个用于锁定的滑行穿线器组成。将针眼圈套环绕欲拔除的导线，再将穿线器穿过针眼圈套。针眼圈套和穿线器被预先装进一个 16F 的内鞘管中，后者可以通过 Byrd 股静脉工作平台。通过一可以推进和回拉穿线器的手柄来控制系统。此系统是可逆的，通过回拉穿线器能释放已抓获的目标。

抓捕钳也用于电极导线回收，12F 或 14F 的鳄嘴钳能沿合适的鞘管送入，包括与坚硬的气管镜所用相同的抓捕用鳄嘴钳也可使用。普通的心肌活检钳也用于取出电极残端。

由 Cook 起搏器公司发明的锁定钢丝解决了在拔除过程中要抓取并支撑电极导线同时又要避免拉伸使导线松散的问题。这种特制的钢丝可经电极导线的螺旋内腔送达导线末端，然后通过逆时针旋转钢丝启动锁定机制，钢丝则同导线末端结合。锁定钢丝能增加电极导线的张力并将拔除的力量直接传递至导线末端，可作为电极导线的延长物及牵引手柄来使用。锁定机制是由钢丝顶端的一小段细钢丝来实现的，该钢丝逆时针缠绕，逆时针旋转锁定钢丝能使该钢丝收紧，并与导线螺旋相结合，反之，顺时针旋转可放松锁定钢丝。

三、Byrd 扩张鞘管

通过植入静脉拔除导线时需将一鞘管沿导线送至电极远端,该鞘管能分离导线固定处的包裹性纤维瘢痕组织,从而最终使反牵引术成功。Byrd 开发了用于穿过静脉入口处组织并沿导线送入的叠套式不锈钢鞘管,一旦通过静脉入口,叠套式金属扩张管应更换为弹性塑料鞘。起初的金属扩张管是长而弯曲的,现已被短的、叠套式金属鞘取代,后者又可更换为叠套式弹性塑料鞘,这是为了通过弯曲的血管并分离厚的包裹性纤维瘢痕组织(图 3-13-4A),这种弹性塑料鞘由聚丙烯或聚四氟乙烯制造。

四、激光鞘管

现在激光鞘管已经取代了 Byrd 叠套式金属扩张鞘及聚四氟乙烯或聚丙烯塑料鞘管。激光牵引鞘管有 12F、14F、16F 几种型号(图 3-13-4B),该鞘管外面也有一聚四氟乙烯鞘提供对抗压力及反牵引功能。激光鞘管的周围排列有直径 $100\mu m$ 的激光纤维束。

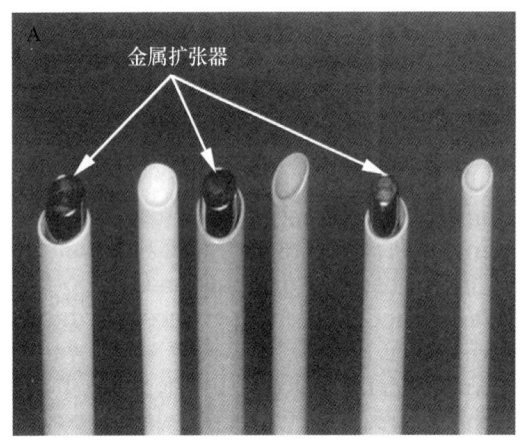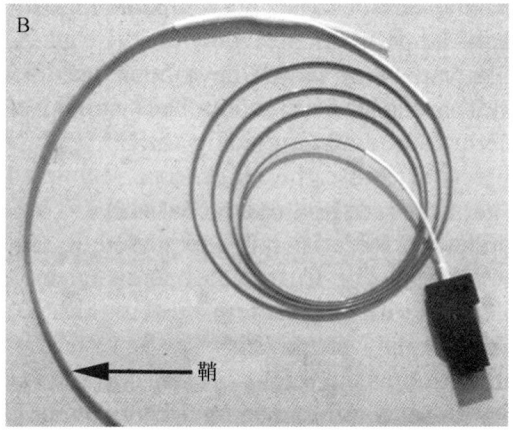

图 3-13-4 A. 内装有金属扩张鞘的弹性叠套式鞘管,左数第 1、3、5 根鞘管装有金属扩张器。B. 12F 激光电极导线拔除鞘管。

五、导线准备工具

对欲拔除导线的准备工作需要多种工具,首先是用于测量导线精确长度及估测导线内部通畅与否的不同型号的探针;此外,为支撑导线,需要一对软头止血钳用于夹持导线同时避免损伤导线内部螺旋;拔除导线时,还需要导线剪来除去导线头部的连接体;为松解导线头端的内部螺旋需要一螺旋扩张器(图 3-13-5A);一组测量针用于选择合适的锁定钢丝(图 3-13-5B)。

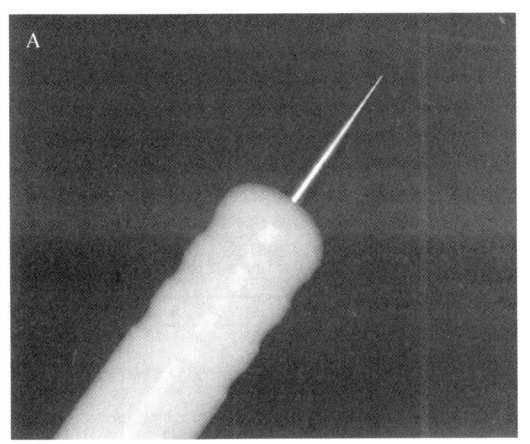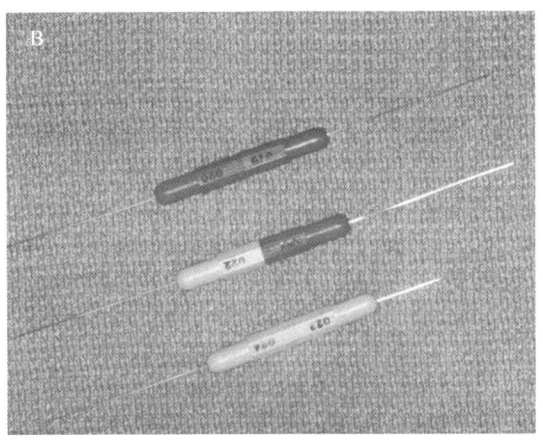

图 3-13-5　A. 螺旋扩张器；B. 测量探针。

六、Byrd 股静脉工作平台

Byrd 股静脉工作平台是为通过股静脉途径来回收电极导线而开发的特殊的鞘管。该鞘管可作为引入及导引导管使用，来操作各种圈套和导引钢丝，同时也可作为一个反牵引鞘使用。Byrd 股静脉工作平台由一个 18 号导引针、导引钢丝及 16F 的工作平台组成，后者包括 11F 逐渐变细的扩张器及预先装有 Cook 环型钩钢丝及 Dotter 回收器的 11F 叠套式内鞘管。该工作平台带有可持续冲洗的流量控制阀，总长度约 30cm。

七、心内膜电极导线拔除的适应证

在过去几年中，心内膜电极导线拔除的适应证在不断增加，但目前美国心脏病学会（ACC）和美国心脏协会（AHA）尚未正式发布有关心内膜电极导线拔除适应证的指南。起初，导线拔除唯一的适应证是威胁生命的情形，例如败血症；现今，有多种理由要求拔除电极导线。Byrd 建议，拔除电极导线有三种情况：必须拔除；需要拔除；谨慎拔除。

必须拔除即意味着必须拔除该电极导线，一般是指威胁生命或致残的情形，如败血症和心内膜炎都是必须拔除的情况；电极导线残端迁移导致威胁生命的心律失常或栓塞也是必须拔除的适应证；其他适应证还有所有可用静脉不能使用、电极导线断裂、残端自由漂移、电极导线静脉入口处外伤；最近提出起搏设备间干扰是又一适应证。

需要拔除的情形包含了心内膜电极导线拔除的第二部分适应证，一般是指拔除导线能防止一些潜在的致命性问题的发展，例如起搏器囊袋感染、慢性流脓窦道、糜烂、静脉血栓形成、电极导线移位、起搏设备间干扰、处理静脉血栓时额外电极导线的置换。

谨慎拔除是指拔除电极导线有益但医学上不必拔除的情形，如起搏器埋藏部位疼痛、恶性肿瘤、导线置换等，如今，由于经验不断丰富，专家们正在拔除更多的原不必常规拔除的电极导线，例如无感染、已留置体内 10 年以上的电极导线。电极导线拔除适应证列于表 3-13-2。

拔除电极导线时准备工作是非常重要的，拔除的工作步骤必须事先安排，建立一套操作规程特别有益（见表 3-13-3）。

表 3-13-2　导线拔除适应证

必须拔除（威胁生命）：败血症，心内膜炎，导线移位（导致心律失常、栓塞），设备间干扰（废弃的植入式除颤电极），所有可用静脉不能使用。
需要拔除（明显的致病性）：囊袋感染，慢性排脓窦道，局部腐蚀，静脉血栓形成，导线移位（不会威胁生命），潜在的设备间干扰，电极导线置换（多根、拔除和植入静脉栓塞）。
谨慎拔除（可选择）：疼痛，恶性肿瘤，导线置换（少于 3～4 年的废弃电极）。

表 3-13-3　导线拔除审核表

心导管室的安排，后备手术室的安排，后备胸外科的安排。
麻醉布置，拔除设备布置。
公司代表，起搏器及 ICD 程控仪及零件。
心包穿刺包，并准备临时起搏，动脉通路。

八、导线的拔除

患者进入操作室即予以心电、脉搏血氧监护，建立通路，持续吸氧。如需临时起搏，应备右腹股沟及右锁骨上区域皮肤，使用 Seldinger 鞘管放置技术迅速安放静脉临时起搏电极。如可能进行开胸手术，应按需要备皮，范围从下颌、颈部、胸部、腹部至双膝。

九、解剖路径

导线拔除有三个基本的解剖路径。首先是经植入静脉回收电极导线，常称为上径路，方法包括简单牵引、Buck 重力牵引、使用锁定钢丝及锁定钢丝结合反牵引鞘管进行牵引。其次为经股静脉途径，常称为下路径，包括几种独立的技术，如使用猪尾导管缠绕电极导线；电极导线有游离末端时，可用套圈钢丝系统、Dotter 回收器及 Dormia 网篮牵引；还可使用 Byrd 股静脉工作平台结合套圈钢丝来拔除电极导线。第三种路径为局限性开胸手术。

十、经植入静脉拔除

（一）导线的准备

备皮、铺巾后，以手术刀切开起搏器或 ICD 囊袋，暴露脉冲发生器，将其游离，并与电极导线系统分离，解除周围固定用缝线等材料，从包裹性纤维瘢痕组织中分离出电极导线，导线分离完全后，再次鉴定电极导线，记录电极导线型号和序列号，解剖分离至静脉入口处，在此部位预先植入一八字缝合线，以待拔除导线后结扎止血；然后使用一普通电极钢丝检查电极导线内腔是否通畅，同时可测量距电极导线远端的长度及距任何阻塞部位的距离；剪去电极导线连接体，剥离绝缘层，暴露1cm长的电极导线内部螺旋（图3-13-6A），使用螺旋扩张器松解螺旋，并保证电极导线内腔开通（图3-13-6B）；对于双极同轴

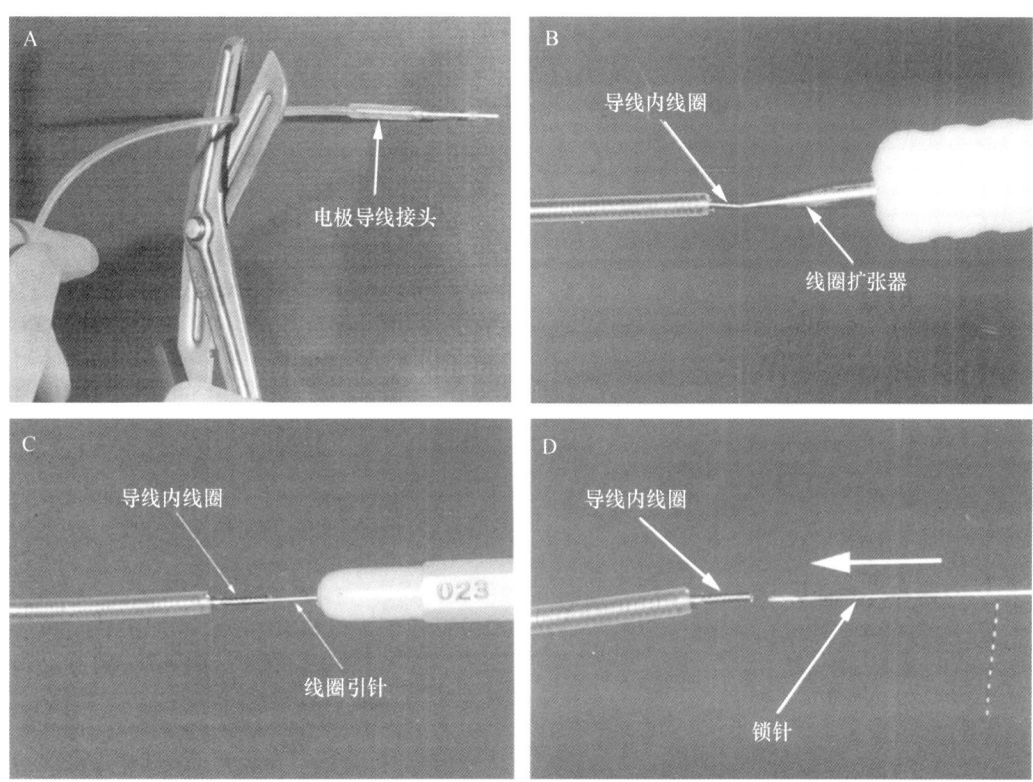

图3-13-6　A. 用导线剪剪断电极连接体。B. 用螺旋扩张器内部螺旋。C. 用测量针测量内部螺旋，此例选择了0.023号测量针。D. 将锁定钢丝插入导线内螺旋。

电极导线，首先剥离外层绝缘层，避免损伤外部的阳极螺旋，分离一小段，再剥离内绝缘层，暴露内螺旋，上述操作过程中可使用软头止血钳夹持电极导线；用测量探针测量内部螺旋直径，选择适宜的锁定钢丝（图3-13-6C），然后将锁定钢丝送入电极导线螺旋内腔中（图3-13-6D），一旦锁定钢丝达到电极导线远端，逆时针旋转锁定钢丝数次后，可启动锁定机制，可能需要数次操作才能成功锁定电极导线远端（图3-13-7），锁定成功后，结扎外绝缘层近端，用以在推送鞘管时固定外绝缘层。偶尔，利用锁定钢丝进行简单的牵引即可成功拔除电极导线，如不顺利，

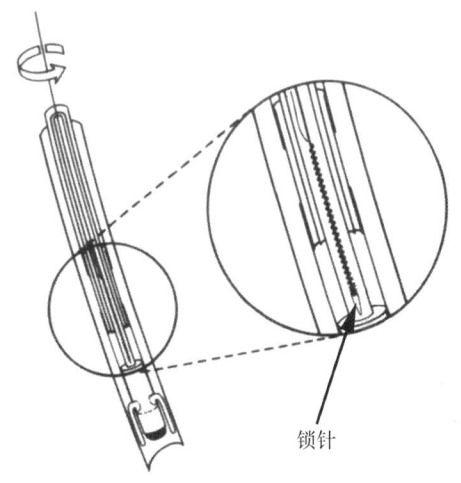

图3-13-7　逆时针旋转使锁定钢丝锁定电极，显示锁定钢丝顶端的硬芯钢丝。

应准备应用鞘管。

(二) 鞘管的应用

进行反牵引必须使用鞘管,当鞘管被推至导线顶端时,鞘管对导线结合处组织产生的压力即所谓反压是进行反牵引的基础,此力作用于包裹导线的纤维瘢痕组织及血管组织。以反牵引用锁定钢丝支撑导线,从而应用不锈钢鞘管,沿导线将叠套式不锈钢鞘管推进至静脉入口处,便于通过该处的纤维瘢痕组织进而进入静脉(图3-13-8A),一旦进入静脉,鞘管就要更换为弹性更好的塑料鞘,只有塑料鞘才可以推送至远端的静脉系统(图3-13-8B)。在推送鞘管经过弯曲的血管及纤维瘢痕组织的过程中,有一点非常重要,即应持续牵引锁定钢丝,这样能避免鞘管进入错误的路径或由于疏忽而穿透上腔及无名静脉(图3-13-8C),推送过程中持续观察荧光屏的影像也是非常重要的。通过反压和反牵引,可以拔出导线顶端(图3-13-9)。如果使用叠套式鞘管仍不能拔除导线,可能需要放弃这一路径而改用其他方法。

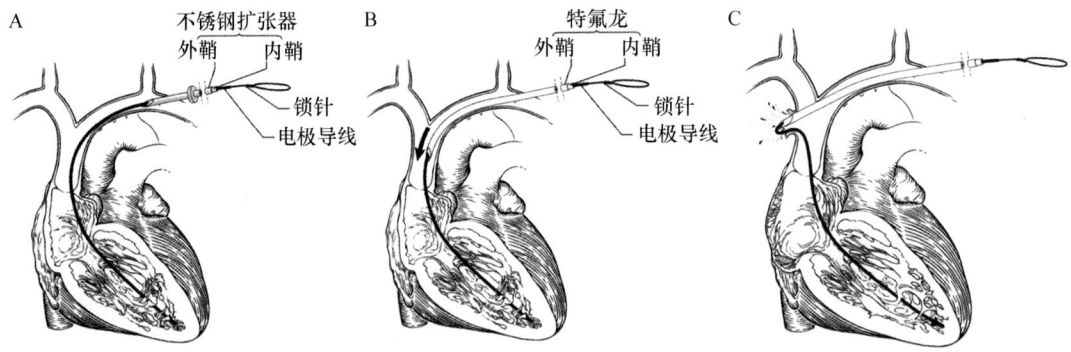

图 3-13-8 A. 不锈钢叠套式扩张器的应用。B. 用聚四氟乙烯鞘管替换不锈钢导线鞘管,沿导线推进。C. 推送鞘管时没有正确地持续牵引和锁定钢丝导致穿透上腔静脉。

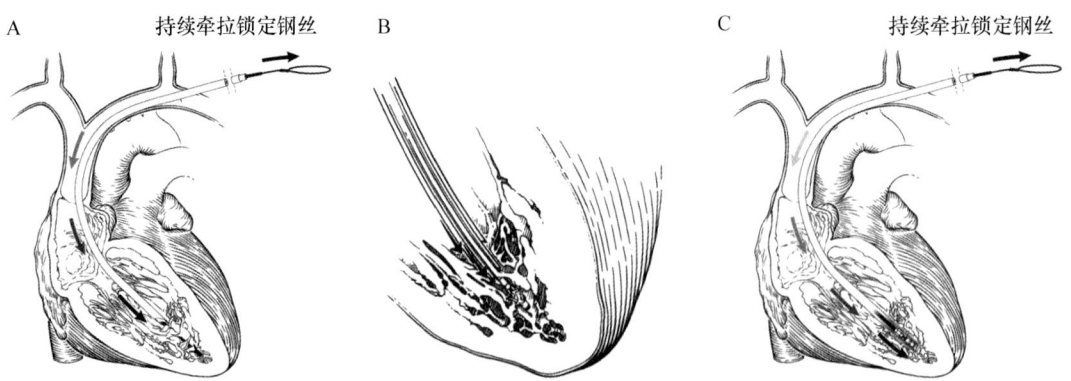

图 3-13-9 A. 持续牵引锁定钢丝的同时向导线顶端推送叠套式鞘管。B. 推进的叠套式鞘管切割导线远端的纤维瘢痕组织。C. 叠套式鞘管到达导线远端,经反压和反牵引,导线已退回鞘管中。

十一、通过股静脉拔除电极导线

股静脉途径是一个多功能的路径，事实上，经股静脉可以作为拔除电极导线的首选路径，可以用于取出自由漂浮于静脉系统、心腔及肺动脉中的断裂电极导线，也是当电极导线静脉入口处被严重污染时的一种技术选择，因为在这种情况下，经上路径可能会有将污染源推进中央循环的危险。经股静脉拔除电极导线有多种方法（表 3-13-4）。

表 3-13-4　经股静脉拔除电极导线技术

内鞘、环形钩钢丝及 Dotter 回收器；Curry 圈套
内鞘加环形钢丝；Amplatz 圈套；Amplatz 圈套加环形钩钢丝
针眼圈套器

经股静脉拔除电极导线有两条基本原则。首先，可用钢丝环来轻柔地捕获电极导线的游离端或打圈的导线；其次，如果没有可抓取的电极导线游离端，则需要使用某些技术创造一个围绕电极导线的环。一种早期使用的经股静脉回收电极导线的方法是使用 Dotter 回收器和猪尾导管，经股静脉将猪尾导管送至心腔，抓住电极导线后旋转数次，直至猪尾导管可靠地缠绕在电极导线上（图 3-13-10），随后即可将电极导线拉出，过程中猪尾导管应尽可能缠绕在电极导线顶端，以免使电极导线拉伸甚至断裂。最后，还可用 Dotter 回收器在下腔静脉中抓获导线并从中央循环中取出（图 3-13-11），只要 Dotter 回收器抓住了电极导线，就可缓慢地回拉之并从股静脉拔除电极导线。

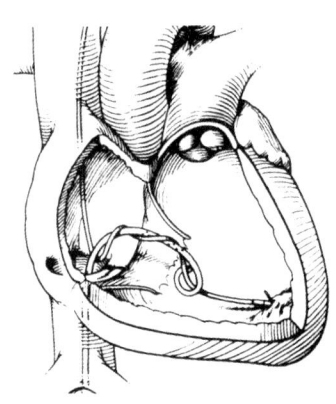

图 3-13-10　使用猪尾导管经股静脉拔除电极

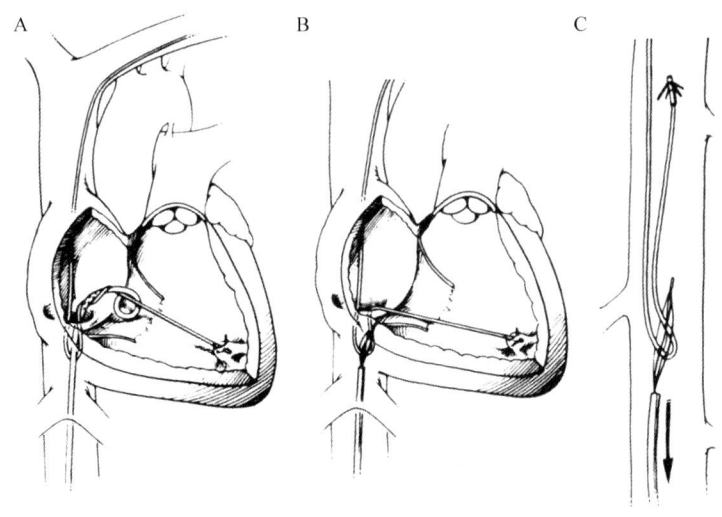

图 3-13-11　股静脉电极拔除

A. 猪尾导管缠绕欲拔除电极；B. 用 Dotter 回收器抓取多余的电极环；C. Dotter 网篮经下腔静脉移出电极。

还有许多其他方法可供使用，例如可使用普通的套圈钢丝来抓取电极导线的游离端及导管的突出部分，进而轻柔地牵引即可从股静脉中取出电极导线。经股静脉途径拔除电极导线最常用的方法是使用 Byrd 股静脉工作平台，通过这一系统，结合各种圈套的使用，可以经一大的鞘管将电极导线拔除。有些术者体会，经股静脉途径能减少穿孔、无名静脉撕裂及右心室撕裂的危险。应用此路径术者能够很好地控制整个系统。应用股静脉途径一个最重要的原则是操作的可逆性，无论何时，在抓获电极导线后，很有可能需要逆向操作并释放电极导线，这一点在应用 Byrd 股静脉工作平台时极其重要，万一通过 Byrd 股静脉工作平台抓住电极导线而又不能成功取出导线，那么唯一的解决办法就是开胸手术。

（一）股静脉导线拔除：导线的准备

当然，通过股静脉拔除导线也要从植入静脉处着手，按照前面在经植入静脉拔除技术中描述的方法来准备导线，必须彻底分离导线并排除固定物，导线完全游离后，也要考虑使用锁定钢丝，因为即使经股静脉拔除导线，锁定钢丝也能在进行反牵引时为导线提供支撑。

（二）Byrd 股静脉工作站

Byrd 股静脉工作站是一种特殊的鞘管，现已成为经股静脉拔除导线的必备工具。该工作站作为一个反牵引鞘，由 18 号引导针、导引钢丝、16F 鞘管工作站、11F 渐细的扩张器、11F 叠套式鞘管、Cook 环形钩钢丝及 Dotter 网篮回收器组成（图 3-13-12）。用 Seldinger 置放鞘管技术将其插入股静脉（图 3-13-13A），远端置于低位右房或下腔静脉，定位成功后，可以应用几种经股静脉拔除导线的技术进行拔除（图 3-13-13B）。

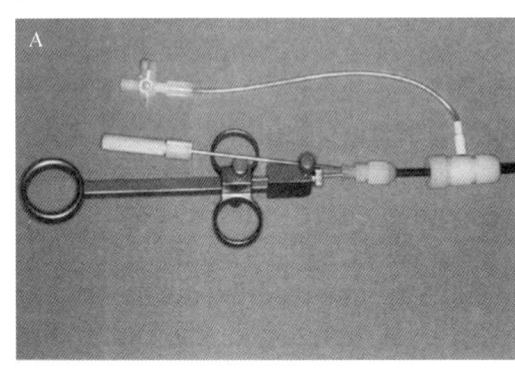 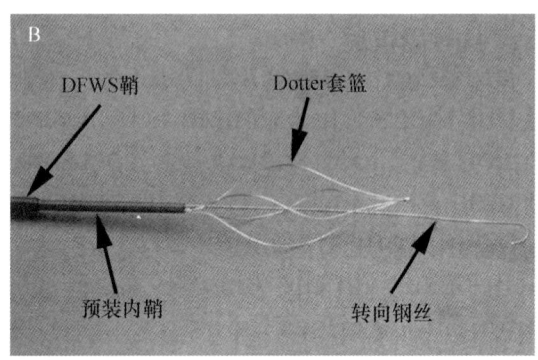

图 3-13-12　Byrd 股静脉工作平台

A. 可见预先装有包含环形钩钢丝、弯曲手柄、Dotter 回收器的内鞘。B. 工作平台远端显示预装的内鞘、Dotter 网篮、环形钩钢丝。

（三）环形钩钢丝和 Dotter 回收器

当欲拔除电极导线没有游离末端时，使用环形钩钢丝及 Dotter 回收器是最佳选择，利用它们能够制造一个围绕电极导线的环，从而能将电极导线拉入股静脉工作站，这种方法有可能是不可逆的。预先装有环形钩钢丝和 Dotter 回收器的内鞘管包装在股静脉工作平台中，环形钩钢丝近端装有弯曲手柄，经股静脉工作平台送入内鞘管，使钢丝远端的环形钩围绕欲拔除的电极导线（图 3-13-14A），然后送入 Dotter 回收器抓住环形钩钢丝的顶端，

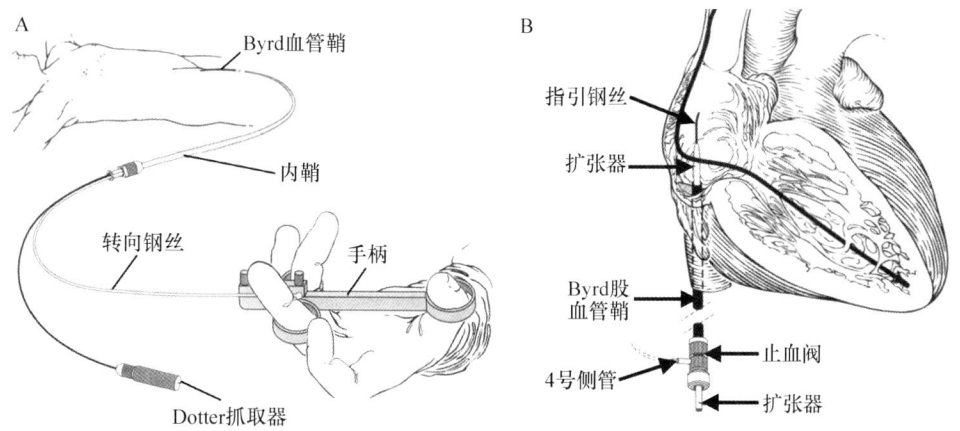

图 3-13-13 A. 经右股静脉插入 Byrd 股静脉工作平台示意图。显示 Byrd 股静脉鞘管、带有 Dotter 网篮、手控环形钩钢丝的预装的内鞘之间的关系。Byrd 股静脉工作平台经股静脉进入右房，带有导引钢丝和扩张器。B. Byrd 股静脉工作平台经股静脉进入右房，带有导引钢丝和扩张器。

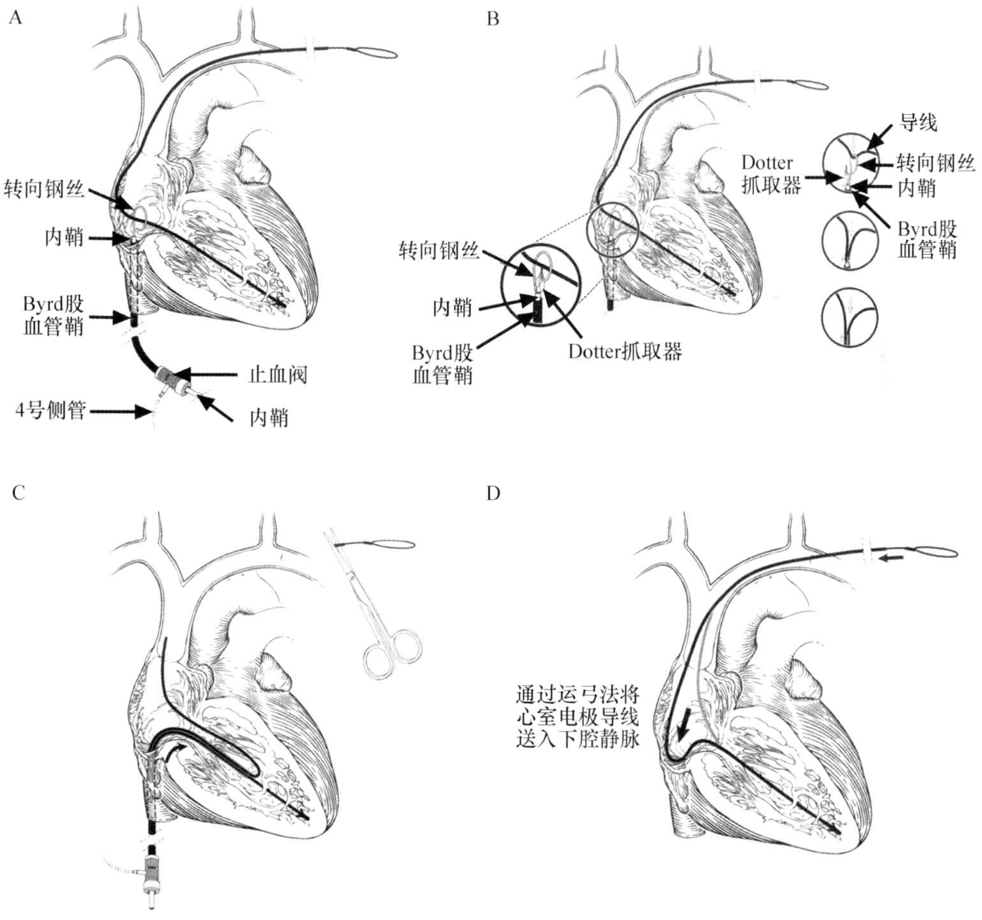

图 3-13-14 A. 导引钢丝和扩张器已移出，环形钩环绕欲拔除电极。B. 钢丝已被环形钩钢丝抓住，Dotter 回收器抓住环形钩钢丝顶端；环形钩钢丝和 Dotter 回收器共同创造一连续的环，经牵引使环封闭，将导线与内鞘顶端锁定然后将内鞘拉回 Byrd 工作平台大的外鞘中。C. 连续牵引内鞘，将外鞘送至导线顶端，剪断近端锁定钢丝。D. 利用锁定钢丝，将电极推至下腔静脉，易于被环形钩抓获。

这样就产生了一个连续的环（图 3-13-14B），再将二者拉回 Byrd 股静脉工作平台，电极导线也被拉进内鞘管口，通过牵引鞘管，将电极导线拉进股静脉工作平台，然后将工作平台沿电极导线推送至导线顶端（图 3-13-14C），利用反牵引和反压的原理，从而将电极导线顶端从心内膜中拔出，进而通过股静脉工作平台移出，在此过程中先使电极导线弯曲并进入下腔静脉可能会使环形钩钩取导线更为容易（图 3-13-14D）。术者必须清楚，使用 Dotter 回收器进行的操作可能是不可逆的，一旦环形钩及电极导线被抓进网篮深部后，几乎就不可能释放了，如果不能成功地从纤维瘢痕组织包裹中拉出电极导线并收入 Byrd 股静脉工作平台中，要想从环形钩中释放电极导线并撤出工作平台几乎是不可能的，最终可能需要心房切开术。

（四）Curry 套圈钢丝

Curry 套圈钢丝一般用于回收有游离末端的电极导线，这通常是自由漂浮于静脉系统、右房及心室中的电极导线残端。该套圈是由一根端孔导管及植入其中的一根对折的长导丝组成，远端从导管端孔中伸出即形成一线圈。Curry 套圈即是一个预先包装好的导管和线圈系统。

如果遇到电极导线游离末端，可沿股静脉工作平台送入套圈钢丝，将钢丝环放大，设法套住电极导线游离末端（图 3-13-15A），成功后收紧钢丝环，并将其收进导管口，固定于此（图 3-13-15B），这样可将导线紧紧固定于导管口处，然后将导线和导管同时拉进 Byrd 工作平台。

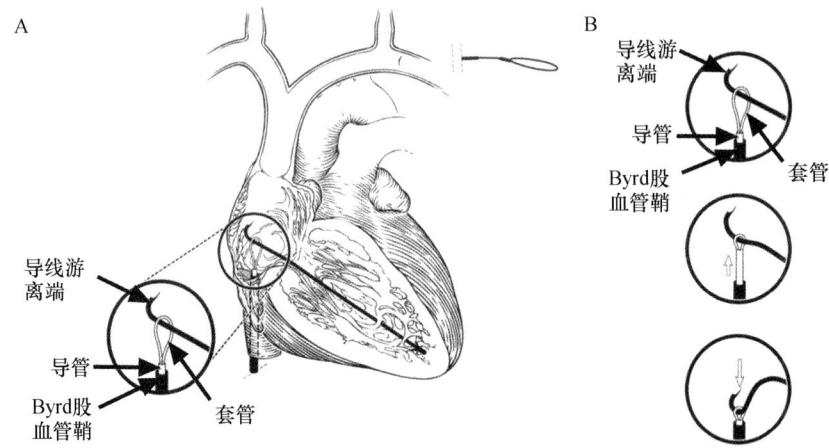

图 3-13-15 A. Curry 钢丝套圈环绕电极游离末端。B. 钢丝套圈已环绕电极，环被关闭，电极与导管顶端绑定，随后导管被拉回股静脉工作平台内，在连续牵引的同时，推送股静脉工作平台至导线顶端，使其从纤维组织中游离。

（五）环形钩钢丝、导管和 Amplatz 套圈

环形钩钢丝和 Amplatz 鹅颈套圈联合使用是由前面描述的两种工具改变而来的。Amplatz 套圈和一 6F 导管联合使用，能抓取自由漂移的电极导线末端，也可与环形钩钢丝联

合应用，创造一个用于环绕电极导线的可逆的环。在这种情况下，从内鞘管包装中取出环形钩钢丝，将其独自送入 Byrd 股静脉工作平台（图 3-13-16），应用弯曲手柄，按照前面介绍的方法，使环形钩环绕电极导线，成功后将 6F 鞘中的 Amplatz 套圈置于环形钩下方，用 Amplatz 鹅颈环套住环形钩顶端（图 3-13-17A），这样形成一连续的环，抓紧环形钩钢丝后（图 3-13-17B），将环形钩钢丝向前推进，产生一大环，同时回收 Amplatz 套圈，将套圈和环形钩钢丝的结合点拉进 Byrd 股静脉工作平台，定位于工作平台中段。一旦环形成，同时牵拉 Amplatz 套圈和环形钩钢丝即可将导线拉进 Byrd 股静脉工作平台，然后可将工作平台推进至电极导线末端，利用反牵引和反压的原理拔除电极导线。该系统提供了满意的可逆性，只要放松 Amplatz 套圈，即可释放环形钩钢丝。

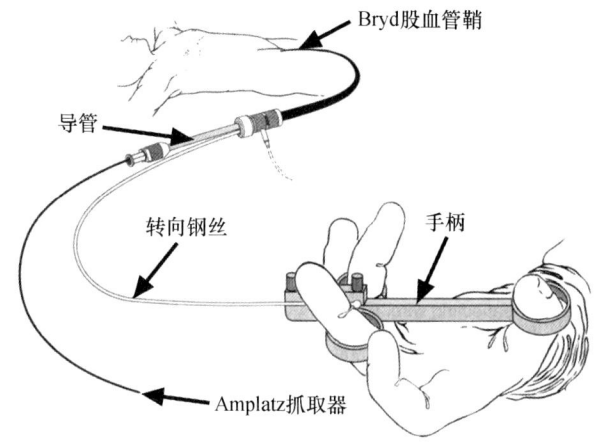

图 3-13-16　Amplatz 套圈及有手柄的环形钩钢丝通过股静脉工作站。

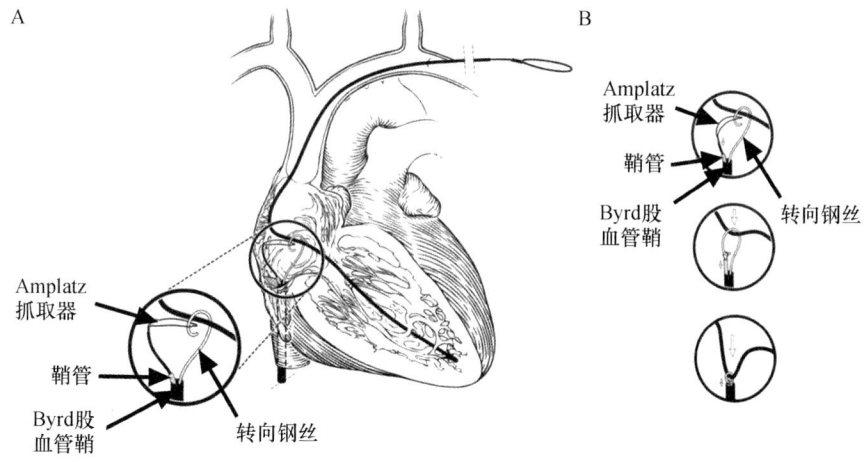

图 3-13-17　A. 环形钩钢丝已环绕电极，然后 Amplatz 鹅颈套圈套住钢丝。B. 环形钩钢丝环绕电极，Amplatz 鹅颈套圈套住钢丝，形成一连续的环，关闭 Amplatz 套圈，拉回股静脉工作平台，使环封闭，推进 Byrd 股静脉工作平台至导线顶端，使后者从纤维组织中游离。

（六）针眼套圈系统

Cook 起搏器公司发明了针眼套圈系统，使抓捕、锁定导线更加容易，而且这一系统是完全可逆的。此系统是一根装有两根导丝的导管，其中之一带有一大的弯曲的套圈用于抓取导线，另一根为一狭长的舌形环称为针眼。二者联合应用，套圈捕获电极导线后，针眼将其与导管锁定。这一系统有一手柄用以控制套圈的推进与回收。装有针眼套圈系统的导管和 Byrd 股静脉工作平台共同使用，经工作平台送入针眼套圈系统，伸出套圈套住导线（图 3-13-18A），形成环后，将针眼从环中伸出，收紧套圈，将导线锁定在导管顶端（图 3-13-18B、C）。如需进行逆向操作，可以将针眼抽出，即可解除锁定。锁定后导线和导管被一同拉进 Byrd 股静脉工作平台中，将工作平台向前推进至电极导线顶端，利用反压和反牵引技术进行拔除。

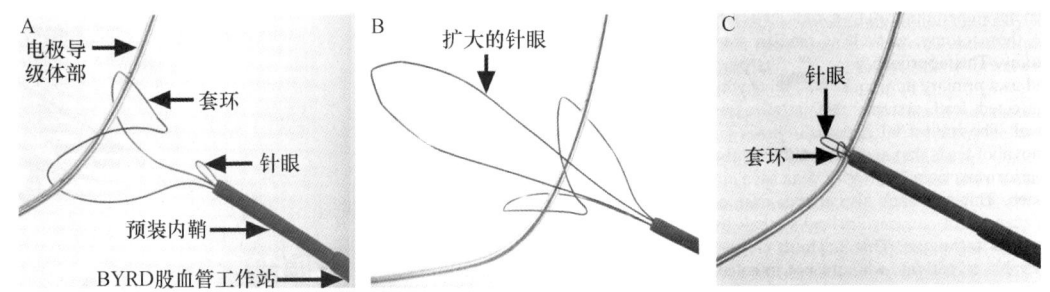

图 3-13-18 A. 针眼套圈系统，伸出针眼套圈套住电极；B. 伸出的针眼；C. 针眼套圈封闭，将电极锁定在导管顶端。

十二、局限性开胸途径拔除

如果通过植入静脉及股静脉途径拔除电极导线均告失败，则需要进行局限性开胸手术。1985 年，Byrd 和其同事阐述了局限性外科手术途径拔除经静脉拔除失败的电极导线的方法，这种方法避免了扩展开胸范围和正中胸骨切开，并发症少，这一途径曾被用于拔除非感染电极导线的首选路径，经心房能取出经上下腔静脉难以触及的电极导线，用同样的技术还能方便地更换心内膜电极导线系统，这就是它为什么最容易被非感染患者所接受。经过上腔或下腔静脉牵引术后所有可用静脉均已不能使用时也可使用局限性开胸经心房路径来更换心内膜电极导线系统。

经心房路径要去除右侧第三或第四根肋软骨，暴露、打开、提起心包，在右心房上预置一荷包缝合线，打开右房，在透视下用外科器械抓住导线并拉出（图 3-13-19），剪去电极导线近心端，通过植入静脉，轻柔地牵引出电极导线。如有纤维瘢痕组织阻碍，可能需要锁定钢丝和反牵引鞘管，再次使用反压和反牵引技术。当存在巨大赘生物与心腔内电极导线相连时，也应考虑使用局限性开胸经心房路径，如果使用血管内鞘管牵引，可能使赘生物破碎并导致大的肺栓塞。应指出的是局限性开胸经心房路径取出导线后常需要心包及胸腔引流。最后使用荷包缝合关闭心房切口。

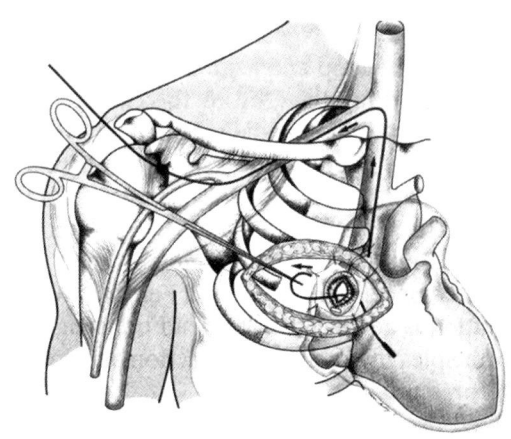

图 3-13-19 局限性开胸经心房路径。心房切口，对心房电极，去除完整导线。心室电极用止血钳拉出、剪断，拉出近端电极，剩余远端电极插入锁定钢丝，利用反牵引技术拔除。

十三、激光拔除导线

曾用于血管成形术的激光现在可用于心内膜电极导线拔除。Bryd 和 Spectranetics 公司合作开发了辅助导线拔除的激光鞘管，该鞘管工作时与 Spectranetis CVX-300 激光发射系统相连。激光鞘管必须沿电极导线推送，当遇到纤维瘢痕组织阻碍时，从鞘管顶端的环形排列的光纤中发射紫外激光，使纤维组织汽化。之所以选择激光是因为激光消融的深度很浅，约 50um，激光能进行精确的、整齐的切割而极少导致周围组织损伤、烧焦或空泡化，组织汽化后也很少有残余损伤。使用激光时组织温度仅约 44℃，所以激光是一种冷光源，激光通过光子来打断组织中的分子键，从而达到消融的目的，使组织汽化或液化。激光对钙化组织作用微弱或不起作用，这在拔除很陈旧的导线时常会遇到。现在有 12F、14F、16F 三种激光鞘管。周围排列有光线束的激光鞘管已经取代了 Byrd 叠套式塑料鞘管，通过激光对组织的汽化作用取代了钝性组织撕裂。

使用激光鞘管拔除电极导线需要电极导线近端的支撑，要进行与前面描述的经植入静脉技术中相同的准备工作，最好放置锁定钢丝，有时只需固定电极导线近端即已足够，因为使用激光鞘管仅需很小的压力，这对某些受到损伤后难以应用锁定钢丝的导线尤为有用。为了选择合适尺寸的激光鞘管，需了解导线体部直径和顶端大小。激光鞘要与叠套式的聚四氟乙烯外鞘同时应用，后者有助于进行切割及远端的反压。分离好导线，选择合适的激光鞘管后，通过一带钩钢丝将电极近端引入激光鞘管，用带钩钢丝钩住锁定钢丝近端及电极近端，牵拉带钩钢丝、激光鞘管通过电极近端，当激光鞘前进至静脉入口处后，透视下保持鞘管与电极导线成一直线。进行轻柔的反牵引和反压，打开激光发射器，推送鞘管前进，激光每持续发射 10s 后自行关闭。激光鞘向中央循环移动过程中应持续透视观察，同时应用激光切割及持续的反牵引，将鞘管推送至电极导线远端，一旦电极导线远端游离，可将激光鞘管拉回外鞘中，后者是一个引入导引钢丝或新电极导线的极好的管道。

建议在静脉入口处预置一大的八字缝合线，一旦拔除电极导线和鞘管，在静脉入口处会形成一相当大的12～16F的孔洞，结扎预置的八字缝线能有效地止血。应用激光鞘管能明显缩短拔除电极导线的时间，同时，拔除电极导线的并发症和死亡率也明显下降。

十四、特殊情况

在电极导线拔除过程中，有几个问题值得特别考虑，一些临床情况也要注意，包括再次植入起搏器的时间、如何处理严重感染的起搏器囊袋及大的赘生物等问题。

（一）重新植入的时间

重置起搏器的时间一般不重要，一般可在拔除未感染电极导线的同时立即植入，如通过上路径拔除电极导线，所用鞘管可直接植入新电极导线或导引钢丝，通过后者重新送入所需电极的鞘管。如通过股静脉拔除，再植入电极导线系统需要普通的经静脉植入电极导线的技术。经股静脉拔除时有一种创新的技术可用来引入新电极，首先需要将一根导引钢丝与欲拔除电极导线近端相连，这可以通过一18F的薄壁穿刺针及普通鞘管做到，用穿刺针穿透电极近端绝缘层，将导引钢丝插进至绝缘层与内部螺旋之间，从股静脉拉出电极导线时，导引钢丝也会被拉进中央循环，继续牵拉能使电极导线与导引钢丝分离，留下导引钢丝，随后可使用鞘管引入新的电极导线。对于感染病例，植入新的电极导线系统前要有一段时间间隔，新的系统可从对侧植入。对于浅部感染，植入新系统之前最少要有24h的冷却期；对于心内膜炎等严重感染，植入新系统前需要间隔更长时间，一般为移除导线及起搏器后六周，这对于完全依赖起搏器的患者是一个挑战。

（二）大的赘生物

偶尔在导线或三尖瓣上会发现大的赘生物，这时可能需要考虑使用局限性开胸方法来移除导线。严格说，在绝大多数导线拔除时都可能有纤维组织或感染性栓子进入肺。存在大的赘生物时，拔除导线过程中需要经食管超声进行监控。

十五、并发症

对三个阶段所有中心报告的并发症发生的分析见表3-13-5。主要并发症的总发生率，包括死亡、心脏压塞、开胸处理心脏压塞或血胸引流，在早期为2%、中期为1.5%、晚期为1.6%；次要并发症发生率为1.1%～1.7%。

从1994年1月到1997年2月间提供完全报告的中心的主要并发症发生率也已被分析，列于表3-13-6。有关并发症的多因素分析也已完成，主要与患者的年龄、性别、电极导线数目、适应证、医生经验、电极导线类型有关。有一些有趣的结果，原因不明，如女性患者发生主要并发症的危险较高。欲拔除电极导线数目的增加也增加了危险性。分析任何一种并发症发生的危险显示：与电极导线数目增加、医生经验低于 50 例及女性患者有关。对电极导线数目与并发症的关系也进行了分析，主要并发症从 1 根电极导线的 0.9%，增加到 2 根的 1.5%，而 3~5 根则为 4.2%；次要并发症从 1 根电极导线的 0.9%，增加到 2 根的 1.8%，超过 2 根为 2.5%；与性别及电极导线数目有关的分析证明：女性主要并发症的发生率从 1 根电极导线的 1.6%，增加到 2 根的 4.0%，多于 2 根为 10%。男性人群无此情况。

从 1994 年 1 月起，参加中心报告的结果分析很成功，与成功率高有关的因素包括：植入时间短、老年患者、医生经验丰富、心房电极；增加并发症的因素有：导线数目多、女性、医生经验差。考虑到满意的早期结果，随着工具和技术的发展，可以预期不久拔除导线将会十分安全而有效。

表 3-13-5　并发症及结果分析

仅计算最严重事件	1988 年 12 月至 1993 年 12 月 1255 名患者（%）	1994 年 1 月至 1995 年 12 月 1995 名患者（%）	1996 年 1 月至 1997 年 2 月 1181 名患者（%）
死亡	7（0.6）	1（0.05）	4（0.3）
开胸修补	12（1.0）	12（0.6）	8（0.7）
需要引流	3（0.2）	11（0.6）	3（0.3）
输血	2（0.2）	3（0.2）	1（0.1）
其他主要并发症	1（0.1）	2（0.1）	3（0.3）
主要并发症	25（2.0）	29（1.5）	19（1.6）
次要并发症	14（1.1）	33（3.1）	13（1.1）
合计	39（3.1）	62（3.1）	32（2.7）

包括与操作同时再植入电极有关的并发症。

表 3-13-6　主要并发症：完全报告中心（1994.1—1997.2）

数量	百分率（%）	描述
3	0.2	非目标电极损伤或移位
5	0.3	需要转复的心律失常
4	0.2	需输液或药物治疗的低血压
3	0.2	断端移位
2	0.1	轻微气胸
2	0.1	空气栓塞
2	0.1	血肿
2	0.1	不需引流的心包渗出
3	0.2	其他，轻微胸腔渗出（不需治疗）；晚期感染；轻微肺栓塞

包括与操作同时再植入电极有关的并发症，次要并发症可能没有报告。

（郭继鸿　李学斌）

参考文献

[1] Wallace H, Sherafat M, Blakemore WS. The stubborn pacemaker catheter. Surgery, 1970, 68: 914-915.

[2] Imparato A, Kim GE. Electrode complications in patients with permanent cardiac pacemakers. Arch Surg, 1972, 105: 705-710.

[3] Byrd CL, Schwartz SJ, Hedin N. Lead extraction: indications and techniques. Cardiol Clin, 1992, 10: 735-748.

[4] Furman S, Behrens M, Andrews C, et al. Retained pacemaker leads. J Thorac Cardiovasc Surg, 1987, 94: 770.

[5] Smith HJ, Fearnot NE, Byrd CL, et al. Where does scar tissue form to inhibit extraction of chronic pacing leads? (Abstract). J Am Coll Cardiol, 1992.

[6] Garcia-Jimenez A, Alba CMB, Cortes JMG, et al. Myocardial rupture after pulling out a tined atrial electrode with continuous traction. PACE, 1989, 12: 508.

[7] Lee ME, Chaux A, Matloff JM. Avulsion of a tricuspid valve leaflet during traction on an infected, entrapped endocardial pacemaker electrode. J Thorac Cardiovasc Surg, 1977, 74: 433-435.

[8] Madigan NP, Curtis JJ, Sanfelippo JF, et al. Difficulty of extraction of chronically implanted tined ventricular leads. JACC, 1984, 3: 724-731.

[9] Shennib H, Chiu R, Rosengarten M, et al. The nonextractable tined endocardial pacemaker lead. Can J Cardiol, 1989, 5: 305-307.

[10] Massumi RA, Ross AN. Atraumatic nonsurgical technique for removal of broken catheters from the cardiac cavities. Med Intell, 1967, 277: 195.

[11] Byrd CL, Schwartz SJ, Sivina M, et al. Experience with 127 pacemaker lead extractions. (Abstract) PACE, 1986, 9: 282.

[12] Byrd CL, Schwartz SJ, Hedin NB, et al. Intravascular lead extraction using locking stylets and sheaths. PACE, 1990, 13: 1871-1875.

[13] Byrd CL, Schwartz SJ, Hedin NB. Lead extraction: techniques and indications. // Barold SS, Mugica J, eds. New perspectives in cardiac pacing, vol. 3. NY: Futura Publishing, 1993: 29-55.

[14] Goode LB, Byrd CL, Wilkoff BL, et al. Development of a new technique for explantation of chronic transvenous pacemaker leads: five initial case studies. Biomed Instrument Technol, 1991, 25: 50-53.

[15] Love CJ, Nelson SD, Schaal SF. Extraction of permanent pacemaker leads using the Cook extraction set: initial clinical experience. (Abstract) J Am Coll Cardiol, 1990, 15 (2): 50A.

[16] Foster CJ, Brownlee WC. Percutaneous removal of ventricular pacemaker electrodes using a Dormia basket. Int J Cardiol, 1988, 21: 127-134.

[17] Taliercia CP, Vlietstra RE, Hayes DL. Pigtail catheter for extraction of pacemaker lead. (Letter) J Am Coll Cardiol, 1985, 5: 1020.

[18] Espinosa RE, Hayes DL, Vlietstra RE, et al. The Dotter retriever and pigtail catheter: efficacy in extraction of chronic transvenous pacemaker leads. PACE, 1993, 16: 2337-2342.

[19] Byrd CL. Management of implant complications. // Ellenbogen KA, Kay GN, Wilkoff BL, eds. Clinical Cardiac Pacing. Philadelphia: WB Saunders, 1995: 491-522.

[20] Byrd CL, Schwartz SJ, Hedin N. Intravascular techniques for extraction of permanent pacemaker leads. J Thorac Cardiovasc Surg, 1991, 101: 989.

第14章
右心感染性心内膜炎的研究进展

右心感染性心内膜炎（right-sided infective endocarditis，RSIE）系指感染性心内膜炎累及右心系统。自1885年加拿大医生William Osler首次系统阐述感染性心内膜炎（IE）至今，人类认识IE的历史已超过百年。长期以来，人们对感染性心内膜炎的关注以左心为主，由于RSIE发病率相对较低，因而对其认知相对局限。因此，提高对RSIE的认识，确保早期诊断和及时治疗有着十分重要的临床意义。本文主要从流行病学特征、发病机制及病原学、临床特点、诊断及治疗等方面回顾右心感染性心内膜炎的研究进展。

一、流行病学特征

感染性心内膜炎累及右心者较为少见，1885年Osler在238例IE中仅发现9例RSIE（3.8%）。随着静脉药物依赖人群及心血管介入诊疗技术的迅速发展，新的易感人群不断出现，RSIE的发病率有上升趋势，已经接近IE总发生率的5%～10%。

二、发病机制及病原学

RSIE的发病机制与左心感染性心内膜炎存在巨大差异，最常累及三尖瓣，其次为肺动脉瓣。而且，对于不同患者，RSIE也具有各自不同的病原学特征。

1. 静脉药物滥用　右心感染性心内膜炎最常见于有静脉药物使用（intravenous drug use，IVDU）史的患者，尤其是静脉药物滥用（intravenous drug abuse，IVDA）的患者，但发病率目前尚无大样本的临床研究结果。

在静脉药物滥用患者中，血清HIV阳性患者易导致感染性心内膜炎。Ribera等研究显示在静脉药物滥用相关的IE中，血清HIV阳性的患者占76%。因此，HIV感染也很可能是IE的一个危险因素。

静脉药物滥用患者易患RSIE的原因包括：①因长期静脉注射用药，药物进入血循环后对心内膜直接损伤及药物的颗粒物质不断冲击心内膜而造成损伤；②消毒不严格及共用注射器；③人类免疫缺陷病毒（HIV）感染导致机体免疫功能缺陷。国外报道，静脉药物滥用者患RSIE 60%～90%为金黄色葡萄球菌感染，其次主要是链球菌属，而革兰阴性杆菌、真菌、粪肠球菌等较少见。

2. 先天性心脏病（congenital heart disease，CHD） 在先天性心脏病患者中，IE发病率为2%~18%，高出普通人群15倍之多，男性略高于女性。而这一人群中，RSIE的发病率也相应增高。先天性心脏病患者易患RSIE的潜在机制是，异常的血流通道导致湍流形成以及左向右分流的血流对右心内膜反复冲击，引起右心内膜损伤，使细菌易于附着，进而形成赘生物。在先天性心脏病相关的RSIE中，链球菌和金黄色葡萄球菌为最常见的病原微生物，其中链球菌占49.8%，金黄色葡萄球菌占36.8%，其次还包括溶血性链球菌、真菌、假单胞菌等。

3. 中心静脉置管 中心静脉置管已成为现代治疗中重要手段，广泛应用于静脉输液、药物治疗、血制品输入等，但随之而来的是中心静脉置管相关的RSIE发病率逐渐升高，占感染性心内膜炎的7%~29%。

据国外心内膜炎实验动物模型研究，导管本身对心内膜表面的损伤促使赘生物的形成可能是导致静脉导管相关的IE的主要机制。国外研究表明，右心感染性心内膜炎的发生与植于右心房或接近右心房的静脉导管有关。因此，中心静脉导管顶端植于合适的位置可能是减少中心静脉置管相关的右心感染性心内膜炎发生的关键。目前大家一致认同的是上腔静脉是较为理想的位置。金黄色葡萄球菌为主要病原菌，其次是凝固酶阴性的葡萄球菌属、念珠菌属、粪肠球菌等。

4. 心律植入装置 心律植入装置（cardiovascular implantable electronic devices，CIED）包括永久性人工心脏起搏器（permanent pacemakers，PPM）、埋藏式心脏复律除颤器（implantable cardioverter defibrillators，ICD）、心脏再同步化治疗（cardiac resynchronization therapy，CRT）。在20世纪70年代早期就有起搏器相关的感染性心内膜炎的报道。早年研究显示起搏器植入术后的感染发生率为0.13%~19.9%，心律植入装置相关的感染性心内膜炎占其感染的近10%。

心律植入装置相关的感染性心内膜炎的主要发病机制是在心律植入装置多次更换或心律植入装置相关的感染处理措施不当过程中，局部被细菌污染，然后沿着电极累及右心内膜及电极末端所致。其他部位的局部感染通过血行播散也是其发病机制之一。

心律植入装置感染最常见病原菌为葡萄球菌，占报告病例的60%~80%。其次是棒状杆菌、痤疮丙酸杆菌、革兰阴性杆菌（包括铜绿假单胞菌）和念珠菌等。真菌和非结核性分枝杆菌很少引起心律植入装置感染。

三、临床特点

RSIE除具备感染性心内膜炎的一般特征外，其病因和临床表现具有以下特点：

1. 病史 患者常合并典型病史，包括长期静脉药物滥用、先天性心脏病、中心静脉导管植入、CIED植入史，这是RSIE的发病基础。

2. 全身症状 与左心感染性心内膜炎一样，RSIE有发热、畏寒、乏力、食欲下降、贫血、白细胞升高、C反应蛋白（C reactive protein，CRP）和血沉（erythrocyte sedimentation rate，ESR）增快等全身感染征象。对于老年人尤其是伴有心肾功能不全的患者可无发热或仅有低热。

3. 心脏表现　与左心感染性心内膜炎相比，RSIE 的患者心脏杂音较少见。部分 RSIE 患者初次体检时无杂音，大多数患者并无新的反流性心脏杂音出现。

4. 心外表现　与左心感染性心内膜炎不同，大多数 RSIE 患者无脾大、瘀点、瘀斑、杵状指、Osler 小结、Janeway 结节等免疫及外周血管病变的临床表现。Chrissoheris MP 等认为可能与及时的经验性应用抗生素治疗有关。

5. 并发症

(1) 肺栓塞　肺栓塞是 RSIE 患者常见的并发症，国内研究报道肺栓塞发生率为 60%～100%。因赘生物在右心，脱落后可导致肺栓塞及继发肺部炎症浸润，临床上表现为胸痛、呼吸困难、咳嗽、咯血、胸部 X 片有多发性肺浸润。因呼吸系统的症状及体征较突出，常被误诊为肺炎，部分患者因合并肾损伤（如血尿、蛋白尿等）而被怀疑存在血管炎。细菌性肺栓塞是 RSIE 的一个重要特征，尤其是静脉吸毒者。

(2) 低氧血症　RSIE 伴先天性心脏病的患者，当右心压力逐渐增大出现右向左分流时可出现发绀等低氧血症表现。

(3) 肾损害　感染性心内膜炎肾损害较常见，临床上主要表现为血尿和（或）蛋白尿，病理类型主要为弥漫性增生性肾小球肾炎或血管炎。值得注意的是，当临床上出现所谓的"三尖瓣综合征"（即反复发作的肺部症状、贫血、显微镜下血尿）时，需要警惕 RSIE 可能。Revilla 等研究显示，24% RSIE 患者伴有"三尖瓣综合征"，且具有"三尖瓣综合征"中至少 2 种症状的患者占 65%。

四、辅助检查

1. 血、尿常规检查　白细胞计数升高，伴核左移。多数患者有轻至中度贫血，多为正细胞正色素性贫血，可能与细菌毒素对红细胞的直接破坏作用及对骨髓的抑制有关。CRP、ESR 增快，但伴有心、肾衰竭时，患者血沉可正常。尿常规可见血尿或蛋白尿。

2. 血培养　血培养是诊断 RSIE 的重要依据。在未用抗生素治疗的患者，血培养阳性率可达 68%～98%，在血培养前已使用抗生素的患者，阳性率降至 60%。

3. 超声心动图　超声心动图是诊断 IE 的基石。超声心动图有经胸超声心动图（transthoracic echocardiography，TTE）和经食管超声心动图（transesophagal echocardiography，TEE）两种。文献报道超声心动图对赘生物的检出率为 80%～100%，特异性 80% 以上。TEE 的敏感性和特异性均高于 TTE，国外文献报道，TTE 敏感性为 40%～63%，TEE 为 90%～100%。然而，TTE 和 TEE 均可以出现假阴性，尤其是在疾病早期赘生物较小时（<2mm），因此，超声心动图结果正常也不能完全排除诊断。

4. 胸部 X 线和肺部 CT　国外报道 56% 的 RSIE 患者有多发性肺部浸润或多发性肺脓肿影像学表现，因此在 RSIE 的诊断中，胸部 X 线和（或）肺部 CT 可能具有一定的辅助诊断价值。

五、诊　　断

感染性心内膜炎的死亡率较高，因此早期正确的诊断与及时有效的治疗是非常重要的。但由于感染性心内膜炎的临床表现多样以及存在许多非特异的临床症状，目前对于感染性心内膜炎的诊断仍是临床上面临的巨大挑战。最早感染性心内膜炎的诊断标准是由 Pelletier 和 Petersdorf 在 1977 年提出的。1981 年，Von Reyn 等对这一诊断标准进行了修改，它主要是依据临床表现、微生物学及组织病理学标准。在随后的十多年里，Von Reyn 标准就成为诊断感染性心内膜炎的金标准。但是 Von Reyn 标准的敏感性仅为 30%～60%。

1994 年，来自 Duke 大学的 Durack 等将超声心动图引入诊断体系中，即 Duke 标准。Duke 标准有着和 Von Reyn 标准几乎相同的特异性，但其敏感性却明显升高，接近 100%。因此，临床上 Von Reyn 标准很快被 Duke 标准所取代而成为诊断感染性心内膜炎的金标准。

2000 年，Duke 大学的 Jennifer S. Li 等对 Duke 标准又进行了进一步的完善，即修订 Duke 标准。修订 Duke 诊断标准是近年来被广泛接受的诊断标准。

修订 Duke 标准用于诊断右心感染性心内膜炎仍存在一些缺陷，如 RSIE 的瓣膜杂音一般很难被发现，血管表现及免疫学症状在 RSIE 中极少见。虽然修订 Duke 标准对于右心感染性心内膜炎诊断的敏感性和特异性目前没有被深入研究，但总体来说，修订 Duke 标准用于诊断右心感染性心内膜炎是合理的。

六、治　　疗

对于 IE 以及多数 RSIE 而言，正确使用抗生素是 IE 治疗的基石。但由于心律植入装置相关的 RSIE 的特殊性，这部分患者植入装置的整体移除则是其有效治疗的根本保证。

1. 一般治疗　休息，给予高热量、易于消化的饮食，补充维生素 B 及维生素 C，纠正水、电解质酸碱平衡紊乱。

2. 抗生素治疗　因病原微生物深藏于赘生物中，人体自身的防御功能难以发挥作用，故需尽早使用能有效控制病原微生物及杀菌能力强的抗生素，使用原则为：①尽早应用：因并发症及死亡率主要发生于疾病的早期阶段，因此应尽早及时应用抗生素。②静脉用药为主：选择病原菌敏感的抗生素，以静脉杀菌性抗生素为主，必要时联合应用 2 种或 2 种以上的抗生素。③剂量足量：以保持较高药物浓度，使其能进入赘生物内杀灭致病菌。④足够疗程：一般 4～6 周。如血培养持续阳性，有并发症者疗程可延长至 8 周以上，否则易致复发，长期应用抗生素要注意二重感染。应以血培养和药敏结果指导选用抗生素，如结果未报或不能确定致病菌时，先根据临床推测的最可能致病菌选择抗生素，可经验性用药。

3. 手术治疗　大多数 RSIE 患者通过及时有效的抗生素治疗能收到很好的疗效。然而，仍有近 20%RSIE 患者需要接受手术治疗，其目的主要是尽可能清除心脏感染和坏死组织和改善血流动力学。

七、预　后

总体说来，RSIE 预后相对较好，住院死亡率<10%。真菌感染和赘生物直径>20mm 是 RSIE 患者主要的死亡预测指标。

（方　勇　李学斌）

参考文献

[1] Robbins MJ，Soeiro R，Frishman WH，et al. Right-sided valvular endocarditis：etiology，diagnosis，and an approach to therapy. Am Heart J，1986，111（1）：128.

[2] Mylonakis E，Calderwood SB. Infective endocarditis in adults. N Engl J Med，2001，345（18）：1318-1330.

[3] Moss R，Munt B. Injection drug use and right sided endocarditis. Heart，2003，89：577-581.

[4] 石晓峰，古玉君，彭玉程. 滥用海洛因引起右心感染性心内膜炎并肾损害 11 例. 中华肾脏病杂志，1999，15（4）：217.

[5] Gebo KA，Burkey MD，Lucas GM，et al. Incidence of，risk factors for clinical presentation，and 1-year outcomes of infective endocarditis in an urban HIV cohort. J Acquir Immune Defic Syndr，2006，43：426-432.

[6] Ribera E，Miro JM，Cortes E，et al. Influence of human Immuno-deficiency virus 1 infection and degree of immunosuppression in the clinical characteristics and outcome of infective endocarditis in intravenous drug users. Arch Intern Med，1998，158：2043-2050.

[7] Miro JM，Del Rio A，Mestres CA. Infective endocarditis and cardiac surgery in intravenous drug abusers and HIV-1 infected patients. Cardiol Clin，2003，21：167-184.

[8] Niwa K，Nakazawa M，Tateno S，et al. Infective endocarditis in congenital heart disease：Japanese national collaboration study. Heart，2005，91：795-800.

[9] Di Filippo S，Delahaye F，Semiond B，et al. Current patterns of infective endocarditis in congenital heart disease. Heart，2006，92：1490-1495.

[10] Chrissoheris MP，Libertin C，Ali RG，et al. Endocarditis complicating central venous catheter bloodstream infections：a unique form of health care associated endocarditis. Clin Cardiol，2009，32（12）：48-54.

第 15 章
心律植入装置感染后拔除时机对死亡率的影响

自从 1958 年植入世界第一例起搏器以来，心律植入装置感染的处理一直是棘手的临床难题。直至 20 世纪 80 年代末，人们才开始试图设计工具及方法用于起搏器及电极导线的安全移除。

研究表明，在过去的 20 年里，全球心律植入装置植入量迅速增长。但是令人惊讶的是，研究表明，美国心律植入装置感染的增长率超过了植入增长率。单纯的抗菌治疗成功率低，因此专家建议对于心律植入装置感染应联合采用抗菌治疗和完全的心律植入装置移除。但在临床实践中，装置移除常因抗菌治疗的尝试而延迟。因此权衡抗菌治疗和心律植入装置移除手术，把握心律植入装置感染后移除时机，成为临床实践中必须考虑的问题，这直接关系到患者的预后和临床获益。

一、感染的定义

心律植入装置包括起搏器、埋藏式心脏复律除颤器（ICD）、心脏再同步化治疗（CRT）等。参照 2009 年 AHA《电极导线拔除专家共识》和 2010 年《心律植入装置的感染与处理专家共识》，心律植入装置感染分为囊袋感染（pocket infection）、菌血症（bloodstream infection）、心律植入装置相关感染性心内膜炎（心律植入装置-IE）。囊袋感染表现为囊袋脓肿、装置腐蚀、皮肤粘连、囊袋的慢性窦道形成（图 3-15-1）；菌血症指排除污染后的隐匿性革兰阳性或阴性菌菌血症。心律植入装置相关感染性心内膜炎指瓣膜性和电极相关性心内膜炎（Duke 诊断标准）。

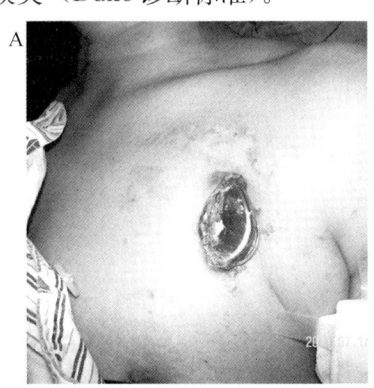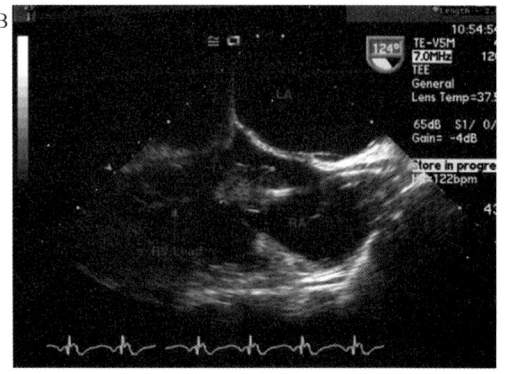

图 3-15-1　心律植入装置感染（见书后彩图）
A. 囊袋感染（pocket infection）；B. 感染性心内膜炎（IE），右室电极导线跨三尖瓣处见赘生物（2.4cm，蓝色线条表示）。

二、心律植入装置移除定义

"电极移除（lead removal）"的定义较为宽泛，包括电极导线取出和拔除，应该严格区别：①不必借助专用工具，仅借助简单工具，从原植入静脉拔出电极导线的操作称为取出电极导线（lead explant）；②必须借助专用工具或更为复杂的操作程序去除电极导线称为拔除电极导线（lead extraction）。

移除途径一般从原植入静脉，有时也需要选择其他非植入静脉，包括颈静脉、股静脉和锁骨下静脉。简单工具指植入电极时的器械，包括标准钢丝（非锁定钢丝）、固定螺栓回撤装置。专用工具包括锁定导丝（locking stylets）、捕抓器（snares）、机械鞘（mechanical sheaths）、激光鞘（laser sheaths）、电外科鞘（electrosurgical sheaths）、可旋转螺纹头端鞘（rotating threaded tip sheath）（图 3-15-2，图 3-15-3）。

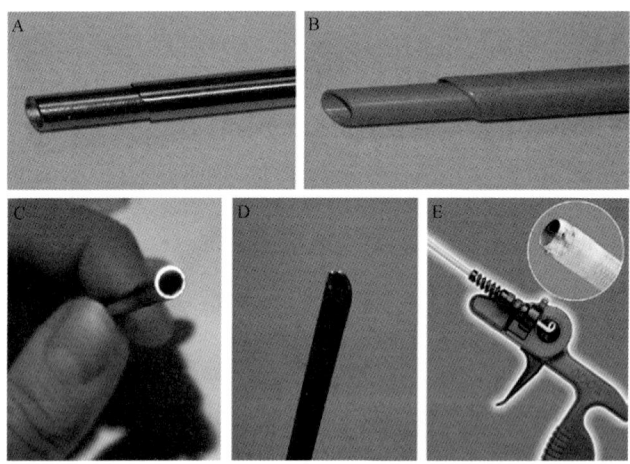

图 3-15-2 电极拔除辅助鞘（见书后彩图）
A. 套叠式金属鞘；B. 套叠式聚丙烯鞘；C. 激光鞘；D. 电外科鞘；E. 可旋转螺纹头端鞘。

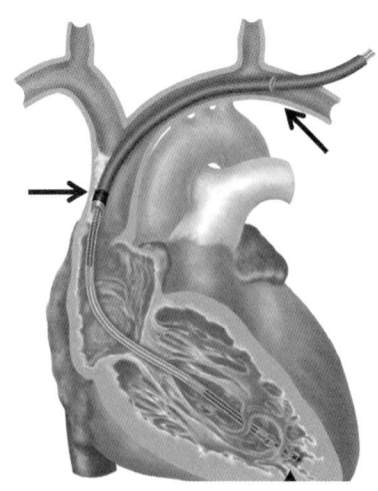

图 3-15-3 激光鞘辅助下分离粘连电极示意图，电极与上腔静脉形成纤维粘连（黄色）（见书后彩图）

三、心律植入装置感染后移除时机的最新研究

如何把握心律植入装置移除时机一直存在争论,但相关临床研究甚少。Sohail MR、Tarakji KG 研究提示移除时机对患者预后没有影响,而死亡率与移除操作的并发症相关,但缺乏深入的分析和后续的临床研究。最新 Katherine Y. Le. 通过为期 19 年 416 例心律植入装置感染患者的回顾性研究,支持在确诊心律植入装置感染后早期和完全移除手术能改善临床预后,因为虽然移除手术可能在极少数患者出现致命并发症,但移除手术延迟会显著增加死亡率。

Katherine Y. Le. 研究中详细分析了移除手术后 30 天和 1 年死亡率的影响因素。建立多因素 COX 相对危险模型,对各种相关因素进行风险比(hazard ratios,HR)和 95% 的可信区间(confidence intervals,CI)分析。416 例心律植入装置感染患者中 393 例进行了移除手术,其中 366 例经静脉途径移除,54 例经外科手术移除(8 例经静脉途径失败,23 例经静脉途径出现严重并发症)。22 例患者综合考虑移除手术的高危风险、并发症、预期寿命后采用保守治疗,未行移除手术。结果,30 天时,23 例患者(5.5%)死亡,1 年时 61 例患者(14.6%)死亡。44 例(12.0%)出现移除手术相关并发症,其中 3 例(0.8%)死亡。341 例患者(81.9%)完全操作成功,391 例患者(93.9%)获得临床成功。通过多变量分析,不进行移除手术,单纯进行抗菌治疗导致 30 天死亡率增加 7 成(HR 6.97,95%CI 1.36~35.60)。虽然移除手术并发症与 30 天死亡率(HR 4.33,95%CI 1.47~12.70)和 1 年死亡率(HR 3.77,95%CI 1.88~7.55)有关,但早期的移除手术与延迟手术相比可降低 1 年死亡率达 3 成(HR 0.35,95%CI 0.16~0.75)(表 3-15-1)。

表 3-15-1 心律植入装置移除和死亡率关系的多变量 Cox 风险模型

	30 天死亡率		1 年死亡率	
	风险比(HR)(95%CI)	P	风险比(HR)(95%CI)	P
模型 1				
高风险移除者				
是	5.52(1.31~23.14)	0.019	3.12(1.19~8.19)	0.02
否				
模型 2				
单纯抗生素治疗	6.97(1.36~35.60)	0.019	1.61(0.37~6.86)	0.518
抗生素治疗+完全的装置移除				
模型 3				
装置移除并发症				
是	4.33(1.47~12.70)	0.007	3.77(1.88~7.55)	<0.001
否				
模型 4				
即刻装置移除				
是	0.76(0.16~3.60)	0.738	0.35(0.16~0.75)	0.007
否				

四、感染后移除时机建议

目前临床实践中单纯的抗菌治疗仍在进行。很多患者在适当抗菌治疗后感染仍持续或复发。参照 2009 年 AHA《电极拔除专家共识》和 2010 年《心律植入装置的感染与处理专家共识》和目前研究结果，建议对于心律植入装置感染患者应联合抗菌治疗和完全的心律植入装置移除。然而，心律植入装置移除时机对死亡率的影响方面证据并不充分。

通过 Katherine Y. Le. 的研究，强烈支持早期和完全的心律植入装置移除。但是必须认识到心律植入装置移除并不是没有风险，出现并发症患者在术后 30 天和 1 年的死亡率是没有出现并发症患者的 4 倍，这与之前研究一致，但研究同时表明在有效的外科保护下，可以最大限度降低手术并发症带来的风险。而且，延迟的心律植入装置移除（15.8 天 vs. 4.0 天）可使 1 年死亡率增加 3 成（$P=0.007$），大部分患者死于多脏器衰竭和败血症。心律植入装置移除可以降低感染相关死亡，病理生理学机制可能是感染灶的去除。

总之，鉴于目前证据，虽然心律植入装置移除术本身可因严重并发症导致患者死亡，但发生率非常低，而心律植入装置感染后尽早完全移除可以改善整体预后。

（褚现明）

参考文献

[1] Kurtz SM, Ochoa JA, Lau E, et al. Implantation trends and patient profiles for pacemakers and implantable cardioverter defibrillators in the United States: 1993—2006. Pacing Clin Electrophysiol, 2010, 33: 705-711.

[2] Voigt A, Shalaby A, Saba S. Rising rates of cardiac rhythm management device infections in the United States: 1996—2003. J Am Coll Cardiol, 2006, 48: 590-591.

[3] Uslan DZ, Tleyjeh IM, Baddour LM, et al. Temporal trends in permanent pacemaker implantation: a population-based study. Am Heart J, 2008, 155: 896-903.

[4] Li JS, Sexton DJ, Mick N, et al. Proposed modifications to the Duke criteria for the diagnosis of infective endocarditis. Clin Infect Dis, 2000, 30: 633-638.

[5] Baddour LM, Epstein AE, Erickson CC, et al. Update on cardiovascular implantable electronic device infections and their management. A scientific statement from the American Heart Association. Circulation, 2010, 1: 1-20.

[6] Wilkoff BL, Love CJ, Byrd CL, et al. Transvenous lead extraction: Heart Rhythm Society expert consensus on facilities, training, indications, and patient management. Heart Rhythm, 2009, 6: 1085-1104.

[7] Darouiche RO. Treatment of infections associated with surgical implants. N Engl J Med, 2004, 350: 1422-1429.

[8] Sohail MR, Uslan DZ, Khan AH, et al. Management and outcome of permanent

pacemaker and implantable cardioverter-defibrillator infections. J Am Coll Cardiol, 2007, 49: 1851-1859.

[9] Tarakji KG, Chan EJ, Cantillon DJ, et al. Cardiac implantable electronic device infections: presentation, management, and patient outcomes. Heart Rhythm, 2010, 7: 1043-1047.

[10] Katherine YL, Muhammad RS, Paul AF, et al. Impact of timing of device removal on mortality in patients with cardiovascular implantable electronic device infections. Heart Rhythm, 2011, 8: 1678-1685.

第四篇 译文与文摘

第1章
感染的危险因素

一、起搏器感染危险因素分析

一系列大规模临床研究表明，患者和术者手术操作的相关因素能够增加永久起搏器感染的风险。本研究应用病例对照方法，评估永久起搏器感染的危险因素。本研究回顾了该中心 1991 年 1 月至 2003 年 12 月所有植入永久起搏器的患者。对每位发生起搏器感染的患者根据年龄、性别、植入时间和随访时间配 2 名对照组患者，进行单变量和多变量分析从而确定发生起搏器感染的主要危险因素。结果发现，29 例病例组患者和 58 例对照组患者满足入选标准。大部分（83%）病例组患者表现为囊袋感染，小部分（10%）病例组患者发生起搏器相关的感染性心内膜炎。葡萄球菌属是最常见的病原体。单变量分析发现，曾发生起搏器感染、长期使用类固醇药物和多次器械更换、永久中心静脉置管、多于 2 根起搏电极和起搏器植入时未预防性使用抗生素均与起搏器感染增加相关。多变量 logistic 回归模型发现，长期使用类固醇药物和使用多于 2 根静脉起搏电极是起搏器感染的独立危险因素。相反，预防性使用抗生素能够有效降低起搏器感染的风险。因此，本研究所得结果有助于临床医生鉴别哪些患者容易发生起搏器感染，同时也可以制订合理的治疗方案以减少发生感染的风险。

（李　鼎　摘译自 Clinical Infectious Diseases，2007，45：166-173）

二、心律植入装置感染危险因素的前瞻性研究

这是一项关于起搏器电极相关感染性心内膜炎的多中心前瞻性研究。入选 2000 年 1 月 1 日至 2000 年 12 月 31 日 44 个医学中心连续收治的 6319 例起搏器植入患者。随访 12 个月，记录所有的感染并发症以及与之相关的基线人口统计学资料、临床特征和手术情况。5866 例起搏器患者中，3789 名患者有 2 次起搏器植入史，117 例患者植入电极多于 2 根；453 例 ICD 植入患者中，178 例为双腔 ICD。4461 例患者为重新植入，1858 名患者仅更换起搏器或电极。有 101 名患者在出院前进行再次植入处理。使用单变量和多变量 logistic 回归分析危险因素，计算校正优势比和 95% 可信区间。随访 12 个月后，有 42 例患

者发生装置的相关感染。感染的发生与以下因素正相关：植入前24h内出现发热、植入前使用临时起搏、早期再次植入处理。与感染危险负相关的因素：重新植入新的起搏装置、预防性使用抗生素。本研究确认了装置感染的多种危险因素，同时证实了重新植入新的起搏装置或预防性使用抗生素对于预防装置感染的有效性。

（赵笑春　摘译自Circulation，2007，116：1349-1355）

三、心律植入装置感染危险因素注册研究

该研究是一项关于心律植入装置感染的对照研究，研究目的是评价感染发生的时间、危险因素、微生物培养结果及感染发生率。入选75例心律植入装置感染及75例对照组患者。2000—2007年，心律植入装置感染的发生率为75/3410（2.2%）。植入装置感染发生在植入后0～64个月（平均为植入后14个月），75例植入装置感染的患者中，21例（28%）出现早期感染（<1个月），26例（35%）出现晚期感染（1～24个月），28例（37%）出现延迟感染（>12个月）。在28例延迟感染的患者中，18例（24%）感染出现在植入24个月以后。囊袋微生物培养结果显示，与微生物培养阴性患者相比，培养阳性患者，感染发生的时间明显提前[18个月（18例）$vs.$ 8个月（12例）]。延迟感染患者囊袋微生物培养阴性发生率高（61% $vs.$ 23%，$P=0.01$）。该研究发现，肾功能不全（肾小球滤过率<60ml/min）、植入装置更换、口服抗凝药物是心律植入装置感染的独立危险因素。

（昃　峰　摘译自Heart，2009，95：715-720）

四、起搏器与ICD感染

该研究为加拿大的大规模回顾性研究，分析了起搏器和ICD感染的发生率和危险因素（包括CRT）。入选2003年7月到2007年3月植入ICD和起搏器的所有患者。2417例手术患者中总共发生了24例感染（1%）。感染中的15例在术后的90天内确诊。单因素分析显示，装置更换，复杂装置（双腔或三腔 $vs.$ 单腔），曾发生导线脱位的患者更易发生起搏器和ICD感染。多因素分析发现装置更换和心脏再同步化治疗是感染的独立危险因素。在激光协助下拔除导线后一例患者发生了肺脓栓。无患者死亡，22例患者植入新的装置。在有经验的中心，装置感染的发生率约为1%。装置更换和双腔或CRT植入术增加感染的风险。

（孔记华　摘译自J Cardiovasc Electrophysiol，2010，21：786-790）

第 2 章
感染的流行病学

一、起搏器与 ICD 感染：大规模流行病学调查

本研究是首次以人群为基础的针对植入装置感染发生率的回顾性队列研究。入选 1975—2004 年间，植入心律装置的患者 1524 例（其中 1300 例植入起搏器，203 例植入 ICD，21 例同时存在起搏器和 ICD），在近三十年间的随访中，植入装置感染的发生率为 1.9/1000 台·年，其中囊袋感染发生率为 1.37/1000 台·年，囊袋感染同时合并装置相关的感染性心内膜炎或血培养阳性的发生率为 1.14/1000 台·年。与植入起搏器患者相比，植入 ICD 患者植入装置感染发生率更高（$P<0.01$）。在 22 例金黄色葡萄球菌菌血症的患者中，12 例患者（54.6%）确诊或疑诊为植入装置感染；而在 25 例革兰阴性杆菌菌血症的患者中，仅 3 例（12%）确诊或疑诊为植入装置感染。该研究认为：金黄色葡萄球菌所致的植入装置感染更为常见；与普通起搏器植入相比，ICD 植入感染发生率更高。

（昃　峰　摘译自 Archive of internal medicine，2007，167：669-675）

二、美国心律植入装置感染及医疗费用的 16 年趋势

近期 Steven M 等通过调查总结了美国 16 年来心律植入装置感染及其医疗费用的发展趋势。研究结果表明：1993 年至 2008 年期间，心律植入装置总的植入数量增长 96%，同期心律植入装置感染增长 210%；16 年间心律植入装置感染总的发生率为 1.61%，2004 年之前心律植入装置感染的年发生率相对稳定，2004 年之后呈增长趋势，心律植入装置感染的年发生率由 2004 年的 1.53% 增至 2008 年的 2.41%；与此类似，心律植入装置感染患者的合并症（肾衰竭、呼吸衰竭、心力衰竭、糖尿病）也以 2004 年为界，呈上升趋势；16 年间心律植入装置感染患者住院期平均死亡率为 4.39%，由 1993 年的 2.91% 上升至 2008 年的 4.69%；住院费用由 1993 年的 75 000 美元上升至 2008 年的 146 000 美元；住院时间相对稳定，平均为 13.8 天。该研究者认为：近 16 年来，心律植入装置感染的发生呈增长趋势，且快于心律植入装置植入数量的增长；心律植入装置感染相关医疗费用也呈增长趋势。

（段江波　摘译自 J Am Coll Cardiol，2011，58：1001-1006）

三、起搏器与ICD并发症的REPLACE注册研究

该研究为起搏器及ICD植入相关并发症的前瞻性队列研究。入选72个中心的1744例装置更换患者,分为两组:仅装置更换组1031例,增加电极或装置升级组713例,随访6个月,两组并发症发生率分别为4%和15.3%,感染发生率分别为1.4%和1.1%。两组患者均未发生围术期死亡,但增加电极或装置升级组有8例患者发生迟发的手术相关的死亡。

与起搏器更换相比,ICD更换并发症发生率高。装置升级为CRT患者并发症发生率最高(18.7%)。该研究认为:起搏器或ICD更换术的并发症风险将明显增高,特别是增加电极导线或装置升级的患者。

(炅 峰 摘译自Circulation,2010,122:1553-1561)

第3章
感染的诊断

一、PET/CT 诊断心律植入装置相关感染

作为心律植入装置最严重并发症之一的装置相关感染,其年发生率约为 0.19%,近年来随着心律植入装置植入数量的增加,装置相关感染亦呈快速增长趋势。在临床实际工作中,有时作出确定装置相关感染的诊断较为困难;而另一方面,装置相关感染的治疗手段——装置和电极导线完全拔除,是一种有创操作,具有一定的手术风险,目前电极拔除术相关的主要并发症发生率约为 1.5%～2%,死亡率约为 0.8%。因此如何及时、正确地诊断装置相关感染,进行积极的治疗同时避免过度的医疗操作,是临床医生关注的焦点,而新的影像学技术 PET/CT 可能有助于装置感染的诊断。

^{18}F-FDG PET/CT 作为一种影像学技术,利用正电子核素标记的葡萄糖作为显像剂,通过病灶对显像剂的摄取来反映其代谢变化,目前临床上主要用于肿瘤的诊断与分期、存活心肌的评估,以及血管及假肢相关感染的诊断。就 PET/CT 诊断装置相关感染而言,目前仅有少数个案报道以及 2 个小规模的初步研究,其结果认为 PET/CT 有助于明确感染的起源,从而提高诊断装置相关感染的准确性。

本研究的首要目标是评估 ^{18}F-FDG PET/CT 诊断装置相关感染的临床价值,其次,评估 ^{18}F-FDG PET/CT 在装置感染、表层切口感染及炎症反应(植入术后近期)中的鉴别诊断作用。

(一) 方法

试验共分为三组:A 组:装置感染疑诊组(42 例):包括囊袋感染(26 例)、装置外露(6 例)、电极相关性感染性心内膜炎(7 例)、持续反复性菌血症(3 例);B 组(12 例):急性期对照组:为植入装置术后 4～8 周无感染征象的患者;C 组:慢性期对照组(12 例):为植入装置术后＞6 个月无感染征象的患者。

A 组患者的诊治原则,取决于病史、临床特征(症状与体征)、微生物学检查结果、食管超声等临床资料,PET/CT 仅作为补充,其不能单独用来决策患者的诊治。囊袋内和(或)沿装置系统周围的 ^{18}F-FDG 摄取增加为 PET/CT 检查阳性。

(二) 结果

A组：32例（患者）检查结果为阳性（见图4-3-1、图4-3-2），其中24例患者行装置完全移出术，7例患者诊断为未累及囊袋的浅表感染经抗感染药物治疗后好转，1例假阳性为包裹装置的涤纶袋所致，其余10例PET/CT阴性患者单独应用抗感染药物治疗，(12.9±1.9)个月的随访期内无感染复发征象。另外，该组患者中有22例（52%）患者行经食管超声心动图检查，证实12例患者存在赘生物，包括电极赘生物7例、瓣膜赘生物2例，存在以上两种赘生物者3例，但在同样解剖部位存在^{18}F-FDG摄取异常的仅6例。

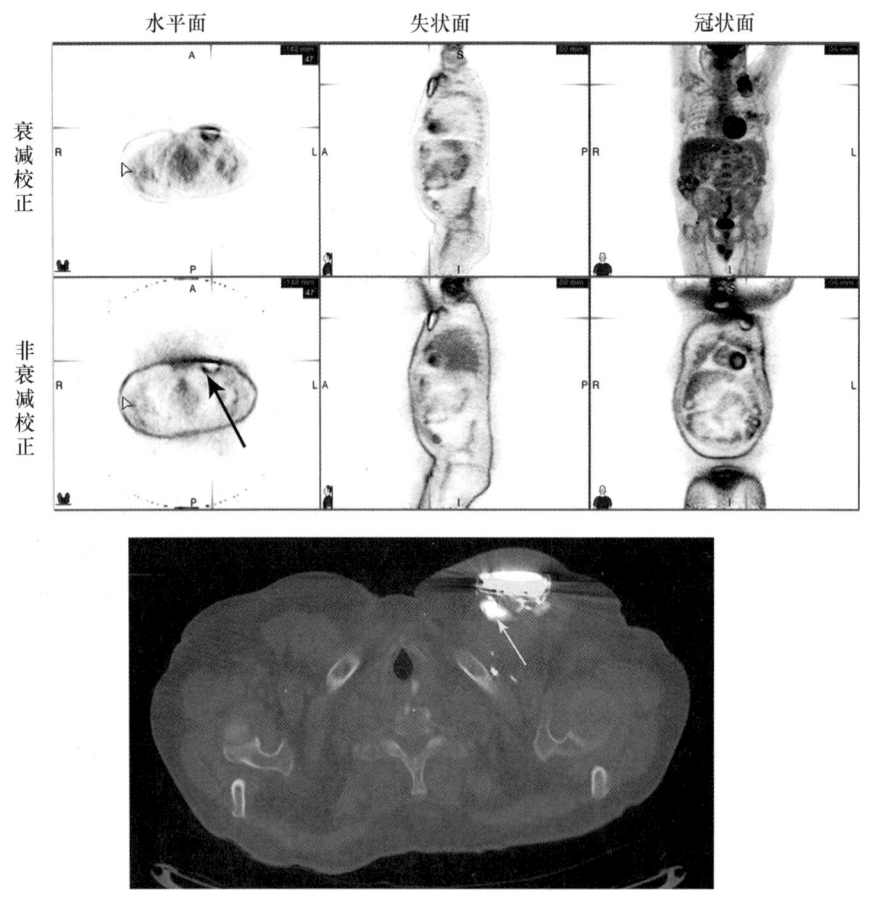

图4-3-1 囊袋感染患者的PET/CT影像（见书后彩图）
箭头所示可见囊袋深部^{18}F-FDG摄取增加

B组：患者于装置与电极导线连接处有轻度^{18}F-FDG摄取增加，但达不到感染的诊断标准（图4-3-3）；C组：患者未观察到^{18}F-FDG摄取异常（图4-3-4）。

(三) 讨论

主要发现：(1)^{18}F-FDG PET/CT可用来鉴别装置感染与装置植入术后的急性期（术

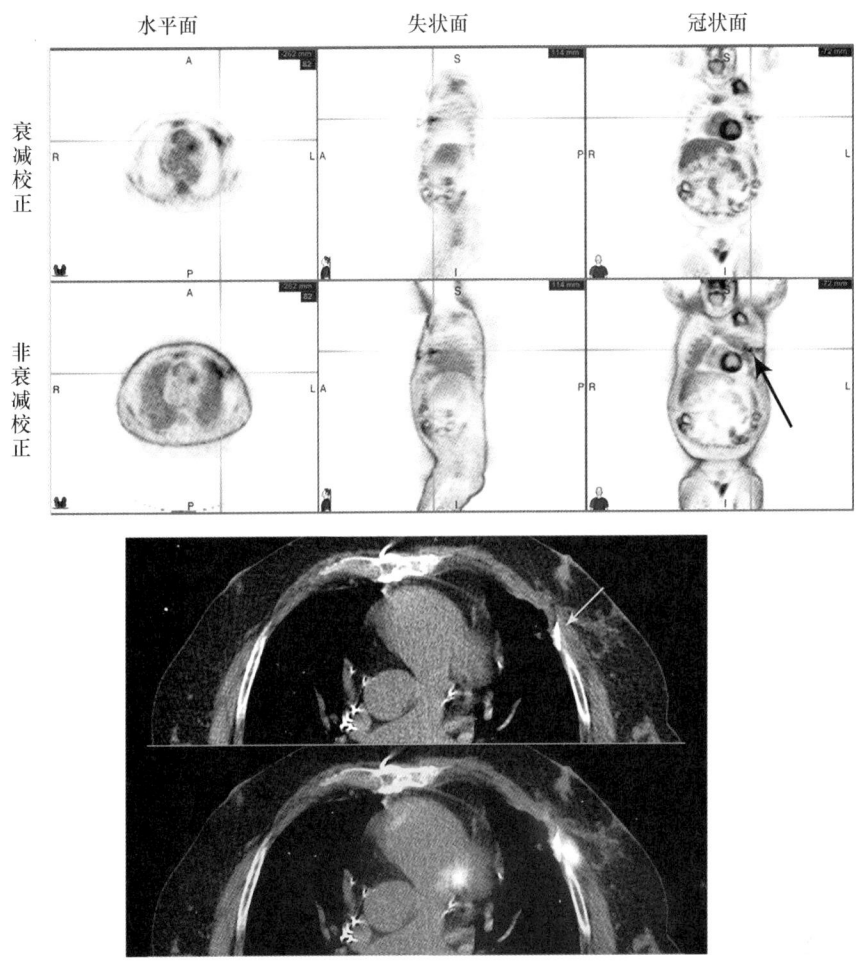

图 4-3-2 囊袋感染、心外膜电极感染患者的 PET/CT 影像（见书后彩图）
箭头所示心外膜电极及囊袋 ^{18}F-FDG 摄取增加

后 4~8 周）炎症反应；（2）初始疑诊装置感染的患者，如果其 PET/CT 检查阴性，单独应用抗感染药物治疗预后良好，即 PET/CT 可对疑诊装置感染的患者进行危险分层，以利于采取针对性诊治策略。

^{18}F-FDG PET/CT 检查结果：（1）PET/CT 阳性：可进一步通过 ^{18}F-FDG 异常摄取区域的解剖分布，判断其为必须移除装置的深部感染，或仅需抗感染药物治疗的浅表感染；（2）PET/CT 阴性：提示无装置相关感染发生，可采取单独应用抗感染药物的治理策略，避免不必要的电极拔除操作。

（四）结论

^{18}F-FDG PET/CT 可用来鉴别装置感染与装置植入术后的急性期（术后 4~8 周）炎症反应；对于临床诊断困难、电极拔除风险高的疑诊装置感染患者，^{18}F-FDG PET/CT 可能有助于确定诊断，进而选择恰当的治疗方案。

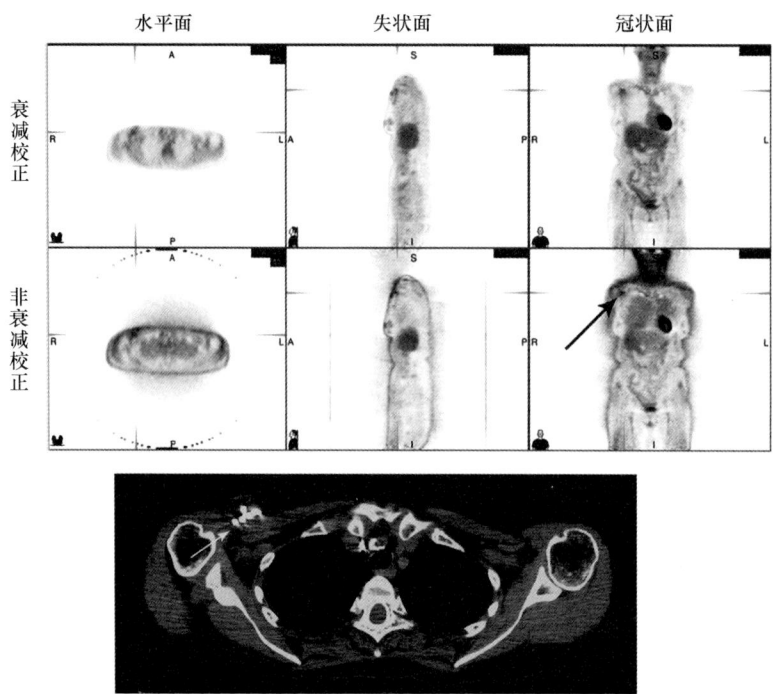

图 4-3-3 急性期对照组（B组）患者 PET/CT 影像（见书后彩图）

箭头所示：电极导线与装置接口处 ^{18}F-FDG 摄取轻度增加

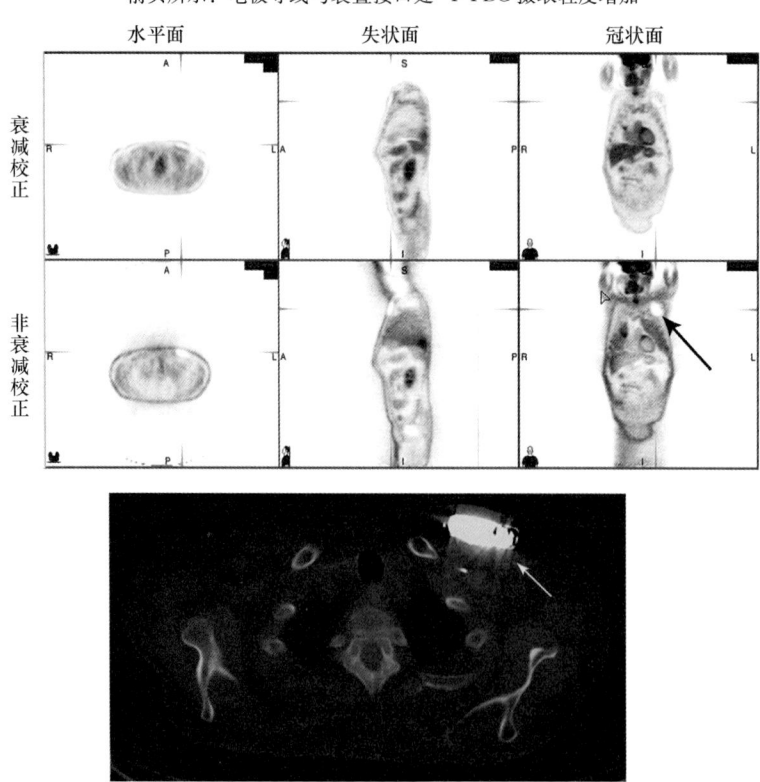

图 4-3-4 慢性期对照组（C组）患者 PET/CT 影像（见书后彩图）

箭头所示：装置周围未见 ^{18}F-FDG 摄取增加

（段江波 编译自 J Am Coll Cardiol，2012，59：1616-1625）

参考文献

[1] Uslan DZ, Sohail MR, St Sauver JL, et al. Permanent pacemaker and implantable cardioverter defibrillator infection: a population-based study. Arch Intern Med, 2007, 167: 669-75.

[2] Nery PB, Fernandes R, Nair GM, et al. Device-related infection among patients with pacemakers and implantable defibrillators: incidence, risk factors, and consequences. J Cardiovasc Electrophysiol, 2010, 21: 786-90.

[3] Voigt A, Shalaby A, Saba S. Rising rates of cardiac rhythm management device infections in the United States: 1996 through 2003. J Am Coll Cardiol, 2006, 48: 590-1.

[4] WilkoffBL, LoveCJ, ByrdCL, et al. Transvenousleadextraction: HeartRhythm Society expert consensus on facilities, training, indications, and patient management: thisdocumentwasendorsedbytheAmericanHeart Association (AHA). Heart Rhythm, 2009, 6: 1085-104.

[5] Baddour LM, Epstein AE, Erickson CC, et al., American Heart Association Rheumatic Fever, Endocarditis, and Kawasaki Disease Committee; Council on Cardiovascular Disease in Young; Council on Cardiovascular Surgery and Anesthesia; Council on Cardiovascular Nursing; CouncilonClinicalCardiology; Interdisciplinary Councilon Quality of Care; American Heart Association. Update on cardiovascular implantable electronic device infections and their management: a scientificstatementfromtheAmericanHeartAssociation. Circulation, 2010, 121: 458-77.

二、植入装置感染诊断与治疗

（一）装置感染的病理生理学

1. 发生率

植入装置相关感染的发生率与其使用的定义直接相关。感染表现最初的潜伏期也影响了发生率的准确性。而且伤口愈合第一周切口出现红肿并不少见，这种情况并不能代表感染。表皮缝线小的脓肿并不少见，但这只是局部组织的反应。一旦植入装置系统感染的诊断确立，应当包括囊袋蜂窝织炎、破溃、脓肿、持续的菌血症以及伴有或不伴有电极赘生物的心内膜炎。虽然不是所有植入装置的感染都与手术直接相关，但这种情况最常见。因为经常可以见到（1）有脓肿或心内膜炎时并未出现疼痛、红肿或皮下组织变薄；（2）侵蚀不伴有化脓或脓肿、疼痛、红肿或菌血症；（3）仅有疼痛而不伴有红肿、脓肿或脓毒血症，在这些情况下诊断很难确定（表4-3-1）。植入装置更换时对囊袋组织进行细菌培养，临床上没有感染的患者，有将近50%的细菌培养阳性，该发现可以解释初次植入时感染的发生率≤0.5%，而更换时感染的发生率为2%～7%。继发性感染（血行播散）可以来自导管感染、血管内留置管（如：透析管）、褥疮、细菌性关节炎、泌尿系统感染或少见的憩室炎。持续的血行感染增加了局部感染的可能性，包括起搏器和 ICD 感染。如果不将整个系统（包括电极和装置）移除，这类感染很少能治愈。

表 4-3-1　123 例患者的症状和体征

症状和体征	n（%）
囊袋红肿	67（55）
囊袋发热	28（23）
囊袋疼痛	68（55）
侵蚀	39（32）
囊袋窦道	52（42）
囊袋窦道（脓性）	28（23）
囊袋肿胀	44（36）
发热史	35（29）
发热	23（19）
寒战	27（22）
败血症	14（11）
心动过速	10（8）
委靡不振	26（21）
厌食	14（11）
恶心	10（8）

2. 时间

出现在几天至两周之内的切口周围红肿、缝线脓肿甚至局部小的红肿，口服和局部消炎几乎均有效。术后 1 个月内很少发生表现为进展性蜂窝织炎或脓肿形成的急性感染。另一方面，这个时间窗与血肿形成的时间重叠，且血肿的发生率很高，因此，除非有确切的感染或缺血证据，一般不需要打开囊袋，装置感染出现的平均时间超过一年，也可以出现在数年后，但更为常见的是发生在最近 1 次手术的 3 个月之后。

3. 细菌学

大多数这类感染的致病菌是葡萄球菌（凝固酶阳性，如金黄色葡萄球菌，或凝固酶阴性）约占 1/2～2/3，通常临床表现一致。至少有一部分与这些病原体的生物膜相关。其他致病菌包括革兰阳性需氧菌（肠球菌和痤疮丙酸杆菌），革兰阴性需氧菌（如假单胞菌或变形杆菌），还有少见的真菌（如念珠菌）或非结核杆菌的分枝杆菌（表 4-3-2）。

表 4-3-2　123 例患者的病原菌

微生物	起搏器 n（%）	ICD n（%）	总数 N（%）
表皮葡萄球菌	61（50）	22（17）	83（67）
金黄色葡萄球菌	20（16）	9（8）	29（24）
肺炎克雷伯杆菌	1（1）	1（1）	2（2）
铜绿假单胞菌	4（3）	0（0）	4（3）
黏质沙雷菌	2（1）	1（1）	3（2）
大肠杆菌	1（1）	2（1）	3（2）
产气肠杆菌	2（1）	1（1）	3（2）
痤疮丙酸杆菌	1（1）	0（0）	1（1）
产酸克雷伯菌	1（1）	0（0）	1（1）
肠球菌	2（1）	1（1）	3（2）
奇异变形杆菌	0（0）	2（2）	2（2）
鞘脂单胞菌	0（0）	2（2）	2（2）
B 组链球菌	1（1）	0（0）	1（1）
白色念珠菌	0（0）	1（1）	1（1）
柠檬酸细菌	0（0）	1（1）	1（1）
总计	99	39	141

4. 培养

即使完成囊袋局部组织培养、血培养、电极赘生物培养等病原微生物检查，仍然有多达 1/3 的装置相关感染不能确定致病菌。一部分原因是因为培养不出结果，一部分原因是由于培养前使用过抗生素。应当在抗生素开始使用之前进行血培养。如果患者发热或刚刚拔除电极，即使是使用了抗生素仍然能获得最好的培养结果。如果窦道中能取出脓液，也应当在抗生素使用前培养。但为了术中培养而在术前停用抗生素是不恰当的。囊袋的拭子培养结果不确定，但结果远好于囊袋的纤维组织清除物培养。在标本送往微生物实验室接种在培养基上之前，应当将标本放在无菌的培养瓶中。这使拭子标本的阳性率增加一倍。电极及其附着组织的培养结果有时很难解释，因为可能受到来自拔除鞘和起搏器囊袋细菌的污染。另外，大多数附着在电极上的纤维组织或赘生物仍然包括静脉和心脏的组织。组织学评价对于确定时间或选择抗生素没有帮助，但电极是识别致病菌和抗生素敏感性的另一个来源。

（二）治疗

1. 抗生素

植入装置感染的预防性治疗应当在做第一个切口之前开始。心律植入装置的围术期抗生素使用并没有特别好的数据支持，但对于一般手术有好的证据支持使用抗生素，在做切口前 1h 完成静脉输入抗生素，如果是万古霉素则需要在切口前 2h 输入。具体使用哪种抗生素还有争论，但大多数器械感染对头孢菌素不敏感，克利夫兰医院的经验是在这种情况下使用单剂量万古霉素。除非考虑到伤口有污染，一般仅在术前静脉使用抗生素，而术后不再使用。尽管有资料支持，但用抗生素或生理盐水冲洗囊袋的重要性还是很难确定。考虑到细菌学因素，克利夫兰医院使用万古霉素冲洗囊袋。我们已经开始了一个方法，在其他外科手术成功的基础上，在植入装置前为了预防金黄色葡萄球菌感染，用莫匹罗星处理手术区域。

除非能确定致病菌对某种抗生素敏感，应当在拔除手术之前使用万古霉素并且继续使用直到确定了某种特殊的病原菌。Klug 等的研究证实电极感染无论是囊袋的局部表现还是全身表现都需要移除。结合我们经验，这些资料证实，即使是所有的培养均为阴性，拔除后抗生素至少需要继续使用 2 周。依我们的做法，如果血培养阳性或有心内膜炎证据，抗生素至少继续使用 4 周。这类患者一般通过周围静脉留置的中心静脉管在院外完成抗生素的输入。

2. 囊袋修复

必须对囊袋的纤维组织进行彻底清创以使装置和电极去除后伤口基本闭合。囊袋在皮下比在胸大肌下更易完成。所有瘢痕组织都应当被去除，尽可能地保护正常脂肪、皮肤及肌肉，止血要彻底。尽管大多数外科医生坚持认为闭合感染伤口是不恰当的，但在此必须这么做。这样做有美容作用并且也提供了恰当的疗程，降低了在对侧植入新装置的感染机会。用 2-0 缝线垂直结扎闭合切口。很少需要引流（如 Jackson-Pratt 引流），相比之下彻底止血更重要。

3. 拔除

完全移除装置的所有部分对有效治疗装置系统感染至关重要。由于感染的临床表现通常有一段潜伏期，因此有一些不完全移除而感染也能很好愈合的报告。这些包括（1）装置移除，囊袋清创或不清创；（2）装置移除，切断电极，让电极末端回缩到植入静脉中；（3）感染装置和电极从一侧移除，而对侧留有废弃电极；（4）装置和电极经静脉移除但留有心外膜电极；（5）还有许多其他方法可用于清创和急性再植入。所有这些方法都能起作用，但最终无法证明治疗有效，主要是随访时间不够。疗效还与感染致病菌的毒力有关。

在我们的经验中，患者身上有 7 或 8 个修复伤口不是不常见，常常是反复感染的表现。可以肯定的是由于这些患者没有采取正确的措施，处理的不彻底影响了治愈，为了获得长期的疗效，避免开胸拔除及多个丑陋的瘢痕，应当遵循下列原则：

1. 完全拔除所有器件；
2. 彻底清除感染的瘢痕组织；
3. 不要在拔除手术的同时再植入；
4. 持续抗生素治疗（至少 2 周）；
5. 在较远的解剖位置再植入。

有许多情况使这个原则复杂化，包括①患者为起搏器依赖；②有心内赘生物；③大的卵圆孔未闭并且出现右向左分流；④植入的是 ICD；⑤有双心室治疗（CRT）；⑥双侧胸前区均受累或由于血栓形成而致血管不能用；⑦熟练的电极拔除团队。

在确定开始工作前仔细考虑治疗的全过程极为重要。例如，如果一位患者有心内赘生物而且是起搏器依赖，需要计划在静脉临时起搏器保驾下，外科手术切开拔除电极并清创，然后经静脉系统再植入，或者经静脉拔除经心外膜再植入。如果患者双侧均有装置，而有一侧感染，则需要移除所有硬件部分（双侧装置及电极）。这种情况下，再植入应当通过心外膜或髂静脉通路。不仅需要制订拔除计划，还需要制订再植入计划。严格遵循所有原则后，于作者所在中心就诊的123例患者仅有4例患者感染复发：①一例ICD感染患者，ICD从左侧拔除，但于再植入前未将未感染的右侧的废弃起搏电极拔除；②一例感染患者完全拔除，但再植入操作是在同次手术过程中且在同侧；③一例患者是把全部静脉系统电极均拔除，但未移除心外膜电极；④一例患者静脉系统电极均拔除，但心外膜电极移除不完全。

4. 时机

如果有进展性蜂窝织炎，只要患者的病情稳定，静脉应用抗生素有助于感染的控制和局限化，便于以后的清创治疗。但一旦确定存在感染，没有任何等待的理由去延误外科或经静脉拔除装置及电极。另一方面，如果你不能确定诊断也不必急于手术。如果感染进展到腐蚀皮肤，皮肤是否完整不影响外科手术的结果。血培养、确定植入硬件的类型、掌握指征、是否为起搏依赖、左心室功能状态、是否有赘生物及右向左分流、复习前一次的手术记录、拍摄X线胸片均很重要，但明确诊断后尽快手术也很重要。电极拔除后，重要的是再植入要在另一次手术时进行。实际工作中，再植入应当在血培养阴性以后，如果之前血培养阳性且无急性并发症，则再植入操作不早于血培养阴性后三天。

5. 预防

避免感染显然是最好的治疗，初次植入的感染率应当控制在0.5%以下。植入双室电极时，植入时间延长及指引导丝污染增加了感染概率。但最大的感染风险在于装置修复和更换手术，感染率也应当控制在3%以下。有些术者在更换时彻底清创了囊袋。这项操作是有理由的，因为临床上没有感染的囊袋组织50%可以培养出细菌，生物膜中的葡萄球菌很难处理。为了避免损伤电极和降低术后出血发生率，使用电刀比手术刀和组织剪更安全。

（三）结论

植入装置感染的治疗需要多学科的合作，包括临床医生、装置植入医生、感染疾病专家及影像学家的共同努力。治疗过程增强了外科医生和静脉电极拔除医生的合作。心律植入装置感染并不少见，但常常被低估，且治疗不当，伴随着植入装置患者的增加，关注这类患者群体非常重要。

（王　龙　编译　自 Heart Rhythm，2007，4：1467-1470）

参考文献

[1] Da Costa A，Lelievre H，Kirkorian G，et al. Role of the preaxillary flora in pacemaker infections: a prospective study. Circulation，1998，97：1791-1795.

[2] Chua JD, Wilkoff BL, Lee I, et al. Diagnosis and management of infections involving implantable electrophysiologic cardiac devices. Ann Intern Med, 2000, 133: 604-608.

[3] Klug D, Lacroix D, Savoye C, et al. Systemic infection related to endocarditis on pacemaker leads: clinical presentation and management. Circulation, 1997, 95: 2098-2107.

[4] Dy Chua J, Abdul-Karim A, Mawhorter S, et al. The role of swab and tissue culture in the diagnosis of implantable cardiac device infection. Pacing Clin Electrophysiol, 2005, 28: 1276-1281.

[5] Klug D, Wallet F, Kacet S, et al. Involvement of adherence and adhesion Staphylococcus epidermidis genes in pacemaker lead-associated infections. J Clin Microbiol, 2003, 41: 3348-3350.

[6] Rupp ME, Archer GL. Hemagglutination and adherence to plastic by Staphylococcus epidermidis. Infect Immun, 1992, 60: 4322-4327.

[7] Da Costa A, Kirkorian G, Cucherat M, et al. Antibiotic prophylaxis for permanent pacemaker implantation: a meta-analysis. Circulation, 1998, 97: 1796-1801.

[8] Lakkireddy D, Valasareddi S, Ryschon K, et al. The impact of povidone-iodine pocket irrigation use on pacemaker and defibrillator infections. Pacing Clin Electrophysiol, 2005, 28: 789-794.

[9] Klug D, Wallet F, Lacroix D, et al. Local symptoms at the site of pacemaker implantation indicate latent systemic infection. Heart, 2004, 90: 882-886.

[10] Erdogan O, Augostini R, Saliba W, et al. Transiliac permanent pacemakerimplantationafterextractionofinfectedpectoralpacemakersystems. Am J Cardiol, 1999, 84: 474-475, A9-10.

三、感染后不同部位微生物学检查诊断感染的准确性

明确细菌类别是诊断心律植入装置感染的重要证据。该研究入选样本包括2003年3月到2007年12月拔除的118条导线，其中104条（87.3%）与感染相关（囊袋感染、化脓，导线相关的心内膜炎）。拔除的过程中，分别从囊袋和导线固定段和拔除导线的顶端获取组织样本，进行细菌学检查。结果，固定段局部的感染阳性率是100%，慢性引流窦的病例感染阳性率是92.5%。在化脓的患者，血样的阳性结果比导线样本少见（58.3% vs. 86.7%，$P=0.02$），后者对感染的诊断更敏感。从囊袋分离的细菌和从导线分离的细菌培养结果一致性较低，达到45%。导线内细菌培养的一致性较高，接近70%。在败血症患者，导线顶端和血液培养的一致性非常高，大概为80%~85%。从导线特别是从导线顶端分离的细菌，与临床上的感染明显相关。这一结果提示导线标本的诊断准确性不仅高于组织标本，也高于血培养。

(孔记华 摘译自PACE，2009，32: S76-S80)

四、心律植入装置更换囊袋的细菌学研究（一）

对致病病原体的正确诊断是处理起搏器和ICD囊袋感染的关键环节。尽管拭子和组织培养的方法已经得到公认，但仍然不能作为诊断的金标准。超声波碎裂技术是确定感染菌种及无症状细菌宿居的新方法。收集因更换、升级或囊袋感染而拔除的起搏器和ICD。将装置放置在超声碎裂器中5min，然后收集流出的液。将超声波裂解液、局部分泌物和组织分别培养。共82例进行装置更换，其中起搏器46例，ICD36例；66例为常规更换，16例为囊袋感染。在囊袋感染的患者中，15例采用三种培养形式进行细菌诊断。其中，15例碎裂液、13例组织和11例局部分泌物培养阳性，金黄色葡萄球菌和其他皮肤菌群常见。在无症状的患者，14例（21%）培养阳性。11例碎裂液、8例组织培养和2例局部分泌物培养阳性。皮肤菌群常见，但3例碎裂液培养出革兰阴性杆菌。在随访期，无症状宿居的患者中无一例发展成临床感染。该研究结果证实了超声波碎裂技术诊断装置感染的准确性。并且，确定了无症状细菌宿居患者占有明显的比例，但并不意味着进一步的囊袋感染。

(孔记华　摘译自PACE，2011，34：143-149)

五、ICD更换时囊袋的细菌学研究（二）

心律植入装置更换手术伴有装置感染的风险已经得到广泛共识，该研究主要关注ICD更换或ICD电极更换患者囊袋内细菌培养阳性的发生率，以及培养阳性患者囊袋感染的发生率。入选122例ICD更换或ICD电极更换患者，行囊袋拭子及拔除电极导线微生物培养，40例患者（33%）细菌培养阳性，其中凝固酶阴性葡萄球菌阳性率高达68%。ICD更换后平均随访203天，3例（7.5%）细菌培养阳性患者发生囊袋感染，2例细菌培养阴性患者（2.4%）发生囊袋感染。作者认为ICD更换或ICD电极更换患者约1/3存在无症状性的囊袋细菌宿居，随访发现约7.5%的患者发生同一菌种囊袋感染。另外，研究还发现即使存在头孢呋辛敏感的菌群宿居，延长围术期抗生素应用时间（术后3天）并不能预防囊袋感染的发生。

(孔记华　摘译自Europace，2010，12（1）：58-63)

六、超声碎裂法与常规培养法检测更换囊袋内细菌的敏感性比较

该研究应用超声波降解和常规培养法分析植入装置的感染和细菌宿居情况。2007年10月和2008年12月之间，前瞻性入选移除起搏器和ICD的患者。这些设备（包括导线）

移除后经超声波降解,对生成的超声波降解液进行培养。同时,常规进行装置囊袋局部组织培养。被移除的装置共计 121 个(68 个起搏器,53 个 ICD)。其中 115 例患者(95%)无临床感染的证据,44 例患者(38%)的超声波降解液中发现了细菌生长。在 26 例无菌对照组中,25 例(96%)患者的超声波降解液中未出现细菌生长。对 112 例未出现临床感染的患者标本常规进行局部组织培养:30 例(27%)阳性,其中 18 例(60%)与超声波降解液的培养结果一致。该研究表明,细菌可以无症状宿居在心脏电生理设备上。

(昃　峰　摘译自 Circulation,2010,121:1691-1697)

第4章
感染的处理：电极导线的拔除

一、单中心、单术者经静脉电极拔除经验

Laurence M 等通过对布里格姆妇女医院（Brigham and Women's Hospital，美国东北部主要的电极拔除中心）经静脉电极拔除患者的资料进行回顾性分析，总结当前经静脉电极拔除的成功率及适应证情况。研究结果显示：2000 年 1 月至 2007 年 3 月期间，该中心共拔除 975 根电极导线（涉及 498 名患者），电极导线植入时间中位数为 5.7 年（0.5～32.7 年）。电极导线拔除的适应证包括：感染（60.3%）、机械原因所致电极导线故障（29.3%）、装置升级（8.8%），研究期间同其他拔除适应证相比，因电极故障拔除的患者呈下降趋势；激光鞘更多应用于植入时间大于 3.4 年的电极导线和 ICD 除颤电极。电极完全拔除成功率（影像学完全移除）为 97.5%，临床成功率（电极部分残留）为 99.1%，主要并发症发生率为 0.4%（2 例患者），无 1 例死亡发生。该研究者认为：①对于手术量大的中心，经静脉电极导线拔除术成功率高、并发症发生率低；②感染是目前电极导线拔除的主要适应证，而因电极故障拔除的患者呈下降趋势；③植入时间长的电极导线和 ICD 除颤电极常需要应用激光鞘辅助拔除。

（段江波　摘译自 Rhythm，2008，5：520-525）

二、经静脉拔除冠状窦电极导线的多中心研究

作者对 6 个中心冠状窦主动固定电极导线拔除患者进行了回顾队列研究。从 2009 年 1 月到 2011 年 2 月，12 例患者经静脉拔除冠状窦主动固定电极导线。83% 为男性，平均年龄 71 岁±14 岁，平均电极植入时间是（14.2±5.7）个月（2.3～23.6 个月）。除 1 例外，均因感染行导线拔除（67% 为系统性感染）。在拔除时，12 例患者中的 1 例未采用特殊装置完全拔除，其余患者均采用特殊装置（58% 激光鞘，25% 切断，25% 机械鞘，25% 股静脉网篮）。大多数患者可将鞘送入冠状窦（75%）并进入到分支血管（41.7%）。1 例无法经静脉导线拔除，需经外科手术拔除，拔除后发现心耳的电极头端有明显的组织包绕。所有患者无严重并发症。对于有经验的术者，冠状窦主动固定电极

导线的拔除较为安全,常常需要使用特殊鞘管,尽管植入期很短。

(李 鼎 摘译自 PACE,2012,35:641-647)

三、经静脉拔除有赘生物的起搏和除颤电极导线

近期 Steven P 等通过回顾性分析经静脉拔除心腔内存在赘生物的起搏和除颤电极导线患者的临床资料,评估该项技术的可行性、安全性。研究结果显示:1991 年 1 月至 2007 年 9 月期间,于该中心行电极拔除的患者共 984 名(1838 根电极),其中因感染拔除的患者为 480 名,感染患者中 100 名患者(涉及 215 根电极)经食管超声证实心腔内存在赘生物,赘生物的最大长径为 0.2~4.0cm,平均 1.6cm。符合入院标准的 100 名患者平均年龄 67 岁,电极导线植入时间的中位数为 34 个月,电极导线拔除时间的中位数为每根 3min;拔除装置术后的住院期间,54 名患者再次植入了新装置,再植入时间的中位数为 7 天;术后 30 天内的死亡率为 10%,无拔除手术直接相关的死亡发生。该研究者认为:①经食管超声证实心腔内存在赘生物的电极导线,可采用经静脉电极导线拔除技术安全地拔除;②新装置可在血培养持续阴性的情况下,安全地再植入;③尽管采取装置完全移除联合抗感染药物治疗的策略,心腔内存在赘生物的患者仍属高危人群,其术后并发症及早期死亡率较高。

(段江波 摘译自 J Am Coll Cardiol,2010,55:886-894)

四、激光鞘和传统方法拔除感染电极导线的比较

本研究前瞻性比较使用激光鞘和股静脉拔除电极的安全性和有效性。单中心研究包括 101 例拔除 1 根或者 1 根以上静脉电极的患者。4 岁以上的患者被随机分成激光鞘组(组 1:50 例)和经股静脉组(组 2:51 例)。多中心研究包含 358 例患者,其中 3 个中心使用激光鞘拔除静脉电极(组 3:218 例),另外 3 个中心采用股静脉方法(组 4:138 例)。在单中心研究中,组 1 和组 2 的成功率和并发症发生率相似。没有患者因操作并发症死亡。手术持续时间(51min±22min vs. 86min±51min)和总透视暴露时间(7min±7min vs. 21min±17min)组 1 显著短于组 2。在多中心研究中,由于操作导致死亡的患者在组 3 为 2 例,在组 4 为 1 例。主要的操作并发症发生率在组 3 和组 4 是相同的,均为 3%,拔除电极完全成功、部分成功和未成功率也是相似的。因此,经股静脉和使用激光鞘拔除起搏器电极具有相似的成功率和并发症发生率。但是,肱动脉方法需要更长的操作时间,也会暴露在透视下更长时间。

(王佳玉 摘译自 Circ Arrhythm Electrophysiol,2010,3:319-323)

五、新型机械扩张鞘的安全性和有效性

电极导线同周围组织和（或）血管壁的纤维粘连是其安全拔除的难点，此前用来游离电极导线的装置主要是激光鞘或射频鞘，而近期 Cook Medical 公司新上市的新一代机械扩张鞘，为我们提供了新的选择。该机械鞘利用旋磨的原理通过头端的不锈钢刀片对电极导线进行游离，其型号包括常规型和 Shortie 型，后者的刀片更锋利、更坚硬，主要用来分离锁骨下静脉入口处的钙化组织。作为新一代机械扩张鞘的最早使用者，Oussama M 等近期报告了该鞘的初始使用经验。研究结果显示：2008年3月至2009年9月期间，29例患者共41根电极导线的拔除应用了新一代机械扩张鞘，其中20例患者的拔除适应证为感染，另外9例为导线故障，植入ICD患者为14例（48%），起搏器患者为15例（52%）；电极导线植入时间中位数为65个月［（12~409）个月］，41根电极导线中18根（44%）为心房电极，23根（56%）为心室电极；12例患者（16根电极）于拔除术中首选新一代机械扩张鞘，临床成功率为100%，其中11例患者完全拔除成功；另外17例患者（25根电极）拔除术中，以新一代机械扩张鞘作为补救性措施应用，其中单独使用的完全成功率为77%（3例），另外4例患者分别联合了下腔装置（2例）和激光鞘（2例）进行拔除。新一代机械扩张鞘成功拔除25例患者（86%）的33根电极，临床成功率为100%，无并发症发生。研究者认为，初始的使用经验表明新一代机械扩张鞘作为一种新的、有效的工具，可用于电极导线的拔除。

（田轶伦　摘译自 Heart Rhythm，2010，7：870-873）

六、经机械扩张鞘拔除电极导线

由于导线感染和功能不良相关问题的增加使经静脉导线拔除技术突飞猛进。该研究回顾了经静脉导线拔除的经验和机械扩张鞘的进展。2009年6月至2011年7月，用机械扩张鞘拔除了66位植入起搏器或ICD患者的140根导线。结果显示，39位感染的患者具有导线拔除指征（59.1%），26例患者导线功能不良（39.4%），一例患者发生了导线移位（1.5%）。患者中28例为起搏器导线植入（42.3%），26例为ICD导线植入（39.4%），12例为CRT-D导线植入（18.2%）。在140条导线中，31条为右室导线（22.1%），49条为除颤器线圈（35.0%），47条为心房导线（33.6%），13条为冠状窦电极（9.3%）。从导线植入到导线拔除的平均时间为85个月（22~240个月）。58位患者（87.9%）完全手术成功并再植入，总成功率为98.5%。在股静脉拔除装置的协助下，四条导线被完全移除；三条导线被部分移除，在心室有顶端残留。1例（1.5%）发生心脏压塞，但无死亡病例。该研究表明，机械辅助工具能够有效进行电极拔除。

（孔记华　摘译自 PACE，2008，31：736-752）

七、经机械扩张鞘拔除电极导线的单中心经验

因感染或导线故障而需要拔除导线的数量迅速增加。该研究报道了采用机械扩张鞘进行经皮导线拔除的单中心经验。从 2009 年 12 月至 2010 年 8 月,12 例患者在徒手和(或)锁定钢丝拔除失败后进行机械扩张鞘经皮导线拔除手术。患者年龄从 7 岁到 86 岁不等[平均年龄(58±12)岁],平均植入时间为 73 个月[(12~244)个月]。10 位患者仅有一条导线,2 位患者具有 2 条导线。除一例植入双腔起搏器 10 年的患者 2 条导线中的 1 条没有移除成功外,所有导线成功移除。3 例患者,在移除故障导线后用同样的静脉途径植入新的导线,仅在 1 例患者,出现明显血肿并经保守治疗后痊愈。所有患者均无严重并发症。该研究结果证明了机械鞘在电极拔除术中的作用。

(杨　靖　摘译自 PACE,2012,35:514-518)

八、经射频及机械鞘拔除电极导线的随机研究

应用特殊装置移除起搏器电极导线是电极拔除的重要方法。该前瞻性研究随机比较普通机械鞘和电外科鞘(应用射频能量)在起搏器及 ICD 电极导线拔除中的有效性及并发症发生率。共纳入 120 例需要行植入装置移除的患者,随机分为两组(每组 60 例),平均年龄(62.7±9.6)岁,其中 ICD 患者 16 例,共拔除 ICD 电极 17 根。结果显示:电外科鞘拔除组成功拔除 78 根电极,成功率为 93%。机械鞘组成功拔除 56 根电极,成功率为 73%,两者差异有统计学意义($P<0.01$)。其中电外科鞘组 ICD 电极拔除成功率为 90%(9/10),机械鞘组 ICD 电极拔除成功率仅为 75%(4/7)。电外科鞘组电极拔除时间明显缩短[(9.6±6.2)min $vs.$ (21±9)min,$P<0.01$]。机械鞘组 2 例患者发生感染性肺栓塞,1 例发生严重的出血。电外科鞘组 2 例发生严重出血。研究结果充分表明与普通的机械鞘相比,电外科鞘在电极拔除中更有效、更快捷。但是在经验丰富的中心,机械鞘仍然是一种有效的、可选择的电极拔除工具。

(田　芸　摘译自 Europace,2007,9(2):98-104)

九、经射频鞘与激光鞘拔除感染电极导线的单中心经验

电极拔除装置是心律植入装置感染处理中的重要工具,本文回顾性分析比较射频鞘与激光鞘在起搏电极导线拔除中的有效性、安全性。入选 74 例患者(其中 ICD 患者 15 例,CRT-D 患者 11 例,起搏器患者 48 例),其中应用射频鞘移除患者 31 例,应用激光鞘移除患者 43 例,共移除 140 条导线。两组成功率无统计学差异(95% $vs.$ 87%,$P>0.05$)。

电外科鞘移除组 1 例发生需要外科处理的心脏压塞，激光鞘移除组 1 例发生心包渗出，后经保守治疗好转。两组均无死亡病例，两组手术时间及 X 线暴露时间相似。该结果再次证明在起搏电极导线移除术中，电外科鞘及激光鞘的应用安全、有效。本单中心研究发现两种方法在手术成功率、手术时间、安全性方面无明显差异。

（高 英 摘译自 Europace，2009，11（11）：1501-1504）

十、起搏器感染处理的十年经验

感染是起搏器和 ICD 的主要并发症，本研究为澳洲中心的经验。研究回顾了 1994—2004 年起搏器或 ICD 感染的患者，共有 39 例（79.5% 为男性，平均年龄为 71.3 岁）。在一级中心的 1481 例患者中有 24 例发生感染，感染发生率为 1.6%。14 例（36%）为首次植入，35 例（90%）为起搏器，11 例（28%）为再植入。在感染组和非感染组操作时间或手术难度并无差异。感染包括 18 例（46%）导线感染，16 例（41%）脉冲发生器感染，和 5 例（13%）导线和脉冲发生器同时受累。平均发生时间为 7.9 个月。有 8 例超声发现电极赘生物。在 25 例（64%）患者中检测到病原体，其中 92% 为葡萄菌属（65% 为金黄色葡萄球菌），18 例血培养为阳性。起搏器或者 ICD 在 26 例患者（67%）中取出，包括 89% 的患者需要拔除电极，平均住院时间为 37 天。因起搏器感染而死亡的患者 1 例，病死率为 2.6%，平均随访时间为 29.3 个月。研究得出的结论为，起搏器感染的发生率为 1.6%，感染性心内膜炎的发生率为 0.3%。再次植入和相关操作将增加感染风险。

（王佳玉 摘译自 Heart，Lung and Circulation，2007，16：434-439）

第5章
感染的预防

一、抗生素预防性使用有效性的前瞻性研究

对于永久性起搏器（PPM）和埋藏式心律复律除颤器（ICD）植入前预防性使用抗生素的获益尚缺乏大样本随机双盲对照研究的明确证据。本研究选取连续收治的1000名起搏器和ICD植入或更换的患者。随机分成2组：组1，预防性使用抗生素组（500名）；组2，安慰剂组（500名）。组1在植入术后立即给予头孢唑林1g静脉滴注治疗。组2则给予安慰剂。于出院后10天、1个月、3个月和6个月进行随访。主要终点：起搏器囊袋感染或手术相关的全身感染。当注册的649名患者随访结果支持预防性使用抗生素（组1：314名患者中出现感染的有2例，占0.63%；组2：335名患者有11例出现感染，占3.28%）时，安全委员会随即终止了该项试验。多变量分析表明不使用抗生素（$P=0.037$）和术后血肿（$P=0.023$）是感染发生的独立预测因素。该研究表明对于植入起搏器或ICD的患者，预防性使用抗生素能明显减少感染并发症。

（王立群　摘译自 Circ Arrhythmia Electrophysiol，2009，2：29-34）

二、心律植入装置术中感染预防的新方法

AIGIS抗菌网是与心律植入装置同时植入囊袋的多聚物网格，其在植入后能够释放两种抗生素：米诺四环素和利泛霉素以进行抗菌治疗。目前，已证明在其他器械植入术中能够减少相关感染。此回顾性队列研究旨在确定使用AIGIS抗菌网在心律植入装置植入术中的成功率和感染预防情况。共有10家美国大学医院、社区医疗机构以及退伍军人医疗中心参与。连续收集624例患者（67.8%更换手术），其中起搏器占35%、ICD占29%、CRT占6%。49%的患者具有三种心律植入装置感染危险因素。621例成功植入心律植入装置（99.5%）。在（1.9±2.4）个月的随访期内，有三例感染（0.48%），其中一例ICD，两例CRT-D。有7例死亡，但无一例与AIGIS抗菌网相关。这一结果表明，使用AIGIS抗菌网的心律植入装置植入成功率高（99%）。尽管随访期短，但在心律植入装置

感染高危人群中能够降低感染率。

(李 春 摘译自 PACE，2011，34：133-142)

三、美国心律植入装置更换感染与预防的注册研究

　　心律植入装置更换后感染是严重的并发症，且感染率不断增加。该注册研究收集的更换术的临床数据分析，可能对感染预防策略和结果有所启发。美国共有72个中心参与，分析6个月内接受心律植入装置更换患者的并发症，旨在探讨感染预防策略和感染结果的关系。研究纳入1744个患者，均接受术前静脉抗生素治疗，且68.7%于术后进行系统抗生素治疗。22例（1.3%）发生装置感染，其中14例（0.8%）为主要并发症，8例（0.5%）发生了次要并发症。感染患者更易发生术后血肿（22.7% $vs.$ 0.98%，$P=0.002$）。手术量较少的中心伴有更高的死亡率（2.79 $vs.$ 2.32，$P=0.019$）。该研究结果显示，心律植入装置更换术相关的感染较为少见，可能与术前预防性抗生素治疗有关。此外，感染患者具有更高的术后血肿风险。高感染率与各中心的经验有关。

(张海澄 摘译自 PACE，2012，35：81-87)

第6章
感染的预后

一、心律植入装置感染处理的现状及预后
（爱尔兰单中心研究）

心律植入装置感染的发生率及治疗现状是目前世界范围普遍关注的焦点，本文回顾了爱尔兰关于心律植入装置感染处理的现状和预后。该研究纳入了2000年至2007年植入起搏器患者2029例，植入ICD患者1076例。39例发生装置感染，其中起搏器感染27例，ICD感染12例，感染发生率为1.25%，90%的患者发生囊袋感染，最常见的菌种为甲氧西林敏感的金黄色葡萄球菌（30.8%），其次为凝固酶阴性的葡萄球菌（20.5%）。27例患者（82%）进行植入装置完全移除术，平均随访36个月，感染复发率为0，全因死亡率为7.4%。12例患者行植入装置部分移除或保守治疗，同样平均随访36个月，感染复发率为67%，全因死亡率为8.4%。54%的患者行新装置对侧植入，平均再植入时间为装置移除后28天。耐甲氧西林金葡菌感染患者死亡率增高。研究结果再次表明，装置完全移除并恰当地应用抗生素可以改善装置感染患者的预后。

（昃　峰　摘译自 Europace, 2010, 12 (1): 64-70）

二、永久起搏器和ICD感染的处理与预后

Larry M 等通过对 Mayo Clinic Rochester 中心的心律植入装置（永久起搏器和ICD）感染患者的临床资料进行回顾性分析，总结心律植入装置感染的处理原则及预后。研究结果显示：1991年1月至2004年12月期间，共有189例患者（138例PM，51例ICD）符合入选标准，入选患者年龄的中位数为71.2岁。囊袋感染（69%）和感染性心内膜炎（23%）是装置感染最常见的临床表现形式。凝固酶阴性的葡萄球菌（42%）和金黄色葡萄球菌（29%）是装置感染的主要致病菌。98%的患者均采取装置完全移除的治疗策略，装置完全移除后，抗感染药物的使用时间（中位数）主要取决于感染的临床表现和致病菌：囊袋感染为18天，感染性心内膜炎为28天；金黄色葡萄球菌为28天，凝固酶阴性的葡萄球菌为14天（$P<0.001$）；采取装置完全移除联合抗感染药物治疗的策略，在中位

数为175天的随访期内,96%的患者获得痊愈。该研究者认为:装置完全移除联合抗感染药物治疗可治愈绝大多数的装置感染患者。

(王佳玉　摘译自 J Am Coll Cardiol,2007,49:1851-1859)

三、心律植入装置感染的死亡率与费用

目前,在公布的研究结果中,仅有较少关于心律植入装置感染死亡率与临床费用的数据。该研究纳入了2007年1月1日至2007年12月31日之间,美国医疗保险支付的200 219例心律植入装置植入、更换以及升级病例,在校正风险因素后,分析总死亡率和增加的住院死亡率、远期死亡率、住院时间和治疗费用。结果表明,共有5817例患者发生感染,并且伴有明显增高的住院死亡率、长期死亡率。而且所增加的死亡率中,接近一半的患者发生于出院后。感染患者的住院时间也明显延长。所增加的费用为14 360~16 498美元,而总费用为28 676~53 349美元。在所增加的费用中主要用于重症监护方面,约占40%。此外,在感染患者中,起搏器患者的死亡率和医疗费用增加的程度明显高于ICD和CRT/CRT-D患者。

(田轶伦　摘译自 Arch Intern Med,2011,171(20):1821-1828)

四、心律植入装置感染患者死亡率的危险因素

本研究旨在评估心律植入装置感染患者的重要临床和超声数据对于预后的意义。入选1995—2006年密歇根大学210例装置感染患者,研究数据包括临床和超声参数、治疗方案和6个月随访结果。研究使用多变量Cox比例风险模型来检验临床和超声参数与6个月死亡率的相关性。入选人群的平均年龄为(63±17)岁,72例女性(44%)。6个月全因死亡率为18%($n=37$)。与死亡相关的独立变量为系统性血栓、中重度的三尖瓣反流、右心功能不全、肾功能不全。心脏赘生物的大小、是否活动并不是死亡的独立危险因素。因此,本研究发现,通过若干临床和超声参数能够鉴别装置感染的高危死亡患者。

(段江波　摘译自 Circ Arrhythmia Electrophysiol,2009,2:129-134)

第五篇　相关技术

第1章
静脉成形术：老技术新应用

随着心脏电生理介入治疗的不断发展，临床上接受植入装置治疗患者的寿命逐渐延长，越来越多的患者需要进行植入装置的升级或更换。通常最好在原装置同侧植入新电极导线，但造影提示相关血管发生完全闭塞者占8%～12%。临床上应用递增扩张器、显微切割和准分子激光等方法处理血管的狭窄或闭塞，但方法多操作复杂。而静脉成形术因其简单易行、适用范围广、危险性低逐渐受到重视。

一、血管闭塞与成形

静脉狭窄或闭塞是所有心脏电生理医师都可能面临的问题。由于其不可预测，只有通过血管造影才能判定病变是否存在及严重程度。血管狭窄或闭塞可能由于先天解剖变异，或者由于外界因素导致的血栓形成和纤维变性闭合，实际发生率尚不清楚。已有报道称静脉闭塞与血液透析导管、静脉通道及外周植入中心静脉导管（PICC）的使用有关。单纯PICC可以造成7%的静脉狭窄或闭塞。既往植入起搏器或ICD的患者，血管闭塞率达32%。长期植入电极导线的患者有12%可能出现血管完全性闭塞。长期植入透析静脉导管时，可能增加锁骨下静脉狭窄的危险并出现相应症状。这些症状包括静脉高压、回流增加、手臂肿胀、疼痛以及神经系统症状。

目前临床用于判断血管闭塞严重程度及部位的检查主要是血管造影术。血管造影将闭塞严重程度分为三级，一级：狭窄>60%，无侧支循环；二级：60%<狭窄<100%，有侧支循环；三级：造影显示血管完全闭塞。研究还发现外周血管造影与病变局部血管造影相比，高估了狭窄的严重性。外周血管造影提示完全性闭塞占65%，但局部血管造影显示完全性闭塞仅占20%。

临床上，静脉闭塞，尤其是植入电极导线引起的闭塞，发生率较高（图5-1-1）。若患者

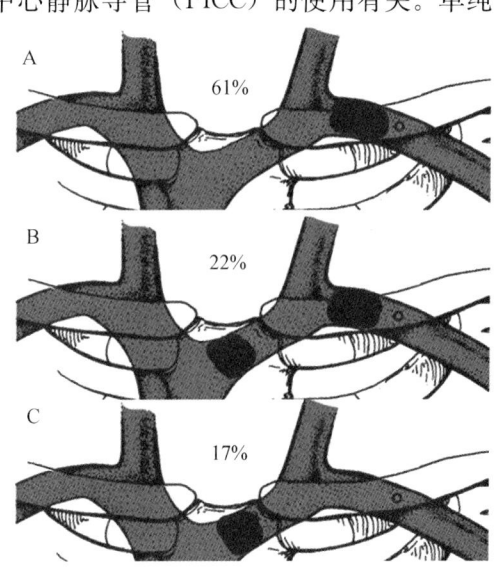

图 5-1-1　电极相关静脉闭塞部位所占比例
（见书后彩图）
A. 单纯外周区闭塞61%；B. 外周合并中心区闭塞22%；C. 单纯中心区闭塞17%。

需要再次植入电极导线，最佳方案是在原装置同侧经腋静脉/头静脉植入电极导线，但由于静脉闭塞的存在，大多数医生放弃原有电极导线，改从对侧植入。另外有经验的术者可能采用激光方法拔除电极导线，但此方法不但浪费，而且有发生严重并发症的危险，风险-效益分析并不支持此方法。经颈内或颈外静脉途径、经闭塞血管周围皮下走行或经心外膜植入电极导线等方法同样并发症多、效果不理想。静脉成形术最初应用于血管闭塞不能经递增扩张器开通的情况，由有介入经验的心脏电生理医师完成，由于操作简单快速、安全、并发症少等特点受到关注。

二、静脉成形术的临床应用

Worley 等在 11 年间对 373 例患者试行锁骨下静脉成形术，成功 371 例。对其中 152 例患者进行了详细分析发现血管造影通常会高估血管闭塞的严重程度。外周血管造影显示完全闭塞，而病变局部血管造影多能发现有部分血流通过。即使局部血管造影显示完全闭塞，通常导丝也能顺利通过闭塞部位。血管闭塞的临床严重程度取决于导丝穿过闭塞病变的难易程度，并非影像学表现。

Worley 建议遇到血管闭塞时，从 5F 导引导管注入造影剂指示导丝穿过闭塞的部位，选用末端成角的亲水导丝能穿过大多数闭塞部位。初始球囊扩张使用 15 个大气压与 30 个大气压效果相似。5% 的病例需要更换球囊，多见于初始设定为 15 个大气压扩张效果不理想者。所以直接使用 Kevlar 球囊（30 大气压）能够避免不必要的球囊更换。球囊多能充分扩张没有腰部的病变，但是对于纤维组织回缩力强和较硬的闭塞性病变，需要使用外部支撑导丝进行静脉成形术，即在球囊旁边增加一条硬导丝，从而进行有效扩张，开通闭塞血管（图 5-1-2）。

静脉成形术的整个操作分为两部分：导丝通过闭塞部位和静脉成形术即球囊扩张阶段。对于完全闭塞病变，导丝穿过病变远远比球囊扩张复杂。大多数病例在闭塞部位输注造影剂能够有效发现闭塞部位开口，但要注意鉴别显像是否为侧支静脉入口。

大样本研究提示临床并发症较少，但应避免选择球囊过大或球囊过度扩张以免造成大出血。锁骨下静脉穿刺时要确认导丝远端进入肺动脉或下腔静脉，且位置经过透视证实方可植入球囊。当注入大量造影剂用来寻找闭塞病变入口或球囊破裂时，在原静脉通路与病变交界处易出现造影剂外渗，但无临床后遗症。

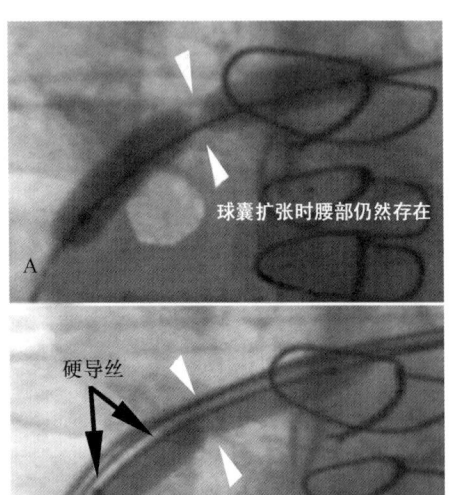

图 5-1-2　静脉成形术（见书后彩图）
A. 球囊扩张时病变腰部仍然存在；B. 增加硬导丝后扩张球囊，腰部消失。

三、静脉成形术的优势和限制

对于需要升级或更换植入装置的患者,如果发现电极导线所在血管闭塞,静脉成形术是比较好的选择。第一,静脉成形术技术成熟、简单易行,经过介入训练的心脏电生理医师可以实施,不需要介入放射科医师的帮助。而且静脉成形术所应用的球囊和导管在大多数导管室都可提供。而如不进行相关培训,心脏电生理医师很难进行技术更加复杂的显微切割、准分子激光等治疗。第二,静脉成形术适用于血管造影提示狭窄甚至完全闭塞的患者,适用范围广、成功率高,并且无需取出或弃用原有电极导线,大大减轻病人对于拔除电极导线的负担,降低了治疗成本。第三,最重要的是安全性高,连续大样本研究未出现严重并发症。虽然造影剂外渗或球囊破裂仍有发生,但未增加死亡率,原有电极导线未出现损伤或破坏。

需要注意的是,长期狭窄的血管发生破裂可能性小,急性损伤狭窄血管在进行静脉成形术时可能容易破裂,有在进行上腔静脉成形术时出现血管破裂的研究报道。血管再通使用的球囊直径较大,则安全性相对较低。对于静脉成形术长期维持血管再通的效果目前尚无报道。大多数症状性闭塞发生在植入治疗后短时间内,因为还没有足够时间使纤维组织包绕植入电极导线而起到保护作用。

四、展　望

静脉成形术为心脏电生理医生处理静脉狭窄或闭塞提供了安全易行甚至更优良的方法,但由于多是回顾性研究,不能最终阐述静脉成形术的安全性。临床仍需要外科支持,以备出现紧急情况时进行及时救治。临床心脏电生理医师尚需经过系统介入技术培训,才能具备实施静脉成形术的资格。总之,静脉成形术因其操作简单、安全性高、节约经济等优点,为需要进行再植入治疗的血管闭塞患者提供了有效方法。

(王玉堂)

参考文献

[1] Bracke F, Meijer A, Gelder B. Venous occlusion of the access vein in patients referred for lead extraction: influence of patient and lead characteristics. Pacing Clin Electrophysiol, 2003, 26: 1649-1652.

[2] Lickfett L, Bitzen A, Arepally A, et al. Incidence of venous obstruction following insertion of an implantable cardioverter defibrillator. A study of systematic contrast venography on patients presenting for their first elective ICD generator replacement. Europace, 2004, 6: 25-31.

[3] Gonsalves CF, Eschelman DJ, Sullivan KL, et al. Incidence of central vein stenosis and occlusion following upper extremity PICC and port placement. Cardiovasc Intervent Radiol, 2003, 26: 123-127.

[4] Oginosawa Y, Abe H, Nakashima Y. Incidence and risk factors for venous obstruction after implantation of transvenous pacing leads. PACE, 2002, 25: 1605-1611.

[5] Teruya TH, Abou-Zamzam AMJr, LimmW, et al. Symptomatic subclavian vein stenosis and occlusion in hemodialysis patients with transvenous pacemakers. Ann Vasc Surg, 2003, 17: 526-529.

[6] Venkataraman G, Hayes D, Strickberger SA. Does the risk-benefit analysis favor the extraction of failed sterile pacemaker and defibrillator leads? J Cardiovasc Electrophysiol, 2009, 20: 1413-1415.

[7] Antonelli D, Freedberg NA, Rosenfeld T. Lead insertion by supraclavicular approach of subclavian vein puncture. Pacing Clin Electrophysiol, 2001, 24: 379-380.

[8] Poole JE, Gleva MJ, Mela T, et al, for the REPLACE registry investigators. Complication rates associated with pacemaker or implantable cardioverter-defibrillator generator replacements and upgrade procedures: Results from the REPLACE registry. Circulation, 2010, 122: 1553-1561.

[9] Samuels LE, Nyzio JB, Entwiste JW. Superior vena cava rupture during balloon angioplasty and stent placement to relieve superior vena cava syndrome: a case report. Heart Surg Forum, 2007, 10: E78-E80.

第 2 章
心外膜起搏电极及植入技术

心脏起搏与除颤治疗是各种严重心律失常的有效必要治疗。在起搏技术发展早期，心外膜导线是植入的唯一选择。因为当时脉冲发生器体积很大，经静脉放置导线不可靠。但目前，绝大多数情况下，心脏起搏与 ICD 及 CRT 均可通过心内电极通过静脉途径安装。但在某些特殊情况下，仍需要行心外膜临时或永久起搏。

一、临时心外膜电极及植入技术

心脏外科手术，尤其是体外循环手术后，由于手术的干扰，心脏的水肿，循环状态的改变，围术期可发生各种心律失常，这些心律失常绝大多数为一过性，有时早期需要临时起搏治疗。

临时起搏导线是一段中间有绝缘层的细导线，一端与心肌相连，另一端与临时起搏器相连。电极导线有单极与双极导线。单极心外膜起搏导线常用，导线一端有一段裸露导线，直接与圆针相连，便于直接缝合于心外膜（缝入部分心肌）。另一段连接一直针，便于引导导线穿出皮肤。

1. 指征　各种心脏手术后常规需要预防性应用心外膜临时起搏导线。对于单纯冠状动脉旁路移植手术术后是否需要安置心外膜起搏导线方面则有争议，而复杂先天性心脏病矫治术、婴幼儿心脏手术、重症瓣膜手术及有潜在心律失常的患者术后均应留置心外膜临时起搏导线。心外膜临时起搏的指征见表 5-2-1。

2. 植入技术　根据临时起搏导线的种类及起搏方法不同，心外膜起搏导线的植入方法略有区别。双极心外膜临时起搏导线仅需在心脏上固定一针，单极导线需要分别固定正、负极，可以选择正、负极均固定于心肌上，也可选择负极固定于心肌，而正极固定于心包、皮肤等处。房室顺序起搏者需要分别固定心房导线与心室导线。

心室导线一般将负极缝于右室流出道心外膜，缝合完成后将圆针剪掉，导线穿出皮肤，正极直接缝在皮下。心房导线常用 5~0 滑线固定于心房。需要拔除临时起搏导线时直接经皮拔除即可。心外膜临时起搏导线安装完成后接临时起搏器，测试起搏阈值并设置灵敏度与起搏电压，即可根据需要进行起搏治疗。

表 5-2-1　心外膜起搏导线应用指征

1. 传导异常：
房室传导时间延长（心脏术后常见，通过房室顺序起搏可以改善心房与心室的电耦联）；
三度或二度Ⅱ型房室传导阻滞，左束支传导阻滞者如果需要留置肺动脉导管患者；
一度房室传导阻滞合并双分支阻滞；
新发双分支阻滞；
长 QT 间期综合征合并明显心动过缓。
2. 心动过速
交界性心动过速（体外循环后常见）：可以通过短期临时起搏终止，然后可以停止起搏；
终止短阵室性心动过速或其他室性心动过速；
心房扑动。
3. 预防性
心动过缓依赖性室性心动过速；
预防心房颤动。
4. 其他
窦性心动过缓（可作为药物治疗的替代选择）；
恢复潜在三度房室传导阻滞、房室交界或室性心律患者的房室机械运动同步性；
肥厚型梗阻性心肌病（可有效减少二尖瓣 SAM 运动）；
心脏移植后。

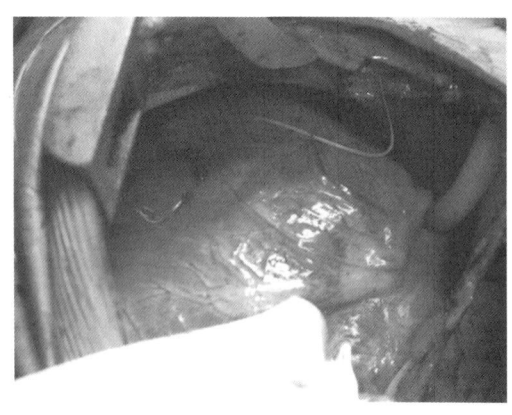

图 5-2-1　单极心外膜起搏导线（见书后彩图）

3. 拔除技术　由于起搏导线炎症反应的关系，心外膜临时起搏导线的起搏阈值会逐步提高，文献报道心外膜起搏导线 4~5 天后会因起搏阈值的升高而逐渐失效。我们应用的心外膜临时起搏导线最长时间有用至 1 个月者。

一般在心脏外科患者各项指标稳定，出院前需要将临时心外膜起搏导线拔除。尽量在停用肝素后和应用华法林之前拔除起搏导线。拔除起搏导线时用力要均匀轻柔，并借助心脏收缩的力量协助拔除。若遇到拔除阻力较大时可以于贴近皮肤处剪断起搏导线，使剩余部分自然回缩至皮下或纵隔。拔除起搏导线后需要观察数小时，以便及时发现心脏压塞并及时处理。

二、永久心外膜电极及植入技术

1. 指征　由于起搏器工艺的进步，绝大多数情况下起搏器均可通过静脉系统传入，但在某些特殊情况下，无法或不宜经常规静脉途径植入永久起搏器，可考虑安装心外膜永久起搏器。心外膜永久起搏器的植入少于总植入数的 5%。

应用心外膜永久起搏器的指征包括：①将要进行心外科手术且术后需要安装永久起搏器，可在外科手术时同期植入心外膜永久心脏起搏；②患者有右心系统的异常，以致不能稳定地安装心房或心室心内膜电极；③儿科患者以及成人患者随年龄增长，易发生心内膜电极移位、血栓形成及上腔静脉栓塞等并发症；④因起搏器相关感染性心内膜炎拔除电极后如果三尖瓣感染仍难以控制或行三尖瓣置换后；⑤需要行心脏同步化治疗的患者，左室电极不能经冠状静脉植入，或植入位置不理想；⑥室间隔缺损或右向左分流的先天性心脏病患者，右心形成的血栓有可能进入体循环并形成栓塞的可能。

2. 电极种类 心外膜电极有主动电极与被动电极两种（图5-2-2），早期 ICD 电极板（图5-2-3）较大，需要外科开胸植入，目前已少用。主动电极可直接植入心外膜下心肌，应用时直接将电极旋转植入心外膜心肌内即可，被动电极需要用 5～0 滑线固定，目前应用的心外膜被动电极为皮质激素洗脱电极，可减少植入部位炎症反应，减缓起搏部位起搏阈值的增加。

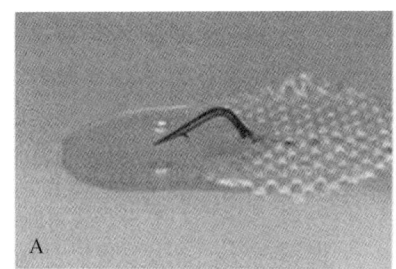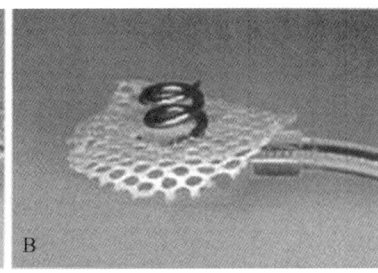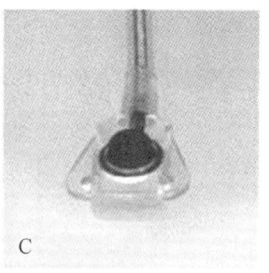

图 5-2-2 A. 心房心外膜主动电极；B. 心室心外膜主动电极；C. 被动心外膜电极

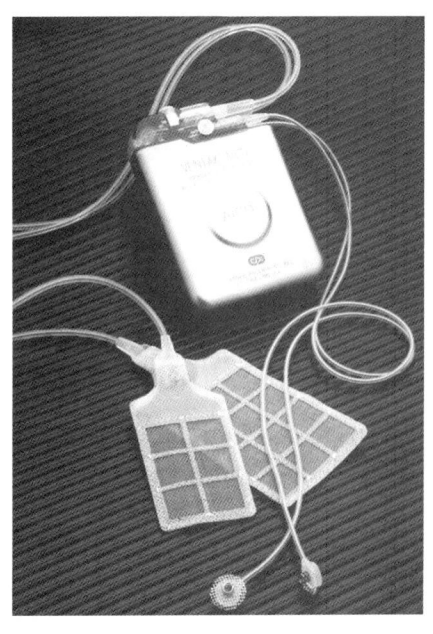

图 5-2-3 心外膜 ICD（CHEST，2001，119：1210-1221）

3. 植入技术 电极植入部位应选择状况良好、无瘢痕、无脂肪的裸露心肌部位，需避开冠状血管及脂肪组织。被动电极应用 5～0 滑线缝合固定于心外膜（图5-2-4），保持电极与心外膜密切接触、避免移位。主动电极要保证电极位置固定可靠，起搏阈值合适。

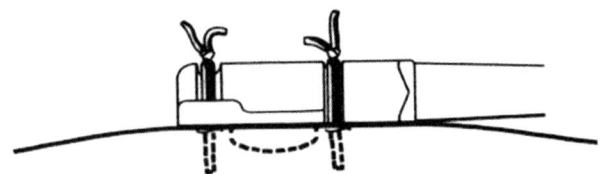

图 5-2-4　心外膜电极的植入

植入心外膜导线有多种途径，包括胸骨正中切开术，剑突下和左侧肋弓下切开，左前外侧切口等。另外，还可应用胸腔镜、机器人等微创技术植入心外膜起搏导线。

（1）胸骨正中切开术　可以充分显露心脏各腔室，操纵容易，但创伤较大，但不易被病人接受，适于那些进行心脏外科手术患者。

（2）左前外侧切口　在左侧第五肋间切口，可以较好显露心脏的左心室，这种方法对在左室后面放置较大的片状电极以及在左室前面、胸骨与心外膜之间放置较小的片状心外膜电极较为理想。对于安装三腔起搏器者可以考虑经此切口植入左室电极。单一左室电极的植入可以选择小切口完成（图 5-2-5）。

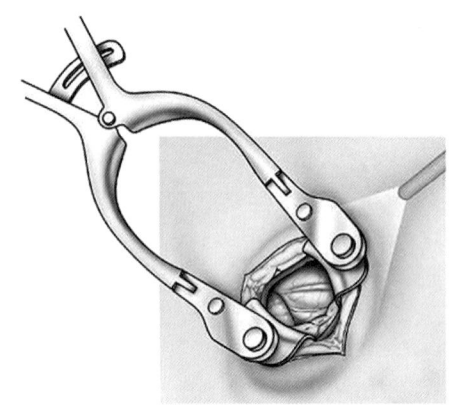

图 5-2-5　小切口植入左室电极（Ann Thorac Surg，2005，80：751-754）

（3）剑突下切口　具有手术创伤小又能达到稳妥固定电极的优点，此切口易于向上延长，必要时可以部分劈开胸骨，扩大显露范围。如果选择主动脉电极，可以通过此切口完成心房电极与心室电极的同时植入，是目前较为常用的入路。

（4）左侧肋弓下切口　用于植入 ICD 的片状电极，较剑突下切口能更大范围地暴露心脏膈面。

（刘　刚）

参考文献

[1] Prondzinsky R. A novel approach for transcoronary pacing a porcine model. J Invasive Cardiol，2012，24：451-455.

[2] Bhanmidipati CM. Robotic-assisted or minithoracotomy incision for left ventricular lead placement: a single-surgeon, single-center experience. Innovation, 2012, 7: 208-212.

[3] Ailawadi G. surgically placed left ventricular leads provide similar outcomes to percutaneous leads in patients with failed coronary sinus lead placement. Heart rhythm, 2010, 7: 619-625.

[4] Patwala A. A prospective longitudinal evaluation of the benefits of epicardial lead placement for cardiac resynchronization therapy. Europace, 2009, 11: 1323-1329.

第3章
右位埋藏式心脏复律除颤器（ICD）

现代 ICD 的除颤线路的正极多采用 ICD 主机的机壳（CAN），主机是发放除颤和起搏脉冲的发生器。为了使脉冲除颤电流能最大范围地覆盖和穿过左心室心肌，该脉冲发生器的主机均应植于左侧，相应的电极导线的入路也多选择左锁骨下静脉或头静脉。

但随着 ICD 的临床应用日趋广泛，会遇到右位心患者需 ICD 治疗或左侧 ICD 反复感染、植入装置取出后需要再次植入等情况，因此将 ICD 植入右侧胸前在一定状况下不可避免。顾名思义，将 ICD 主机植于右侧胸前区时称为右位 ICD。此时，ICD 主机及电极导线均位于患者心脏的右侧，势必涉及右位 ICD 的除颤治疗是否与左侧 ICD 同样有效等诸多问题。

一、右位 ICD 的除颤阈值

除颤成功的主要决定因素是峰电流在心肌产生的电压梯度，而改善除颤向量、降低除颤阻抗就能降低峰电流，进而降低除颤阈值（defibrillation thresholds，DFT），包括电压和能量。

现代 ICD 使用双相脉冲波形、双放电线圈（dual-coil）来降低 DFT，同时脉冲发生器的机壳（通常植入左胸）也可作为主动放电阴极（active can）来进一步降低 DFT，并能降低除颤阻抗和改善除颤向量。但是，当有左胸植入禁忌证，如左侧动静脉瘘、乳房切除术、左胸感染、永存左上腔静脉等，必须考虑右胸植入。

以往，几项小规模比较右胸还是左胸 ICD 植入的研究结果并不一致。Epstein 等研究发现，使用双放电线圈、非主动放电机壳时，右位 ICD 的 DFT 高于左胸 ICD。随后 Flaker 的研究显示：使用单放电线圈和机壳主动放电时，左右 ICD 的 DFT 无差别。Kirk 的研究是早期唯一的前瞻性研究，结果发现仅用双放电线圈时，右胸与左胸 ICD 的 DFT 无差别，而当脉冲发生器机壳作为主动放电机壳时能降低左胸 ICD 的 DFT，但右胸或左胸植入 ICD 的阻抗相同，所以左胸植入 ICD 的 DFT 较低的原因是改善了除颤向量。

进一步分析发现，Kirk 研究中使用的电极导线和目前所使用的相同，而早年 Epstein 研究中的导线两个放电线圈距离大，也就是说 Epstein 研究中近端放电线圈在右锁骨下静脉而不在心房，这可能与较高的 DFT 有关。Flaker 研究中阴性结果，可能与他采用的是单放电线圈或单极导线有关，这样放电会有较高的 DFT，因此其他研究中双放电线圈导线＋主动阴极机壳在降低左位 ICD 植入患者 DFT 方面的优势难以体现。

LESS（Low Energy Safety Study）研究是规模最大的前瞻性随机研究，目的是评价左位和右位 ICD 植入后的长期除颤效果和临床预后。有 32 个中心参加，共 627 例患者入组完成研究，其中右胸植入 ICD 37 例（5.9%），左胸植入 ICD 590 例（94.1%），术后随访（24±13）个月。两组的年龄、性别、植入适应证、纽约心功能（NYHA）分级、射血分数无统计学差别。结果显示：虽然除颤阻抗相同，但右位 ICD 的 DEF 高于左位 ICD（10.6±3.8 vs. 8.9±4.2，$P=0.01$）；自发性心律失常事件转复效果相同，右胸 ICD 植入者 33 次事件，转复率 100%，左胸 ICD 植入者 263 次事件，转复率 97%（$P=0.31$）；诱发的心室颤动事件转复效果也相同，右位 ICD 188 次事件，转复率 99%，左胸植入者 2475 次事件，转复率 98%（$P=0.18$）。长期随访结果表明：右胸 ICD 植入患者随访（49±29）个月，死亡率 59.5%；左胸 ICD 植入患者随访（57±24）个月，死亡率 36.1%，全因死亡率右位 ICD 植入与左胸植入风险比为 1.93（$P=0.004$）。LESS 研究结论：右胸 ICD 植入与左胸植入相比，除颤阈值略高，但都处于可接受的安全范围内，心律失常事件转复率无统计学差异，但右位 ICD 全因死亡风险是左位 ICD 的近两倍，所以临床中考虑右位植入 ICD 时应谨慎选择。

LESS 研究不能解释右位 ICD 患者较高的死亡风险，推测可能与右胸植入患者的临床因素有关，包括终末期肾病（左侧动静脉造瘘血液透析）、肿瘤患者的静脉置管、乳腺切除术、已存在的感染、血栓形成，而左胸植入者合并上述情况的很少。另外 LESS 研究也有它的局限，虽然左胸或右胸植入 ICD 组间的临床参数无统计学差异，但 ICD 植入侧的选择并非随机的，而是取决于研究者的临床判断，作为迄今为止最大规模的关于 ICD 的研究之一，右胸植入 ICD 患者的例数仍然有限。

二、右位 ICD 的植入部位建议

（一）左侧静脉入路失败或不宜在左侧植入电极导线者

当临床上左侧锁骨下静脉入路失败（如左侧锁骨下静脉缺如、畸形）或需要 ICD 植入患者合并肾功能不全需要透析，且已行左侧动静脉造瘘，此时如从左侧静脉植入 ICD 电极，会出现左锁骨下静脉狭窄、血栓形成、闭塞等影响正常透析，可考虑在右胸植入 ICD。

（二）因感染而不宜左胸植入 ICD 者

伴随 ICD 植入量的增加，ICD 感染患者也格外增多，面临着 ICD 的拔除，还面临着新的植入。2009 美国心律学会（HRS）《经静脉电极拔除专家共识》明确指出：感染导致心律植入装置（cardiovascular implantable electronic device，CIED）拔除后，包括植入物和电极拔除术后，应慎重考虑新的心律植入装置，如果再次植入心律植入装置，不应该再植入至原拔出部位，推荐的部位包括：对侧、经髂静脉、心外膜途径（IC）（表 5-3-1）。

对于这些患者，经髂静脉、心外膜途径常不被接受，所以右胸植入 ICD 很可能不可避免。目前资料也肯定右胸 ICD 植入的除颤效果，但除颤阈值可能高于左胸植入 ICD，术中、术后应加强 DEF 的检测，及时处理。同时右侧 ICD 植入对预后的影响有待进一步明确。

表 5-3-1　2009 HRS《感染性心律植入装置移除再植入的推荐建议》

级别	适应证
Ⅰ类	1. 对于每位患者均应仔细评估，是否需要植入新的心律植入装置（证据水平 C）； 2. 重新植入的位置不应选择取出心律植入装置的同侧，优先选择的位置包括对侧胸部、髂静脉、心外膜（证据水平 C）。
Ⅱa类	1. 对于拔除心律植入装置术前血培养阳性的患者，术后应继续进行血培养，结果阴性至少 72h 后方可植入新的器械（证据水平 C）； 2. 当有瓣膜感染证据时，应该至少在心律植入装置取出 14 天后再进行新的经静脉电极导线的植入。

（三）右位 ICD 植入后 DEF 过高时的处理

LESS 等研究提示右胸植入的 ICD 除颤阈值虽高于左胸 ICD，但有效除颤阈值仍在可接受的安全范围内，除颤效果或转复率无差别。但临床确实有部分患者右位 ICD 植入后 DEF 过高，超过了 ICD 最大的输出功率。在 LESS 研究中最初入选的 702 例患者中 636 例完成研究，部分患者因 DEF 高于 21J 而被排除，但作者并没有分析右位 ICD 的 DEF 过高与右位 ICD 有没有关系。

1. 非左侧感染患者　如左侧锁骨下静脉入路失败，包括左侧锁骨下静脉缺如、畸形，或不宜左侧锁骨下静脉植入电极导线者（透析患者左侧动静脉造瘘），为了保证除颤效果而采用左胸植入 ICD，但电极导线采用右锁骨下静脉植入，通过皮下隧道与左胸 ICD 相连，必要时使用专用的长电极导线。Kim 报道 1 例心室颤动除颤后的 56 岁男性患者，ICD 植入过程中发现左锁骨下静脉造影不能显影，改为经右锁骨下静脉植入电极导线，右胸植入 ICD（双相波形，双放电线圈，机壳主动放电）主机，常规放电方式采用 RV→CAN＋时，测得 DFT 为 31J，通过极性反转、放电方式改变为 RV→SVC＋plusCAN＋时有效除颤阈值未得到改善。最后改为左胸植入 ICD，但电极导线经右锁骨下静脉植入，使用专用的工具制作胸骨前皮下隧道后，电极导线通过胸骨前皮下隧道与左胸 ICD 相连，最后测得 DFT 为 11J，并且使用的是原电极导线，长度足够（图 5-3-1A）。临床也有针对左侧动静脉造瘘透析患者的相关报道，为保证除颤效果和避免右侧植入 ICD 尚不肯定的临床风险，而采用相同处理方案（图 5-3-1B）。但应该尽量选择主动放电机壳的 ICD，这样在保证除颤效果的同时尽量降低 DEF，延长 ICD 寿命。

2. 感染后左胸心律植入装置拔除患者　这种情况下左胸已不适合 ICD 再次植入。2009 美国心律学会的指南建议可选择腹部经髂静脉植入或心外膜电极植入。也有报道经半奇静脉植入电极导线来降低 DEF。2010 年 Nilsson 报道，1 例 41 岁的男性患者，左胸 ICD 因感染移除，右胸 ICD 植入后 35J 不能除颤成功，而左胸 ICD 移除前 DEF 小于 15J。Nilsson 采用一个单线圈电极选择性植入半奇静脉，DFT 减少到 25J 以下。半奇静脉于后前位影像上走行于脊柱左侧。

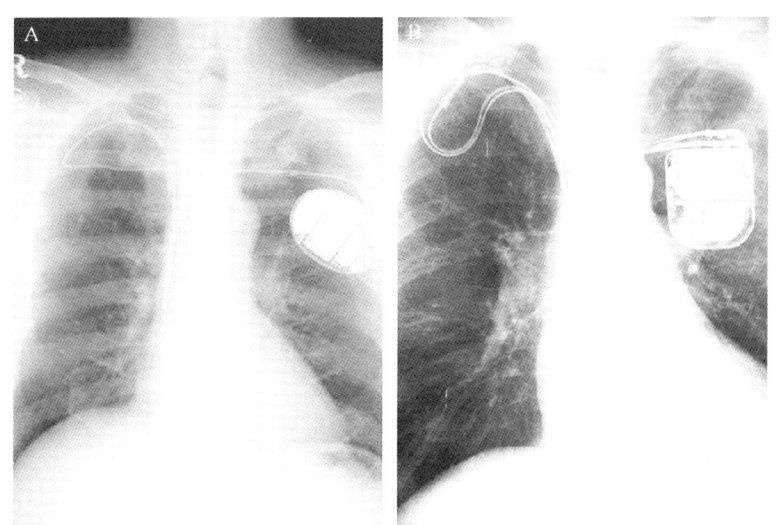

图 5-3-1 A、B 均为左胸植入 ICD。电极导线经右锁骨下静脉植入，通过胸前皮下隧道与左胸 ICD 相连。

因此，基于目前资料，现代 ICD 使用双相波形、双放电线圈、机壳主动放电的前提下，虽然右胸植入 ICD 的除颤阈值可能高于左胸植入的 ICD，但多数仍在可接受的安全范围内，除颤效果或转复率并没有差别，但对临床预后或全因死亡的影响尚待进一步明确。

因此，右胸植入 ICD 虽不作为 ICD 植入的首选途径，而仍可作为患者有左胸植入禁忌证或植入失败后的一种选择。必要时为了降低 DFT，可采用左胸植入 ICD，电极导线经右锁骨下静脉植入，再通过皮下隧道与左胸 ICD 相连的植入方式。此外左胸感染者，若右胸 ICD 的 DEF 过高，可考虑单线圈电极选择性植入半奇静脉的方法。希望降低 DEF，当然腹部经髂静脉植入和心外膜电极导线植入都是可以考虑的方式。

（褚现明　郭继鸿）

参考文献

[1] Baddour LM, Epstein AE, Erickson CC, et al. Update on cardiovascular implantable electronic device infections and their management: a scientific statement from the American Heart Association. Circulation, 2010, 121: 458-477.

[2] Wilkoff BL, Love CJ, Byrd CL, et al. Transvenous lead extraction: Heart Rhythm Society expert consensus on facilities, training, indications, and patient management: this document was endorsed by the American Heart Association (AHA). Heart Rhythm, 2009, 6: 1085-1104.

[3] Windecker. The Influence of Ventricular Fibrillation Duration on Defibrillation Efficacy Using Biphasic Waveforms in Humans. JACC, 1999, 33: 33-38.

[4] Epstein AE, Kay GN, Plumb VJ, et al. Elevated defibrillation threshold when right-sided venous access is used for nonthoracotomy implantable defibrillator lead im-

plantation. The Endotak Investigators. J Cardiovasc Electrophysiol, 1995, 6: 979-986.

[5] Flaker GC, Tummala R, Wilson J. Comparison of right-and left-sided pectoral implantation parameters with the Jewel active can cardiodefibrillator. The World Wide Jewel Investigators. PACE, 1998, 21: 447-451.

[6] Kirk MM, Shorofsky SR, Gold MR. Comparison of the effects of active left and right pectoral pulse generators on defibrillation efficacy. Am J Cardiol, 2001, 88: 1308-1311.

[7] Gold, M. R, H. T. Shih. Comparison of defibrillation efficacy and survival associated with right versus left pectoral placement for implantable defibrillators. Am J Cardiol, 2007, 100: 243-246.

[8] Gold MR, Higgins S, Klein R, et al. Efficacy and temporal stability margins for ventricular defibrillation: Primary results from the low energy safety study (LESS). Circulation, 2002, 105: 2043-2048.

[9] Patton, K. and V. Y. Reddy. Optimizing the defibrillation vector with a right-sided implantable cardioverter-defibrillator. Heart Rhythm, 2004, 1 (6): 756.

[10] Saito, A, Y. Kaneko. Left-sided ICD implantation via right-sided venous access in a patient with left hemodialysis fistula. Intern Med, 2010, 49 (3): 221-222.

[11] Teruya TH, Abou-Zamzam AM Jr, Limm W, et al. Symptomatic subclavian vein stenosis and occlusion in hemodialysis patients with transvenous pacemakers. Ann Vasc Surg, 2003, 17: 526-529.

[12] Aliyev F, Turkoglu C. Periprocedural considerations during implantation of ICD in a patient with Dextrocardia. Indian Pacing Electrophysiol J, 2010, 10 (1): 55-57.

[13] Kim, J. B, B. Joung. Use of a tunneling technique to achieve a lower defibrillation threshold during implantable cardioverter defibrillator implantation via the right subclavian vein. J Korean Med Sci, 2010, 25 (10): 1526-1528.

[14] Natale, A, J. Sra. Right side implant of the unipolar single lead defibrillation system. Pacing Clin Electrophysiol, 1997, 20: 1910-1912.

第4章
杂交技术拔除感染电极导线技术及现状

起搏器相关感染并发症及起搏导线威胁到病人安全时需要将起搏导线拔除。在绝大多数情况下，并发症起搏导线可以徒手或在各种器械辅助下经静脉拔除心内导线。但那些经静脉拔除失败或预计可能出现心脏损伤的患者则需要开胸体外循环下去除心内导线。经静脉拔除为局麻手术，创伤小，恢复快，但一旦出现心脏并发症，再处理时比较被动，而开胸体外循环手术则为全麻体外循环手术，创伤较大，恢复周期较长。目前，对于那些疑难、复杂、重症患者应用内外科联合拔除心内起搏导线的杂交技术成为一种新的尝试，并取得初步成功。此方法是通过胸部小切口心脏直视结合X线透视下经静脉拔除心内导线的杂交技术，以减少急诊开胸的被动状态及心脏压塞所给患者带来的损害，经临床实践，不失为一种有效替代方案。

一、目前国内外现状

在并发症起搏导线的拔除上，国内外多选择两种方式，其一为在导管室X光透视下徒手或应用锁定钢丝、剥离鞘、激光等技术由内科医生拔除；另一为由外科医生开胸手术，体外循环下切开心脏取出电极。国外有个别不使用体外循环，应用腔静脉阻断方法切开心房取出心内导线的报道，亦有个别应用胸腔镜技术取出心内电极的报道。

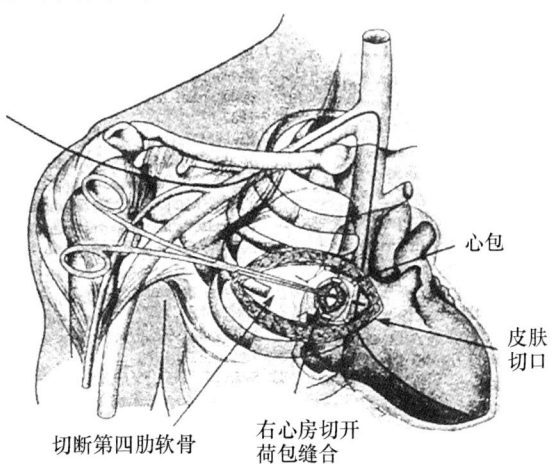

图 5-4-1 非体外循环心房切开拔除心内起搏导线（J Thoracic Cardiovasc Surg，1985，89：142-144）

而应用杂交技术，我们未检索到国内相关报道，国外亦罕见此类报道。我们在此将我们应用此技术的几例经验总结如下。

(一) 病例资料

病例 1：患者女、76 岁。因"病窦综合征"6 年前于外院安装永久起搏器，术后 1 个月即出现起搏器囊袋感染，当地医院将起搏器更换至对侧，但同侧仍残留一心房电极，反复清创不愈，来我院拔除感染心房导线。手术选择静吸复合全身麻醉，双腔气管插管，经右侧第四肋间小切口开胸，悬吊心包，显露右心耳。心耳直视下，经静脉在普通钢丝引导下拔除感染相关导线。检查心耳无损伤后关闭胸部切口，感染切口清创缝合。

病例 2：患者男、64 岁。因"三度房室传导阻滞"于 11 年前于外院安放右心室单腔永久起搏器。1 年前因电池耗竭于当地医院更换起搏器，更换后出现局部感染，起搏器外露。来我院就诊，入院心电图示左心室起搏图形，X 光片示起搏器电极位置异常，胸部 CT 提示起搏电极右心室心尖部穿孔。手术选择静吸复合全身麻醉，气管插管，胸部正中切口，胸骨下段部分切开，心脏直视下经静脉拔除导线，电极穿孔部位用滑线带毡片荷包缝合。

病例 3：患者男、61 岁。因"长 QT 间期综合征、心室颤动及晕厥"于 8 月前植入 ICD，因复查发现起搏阈值升高入院。入院后经电生理及 X 光检查考虑电极穿孔，此患者应用静吸复合全身麻醉，双腔气管插管，行左前外侧第五肋间小切口显露心尖部，见 ICD 电极穿孔至心包外，予剪断心脏外电极，经静脉拔除心内导线，穿孔部位荷包缝合，修补穿孔。

病例 4：患者女、52 岁。因"三度房室传导阻滞"于 17 年前植入永久起搏器，7 年前及 5 年前曾因电池耗竭及导线断裂行起搏器及导线更换术，1 年前出现囊袋感染，起搏器移至对侧，但 17 年前所植入的心房及心室电极仍在原位，并反复出现感染。此例患者选择全麻气管插管，正中小切口，胸骨全部劈开，充分显露右心耳及右心室，心脏直视下经静脉拔除心房及心室导线。

病例 5：患者女、85 岁。因"三度房室传导阻滞"于 15 年前植入单腔永久起搏器。10 年前更换为 DDD（双腔）起搏器，原心室电极旷置。7 年前更改植入部位。5 年前出现起搏器原心室电极局部感染表现。3 年前再次更换起搏器。1 年前出现局部及全身感染表现。治疗过程中出现肌酐升高。血培养多次阳性。患者合并糖尿病，肥胖症，高血压病，体重 120kg，入院时血钾 5.34（mmol/L），肌酐 284（μmol/L），血沉 81（mm/h）。超声心动示三尖瓣前叶赘生物形成，可见上腔静脉入口处赘生物形成，三尖瓣前叶心房侧可见直径 2cm 之赘生物。此例患者选择剑突下切口，保留胸骨完整性，于右室膈面植入心外膜永久起搏电极，起搏脉冲发生器埋藏于上腹部皮下，然后在 X 线透视下经皮拔除心内电极，并取出原起搏脉冲发生器。

(二) 结果

全部 5 例患者均在手术室应用杂交技术成功经静脉拔除起搏导线。病例 2 与病例 3 因电极均发生右室穿孔，在电极穿孔部位预缝带垫片荷包缝线，在拔除导线同时收紧荷包，修补穿孔部位。病例 2 拔除导线后反复出现室性心动过速（室速）、心室颤动（室颤）。经食管超声证实三尖瓣大量反流，遂扩大原切口，将全部胸骨劈开，于体外循环直视下修复三尖瓣，术后恢复过程顺利。病例 1 及病例 4 心脏直视下未见心脏损伤及出血，常规关胸及感染伤口处清创。病例 5 同期植入心外膜永久起搏器，术后感染得到有效控制。全组无死亡病例，术后住院时间分别为 13 天、27 天、11 天、8 天、40 天。围术期除病例 2 因体外循环、三尖瓣修复手术应用输血制品外，其余患者未应用血制品。随访 1～9 个月，随访期间未再出现感染及穿孔复发。

二、杂交技术手术指征

1. 明确导线穿孔，此类患者在经静脉拔除过程中易出现心脏压塞等风险，需要外科同期行心脏穿孔修复。

2. 导线植入时间较长的年轻患者，这是因为年轻人的纤维增生情况比老年人明显，且随时间延长，纤维组织增生加重，我们目前选择起搏电极安装 10 年以上，年龄小于 60 岁的患者进行杂交手术拔除电极。

3. 需要同期植入心外膜永久起搏器者。起搏器相关感染性心内膜炎患者，如果起搏器依赖，近期不宜植入心内起搏电极，可以同期植入心外膜永久起搏器。对于需要安装 CRT 的心力衰竭患者，可以同期植入左室心外膜电极。

三、杂交手术技术要点

1. 杂交手术的准备　杂交技术拔除导线应按照心脏损伤修复准备。术前备血制品，以备术中大量失血时使用。拔除前后需要行经食管超声检查，以观察三尖瓣功能及术后有无三尖瓣损伤，手术由内外科医生联合完成，并作好体外循环准备。

操作过程中的无菌术：由于起搏器囊袋局部多为感染伤口，而胸部切口为无菌切口，所以术中一定要有较强的无菌观念，防止胸部切口被污染，造成胸部伤口愈合不良。我们的经验是一组医生先开胸，显露心脏，需要植入心外膜永久起搏器，先完成外科操作。再应用无菌敷料保护胸部伤口，更换器械由另外一组医生准备分离起搏器伤口，拔除起搏导线，此时第一组医生可以直视心脏，及时处理心脏并发症。两组医生与两套手术器械不交叉。导线拔除后，先关闭胸部切口，再关闭起搏器处伤口。术后应用抗生素治疗。

2. 杂交手术的切口选择　根据需要显露的心脏部位，杂交手术有多种切口可以选择，其重点在于根据病人具体情况，进行个体化设计。

正中切口胸骨全部劈开适于同期拔除心房与心室电极患者，此切口直观方便，可以充分显露各心室腔结构，便于外科操作，但创伤稍大。

剑突下切口可联合或不联合胸骨下段部分劈开，可显露右室前面及膈面，但显露右房有困难，适于单纯拔除右室电极患者。另外，通过此切口可以安装心外膜永久起搏器。

右前外侧小切口于右腋中线外侧第三或第四肋间进胸,经胸腔打开心包,可以获得良好的心房,尤其是心耳的显露。适于单纯拔除心房导线患者。

左外侧小切口,选择左外侧第四或第五肋间切口,经胸腔打开心包,可以显露心尖与左室侧壁,适于左室电极和部分右室电极的拔除,另外,此切口易于植入CRT患者的左室心外膜电极。

(刘　刚)

参考文献

[1] Abraham J, Mansour C, Veledar E, et al. Staphylococcus aureus bacteremia and endocarditis: the Grady Memorial Hospital experience with methicillin-sensitive S aureus and methicillin-resistant Saureus bacteremia. Am Heart J, 2004, 147: 536-539.

[2] Li JS, Sexton DJ, Mick N, et al. Proposed modifications to the Duke criteria for the diagnosis of infective endocarditis. Clin Infect Dis, 2000, 30: 633-638.

[3] Baddour LM, Epstein AE, Erickson CC, et al. Update on cardiovascular implantable electronic device infections and their management. A scientific statement from the American Heart Association. Circulation, 2010, 1: 1-20.

[4] Byrd CL, Schwartz SJ, Sirina M, et al. Technique for the surgical extraction of permanent pacing leads and electrodes. J Thorac Cardiovasc Surg, 1985, 89: 142-144.

第六篇 典型病例分享

第1章
心外膜左室电极导线感染1例

一、病历摘要

患者女，66岁，因扩张型心肌病、严重心力衰竭（心功能NYHA分级为Ⅲ级）、左室射血分数（LEVF）32%、完全性左束支传导阻滞（QRS波群152ms）于外院植入CRT治疗，后因电极感染转诊我院。

患者左室起搏电极导线经开胸心外膜植入（图6-1-1A），术后CRT工作良好。后因右房及右室起搏电极导线脱位，而行电极导线的复位术。第2次术后，植入起搏器脉冲发生器切口红肿，最终皮肤破溃。破溃的皮肤经4次局部清创无效。囊袋反复感染而不愈，转入我院行起搏器感染囊袋清创及起搏导线拔除。在锁定钢丝的协助下顺利拔除右心房及右心室电极导线，于近心端离断左室心外膜起搏电极导线而旷置，随后取出起搏器脉冲发生器并局部清创。术后患者恢复良好。

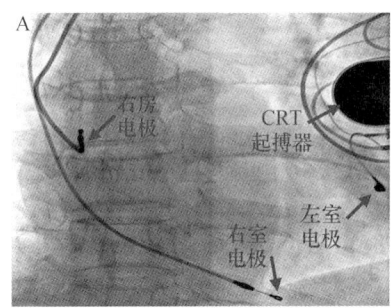 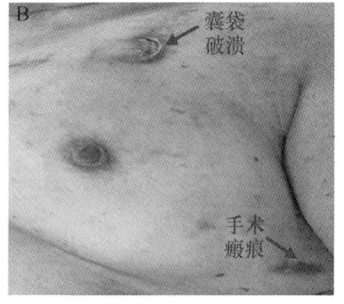

图6-1-1 患者后前位X线影像（A）及囊袋破溃处（B）（见书后彩图）

二、讨 论

近年来心律失常植入装置感染率有逐渐增高趋势，CRT感染年发生率为1.7%，2.6年时感染率为4.3%，但CRT的左室起搏电极导线发生感染的报告则更少。

本例患者为老年女性，慢性病程，无糖尿病和慢性肾病史，因扩张型心肌病伴严重心力衰竭而植入 CRT。后因起搏电极导线脱位，再次行电极导线的复位术。再次手术后切口处红肿，皮肤破溃。文献已反复强调，患者再次手术、手术时间较长、肾透析都是起搏器及 CRT 相关感染的独立危险因素。该例患者二次手术直接引起感染。

该患者临床表现为局部皮肤红肿、破溃（起搏器及导线外露），无高热、寒战，血常规、血培养均正常，因而可以确诊为起搏器囊袋感染已累及起搏器脉冲发生器及电极导线。根据 2010 年 AHA 关于《心血管植入装置的感染与处理专家共识》，该患者应为从体内移除所有植入装置系统（包括起搏器及电极导线）的 I 类适应证。在临床诊疗中，判断感染是否侵及囊袋十分关键。仅皮肤或切口感染，或囊袋血肿等情况可以保守治疗；但是一旦囊袋感染则必须将其装置导线全部取出，保守治疗几乎不可实施，如果处理不及时或不恰当，有可能导致临床后果严重的感染性心内膜炎。该例患者二次术后，感染已经侵及囊袋，所以 4 次反复的保守清创治疗无效，延误了最佳治疗时间。因此，对于心血管植入装置感染的患者，保守治疗应当慎重。

本例患者年龄偏大，左室心外膜电极开胸拔除风险高，因外膜导线在皮下隧道走行较长，所以我们选择将左室电极近心端离断旷置后，其余植入部分均完全去除，术后随访 1 年无复发对于其更远期的临床效果仍有待于进一步的随访。

本例临床启示：

1. 再次手术、手术时间延长是心律装置感染的独立危险因素。

2. 起搏器囊袋感染已累及起搏器脉冲发生器及电极导线，是移除所有植入装置系统（包括起搏器及电极导线）的 I 类适应证。

3. 本例患者高龄，左室心外膜电极植入时间长，开胸拔出风险高，因外膜导线在皮下隧道走行较长，故尝试离断左室电极旷置后治愈，但临床更远期预后有待于进一步随访。

（昃　峰　李学斌）

参考文献

[1] Romeyer-Bouchard C, Da C A, Dauphinot V, et al. Prevalence and risk factors related to infections of cardiac resynchronization therapy devices [J]. Eur Heart J, 2010, 31 (2): 203-210.

[2] Baddour LM, Epstein AE, Erickson CC, et al. Update on cardiovascular implantable electronic device infections and their management: a scientific statement from the American Heart Association [J]. Circulation, 2010, 121 (3): 458-477.

第 2 章
起搏器反复感染 1 例

一、病历摘要

患者男，78 岁，因"发作性头晕、黑矇 3 年，加重 1 个月入院"。既往高血压病史 10 年，糖尿病病史 5 年，冠心病病史 5 年，接受经皮冠状动脉介入治疗（PCI），具体情况不详。2003 年，患者无明显诱因出现头晕、黑矇，休息后自行缓解，以上症状多次出现，动态心电图示 24h 总心搏 65764 次，最慢心率 24 次/分，可见二度 Ⅱ 型窦房传导阻滞。2004 年，患者于当地医院植入永久性心脏起搏器（MedtronicSDR303）。植入起搏器后第 4 天，患者出现高热，血常规示：白细胞总数：12.1×10^9/L，中性粒细胞 0.85，嗜酸性粒细胞 0.005。脉冲发生器植入处出现红、肿、热、痛，诊断为起搏器感染。及时将脉冲发生器及电极导线取出，加强抗生素应用及局部换药，患者症状消失，白细胞总数恢复正常后出院。2 个月后，再次行永久心脏起搏植入术，将消毒的脉冲发生器及新电极导线植入。此次术后第 2 天，患者出现高热，伤口局部发红、疼痛明显，血常规异常。未行血培养和囊袋分泌物培养，考虑患者起搏器感染，亦不除外起搏器接触性皮炎。再次取出起搏器及电极导线。3 个月后患者反复发生黑矇，再次入我院。入院后行起搏器材质样本贴片的皮肤试验，结果显示阴性。第 3 次行永久性起搏器植入术，术后未再出现发热及囊袋周围的红、肿、热、痛等症状。1 周后拆线出院。随访 24 个月无不适主诉。

二、讨　论

1. 起搏器感染　近期资料表明，起搏器感染率从 1990 年的 0.094% 增至 0.211%，增长了 1.24 倍。感染的危险因素包括糖尿病，合用激素或抗凝药物，术后血肿，再次调整电极位置以及手术者的经验。而 49% 起搏器感染者有至少上述一项危险因素。起搏器感染局部表现为囊袋红、肿、热、痛，溃烂形成窦道，或伤口不愈合。心内膜炎则可有全身受累的表现，如发热、寒战及心内膜炎（主要为右心感染性心内膜炎）的症状。起搏器感染的诊断主要依赖于血清学、放射学和心脏超声检查。病原体可在血培养、囊袋和起搏器中检出。对于仅囊袋局部感染者可应用抗生素治疗。若出现反复囊袋感染或心内膜炎，则应去除整个起搏系统，并有针对性地应用抗生素。

2. 起搏器接触性皮炎　起搏器接触性皮炎是一种罕见的并发症。通常出现起搏装置植入部位皮肤红、肿、水泡等。症状可于术后 2 天至 2 年出现，多数在数周至几个月出现，但常会延迟确诊或误诊为感染。钛和镍是最常见的过敏源。起搏器植入后出现皮肤反应，抗生素无效时可考虑起搏器接触性过敏的诊断。此类患者的全血细胞计数正常，但嗜酸性粒细胞增多。皮肤贴片反应阳性有助于诊断。可短期局部应用激素，但因其副作用而被禁止长期应用。抗组胺药仅能减轻症状而不能治愈。去除过敏源，即更换为无致敏性起搏器，或由不易过敏物质包裹的起搏器，是最终的选择。因此，起搏器感染与起搏器接触性皮炎有相似之处，又不尽相同。

本例临床启示：

1. 应注意起搏器感染和皮肤起搏器接触性皮炎的鉴别。相似点：两者局部反应均表现为皮肤红、肿、水泡等。症状可于术后 2 天至 2 年出现，多数在数周至几个月出现。不同点：接触性皮炎患者的全血细胞计数正常，嗜酸性粒细胞可增多。而起搏器感染患者白细胞总数和中性粒细胞数显著增多。血培养和囊袋分泌物培养有助于鉴别。皮肤贴片反应阳性有助于诊断起搏器接触性皮炎。

2. 对于反复感染的起搏器依赖患者，应坚持按原则处理，尝试再次甚至多次植入起搏器，并密切随访观察。如果本例患者第 2 次植入后放弃再次植入起搏器，则预后一定较差。当然，尝试在感染后再次甚至反复植入起搏器，需要诸多因素的配合，例如，对起搏系统的彻底严格消毒、抗生素的选择、患者的反应、丰富的医生经验和患者的知情同意等。

（谭　琛　石红玲　王　波）

参考文献

[1] Uslan DZ, Baddour LM. Cardiac device infections: getting to the heart of the matter. Curr Opin Infect Dis, 2006, 19: 345-348.

[2] IshiiK, Kodani E, Miyamoto S, et al. Pacemaker contact dermatitis: The effective use of a polytetrafluoroethylene sheet. PACE, 2006, 29: 1299-1302.

第3章
起搏器患儿囊袋感染1例

一、病例摘要

患儿男，8岁。4岁时因先天性心脏病行外科手术治疗，术后出现三度房室传导阻滞。在当地经左锁骨下静脉入路植入单腔起搏器。术后伤口愈合良好。1年半前患儿母亲发现起搏器植入部位皮肤青紫、开裂，导线外露，随就诊于当地医院行原位再植入后无效，再次手术植入左侧腋中线第五肋间皮下。8个月前起搏器再次外露，于当地医院再次更换更小型起搏器原位再植入，术后2个月起搏器再次外露，在当地医院行左侧起搏器取出术，留置电极导线，包埋于皮下。并经右锁骨下静脉植入一新的右室电极导线，把取出的起搏器经碘伏、酒精浸泡后植入右侧胸壁皮下。2个月前左侧导线包埋部位出现红肿，脓液流出，收住我院。患者自发病以来精神可，无寒战、发热等症状。查体可见，左侧锁骨下2cm伤口，电极线脱出，有脓液渗出。右侧腋下伤口愈合良好，瘢痕长度约4cm，无红肿。胸部正中切口伤口愈合良好。心肺检查未见异常。心电图：心室起搏心律，未见其他异常。遂在导管室全麻下行起搏器电极拔除术，常规应用锁定钢丝送至感染心室电极远端后锁定，持续牵拉电极，约3min后，电极顶端与心尖脱离，拔至锁骨下时头端无法拔出。之后经右侧股静脉送入圈套器至左锁骨下静脉，圈套住电极游离的电极头端，经股静脉途径取出拔除。术后伤口愈合良好。右侧起搏导线未受影响，痊愈出院。半年后右侧起搏器囊袋再次破溃（图6-3-1），因导线植入时间短，遂顺利移除整个起搏系统。因患者窄QRS波逸搏心律尚可，患儿家属拒绝再植入起搏器，出院随访观察。

二、讨论

儿童起搏器植入数量相对较少，因患儿通常不合并其他疾病，起搏系统感染的概率也较低，需要拔除的病例报告也相对较少。儿童患者一旦感染，如不及时清除植入装置，将为后续的处理带来困难。另外儿童患者生存时间很长，长期换药消毒保守处理策略将为其一生带来不便。应当在拔除导线方面持更积极的态度。我们初步的研究发现，越是年轻的患者，导线周围组织的包裹增生越明显，相同的植入时间对年轻患者而言，比老年患者拔除更加困难。儿童患者右室壁相对较薄，拔除术中常需要减少牵引力量，牵引时间更长。

本例临床启示：

1. 患儿起搏器囊袋感染后在同一部位反复清创 4 次，均以失败告终。导线拔除后伤口才顺利愈合。充分提示保守处理是不可取的。

2. 一侧保留导线，对侧植入起搏器后，由于导线断端仍保留在囊袋内，不可能充分消毒，导线仍会破溃裸露。

3. 对侧植入起搏器如不经特殊消毒，仅靠碘伏消毒后植入，将会为再次感染埋下隐患。一旦再感染，后续的植入将更加困难，且在拔除患侧导线时有可能因操作不当，使新植入的导线发生脱位。

4. 儿童患者拔除导线的方法与成年患者大致相同，但常常粘连更重，需要更加小心。

5. 儿童患者三尖瓣瓣叶更薄，一旦撕裂，将会对其一生造成影响，需要谨慎。

总之，随着拔除电极导线病例的增加，儿童患者的拔除也一定会增多，病例数目相对较少，有待积累更多的经验。

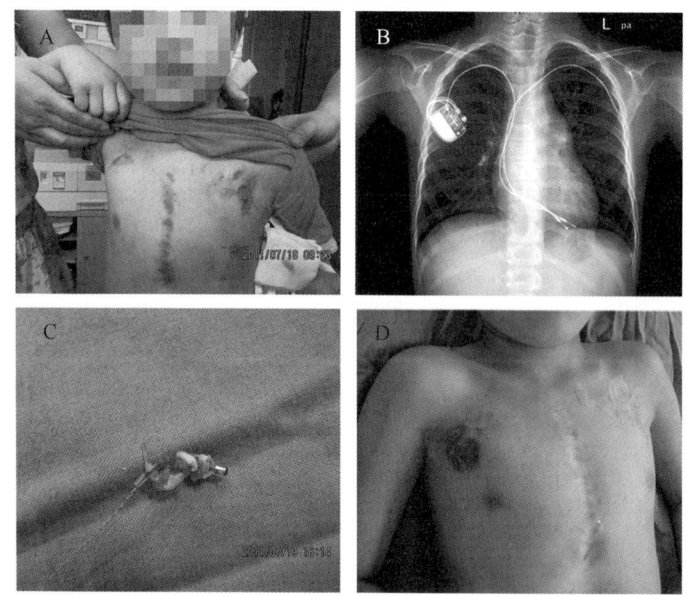

图 6-3-1 患儿诊疗过程图（见书后彩图）

A. 患儿初次就诊时起搏器感染情况，左侧旷置的心室电极导线破溃，右侧植入起搏器囊袋完好；B. 初次就诊时的胸部 X 线片（后前位），可见两根右室起搏电极导线；C. 初次就诊时，经股静脉途径拔除的左侧心室电极导线头端；D. 左侧感染导线经成功拔除后伤口终于愈合，但半年后右侧起搏器囊袋再次感染。

（李学斌　李　鼎）

参考文献

[1] Baddour LM, Epstein AE, Erickson CC, et al. Update on cardiovascular implantable electronic device infections and their management: a scientific statement from the

American Heart Association. Circulation, 2010, 121: 458-77.

[2] Jones SOt, Eckart RE, Albert CM, et al. Large, single-center, single-operator experience with transvenous lead extraction: outcomes and changing indications. Heart rhythm: the official journal of the Heart Rhythm Society, 2008, 5: 520-525.

第4章

电极导线拔除术合并三尖瓣撕裂1例

一、病历摘要

患者男，64岁，11年前因三度房室传导阻滞植入VVI起搏器治疗，术后患者无不适、未常规随访。1年前因起搏器电池耗竭更换起搏器，1个月前出现起搏器囊袋渗液、破溃及起搏器脉冲发生器外露，转诊我院。患者入院心电图示：窦性心律，三度房室传导阻滞，心室起搏心律，V_1导联呈Rs型（图6-4-1红色箭头所示），I导联呈rS型。起搏参数：心室起搏阈值3.0V（脉宽0.5ms），心室电极阻抗422Ω。患者自述无胸闷、胸痛等不适，胸部后前位X线片（图6-4-2-A）、心脏CT（图6-4-2-B）及超声心动图（图6-4-2-C）均不能排除右室起搏电极导线穿孔可能。经讨论后选择应用内外科联合杂交手术方式移除植入装置。

患者经静脉全麻，在心脏外科开胸打开心包直视保护下，应用锁定钢丝自上腔静脉途径拔除右室起搏电极导线。术中证实右室起搏电极导线为不全穿孔（图6-4-2-D）。植入装

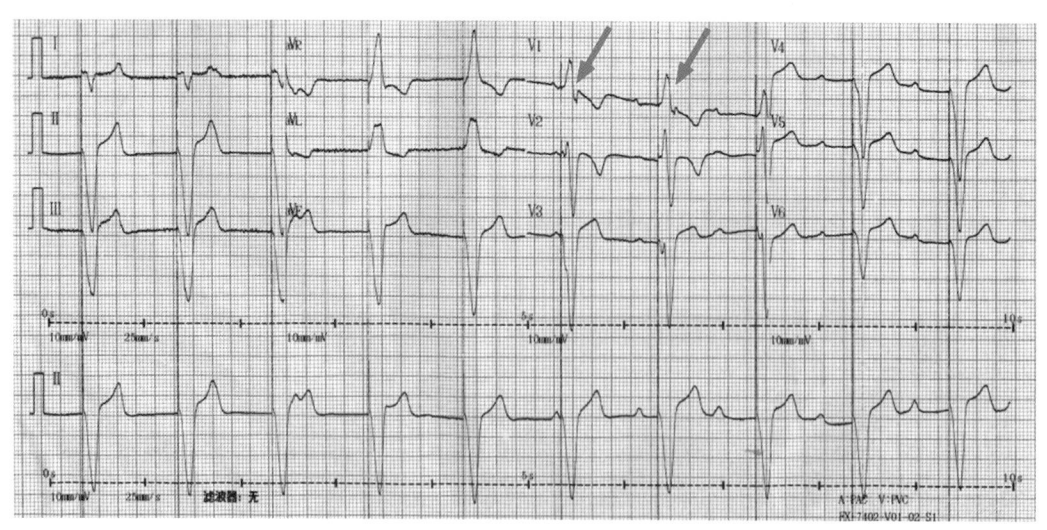

图6-4-1 患者入院心电图（见书后彩图）

窦性心律，三度房室传导阻滞（可见房室分离），心室起搏心率60次/分。V_1导联（Rs型）呈类右束支传导阻滞图形（箭头所示），I导联呈rS型。

置成功移除后，患者术后 1h 反复出现低血压，中心静脉压升高，室性心动过速（室速）、心室颤动（室颤）发作，反复电击无效，但心包引流管未见明显渗血。经食管超声提示三尖瓣大量反流（图 6-4-3）。给予再次开胸体外循环行三尖瓣修补术，术中切开右心耳，可见三尖瓣后瓣腱索断裂（图 6-4-4-A），造成三尖瓣大量反流（图 6-4-4-B）。修补术后经食管超声提示患者三尖瓣轻度反流，术后恢复良好。

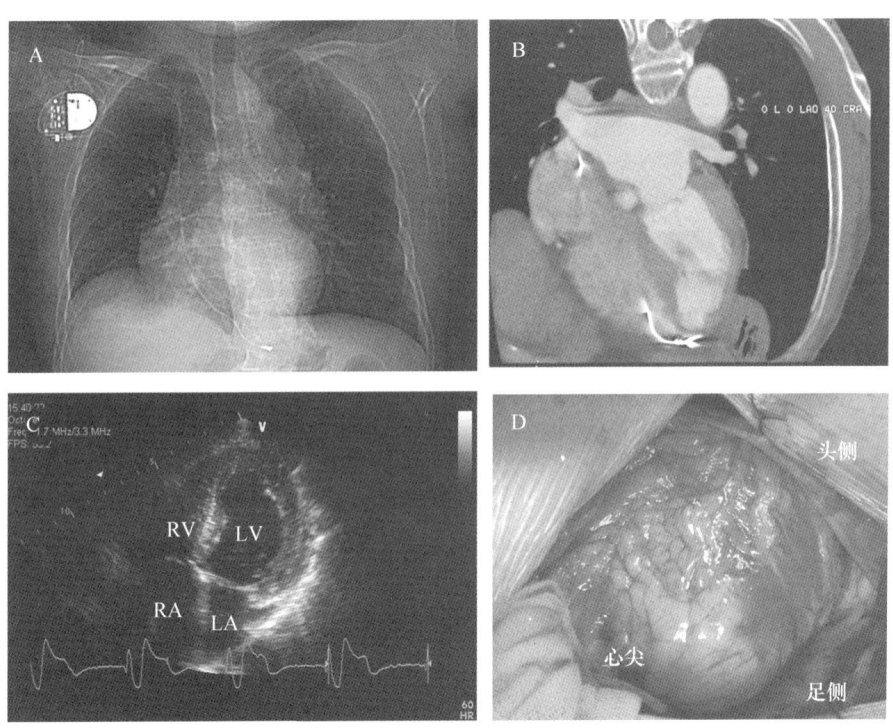

图 6-4-2 影像学检查及术中所见（见书后彩图）
A. 胸部后前位 X 线影像示右室起搏电极导线位置偏低。B. 心脏 CT 影像，起搏电极导线仍位于右室心尖部，心包腔内未见明显渗出或钙化灶。C. 心尖四腔标准切面超声心动图影像，心包腔内无液性暗区，起搏电极导线未见明显穿孔。D. 胸部正中小切口，打开壁层心包后暴露心尖部，直视下未见明显的起搏电极导线穿出心肌，但局部有纤维包裹。RV=右心室，LV=左心室，RA=右心房，LA=左心房。

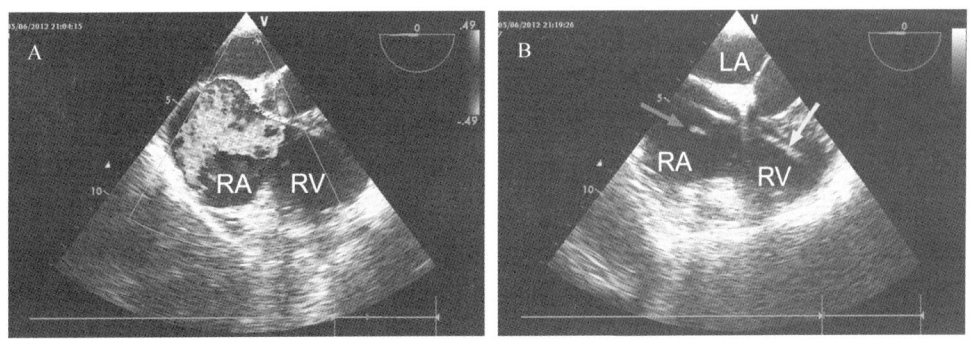

图 6-4-3 术后经食管超声图像（见书后彩图）
A. 可见收缩期三尖瓣大量反流。B. 黄色箭头示术中植入的临时起搏电极导线，红色箭头示三尖瓣断裂的腱索或乳头肌在收缩期随反流入右心房。

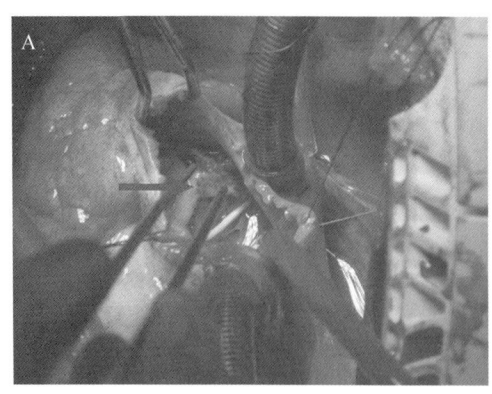 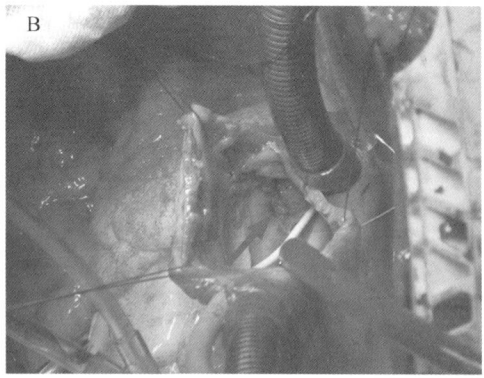

图 6-4-4　体外循环三尖瓣修补术（见书后彩图）
A. 黑色箭头示断裂的腱索（后瓣）。B. 术中应用心包补片技术，修补撕裂的瓣膜。

二、讨　论

目前关于起搏电极导线拔除后三尖瓣反流的报道相对较少，尚无内外科杂交术式移除植入装置致三尖瓣大量反流的报道。本文从以下四个方面分析其诊治过程及存在的问题。

1. VVI起搏呈类右束支传导阻滞心电图分析

该患者入院VVI起搏心电图表现为类右束支阻滞图形（图6-4-1），同时起搏阈值升高，应当考虑患者右室起搏电极导线穿孔或者植入位置异常的可能（误入心中静脉或通过缺损的房间隔植入左室），其后影像学排除了植入部位异常的可能；手术证实患者右心室起搏电极为不全穿孔，仍位于右室心尖部（图6-4-2-D）。

有文献证实，少部分患者VVI起搏，其他检查明确起搏电极导线位于右心室，但起搏心电图可以表现为右束支传导阻滞图形。另外，右室心尖部起搏心电图可以表现为"假性右束支传导阻滞图形"，V_1导联表现为类右束支传导阻滞图形（R波），而Ⅰ导联却表现为左束支传导阻滞的图形即Ⅰ导联无S波。该例患者心电图Ⅰ导联存在深大的S波，V_1导联呈Rs型，是明确的右束支传导阻滞图形。

对于右束支传导阻滞图形，患者是正常的右心室起搏还是电极误入左心室的鉴别诊断方面的研究较少。目前对于VVI起搏表现为右束支传导阻滞图形的解释有如下几种假说：①间隔右室侧解剖及电学特性与左室相同，所以激动刺激这些部位，会产生右束支传导阻滞的图形。②起搏刺激激动右束支后，逆向激动希氏束，左束支先激动左室。③右室传导系统阻滞或右室心肌激动延迟，左室优先激动，表现为右束支传导阻滞图形。④左右室之间存在不正常的传导通路，刺激右室心尖部首先激动左室。并非所有的右室心尖部起搏呈右束支传导阻滞图形可以应用上述假说来解释。单纯应用心电图鉴别是否穿孔或者误入左室相对困难，应当结合临床表现及影像学综合判断。

2. 心脏穿孔分析

文献报道，早期心脏穿孔的发生率为5%～7%；随着现代起搏导线的应用以及植入技术的改进，并发症明显减少，美国一项起搏器植入研究显示心脏穿孔总发生率为1.2%。迟发的心脏穿孔是指起搏器植入1个月以上发生心脏穿孔，是起搏器相对少见的并发症。

明显的起搏电极穿孔，普通 X 线影像即可诊断，急性穿孔往往伴随胸痛，电极可刺激局部肌肉，血流动力学异常时可以出现心脏压塞的症状，迟发的心脏穿孔症状不明显，可以仅表现为起搏及感知的异常。该患者起搏器植入时间长，无明显症状，但是存在起搏阈值升高，结合 X 线影像，不能排除患者起搏电极导线迟发穿孔可能，超声及心脏 CT 存在伪影的干扰，并未明确诊断，给临床决策带来一定困难。在临床诊疗中应当结合患者病情全面分析，作出最合理的决策。

3. 杂交手术应用与选择

目前如何处理起搏电极穿孔，尚无明确规范。文献报道的方法各不相同。为防止拔除过程中被动电极头端损伤周围组织，通常选择内外科联合杂交手术方式：首先开胸暴露起搏电极头端，剪断电极头端，后自静脉途径拔除电极。

该患者植入年限长，不能除外起搏电极导线穿孔的可能；另外，患者存在明确的囊袋感染是电极拔除的 I 类适应证，所以选择杂交手术的方式最为安全。手术方式为：首先静脉全麻，选择胸骨正中 3～4 肋间小切口（长约 10cm），暴露心脏，打开壁层心包，暴露心尖部，术中证实起搏导线并未明显穿孔。遂在直视保护下经静脉成功拔除起搏电极导线。联合心胸外科行杂交手术拔除起搏电极导线的方法切口小且安全有效，如果患者出现急性心脏破裂外科可以给予及时的止血及修补。对于部分电极植入时间长、心脏穿孔高风险的患者，可以选择联合心胸外科行杂交手术，既可以保证手术的安全性，又将手术的创伤降至最小。

4. 电极拔除后三尖瓣急性大量分流分析

该患者经静脉成功拔除起搏电极导线后，反复出现低血压状态，中心静脉压升高，同时出现反复室速、室颤，多次电击无效。术后出现此类紧急情况首先考虑几方面原因：①心脏压塞；②心脏瓣膜结构破坏；③急性肺栓塞。该患者行杂交手术，心包已经打开，引流管内未见明显渗血、渗液，心脏压塞可以排除；另外患者术前超声提示心腔内及导线处无明显的赘生物，急性肺栓塞可能性小；经食管超声检查示三尖瓣大量反流。急性重度三尖瓣反流，导致右心室射血减少，右心扩大，临床表现为急性右心衰竭，左心排血不足，导致血压明显下降，从而导致了反复室速、室颤的发生，且药物及电击无效。后立即在体外循环支持下，行三尖瓣修补术。

目前关于电极拔除后急性三尖瓣损伤及反流的报道相对较少，多为慢性三尖瓣反流。由于大部分三尖瓣轻中度反流的患者无明显症状，血流动力学稳定，所以往往低估了电极拔除术后三尖瓣反流的发生率。Sohail 等研究了 163 例囊袋感染患者，经静脉电极拔除后，仅有 2 例需要外科处理。Roux 等研究发现，177 例电极拔除患者仅 1 例需要外科修补。另一项电极拔除后超声研究发现，电极拔除术后三尖瓣反流的发生率为 14.5%（45/311），其中仅 2 例发生血流动力学障碍。

起搏电极导线拔除后急性三尖瓣反流的发生往往与电极植入时间长、电极导线与三尖瓣粘连相关。一组起搏器植入患者尸检研究结果显示：心室电极与三尖瓣粘连或穿过三尖瓣腱索的发生率为 46%，该组患者平均植入年限为（4.0±3.3）年，这一数据为起搏感染电极拔除提供了可靠的依据及警示作用，应当重视电极拔除术后瓣膜损伤情况。一项 208 例患者心室电极经静脉拔除资料显示，三尖瓣反流的发生率为 9.1%，严重三尖瓣反流发生率为 6.7%，平均随访 17.9 个月，存在三尖瓣反流患者的死亡率高达 31.6%，而术后无三尖瓣反流患者死亡率仅为 13.7%。因此，应当重视电极拔除术后三尖瓣反流的发生。

总之，起搏器囊袋感染患者电极拔除后应当重视三尖瓣反流的发生，特别是植入年限长、年龄偏大的患者。另外，VVI 起搏出现右束支传导阻滞图形，应当排除植入位置异常（冠状静脉或左室）和电极穿孔的可能。对于已经穿孔或者高度怀疑穿孔的患者，可以选择联合心胸外科杂交手术的方式，既保证手术的安全性，又可以将创伤降至最低程度。

本例临床启示：

1. VVI 起搏心电图表现为类右束支传导阻滞图形，同时起搏阈值升高，应当警惕电极穿孔的可能。

2. 电极导线植入时间长、心脏穿孔风险高的患者，可以选择联合心外科行杂交手术，既可以保证手术的安全性，又将手术的创伤降至最低程度。

3. 经静脉拔除电极导线后，反复低血压、室速、室颤应当警惕三尖瓣撕裂的发生，于拔除术中进行经食管超声检查可以明确诊断。

（昃　峰　王　龙）

参考文献

[1] Klein HO, Beker B, Sareli P, et al. Unusual QRS morphology associated with transvenous pacemakers. The pseudo RBBB pattern. Chest 1985, 87 (4)：517-521.

[2] Molina JE. Perforation of the right ventricle by transvenous defibrillator leads：prevention and treatment. Pacing Clin Electrophysiol, 1996, 19 (3)：288-292.

[3] Sohail MR, Uslan DZ, Khan AH, et al. Management and outcome of permanent pacemaker and implantable cardioverter-defibrillator infections. J Am Coll Cardiol, 2007, 49 (18)：1851-1859.

[4] Roux JF, Page P, Dubuc M, et al. Laser lead extraction：predictors of success and complications. Pacing Clin Electrophysiol, 2007, 30 (2)：214-220.

[5] Glover BM, Watkins S, Mariani JA, et al. Prevalence of tricuspid regurgitation and pericardial effusions following pacemaker and defibrillator lead extraction. Int J Cardiol, 2010, 145 (3)：593-594.

[6] Novak M, Dvorak P, Kamaryt P, et al. Autopsy and clinical context in deceased patients with implanted pacemakers and defibrillators：intracardiac findings near their leads and electrodes. Europace, 2009, 11 (11)：1510-1516.

[7] Franceschi F, Thuny F, Giorgi R, et al. Incidence, risk factors, and outcome of traumatic tricuspid regurgitation after percutaneous ventricular lead removal. J Am Coll Cardiol, 2009, 53 (23)：2168-2174.

第5章
临时起搏桥接治疗突发功能障碍1例

一、病历摘要

患者，男性，68岁，因"起搏器植入术后3年，囊袋破溃1个月"入院。患者3年前因反复发作性黑矇，伴胸闷、乏力，于当地医院诊断为"三度房室传导阻滞"，于左上胸处植入DDD型起搏器。1个月前起搏器囊袋处破溃，渗出黄色脓性分泌物，无发热、寒战，为进一步诊治收入北京大学人民医院心内科。入院诊断：三度房室传导阻滞，永久起搏器植入术后，囊袋感染。入院后拟行心律植入装置及电极导线移除术，术前起搏器程控提示患者为起搏器依赖，经左侧股静脉植入临时起搏电极，并将临时起搏频率设置为50次/分，在临时起搏保护下行电极导线拔除术及囊袋清创术，术后患者安返病房。术后3h，患者翻身饮水后，突然出现意识丧失、四肢抽搐，心电监护示：完全性房室传导阻滞，心脏停搏，起搏器失夺获，立即予以心外按压，同时调整临时起搏电极导线，但仍不能有效夺获，遂在心外按压下将患者运送至导管室，在X线指导下行临时起搏电极复位，起搏成功后患者意识逐渐恢复。电极拔除术后第3天，血培养结果阴性情况下，于右侧锁骨下重新植入新的双腔起搏器，伤口拆线后痊愈出院。

二、讨论

对于起搏器依赖的囊袋感染患者，在电极拔除术后等待新起搏器植入的时间内，需要临时心脏起搏支持过渡。目前临时心脏起搏的方式包括：经静脉心内膜起搏和心外膜起搏。经静脉心内膜起搏的方法因电极头端无固定装置，稳定性差，容易脱位，导致起搏功能障碍或感知功能障碍；而心外膜起搏电极需开胸植入，创伤较大。因此，目前经静脉心内膜起搏作为起搏器依赖患者电极拔除术后的首要选择。

本例患者为起搏器依赖，电极拔除术前经股静脉行临时起搏电极植入术，尽管已行局部缝合包扎固定，但术后患者体位改变时，仍因临时起搏电极脱位，心室失夺获导致心脏停搏，发生阿-斯综合征，经心外按压复苏、临时起搏电极复位后抢救成功。

本例临床启示：

1. 对于起搏器依赖患者，术后经静脉临时起搏存在脱位风险，对于起搏器依赖患者可以考虑应用主动电极进行临时起搏保护。

2. 临时起搏脱位，如抢救不及时，将发生灾难性后果，导致患者死亡。因此，对于这类患者应进行持续的心电、血压监护。

（段江波）

参考文献

[1] Lang R, David D, Klein HO, et al. The use of the balloon-tipped floating catheter in temporary transvenous cardiac pacing. Pacing and clinical electrophysiology：PACE，1981，4：491-496.

[2] Trigano JA, Birkui PJ, Mugica J. Noninvasive transcutaneous cardiac pacing：Modern instrumentation and new perspectives. Pacing and clinical electrophysiology：PACE，1992，15：1937-1943.

[3] Asano M, Mishima A, Ishii T, et al. Surgical treatment for right ventricular perforation caused by transvenous pacing electrodes：A report of three cases. Surgery today，1996，26：933-935.

第 6 章
起搏电极导线拔除合并下肢静脉血栓 1 例

一、病历摘要

患者女，41岁。主因起搏器植入术后并起搏器囊袋感染1年半入院。患者数年前心电图发现"三度房室传导阻滞"，心率约45次/分，无心悸、头晕、晕厥、乏力等不适。1年半前患者因间断出现头晕、晕厥于当地医院行心脏永久起搏器植入术（DDDR），术后起搏器囊袋皮肤持续红肿，不伴有发热、寒战等不适，未予重视及诊治。1周前患者发红处囊袋皮肤破溃，起搏器及电极外露，并有间断发热。为进一步诊治来我院行起搏器电极导线拔除术。入院后完善常规检查，血培养阴性，超声心动图检查未见心腔内赘生物。术前起搏器程控提示患者对起搏器完全依赖。术中先经左侧股静脉途径植入临时起搏器，测试临时起搏器工作正常，随后应用锁定导丝顺利拔除了心房和心室电极导线，嘱患者绝对平卧，避免临时电极导线脱位，并持续心电监测。术后第1天患者开始出现发热，最高达38℃，经物理降温后可降至正常，白细胞计数 $10.38×10^9$/L，予明可欣静点抗感染治疗，5天后体温正常，白细胞 $7.21×10^9$/L、中性粒细胞百分比71.08%。在局麻下于感染囊袋对侧胸部行永久起搏器植入术，手术顺利，术后伤口无渗血，起搏器功能正常。术后第2天患者主诉左下肢疼痛、肿胀，D-二聚体 6858ng/ml。B超提示：左侧下肢深静脉血栓形成（图6-6-1A）。请血管外科会诊，建议：①左侧下肢制动；②低分子肝素皮下注射、华法林口服抗凝治疗，同时注意监测INR；③静点七叶皂苷钠、口服迈之灵、爱脉朗消肿。肺血管增强CT扫描未见明确肺栓塞征象。经上述治疗后患者体温逐渐降至正常，1周后双下肢水肿明显减轻，复查B超示：左下肢深静脉血栓，部分再通（图6-6-2B）。继续口服华法林抗凝，正常下地活动，带药出院。

二、讨 论

深静脉血栓形成主要与血流缓慢、血管损伤和凝血功能异常相关。起搏器依赖且术后需要较长时间卧床的患者行电极导线拔除后，临时起搏器将成为患者最重要的保护条件。但是这些患者又与其他普通患者不同，临时起搏器植入静脉入路的选择是受限的，因还需要在胸部感染伤口的对侧植入新的永久起搏器，因此对侧锁骨下静脉入路不能应用,右侧股静脉又是对导线拔除困难患者经下腔入路拔除导线的最重要血管。因此常选用左侧股静脉入路进行临时起搏保护。术后患者肢体制动,导致血流缓慢,加之血管损伤,这些都是血栓形成的高危因素。因此,如何避免血栓形成将是我们应该关注的问题,包括对下肢的定期按摩,增加血流速度,保证入液量,尽早应用抗凝药,积极预防血栓的形成。

本例临床启示:

1. 对起搏器依赖的感染患者,需要临时起搏电极植入,并要求患者制动和卧床,容易发生下肢静脉血栓。

2. 对于此类患者应加强下肢的被动按摩,改善血液循环状态,补充血容量,避免血栓形成。

3. 必要时,对于血栓形成高危的患者,如高龄、有静脉血栓病史、口服避孕药、持续性发热伴脱水的患者,可以考虑应用低分子肝素抗凝。

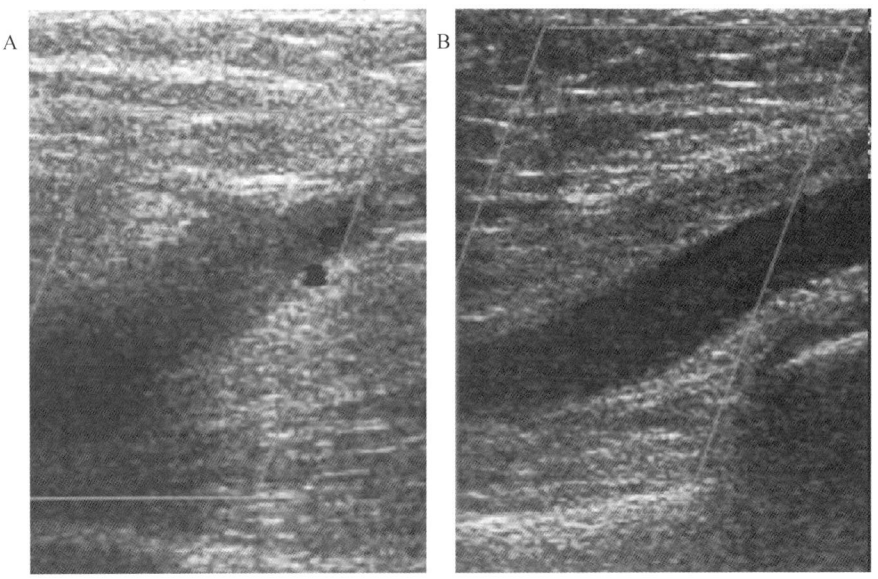

图 6-6-1 应用华法林抗凝前后股静脉血流的比较(见书后彩图)
A. 深静脉血栓形成。B. 口服华法林 10 天后血流部分再通。

(李学斌)

参考文献

[1] Dieuzaide P, Savon N, Chalvidan T, et al. A complication of pacemaker lead extraction: paradoxical embolism of a lead fragment in a leg artery. Pacing Clin Electrophysiol, 1998, 21 (12): 2699-2700.

[2] Korkeila P, Nyman K, Ylitalo A, et al. Venous obstruction after pacemaker implantation, Pacing Clin Electrophysiol, 2007, 30 (2): 199-206.

[3] Van Rooden CJ, Molhoek SG, Rosendaal FR, et al. Incidence and risk factors of early venous thrombosis associated with permanent pacemaker leads, J Cardiovasc Electrophysiol, 2004, 15 (11): 1258-1262.

[4] Garcia Guerrero JJ, Fernandez de la, Concha Castaneda J, et al. Lower incidence of venous thrombosis with temporary active-fixation lead implantation in mobile patients. Europace, 2010, 12 (11): 1604-1607.

第 7 章
抗生素减量过早引起感染发热反跳 1 例

一、病历摘要

患者女，80 岁，因"起搏器植入术后 10 年，囊袋感染 7 年余，间断高热 1 年余，加重 3 个月。"入院。患者 10 年前因三度房室传导阻滞植入 DDD 起搏器。7 年前患者囊袋红肿、破溃，于外院给予局部清创，起搏器脉冲发生器埋置于胸大肌下。2 年前起搏器囊袋再次破溃，电极导线外露，院外给予局部清创保守治疗，1 年前患者出现反复间断寒战、高热，最高体温 39.0℃，给予头孢类抗生素治疗有效，近 3 个月再次出现寒战、高热，初始应用左氧氟沙星及阿奇霉素治疗有效，但停药后出现反复，血培养示：草绿色链球菌，万古霉素敏感，给予万古霉素 3g/d 治疗后体温明显下降，万古霉素治疗 15 天后减量至 1.5g/d 继续应用 23 天，减量至 0.5g/d 时出现体温的反复（图 6-7-1），再次高热，寒战，同时肾功能下降，肌酐升高至 291μmmol/L，转诊于我院。

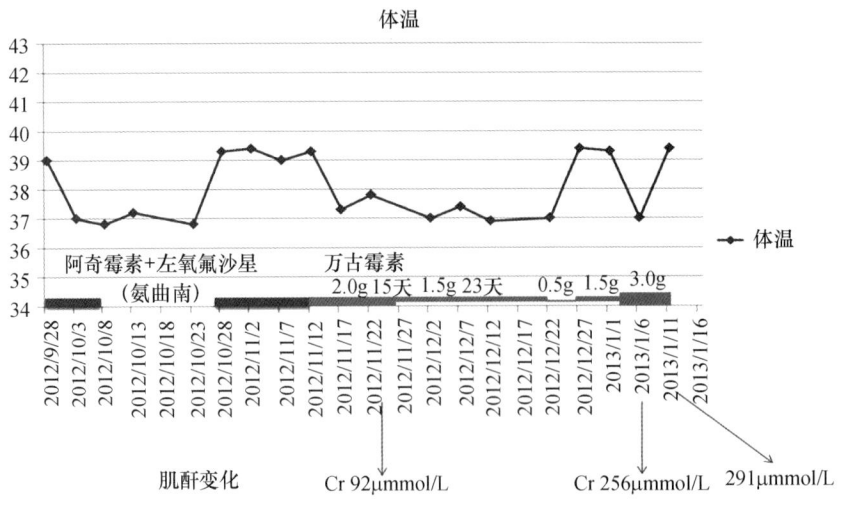

图 6-7-1 患者近 3 个月体温变化曲线（见书后彩图）

入院查体：神清，精神差，血压 110/60mmHg，双肺（一），心律齐，心率 76 次/分，腹部（一），双下肢无水肿。血常规：白细胞 $14.0×10^9$/L，中性粒细胞 87.0%，血红蛋白 130g/L，血小板 155×10^9/L。血沉：100mm/h。血肌酐：307μmol/L。血培养：草绿色链球菌。超声心动图：三尖瓣前叶可见大小约 2.4cm×2.0cm 的赘生物。后于我院完全移除起搏电极导线，给予足量抗生素治疗 6 周。患者恢复良好，痊愈出院。

二、讨 论

近年来心律植入装置感染日益增加，心律植入装置相关的感染性心内膜炎也随之增加。感染性心内膜炎约占心律植入装置感染的 10%。

根据 2010 年 AHA《心律植入装置的感染与处理专家共识》，感染性心内膜炎患者抗生素至少应用 4~6 周（Ⅰ类适应证）。抗生素应用的同时应当及时完全移除心律装置。心律装置完全移除后仍有持续血培养阳性（>24h），抗生素同样应当持续应用至少 4~6 周。心律植入装置感染患者，抗生素应当根据血培养及药敏试验来选择。心律植入装置感染的患者，致病菌大多数为 G^+ 葡萄球菌，可以选择头孢唑啉等头孢一代或二代抗生素治疗，部分为耐甲氧西林金黄色葡萄球菌，可以首选万古霉素治疗。

该例患者整个诊疗的过程存在 2 个误区：首先，7 年前明确诊断为囊袋感染，给予保守治疗，2 年前起搏器囊袋再次出现破溃、流脓等感染症状，仍保守治疗，局部换药，两次的保守治疗是导致感染性心内膜炎发生的重要原因，同时延迟了电极拔除的时间，使得患者电极拔除的风险大大增加。其次，在抗生素使用方面，患者反复高热、寒战，应用万古霉素治疗有效，但是在应用 15 天后突然减量，在减量的过程中患者出现体温的反复，再次将万古霉素加至足量亦不能控制体温，说明抗生素不存在减量问题，同时由于长期反复抗生素的应用导致肾功能急剧下降，造成了临床治疗的困难。

本例临床启示：

1. 感染性心内膜炎患者抗生素应用应当足量、时间至少 4~6 周，提前减量可能会导致疾病的反复，如出现肾功能不全无法继续用药，可以更换抗生素，而不是抗生素减量。

2. 保守治疗应当慎重，一旦存在明确的囊袋感染就应当尽早完全移除心律植入装置，避免延迟移除带来的不良后果。

（昃 峰 王立群）

参考文献

[1] Voigt A, Shalaby A, Saba S. Rising rates of cardiac rhythm management device infections in the United States: 1996 through 2003. Journal of the American College of Cardiology, 2006, 48: 590-591.

[2] Baddour LM, Epstein AE, Erickson CC, et al. Update on cardiovascular implantable electronic device infections and their management: a scientific statement from the American Heart Association. Circulation, 2010, 121: 458-577.

第8章
心律植入装置"爆发性"金黄色葡萄球菌感染1例

一、病历摘要

患者女，21岁，永久起搏器植入术后13年，更换术后5个月，发热3天。患者13年前因病毒性心肌炎后继发三度房室传导阻滞植入VVI起搏器，5个月前因电池耗竭于外院行起搏器更换并升级为DDD起搏器，术后病情稳定。3天前患者无明显诱因出现持续性高热，体温39.5℃，伴有寒战和关节疼痛，查血常规：白细胞$7.7×10^9$/L，给予左氧氟沙星0.4g/d，三天后病情无明显好转，遂转来我院，查白细胞$3.3×10^9$/L，中性粒细胞73.7%，超声心动图显示：右房电极导线毛糙，回声增强，赘生物形成可能性大。以"发热待查，感染性细菌性心内膜炎可能性大，DDD起搏器术后"收入院。入院后继续给予抗感染治疗，并行多部位连续血培养，并于入院后第二天（发热后第六天）行经食管超声心动图检查，结果示：右房上腔静脉入口处可见大约1.8cm×0.9cm等回声光团，与起搏导线相连，右房下部近冠状窦入口处可见大约2.45cm×1.35cm等回声光团，位置固定，包绕在起搏导线上，另有一活动等回声光团随着心脏舒缩而摆动，大小约1.8cm×1.7cm，右室内电极导线毛糙（图6-8-1）。腹部B超示：脾轻度肿大。谷丙转氨酶

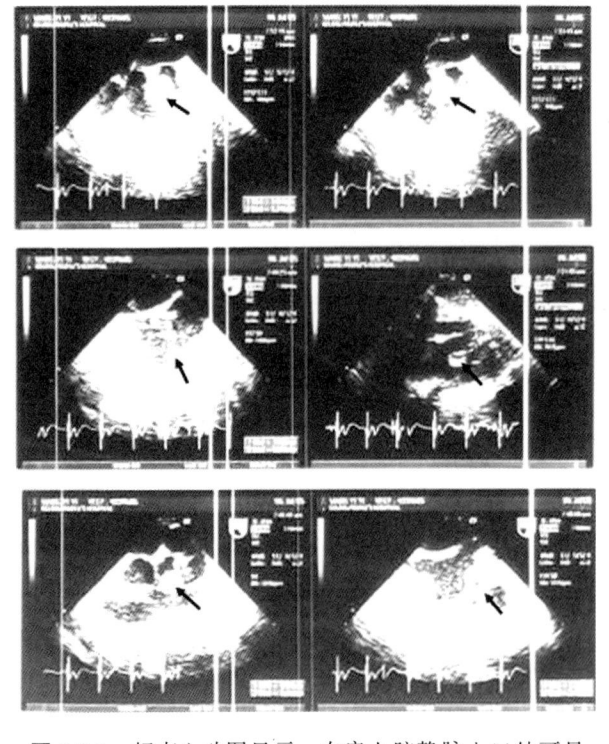

图6-8-1 超声心动图显示：右房上腔静脉入口处可见大约1.8cm×0.9cm等回声光团，与起搏导线附着（上图）；右房下部近冠状窦入口处可见大约2.45cm×1.35cm等回声光团，位置固定，包绕在起搏导线上（中图）；另有一活动等回声光团随着心脏舒缩而摆动，大小约1.8cm×1.7cm，右室内电极导线毛糙（下图）。

157U/L，谷草转氨酶 199U/L。血培养：金黄色葡萄球菌，凝固酶阴性。诊断：急性感染性细菌性心内膜炎，DDD 起搏器术后。确诊当日行开胸手术，术中见上腔静脉、右心耳及三尖瓣环上多发浅黄色赘生物（图6-8-2）。切除赘生物，并拔除起搏系统（包括两根电极和起搏器脉冲发生器），术后继续给予抗感染治疗，3天后体温逐渐下降至正常，持续抗感染治疗 4 周后再行 DDD 起搏器植入，患者康复出院，随访 6 年，病情稳定。

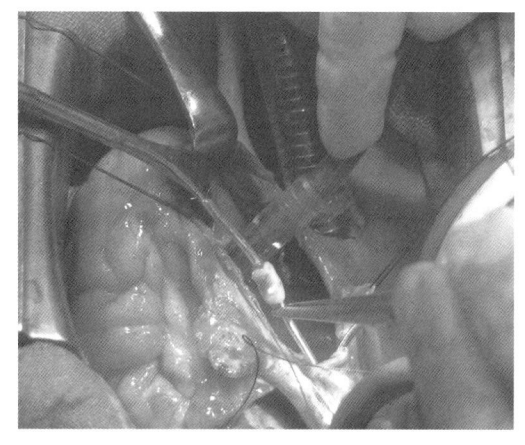

图 6-8-2　电极导线上可见一浅黄色赘生物（见书后彩图）

二、讨　论

起搏器系统感染是影响起搏器患者临床预后的重要并发症，特别是起搏器更换术后感染的发生率（3%～4%）远高于首植患者（0.8%～1.2%），近年来已有越来越多的医生认识到了这一点，已逐渐建立起对起搏器更换患者感染预防的理念和策略，例如：加强术中无菌概念、改进术中的手术术式、规范抗生素的应用等。这些策略虽已降低了起搏系统感染的发生率，但由于起搏电极导线常年留置在患者体内，并且具有较强的黏附性，因而，不论是术中带入体内的细菌还是后来由其他途径进入体内的细菌都很容易依托电极导线形成赘生物。因此，当有起搏装置植入的患者出现持续性难以控制的发热时应高度警示感染性细菌性心内膜炎的发生，本例患者即是在持续性高热 3 天后行超声心动图检查被疑似"感染性细菌性心内膜炎"收入院。

导致起搏系统感染最常见的细菌为葡萄球菌，占报告病例的 60%～80%。葡萄球菌可分为金黄色葡萄球菌、表皮葡萄球菌和腐生葡萄球菌三种。其中金黄色葡萄球菌多为致病菌，金黄色葡萄球菌的毒力强、繁殖快，在临床中由其引发的感染性细菌性心内膜炎常常表现为病情来势凶猛、多脏器受损、死亡快，需要快速诊断，及时果断处理。超声心动检查是观察心内膜赘生物最简单的技术，但 2010 年 AHA 最新的《心律植入装置的感染与处理专家共识》指出：经胸超声心动图由于敏感度低，不能对导线相关心内膜炎进行排除性诊断。经食管超声心动图（TEE）可能有助于证实成人心律植入装置相关的心内膜炎，因为 TEE 对瓣周感染的敏感性高，能看见上腔静脉近端的导线，可辨认沿该区域的组织，其他方法则很难显示。本例患者即是在发病的第 3 天即由经胸超声心动图检查提示有疑似赘生物，第 6 天的经食管超声证实有多发赘生物形成。本例患者发病后除发热外，还存在关节疼痛、脾大、肝损害、血培养阳性、心内膜有多发赘生物，并且抗生素治疗效果不佳，病情凶险、进展迅速，此时亟待清除体内病灶和病原菌附着的电极，因而及时进行了开胸手术，并清除赘生物和起搏电极。

本例临床启示：

1. 当植入起搏系统的患者出现持续性发热时，应警惕感染性细菌性心内膜炎。

2. 尽早进行超声心动图检查和动态跟踪，对于高度疑似患者应积极行经食管超声检查，同时进行连续多部位的血培养。

3. 如诊断为金黄色葡萄球菌感染且抗生素疗效不佳时，及时采取开胸手术清除病灶是拯救患者生命的一项重要措施，切不可坐失良机。

（张　萍　王　龙）

参考文献

[1] Uslan DZ, Sohail MR, St Sauver JL, et al. Permanent pacemaker and implantable cardioverter-defibrillator infection: a population-based study. Arch Intern Med, 2007, 167: 669-675.

[2] Abraham J, Mansour C, Veledar E, et al. Staphylococcus aureus bacteremia and endocarditis: the Grady Memorial Hospital experience with methicillin-sensitive S aureus and methicillin-resistant Saureus bacteremia. Am Heart J, 2004, 147: 536-539.

[3] Baddour LM, Epstein AE, Erickso CC, et al. Update on Cardiovascular Implantable Electronic Device Infections and Their Management A Scientific Statement From the American Heart Association Circulation, 2010, 121: 458-477.

第9章
多根电极导线、多发赘生物拔除1例

一、病历摘要

患者女，85岁，因"起搏器植入术后15年，囊袋感染7年余，间断高热1年余，加重3个月"入院。患者14年前因三度房室传导阻滞在当地医院植入VVI起搏器（图6-9-1-A）。

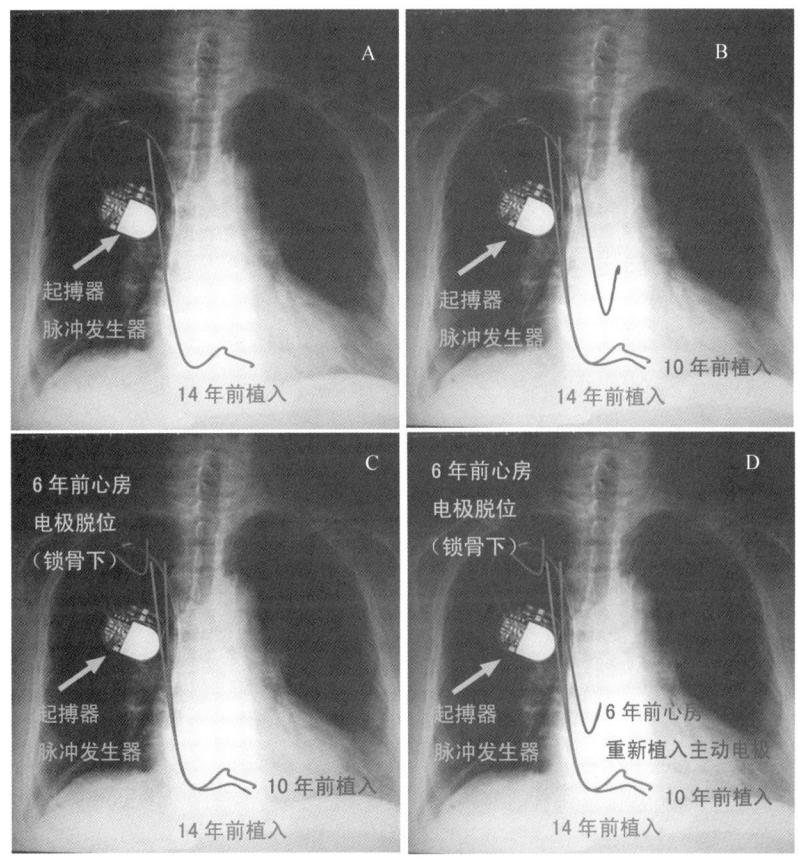

图 6-9-1 起搏器电极导线情况（见书后彩图）

A. 14年前患者因三度房室传导阻滞植入VVI起搏器（红色曲线代表14年前植入VVI起搏器的电极导线）。B. 10年前升级为DDD起搏器，原心室电极旷置，新植入心房及心室电极（蓝色曲线代表10年前植入的心房及心室电极导线）。C. 6年前心室电极导线脱位至锁骨下，导致局部皮肤跳动明显。D. 6年前旷置的心房电极导线脱位（锁骨下），重新植入心房主动电极（紫色曲线代表6年前新植入的心房主动电极）。

10年前因起搏器综合征将VVI起搏器升级为DDD起搏器,原心室电极导线因阈值升高旷置,新植入心房及心室电极导线(图6-9-1-B)。6年前患者自感局部皮肤跳动明显,检查发现心房电极导线脱位至锁骨下(图6-9-1-C)。即重新植入心房主动电极导线,原心房电极导线旷置(图6-9-1-D)。7年前患者囊袋红肿破溃,给予局部清创,将起搏器脉冲发生器下移埋置于乳房上部(图6-9-2-A),5年前原旷置的心室电极导线破溃、外露(图6-9-2-B),后一直局部换药保守治疗;3年前起搏器电池耗竭,曾行起搏器更换。1年前患者出现寒战、高热,最高体温39.2℃,持续1周,为弛张热,给予头孢类抗生素治疗后好转。6个月前乳房上部起搏器囊袋破溃、流脓(图6-9-2-B)。3个月前患者再次出现寒战、高热,最高体温39.3℃,外院血培养示:草绿色链球菌。反复万古霉素等抗生素治疗无效后转诊于我院。

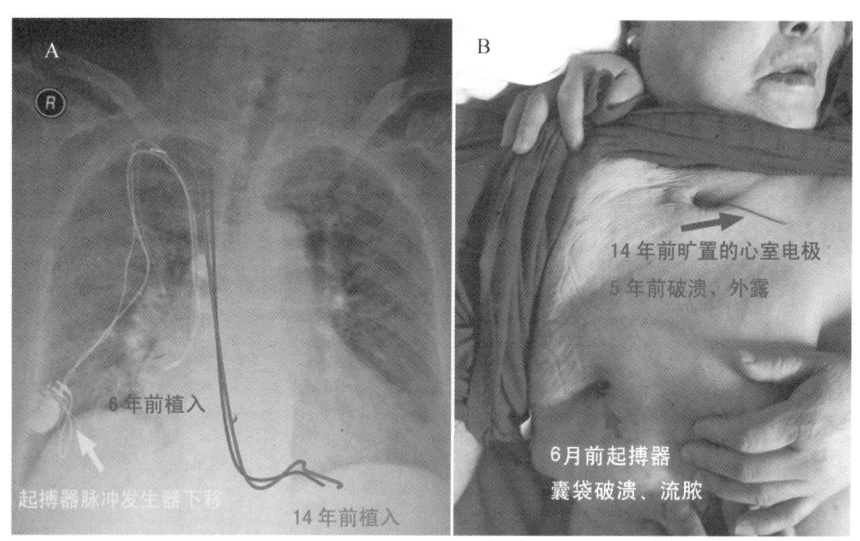

图6-9-2 起搏器电极导线情况(续)(见书后彩图)

A. 7年前胸部X线片(后前位),锁骨下仍清晰可见心房电极导线头端(6年前植入后脱位),心房内可见心房主动电极导线。7年前因囊袋局部红肿破溃,更改植入部位,起搏器脉冲发生器移至乳房上部。B. 5年前患者原旷置的心室电极导线(植入14年)破溃外露,后一直保守治疗,6个月前起搏器囊袋破溃外露。

患者既往有糖尿病病史10年,血糖控制尚可。查体:神志清,精神差,慢性病容,血压155/60mmHg,双肺呼吸音粗,双下肺闻及少许湿啰音,心律齐,心率84次/分,未闻及病理性杂音,双下肢轻度可凹性水肿。辅助检查:白细胞13.25×10^9/L,中性粒细胞83.1%,血红蛋白116g/L,血小板155×10^9/L,血沉:81mm/h,血肌酐:277μmol/L。超声心动图(图6-9-3):起搏器植入术后,感染性心内膜炎,三尖瓣前叶赘生物形成(大小约2.0cm×2.0cm),可见上腔静脉入口处赘生物形成(大小约1.0cm)。左室射血分数69.4%。左室舒张末内径4.8cm。

患者感染性心内膜炎诊断明确,后应用内外科杂交手术方式移除起搏器电极导线(图6-9-4)。全麻下,于剑突下行正中小切口,切开心包暴露心尖部,首先植入两根心外膜电极导线,起搏器脉冲发生器埋置于腹部皮下(图6-9-4-A),在确保起搏及外科直视保护下,应用锁定钢丝自上腔静脉途径拔除起搏器所有电极导线(图6-9-4-B,C)。手术成功,患者术后恢复良好。术后超声心动图示三尖瓣及上腔静脉处赘生物较前缩小，患者继续抗生素治疗6周后，痊愈出院。

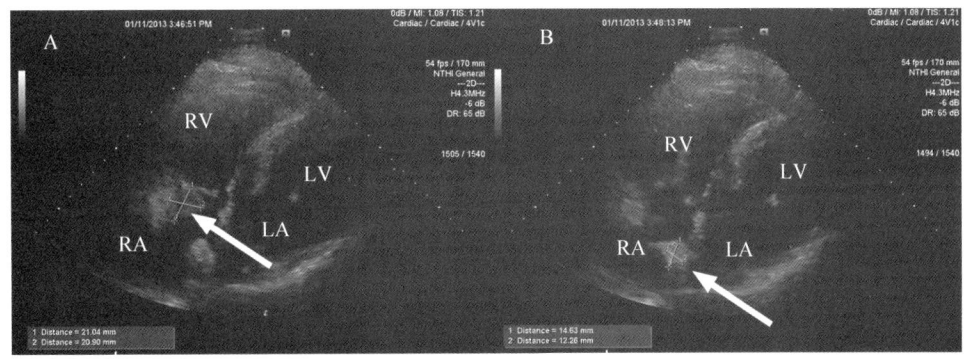

图6-9-3　超声心动图检查（见书后彩图）

A. 三尖瓣前叶见中等大小赘生物形成（白色箭头所示），大小约2.0cm×2.0cm，随心动周期往返于右房、右室。

B. 房间隔右房面近顶部可见团块样等回声（箭头所示），大小约1.0cm。

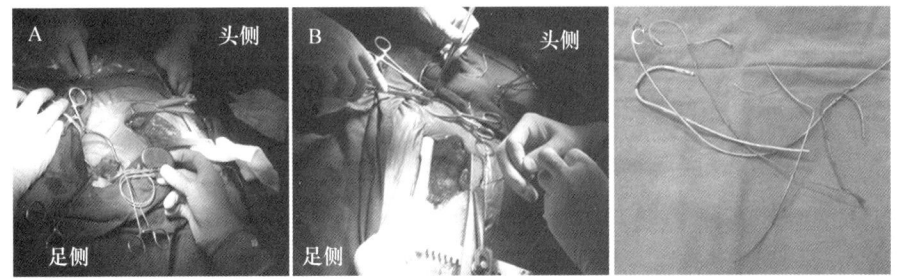

图6-9-4　杂交手术拔除电极导线（见书后彩图）

A. 全麻下，于剑突下行正中小切口，暴露心尖部，缝植2根心外膜电极导线与双腔起搏器相连，起搏器设置为DDD工作方式，AV缩短至25ms，电压7.5V，脉宽0.4ms，保证起搏安全，脉冲发生器埋置于腹部皮下组织。

B. 直视保护下，自上腔静脉拔除起搏电极导线。C. 成功拔除起搏电极导线（4根）。

二、讨　论

随着心律植入装置数量的增加，感染的发生率也在骤增。美国的一项随访研究显示，心律植入装置感染的发生率约为1.9/1000台·年，其中囊袋感染的发生率为1.37/1000台·年，感染性心内膜炎的发生率为1.14/1000台·年。本文报道了1例植入时间长、高龄、感染性心内膜炎存在较大多发赘生物患者的处理。

该患者老年女性，因三度房室传导阻滞于14年前植入VVI起搏器，10年前升级为DDD起搏器，6年前心房起搏电极导线脱位，再次手术植入心房主动固定电极导线，7年前出现囊袋感染。研究表明，起搏器更换或多次手术是囊袋感染的危险因素，所以患者7年前囊袋感染可能与电极导线脱位再次手术直接相关。

根据2010年AHA《心律植入装置的感染与处理专家共识》，该患者7年前即符合从体内移除所有植入装置系统（包括起搏器及电极导线）的Ⅰ类适应证。但是当时国内对心律植入装置感染的认识不足、经验有限，7年前患者囊袋感染时，仅给予局部清创，将起搏器脉冲发生器移至乳房上部。5年前患者旷置的心室电极导线（原囊袋部位）破溃流脓，再次出现感染后，仍采用保守治疗方法，局部换药，1年前患者出现反复高热、寒战等感染性心内膜炎症状，后乳房上部的起搏器囊袋也破溃流脓，并且在大量应用抗生素治疗的同时，患者肾功能出现急剧的恶化，导致治疗十分棘手。

对于感染性心内膜炎，同时赘生物＞2cm患者，共识推荐外科开胸处理。但患者高龄、反复高热、肾功能不全同时起搏器完全依赖，外科开胸及体外循环无疑对该患者是一个致命的打击。综合考虑上述因素，对于该患者我们采用了杂交手术的方式，静脉全麻下，于剑突下切开长约10cm的正中切口，打开壁层心包，暴露心尖部。由于患者起搏器完全依赖，首先于左室心外膜不同部位缝植2根起搏电极导线，后与双腔起搏器相连接，起搏器埋置于腹部皮下。植入2根心外膜电极导线的主要目的在于保证心脏起搏，另外将双腔起搏AV间期缩短至25ms，相当于双重保护下心室起搏，防止植入后慢性阈值升高导致的失夺获。保证起搏安全后，在心脏直视、外科保护下，应用锁定钢丝自上腔静脉途径顺利将4根电极导线拔除。手术过程顺利，术后患者恢复良好，体温恢复正常，肾功能逐渐好转。

对于该患者，内外科联合杂交手术的选择十分关键，另外，剑突下正中小切口既可以植入心外膜电极进行保守心脏起搏，又可以在直视下保护心脏（如在拔除中出现心脏破裂，可以及时进行外科处理），同时将患者的创伤降到了最小，避免了打开心腔及体外循环的风险。

较大赘生物患者经静脉拔出主要的风险为赘生物脱落造成肺栓塞，本例患者采用杂交手术的方式拔除，手术顺利未出现任何肺栓塞症状，术后超声证实三尖瓣赘生物较前缩小（约0.5cm），继续足量抗生素治疗后逐渐缩小，患者高热、寒战等症状消失，肾功能逐渐好转，治疗成功。

本例临床启示：

1. 明确诊断囊袋感染患者，按照2010年AHA关于《心律植入装置的感染与处理专家共识》，应当及时进行植入装置（包括起搏器及电极导线）的完全移除。

2. 保守治疗可能会导致感染性心内膜炎的发生，延迟治疗会增加起搏电极导线拔除的风险及难度。

3. 对于高龄，植入时间长及起搏器依赖的患者，可以采用内外科联合的杂交手术方式移除植入装置，既可以保证手术安全，又将手术的创伤降至最低。

（昃　峰　刘　刚　李学斌　王　龙　郭继鸿）

参考文献

[1] Golzio PG, Fanelli AL, Vinci M, et al. Lead vegetations in patients with local and systemic cardiac device infections: prevalence, risk factors, and therapeutic effects.

Europace, 2013, 15: 89-100.

[2] Tarakji KG, Chan EJ, Cantillon DJ, et al. Cardiac implantable electronic device infections: presentation, management, and patient outcomes. Heart rhythm, 2010, 7: 1043-1047.

[3] Klug D, Balde M, Pavin D, et al. Risk factors related to infections of implanted pacemakers and cardioverter-defibrillators: results of a large prospective study. Circulation, 2007, 116: 1349-1355.

[4] Baddour LM, Epstein AE, Erickson CC, et al. Update on cardiovascular implantable electronic device infections and their management: a scientific statement from the American Heart Association. Circulation, 2010, 121: 458-477.

第 10 章
电极导线拔除后三腔起搏器右位再植入

一、病历摘要

患者女，73 岁，因"反复胸闷气短十余年，CRT-D 囊袋感染 2 个月入院"。患者扩张型心肌病病史十余年，胸闷气短且症状逐渐加重，曾于当地医院诊断为扩张型心肌病，心电图诊断：窦性心律，完全性左束支传导阻滞，QRS 波群时限 160ms；心脏超声：左室舒张末内径 7.1cm，左室射血分数 20%，二尖瓣、三尖瓣关闭不全。2011 年 8 月，患者经充分药物治疗后仍无明显好转。于当地医院植入 CRT-D，并继续给予血管紧张素转化酶抑制剂（ACEI）、利尿剂、洋地黄等药物治疗。CRT-D 装置植入后，患者心功能明显好转。2012 年 12 月 15 日，患者手术切口处疼痛、红肿，18 日发现局部皮肤破溃，不伴有发热寒战等症状。于当地医院进行局部清创，并间断给予抗生素治疗。2013 年 2 月 8 日，皮肤破溃持续加重，装置裸露。2 月 17 日收入北京大学人民医院，关闭 CRT-D 后的心电图示：完全性左束支传导阻滞，QRS 波时限 190ms；心脏超声示：左室射血分数 35.8%，左室舒张末内径 6.9cm（图 6-10-1）。2 月 19 日成功拔除 CRT-D 及电极导线。术后患者无发热、寒战等症状，2 月 21 日于右侧成功植入 CRT。

二、讨 论

随着植入装置的普及和植入数量的增多，CRT-D 囊袋感染的发生率也呈逐年增高的趋势。感染系统的整体移除已经成为学术界的广泛共识。本例患者于装置植入 1 年后出现囊袋感染，根据 2010 年 AHA《心律植入装置的感染与处理专家共识》，我们成功地完全移除了 CRT-D 及电极导线。本例患者电极拔除的主要难点在于，由于 CRT-D 除颤线圈较为粗大，极易在上腔静脉走行阶段形成较厚的纤维组织包裹，增加电极拔除的难度和风险。本病例再次证实，经静脉拔除 CRT-D 电极和除颤线圈的必要性和可行性（图 6-10-2）。

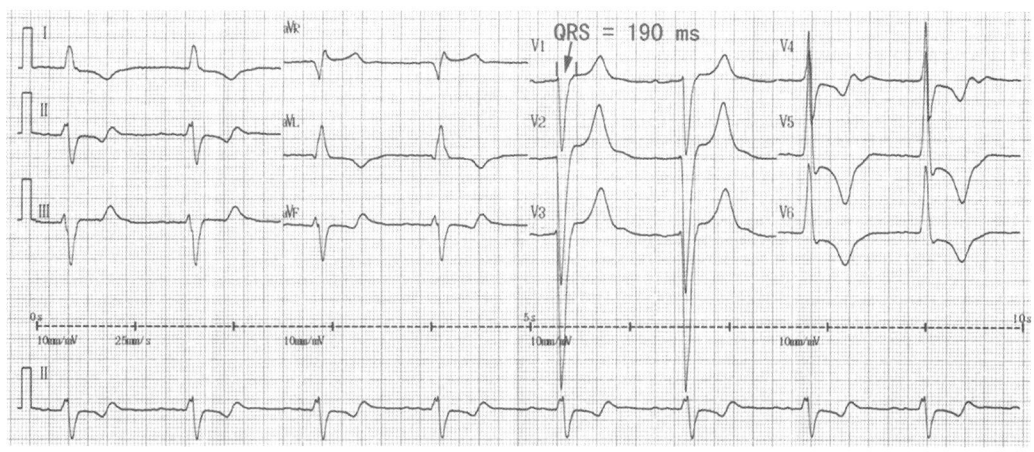

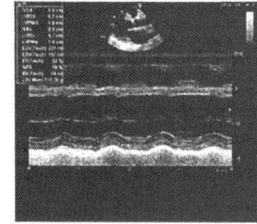 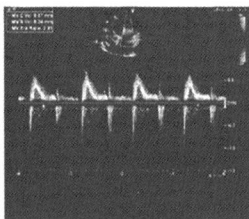 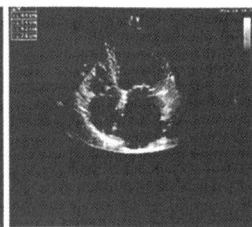 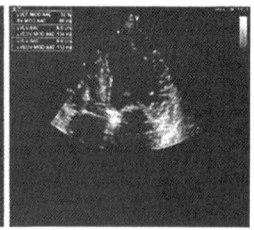

M型/二维测量和计算

主动脉根部内径：3.0cm
升主动脉内径：3.0cm
左房上下径：7.6cm
左房左右径：5.2cm
右房上下径：5.4cm
右房左右径：4.1cm
左房前后径：4.0cm

室间隔舒张末期厚度：0.94cm
左室舒张末期内径：6.9cm
左室收缩末期内径：5.7cm
左室后壁舒张末期厚度：1.0cm

射血分数（Teich）：35.8%
舒张末期容积（Teich）：245.0ml
收缩末期容积（Teich）：157.3ml
射血分数（MOD-sp4）：31.7%
舒张末期容积（MOD-sp4）：152.9ml
收缩末期容积（MOD-sp4）：104.4ml

图 6-10-1　患者关闭 CRT-D 后的心电图和心脏超声（见书后彩图）

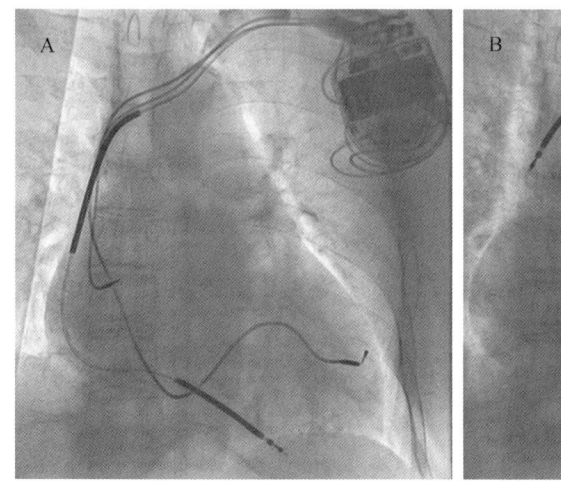 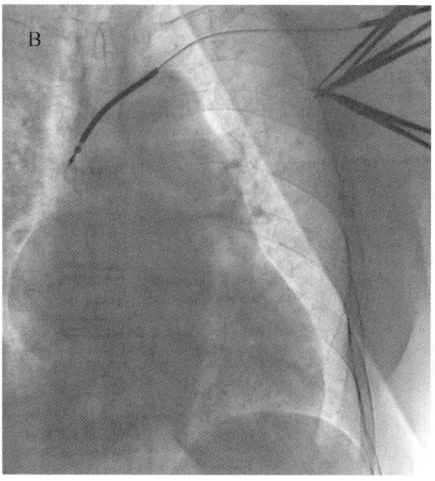

图 6-10-2　感染装置（A）及拔除术中（B）

此外，本病例对与CRT-D感染装置移除后的再植入策略及技术也提供了有益的启示。即如何选择再植入的装置类型以及植入技术。

1. 再植入的装置类型：该患者有扩张型心肌病病史十余年，胸闷气短症状逐年加重，经充分药物治疗后无明显好转，心电图呈窦性心律，完全性左束支传导阻滞，QRS波群时限160ms，左室射血分数20%，符合CRT植入的Ⅰ类适应证。同时，根据2008年起搏器及ICD植入指南，该患者符合ICD植入猝死一级预防适应证。因此当地医院为患者植入CRT-D。在植入装置后，患者症状明显好转，一年内心功能由NYHA Ⅳ级提升至Ⅱ级，左室射血分数提升至35.5%。临床结果证明了该患者已经从CRT中充分获益。因此，为患者再次植入CRT是十分必要的。但是否需要保留装置的除颤功能则面临两难选择。首先，该患者的确符合猝死一级预防的ICD植入指征，这也是医生最初选择CRT-D的原因。但是，一年的随访结果表明，患者并未发生严重的室性心律失常。而且，目前患者左室射血分数已经提高至35.5%，为适应证的临界值。而更为重要的是，根据指南建议，为降低再次感染的风险，需要在感染囊袋的对侧（即右侧胸壁）再次植入装置。而目前的临床证据表明，右位ICD的除颤阈值明显高于左侧植入，这将更加减少患者在ICD植入术中的获益。因此，我们选择了在右侧植入CRT而非CRT-D。

2. 右侧植入左室电极的新技术

成功植入左室电极是决定患者心力衰竭治疗效果的关键环节。在CRT植入术中，多采用左侧静脉入路，这主要基于减少电极植入难度的考虑。从左侧植入电极，导线进入左锁骨下静脉后可沿圆滑的曲线直接经上腔静脉进入右心房，随后以右房侧壁为支撑，呈近90°角抵达冠状静脉窦口。所以，左室电极导线经过一次反折（或转向）即可抵达冠状静脉窦口，而随后在静脉中寻找理想部位时也就相对容易。

但如果从右侧植入左室电极，其操作难度将明显增加。右锁骨下静脉与上腔静脉存在明显的夹角，导线首先要以较大的角度经上腔静脉进入右心房，电极在右锁骨下静脉与上腔静脉交汇处形成第一次转向。然后电极继续在右心房内下行，以右心房侧壁为支撑形成第二次转向之后才能抵达冠状静脉窦口。这一操作步骤的难度明显大于左侧植入。显然，这要求术者具有十分丰富的手术经验，而在目前CRT植入术尚未普及的条件下，这确实是一项严峻的挑战。

为减少植入难度，我们在本病例手术中采用了一项新技术，即大头导管指引技术。通常使用的左室导引导管的头端不具有可控性，所以在进入冠状静脉窦口时具有较大难度，而右侧植入时这一难度更大。因此，我们首先通过左室导引导管将大头电极送入右心房，通过调整大头头端的弯度顺利将大头电极送入冠状静脉窦。然后以大头电极作为指引轨道，将左室导引导管送入冠状静脉窦（图6-10-3）。随后撤出大头电极，送入造影导管，并顺序进行后续操作（图6-10-4）。这一方法极大地减少了在右侧植入左心室电极的难度。

需要指出的是，降低植入难度的直接结果就是极大地缩减了手术时间。植入CRT的患者通常伴有重度心力衰竭，而随着术中平卧时间的延长，极有可能引发心衰恶化，甚至不得不中断手术，导致手术失败。因此，植入时间的缩短将相应增加手术成功率。其次，临床研究表明，装置感染风险与手术时间呈正相关，手术切口暴露的时间越长，囊袋感染的风险也就越大。所以，缩减手术时间同时将大大降低患者的感染风险。对于本例CRT-

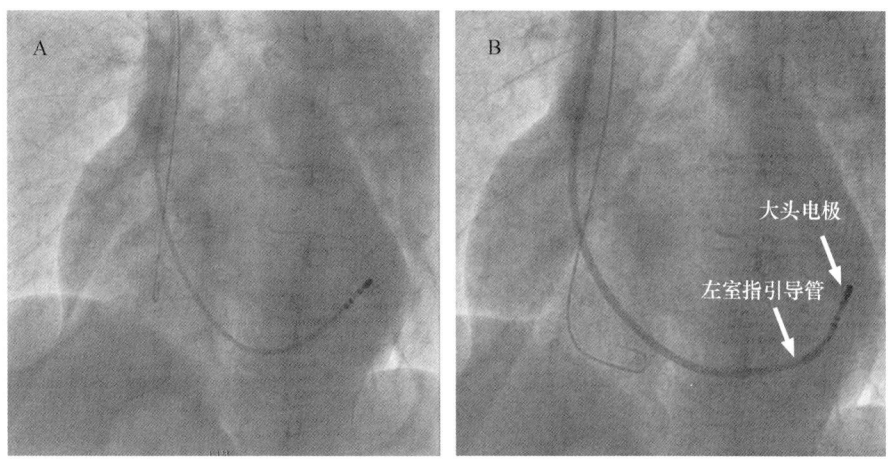

图 6-10-3 大头电极指引技术
A. 从右侧将大头电极送入冠状窦（a）；B. 沿大头电极送入左室导引导管（b）。

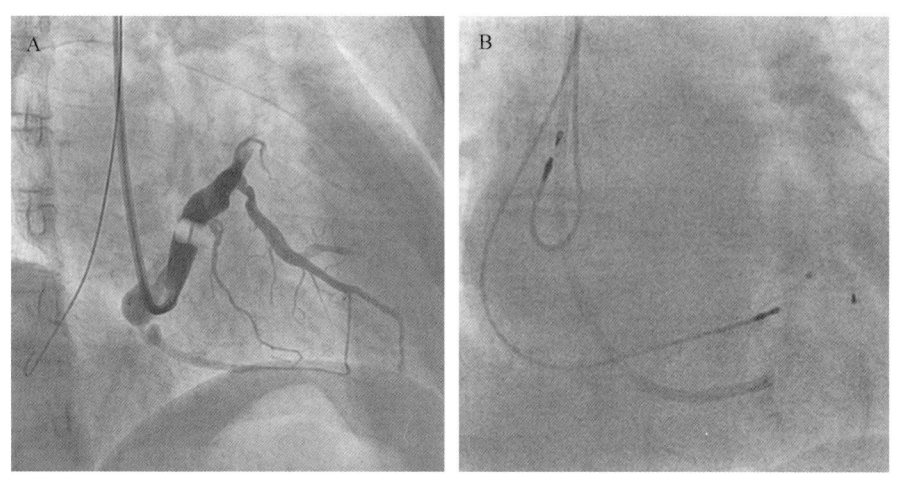

图 6-10-4 造影后（a）植入左室电极（b）

D 感染患者，这一点尤为重要。

本例再植入手术的策略和新技术为广大临床电生理医师提供了新的视角。

本例临床启示：

1. CRT-D 装置感染后，经静脉拔除电极和除颤线圈具有必要性和可行性。

2. CRT 植入后心功能改善，左室射血分数提高，不再满足 ICD 一级预防指征时可考虑将 CRT-D 更换为 CRT。

3. 右侧植入左心室电极可采用大头导管指引技术，以缩减手术时间而降低心力衰竭恶化及感染风险。

（田轶伦 李学斌）

参考文献

[1] Bode LGM, Kluytmans JAJW, Wertheim HFL, et al. Preventing surgical-site infections in nasal carriers of Staphylococcus aureus. N Engl J Med, 2010, 362: 9-17.

[2] Madhavan M, Sohail MR, Friedman PA, et al. Outcomes in patients with cardiovascular implantable electronic devices and bacteremia due to Gram-positive cocci other than Staphylococcus aureus. Circ Arrhythm Electrophysiol, 2010, 3: 639-645.

[3] Byrd CL, Wilkoff BL, Love CJ, et al. Clinical study of the laser sheath for lead extraction: the total experience in the United States. Pacing Clin Electrophysiol, 2002, 25: 804.

[4] Scott PA, Chow W, Ellis E, et al. Extraction of pacemaker and implantable cardioverter defibrillator leads: a single-centre study of electrosurgical and laser extraction. Europace, 2009, 11: 1501.

[5] Jones SOt, Eckart RE, Albert CM, Epstein LM. Large, single-center, single-operator experience with transvenous lead extraction: outcomes and changing indications. Heart Rhythm, 2008, 5: 520.

第 11 章
起搏器植入 1 年伴发热、右房巨大赘生物 1 例

一、病历摘要

患者女，83 岁，因"胸闷、憋气 2 周"入院。1 年前因病态窦房结综合征在外院植入 DDD 起搏器，既往陈旧性多发脑梗死 7 年，无高血压、糖尿病病史。查体：血压 130/65mmHg；全身浅表淋巴结未触及肿大；双肺（－），心界不大，心率 63 次/分，心律齐，未闻及病理性杂音；余未见明显异常。入院后 10 天出现反复发热，最高体温 38.5℃，血常规：白细胞 6.10×10^9/L，中性粒细胞百分比 62.6%，血红蛋白 97g/L，血小板 265×10^9/L。血培养：阴性。超声心动图（图 6-11-1A、B）：右房内团块样回声，性质待定；上腔静脉入口处赘生物可能性大，右房黏液瘤不除外；左房增大，三尖瓣中度反流。胸部 CT（图 6-11-1C）：右心房内可见心脏起搏器电极导线植入，并可见一类圆形充盈缺损影，大小约 36mm×24mm，平扫 CT 值 30Hu，增强扫描未见明显强化。给予华法林抗凝，头孢类、喹诺酮类抗生素治疗后患者仍反复发热。后给予开胸探查及起搏器电极导线拔除。术中右心房内紧邻起搏电极导线可见一大小约 2.5cm×2.0cm 暗红色类圆形肿物（图 6-11-2A）。术后病理证实为右房黏液瘤（图 6-11-2B、C）。术后患者恢复良好，未再出现发热。半年后患者再次重新植入 DDD 起搏器，随访正常。

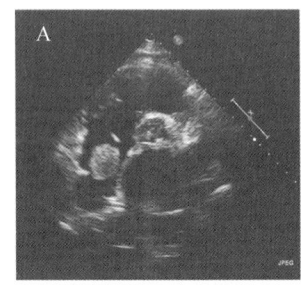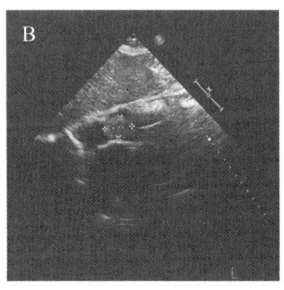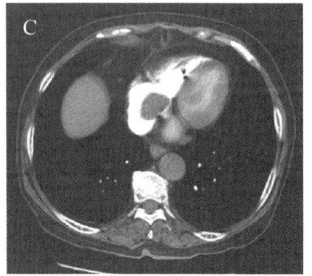

图 6-11-1　A、B. 右心房内可见椭圆形等回声团块，大小约 2.06cm×2.85cm，附着于房间隔，基底部宽 0.9cm，随心动周期摆动。C. 右心房可见一类圆形充盈缺损影，大小约 36mm×24mm，平扫 CT 值 30Hu，增强扫描未见明显强化。（见书后彩图）

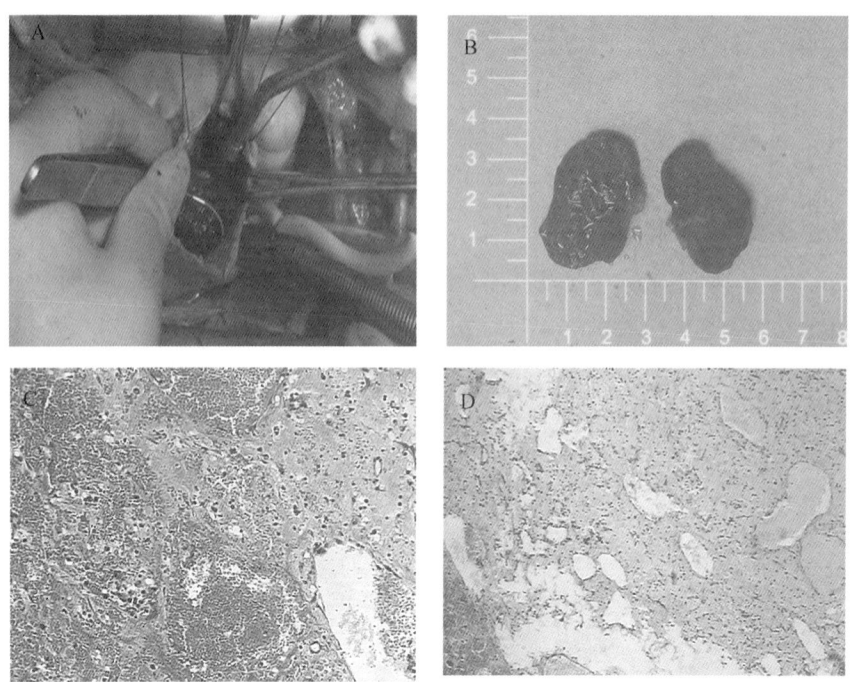

图 6-11-2 A. 体外循环支持下，开胸探查，自右心耳切开右心房，手术直视下紧邻起搏电极导线可见一大小约 2.5cm×2.0cm 暗红色类圆形肿物。B. 肿瘤切除标本（3.5cm×2.3cm×1.5cm）。C、D. 肿瘤细胞呈梭形、星芒状，背景富含黏液，局灶伴出血，符合黏液瘤。（见书后彩图）

二、讨　论

本文报道起搏器植入 1 年后，反复发热、右心房巨大赘生物一例。患者高龄，因病态窦房结综合征植入起搏器 1 年，入院后反复发热。其诊疗思路如下：首先，起搏器植入患者考虑是否存在起搏器相关感染？超声心动图及胸部 CT 示右房内巨大赘生物，均提示感染性心内膜炎的可能。但患者血象正常，血培养阴性，同时抗生素治疗无效，仍反复发热，感染性心内膜炎诊断随即排除。其次，患者同时存在阵发性房颤、心房内巨大的赘生物，是否存在心房内血栓形成？但赘生物位于右心房同时抗凝治疗无效，均不支持右心房内血栓的诊断。最后，考虑患者是否存在心脏的原发肿瘤？黏液瘤最常见，但患者反复发热是否支持该诊断。最终在体外循环支持下开胸探查，行右心房肿物切除，术后病理证实为心房黏液瘤。

心脏原发肿瘤发生率约为 0.0017%～0.19%，而心房黏液瘤约占心脏原发肿瘤的 30%～50%。心脏黏液瘤起源于心内膜下的间叶组织，常为单发，也有多发及家族性病例，多为良性，但也有复发和转移。心脏黏液瘤可见于各个心腔，其中左心房黏液瘤约占心脏黏液瘤的 75%，右心房黏液瘤约占 20%。

临床表现取决于肿瘤的大小、位置和活动度等。临床表现主要有胸闷、气促、心悸、晕厥、栓塞以及急性心力衰竭的表现。主要由于肿瘤部分或完全阻塞瓣膜或流出道、流入道所致。症状往往随体位变化加剧或减轻。

随着诊断技术的不断进步，老年患者黏液瘤的检出率也在增加，一项100例黏液瘤患者的研究显示，70岁以上老年患者黏液瘤的发生率为19%。另一项回顾性研究发现，63例黏液瘤患者，平均年龄在68～88岁之间。目前文献尚无起搏器植入后发生黏液瘤的报道。

黏液瘤患者可以无任何临床症状，仅表现为长期的反复发热、消瘦，虽然较为少见但应当引起临床医生的注意。长期反复发热，心房内肿物，应当警惕黏液瘤的发生。另外，植入心律植入装置患者，长期发热，心房内巨大赘生物，除了排除感染性心内膜炎以外，还应当警惕心房黏液瘤的可能，超声心动图以及经食管超声心动图有助于黏液瘤的诊断。

本例临床启示：
1. 右心房巨大赘生物、临床表现为持续反复发热，应当警惕心房黏液瘤的发生。
2. 超声心动图检查，有助于心脏赘生物性质的判断。

（昃　峰　张海澄）

参考文献

[1] Gavrielatos G, Letsas KP, Pappas LK, et al. Large left atrial myxoma presented as fever of unknown origin: a challenging diagnosis and a review of the literature. Cardiovascular pathology: the official journal of the Society for Cardiovascular Pathology, 2007, 16: 365-367.

[2] Loire R. Myxoma of the left atrium, Clinical outcome of 100 operated patients. Archives des maladies du coeur et des vaisseaux, 1996, 89: 1119-1125.

[3] Vasquez A, Sethi G, Maximov M, et al. Atrial myxomas in the elderly: a case report and review of the literature. The American journal of geriatric cardiology, 2004, 13: 39-44.

第12章
感染电极导线拔除后残留硅胶管致持续发热1例

一、病例摘要

患者男，59岁，因"起搏器植入术后3年，起搏器囊袋感染2年，间断发热1年半"住院。3年前无明显诱因出现二度Ⅱ型房室传导阻滞，行起搏器植入术（左胸），术后切口愈合良好。2年前患者发现切口红肿、渗出，渗出液为黄色黏液，无局部疼痛，无发热、寒战，于当地医院多次换药，无明显好转，遂于当地医院取出起搏器植入对侧胸部（右胸），重置后切口愈合良好。1年半前无明显诱因出现发热，体温骤升至39℃，伴畏寒、寒战，于当地医院住院治疗，考虑病毒感染对症治疗后好转出院，出院后仍间断出现发热，服用退热药后缓解。6个月前患者突然再次出现发热，体温达39.5℃，伴寒战、气短、夜间阵发性呼吸困难，无胸痛、心悸等症状，血液检查提示"白细胞计数明显升高，中性粒细胞百分比明显升高，骨髓及血培养提示铜绿假单胞菌"，诊断"菌血症"，先后给予"舒普深＋依替米星、比阿培南＋环丙沙星、头孢吡肟、法罗培南、美平、阿米卡星"等抗感染治疗。予人免疫球蛋白输入提高免疫力，1个月前患者再次出现高热、寒战。行超声心动图提示"左心房扩大，肺动脉瓣、三尖瓣轻度关闭不全，肺动脉瓣高压"，胸片可见原左侧电极尾端脱入肺动脉内（图6-12-1），为进一步治疗收入我院。患者目前两侧锁骨下切口愈合良好，无红肿、渗出。自发病来无咳嗽、咳痰，无恶心、呕吐，无腹痛，精神、睡眠、食欲可，二便如常，近期体重无明显改变。心电图：起搏心律，心率60次/分，起搏器工作正常。超声心动图提示：右房内异常回声团，赘生物可能性大，大小分别为2.2cm×2.1cm、1.7cm×1.2cm，起搏器导线增粗，欠光滑，右房内团块回声与起搏器导线粘连，右室流出道及肺动脉内起搏器导线回声；二尖瓣反流（少量）；三尖瓣反流（少量）。入院诊断：起搏系统感染，亚急性感染性心内膜炎，二度Ⅱ型房室传导阻滞。

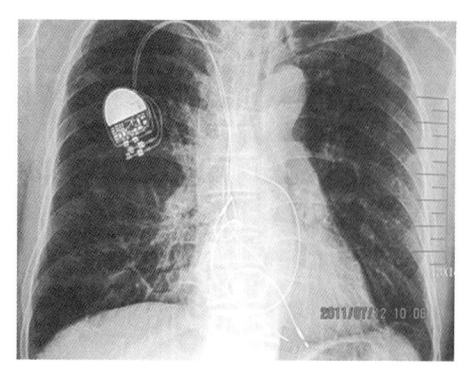

图6-12-1　胸片可见左侧电极尾端脱入到肺动脉内（见书后彩图）

二、诊治经过

入院后完善各项检查,考虑起搏系统感染、亚急性感染性心内膜炎、菌血症诊断明确。术前给予舒普深静点抗感染治疗。并行双侧永久人工起搏器电极拔除术,术后前3天继续持续抗感染治疗,术后第3天再次出现高热,最高达38.1℃,抽血培养提示为:铜绿假单胞菌,并根据药敏结果先后予美平静点、泰能+西普乐静点抗感染治疗,患者体温呈下降趋势,但仍波动在36~38℃,复查胸片无异常,超声心动图示:右心房内可疑赘生物;右心房内残余电极?遂决定转入心外科行开胸手术治疗。术中可见三尖瓣与上腔静脉之间残留一长约7cm硅胶管(图6-12-2),予以拔除。三尖瓣打水试验提示三尖瓣关闭尚可,关闭右心房切口,放置心外膜临时起搏器,术毕安返心外重症监护病房。术后体温恢复正常,多次血培养阴性,术后6周再次经右侧植入DDD起搏器,康复出院,术后随访1年半未见异常。

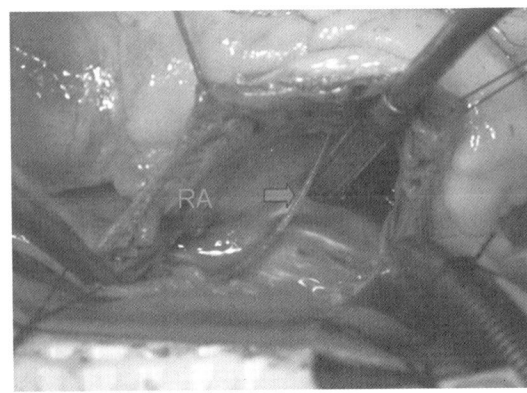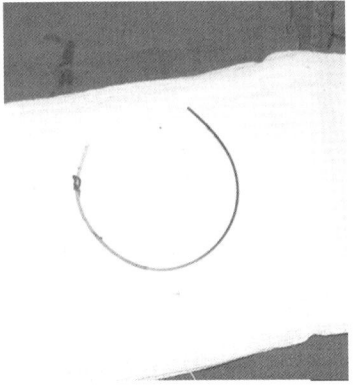

图6-12-2 可见残留在右心房内的起搏导线硅胶管,长约7cm(见书后彩图)

三、讨 论

对起搏系统感染的患者,不论囊袋感染还是感染性心内膜炎的患者,彻底清除起搏装置是解决问题的关键,并已经在更新的新指南中确定为Ⅰ类适应证,这也意味着起搏电极导线如不彻底拔除,感染状况将无法根除。本例患者尽管在X线指导下,"成功"拔除了起搏电极导线,但因穿透X线的硅胶导管无法显影,因此不能判别残端情况,残留的导管也可导致持续性发热,这一点值得术者注意。理论上术后我们应对拔除的电极进行完整性监测,但在实际工作中,部分患者可能因电极导线拔除中发生困难,甚至需分段经不同途径拔除,容易造成拔除导线完整性监测的困难,术中仅凭X线不易判定硅胶导管的残留状况,因此,当患者在起搏系统拔除后仍持续发热,应尽早应用超声心动图判别硅胶管有无残留,对持续发热不退的患者应引起重视。

本例临床启示：

1. 因心律植入装置所致的感染性心内膜炎属导线拔除的Ⅰ类指证，如果不彻底清除心脏内的植入物，即使使用对细菌敏感的抗生素也通常无效。

2. 起搏器囊袋感染患者也已成为导线拔除的Ⅰ类适应证，一侧离断后在对侧植入起搏器患者，可能暂时解决问题，但囊袋感染侧导线不取出，将导致导线断端持久不愈合，甚至可能导致导线残端脱入心腔，引起感染性心内膜炎。

3. 对有感染性心内膜炎的患者，导线彻底拔除后，绝大多数患者将在术后第2天迅速热退，对仍然发热的患者应注意是否存在导线未彻底拔除的情况，包括不透X线的硅胶管和因拔除中牵拉变细的纤细导丝等。

4. 因起搏导线硅胶管不透X线，拔除后应仔细检查拔除导线的完整性，必要时需进行超声心动图证实起搏导线是否彻底清除。

5. 对残留的硅胶管因无法在X线指导下拔除，常需要外科手术治疗。

（李学斌　刘　刚　段江波）

参考文献

[1] Verma A, Wilkoff BL. Intravascular pacemaker and defibrillator lead extraction: A state-of-the-art review. Heart Rhythm, 2004, 1: 739.

[2] Meier-Ewert HK, Gray ME, John RM. Endocardial pacemaker or defibrillator leads with infected vegetations: A single-center experience and consequences of transvenous extraction. Am Heart J, 2003, 146: 339.

[3] Victor F, De Place C, Camus C, et al. Pacemaker lead infection: Echocardiographic features, management, and outcome. Heart, 1999, 81: 82.

[4] Massoure PL, Reuter S, Lafitte S, et al. Pacemaker endocarditis: Clinical features and management of 60 consecutive cases. Pacing Clin Electrophysiol, 2007, 30: 12.

[5] Grammes JA, Schulze CM, Al-Bataineh M, et al. Percutaneous pacemaker and implantable cardioverter-defibrillator lead extraction in 100 patients with intracardiac vegetations defined by transesophageal echocardiogram. J Am Coll Cardiol, 2010, 55: 886.

第 13 章
PET/CT 诊断起搏器囊袋感染 1 例

一、病历摘要

患者女，56 岁，因"永久起搏器植入囊袋局部胀痛，伴左上肢活动受限 2 个月"入院。患者 2 年前因间断心悸、伴黑矇、乏力于当地医院诊断为"三度房室传导阻滞"，后转诊于北京某医院，行人工永久起搏器（DDD-R）植入术，术后患者心悸、黑矇、乏力症状完全好转；11 个月前起搏器囊袋局部出现破溃、起搏器向腋下移位，于外院再次行起搏器囊袋清创术及原起搏器内移固定术，术后局部伤口愈合出院；6 个月前起搏器囊袋再次出现破损，且起搏器暴露在外，再次行囊袋清创术，并将原起搏器消毒后再植入，2 个月前出现囊袋局部胀痛，伴左上肢活动受限，不伴寒战、发热，为进一步诊治收入北京大学人民医院心内科病房。既往史、家族史无特殊。

入院后体格检查：体温：36.5℃，脉搏：60 次/分，呼吸：14 次/分，血压：130/70mmHg 心肺查体未见异常，左锁骨下起搏器囊袋局部肿胀、疼痛，伴左上肢活动受限。血常规检查正常，经食管超声未发现电极、瓣膜赘生物。鉴于患者起搏器植入术后，存在两次囊袋破溃、局部清创治疗史，不排除此次囊袋局部症状为再次感染所致。若确诊为囊袋感染，按照目前的心律植入装置相关感染治疗指南，应完全拔除装置及电极导线；若为囊袋浅表皮肤感染，或未累及囊袋的皮下感染，单纯应用抗感染药物治疗即可。由于不同的诊断将决定不同治疗策略，并且考虑到电极拔除存在一定的手术风险，建议患者入院后完善 ^{18}F-FDG PET/CT 检查，明确有无装置相关感染。^{18}F-FDG PET/CT 检查结果回报：左胸壁皮下囊袋部位局部 FDG 摄取增高，电极导线走行区域 FDG 摄取未见明确异常（见图 6-13-1、6-13-2）。结合病史、体征、PET/CT 确诊为囊袋感染，于入院后第三天行装置移出、电极拔除及囊袋局部清创术，囊袋内组织培养提示为表皮葡萄球菌，术后患者上述症状好转，并于电极拔除术后的第 4 天，于右侧植入一新的双腔起搏器，植入术后 7 天拆线出院。

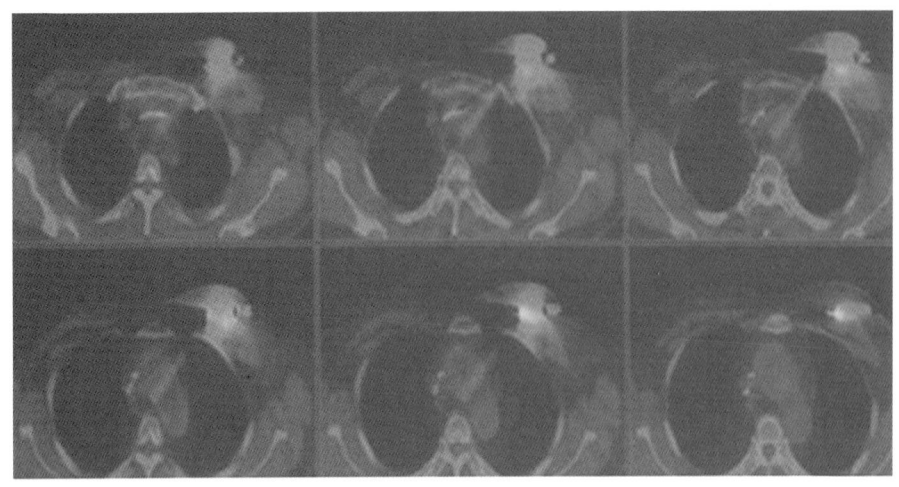

图 6-13-1　可见起搏器囊袋深层^{18}F-FDG PET/CT 摄取增加，电极导线沿途无^{18}F-FDG PET/CT 摄取增加（见书后彩图）

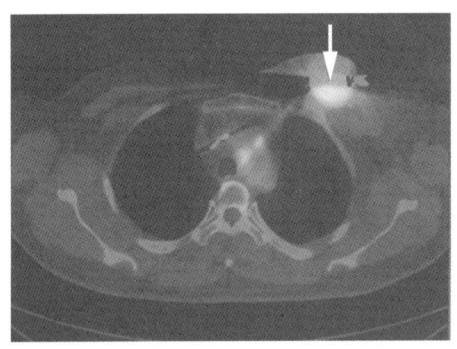

图 6-13-2　囊袋深层可见^{18}F-FDG PET/CT 摄取增加（见书后彩图）

二、讨　论

作为心律植入装置最严重并发症之一的装置相关感染，近年来随着心律植入装置植入数量的增加，亦呈快速增长趋势，其年发生率已由 2004 年的 1.5% 升至 2008 年的 2.4%。在临床工作中，有时作出确定性装置相关感染的诊断是困难的；而另一方面，装置相关感染的治疗手段——装置和电极导线完全拔除，是一种有创操作，具有一定的手术风险，目前电极拔除术相关的主要并发症发生率约为 1.5%～2%，死亡率约为 0.8%。因此如何及时、正确地诊断装置相关感染，进行积极的治疗同时避免过度的医疗操作，是临床医生关注的焦点。

近期相关文献证实，^{18}F-FDG PET/CT 可用来鉴别心律植入装置感染与装置植入术后急性期（术后 4～8 周）炎症反应；对于临床诊断困难、电极拔除风险高的疑诊装置感染患者，^{18}F-FDG PET/CT 可能有助于确定诊断，进而选择恰当的治疗方案。PEC/CT 作为一种影像学技术，尽管不能直接诊断感染，但可通过是否存在^{18}F-FDG 摄取异常，判断局部有无代谢活动增强，间接提示感染诊断，并且进一步通过异常摄取区域的解剖分布，判断其为必须拔除装置的囊袋深层感染或是仅需抗感染药物治疗的未累及囊袋的浅表感染。

本例患者起搏器植入术后2年内，反复出现2次囊袋局部破溃感染，并2次行局部清创术治疗。此次就诊前出现囊袋局部胀痛，伴左上肢活动受限，但无囊袋破溃、起搏器外露等表现，结合患者病史，高度怀疑为囊袋再次感染，但不能排除局部非感染性炎症反应或皮下浅表组织感染所致。本例患者即通过^{18}F-FDG PET/CT检查明确为囊袋深层感染，而选择适当的治疗方案，并且电极拔除术中囊袋组织培养结果证实为表皮葡萄球菌（装置感染的常见致病菌）感染。

本例临床启示：

1. 囊袋感染，局部清创治疗复发率较高。PET/CT可鉴别心律植入装置感染与装置植入术后急性期炎症反应。

2. PET/CT可通过^{18}F-FDG异常摄取区域的解剖分布判断感染部位，协助制订治疗策略。

（段江波　李学斌）

参考文献

［1］Greenspon AJ，Patel JD，Lau E，et al. 16-year trends in the infection burden for pacemakers and implantable cardioverter-defibrillators in the united states 1993 to 2008. Journal of the American College of Cardiology，2011，58：1001-1006.

［2］Baddour LM，Epstein AE，Erickson CC，et al. Update on cardiovascular implantable electronic device infections and their management：A scientific statement from the american heart association. Circulation，2010，121：458-477.

［3］Wilkoff BL，Love CJ，Byrd CL，et al. Transvenous lead extraction：Heart rhythm society expert consensus on facilities, training, indications, and patient management：This document was endorsed by the american heart association (aha). Heart rhythm，2009，6：1085-1104.

［4］Sarrazin JF，Philippon F，Tessier M，et al. Usefulness of fluorine-18 positron emission tomography/computed tomography for identification of cardiovascular implantable electronic device infections. Journal of the American College of Cardiology，2012，59：1616-1625.

第 14 章
起搏电极导线拔除后行心外膜起搏 1 例

一、病历摘要

患者女，59 岁，主因"起搏器植入术后 31 年，反复发热 10 个月"于 2012 年 6 月 20 日入院。31 年前（1981 年）因三度房室传导阻滞在左上胸部行单腔起搏器植入术，术后病情稳定，分别于 1982 年、1988 年、1994 年更换起搏器；2002 年 10 月再次更换由单腔升级为双腔起搏器，并改为右侧植入，左侧起搏器取出，左侧电极旷置。此后左侧电极多次破出皮肤，数次清创、包埋效果均不理想。三年前电极一直暴露在皮肤外。入院前 10 个月来左侧囊袋处反复发红、液性渗出，伴发热，最高 42℃，血培养提示为铜绿假单胞菌，经抗生素治疗无效，为进一步诊治收入北京大学人民医院心外科病房，诊断"起搏器电极感染合并感染性心内膜炎"。2012 年 6 月 27 日全麻下开胸保护下行经静脉起搏器电极拔除术（杂交手术），取出原 3 根电极，电极上可见赘生物附着。因患者起搏器依赖，同时给予心外膜临时起搏；10 天后心外膜临时起搏器起搏不良，患者因心室停搏出现晕厥，立即植入心内膜临时起搏电极。在电极拔除后仍持续发热，多次血培养均为铜绿假单胞菌，抗生素疗效欠佳，考虑与心内膜临时起搏电极植入相关，于 2012 年 7 月 20 日更换新的临时起搏电极，症状未好转，故于 2012 年 8 月 2 日再次开胸行心外膜电极及单腔永久起搏器植入术（术后即刻测试心室阈值为 1.25V）。术后继续应用抗生素治疗，患者体温逐渐降至正常。多次测试心室阈值波动于 1.75～2.0V。患者一般情况明显改善，于 2012 年 8 月 20 日好转出院。

二、讨　论

1. 更换起搏器诱发起搏器感染的源头：

2002 年更换起搏器时医生将起搏器升级为双腔，因原电极已应用 20 余年，安全性不能保证，于对侧（右侧）植入起搏器及电极导线，将原左侧起搏器取出，原电极导线旷置。但不久原电极导线埋置处发生感染，经反复修复、清创无效。

此前患者曾数次更换起搏器，在 2002 年更换起搏器时并未感染，术后出现的电极感染，考虑与此次更换起搏器有关。如果左侧的囊袋不打开，不取出原起搏器，则患者很有可能不发生感染。由此我们想到：由于打开囊袋是起搏器感染主要的病因之一，因此对于无感染但已弃用的起搏器是否可以不予处理，与电极一同旷置，从而减少囊袋暴露的次数，降低感染的风险。

对非感染患者经静脉拔除电极一直是争议的话题。在2011年AHA颁布的《心律植入装置的感染与处理专家共识》中将非感染电极拔除作为Ⅲ类推荐，除非在外科手术中发现已合并感染，否则不建议拔除。文中并未对非感染的起搏器是否取出作明确规定，但为了尽量避免感染的风险，我们考虑亦可将弃用的起搏器留置。可以在新植入时将原起搏器的各项参数，如基本频率、起搏电压、感知灵敏度等设为最低限，使之成为"无功能"起搏器，不会干扰新起搏器的工作状态。

2. 整体移除起搏系统才可保证彻底消除感染

十年前对于起搏器和电极感染的病人尚没有明确的指南建议，亦缺乏电极拔除的临床经验，故多采用抗生素治疗，往往效果不理想。在2009年颁布的《经静脉长期植入起搏器、ICD电极导线拔除的专家共识》中已明确提出：大多数心律植入装置感染患者，将不再建议进行"保守治疗"，心律植入装置感染是整体系统移除的强适应证，一旦确定心律植入装置感染，必须将心律植入装置系统整体移除，以保证彻底消除感染。当出现瓣膜性和电极相关性心内膜炎、败血症而确定心律植入装置系统感染时，建议将装置和电极导线完全移除（Ⅰ类）。

该患者正是将心腔内的三根电极及后来的临时起搏电极完全拔除后才使感染得以控制的。

3. 心外膜起搏电极成为患者的"生命线"

《经静脉长期植入起搏器、ICD电极导线拔除的专家共识》中推荐：伴有瓣膜和电极赘生物的患者，心律植入装置移除14天后可重新植入新的心律植入装置（Ⅱa类）。该患者已存在感染性心内膜炎，故不能立即植入永久性心内膜电极，因患者起搏器依赖，暂以临时起搏器维持心率，但患者仍发热，考虑心内膜临时起搏电极导线有益于病原菌附着可使感染不易控制，因此亦不能保留，故心外膜起搏电极成为非常适宜且唯一的选择。

(1) 心外膜电极及起搏器植入步骤

本例起搏器及经胸心外膜起搏电极植入术分为5个步骤：①开胸切开心包。②暴露心肌，寻找最佳植入部位：逐步分离心包，因患者曾行开胸手术，可见心包粘连严重。术中仔细分离心包，避开血管和脂肪组织，在右室膈面选择心肌组织暴露清楚、外观状况良好的部位，反复预测试找到一阈值为2.0V处作为起搏电极植入部位。③缝合心外膜起搏电极，进行阈值测试：选择Medtronic 4965心外膜类固醇洗脱单极电极（如图6-14-1）。缝

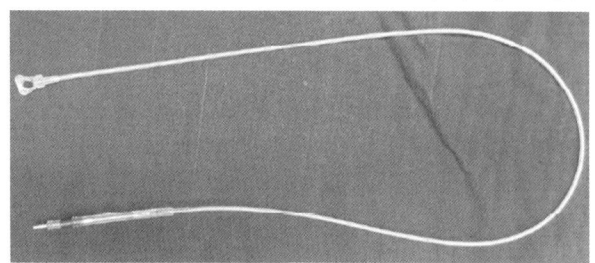

图6-14-1　Medtronic 4965心外膜类固醇洗脱单极电极（见书后彩图）

合前将电极紧贴在心外膜上再进行预测试起搏阈值，满意后进行缝合。心外膜导线正确缝合是保证术后阈值稳定的关键，正确的缝合是金属电极片与心外膜紧密接触，缝合时必须与心外膜垂直。缝合后测试起搏阈值为1.75V。④制作囊袋、固定导线、连接起搏器：阈值测试完成后，开始在右侧上腹部皮下制作囊袋，电极导线在胸腔内预留适当长度，以不妨碍肺扩张为宜，然后将其引至皮下，用皮下组织包裹并结扎固定，再通过隧道将导线引至起搏器囊袋内，与起搏器连接。⑤缝合起搏器囊袋，关闭胸腔切口，放置引流管。

（2）心外膜电极植入的适应证

心外膜起搏电极包括心房、右心室、左心室电极，需开胸植入，手术创伤大，医生及患者顾虑多，临床应用较少，适应证也相对严格。但有时因为患者年龄过小、合并其他心外科疾病、血管条件受限等原因亦选择从心外膜植入电极。

在2008年ACC/AHA/HRS《心律异常治疗指南》中建议：当不适合或不能经静脉途径植入电极时可选择植入心外膜起搏电极，如①左心室导线不能经冠状静脉窦放置，或者拟行冠状动脉旁路移植术、二尖瓣手术的患者，如有CRT植入指征，可于术中直视下予心外膜电极植入；②儿童患者，尤适用于先天性心脏病外科术后的病态窦房结综合征和房室传导阻滞需要永久起搏器治疗者；③行三尖瓣置换术且起搏器依赖的患者，因心内膜电极可能与瓣膜交叉，影响瓣膜的功能，因此对这些患者而言，经静脉植入心内膜电极是绝对禁忌的，建议在术中同时植入心外膜电极；④可用于需要起搏治疗但菌血症复发或未愈的患者，因这些患者如再植入心内膜起搏导线必须等待更长的时间；⑤静脉血管畸形者。

（3）心外膜电极的有效性和安全性

心外膜起搏电极应用相对较少，近年来国外已有一些研究（尤其在儿童和植入CRT的患者）来评估心外膜起搏方式的有效性和安全性，国内也有少量报道。Nicolas等总结了122例平均年龄5.4岁植入心外膜电极的患儿，随访30年的结果认为儿童植入心外膜电极是安全且有效的，但强调存在5年内再次干预的可能性，必须加强随访。Mair等随访86例CRT植入者，其中70例经冠状静脉窦植入左室电极，16例开胸植入心外膜左室电极。研究对比了经静脉的冠状静脉导线和心外膜导线在急性期和慢性期起搏阈值的变化，结果提示两者在急性期没有显著性差异，而在慢性期心外膜导线起搏阈值明显低于经静脉植入的起搏阈值，提示心外膜起搏安全可靠，可作为一种有效的备选方式。

（4）心外膜电极植入的时机

本例患者近十年忍受着生理和心理的巨大折磨，也给医生带来很大挑战，术前心内科、心外科联合会诊，仔细评估病情，既要保证生命安全，又要为病人解决痛苦。在开胸拔除电极的同时植入了临时起搏器，期望在感染控制后常规植入心内膜永久起搏器。但自植入临时起搏器之后，患者卧床1个月余，且高热不退，患者的精神几近崩溃，不思饮食，身体越来越虚弱。改用心外膜起搏方式，再次开胸植入心外膜起搏电极。术后患者体温逐渐下降，精神面貌明显改善而好转出院。回顾其诊治过程，我们也反思是否应尽早选择心外膜起搏方式。《经静脉长期植入起搏器、ICD电极导线拔除的专家共识》中亦提到对于"伴有瓣膜和电极赘生物，心律植入装置移除后可选择清除赘生物（清创）和植入心外膜电极以缩短重新植入的时间（Ⅱa类）"。如患者在第一次开胸时即植入心外膜起搏电极，既可以避免其卧床之苦，使生理上和心理上的病痛尽早恢复，又可以缩短住院时间，防止术后发生并发症。

本例临床启示：

1. 起搏器更换术增加感染机会，应尽量减少不必要的操作，弃用的非感染起搏器可考虑旷置。

2. 一旦出现起搏器感染，保守治疗通常效果不佳，应尽早进行电极拔除术。

3. 当临床不能植入心内膜起搏电极时，心外膜起搏可作为一种有效的替代措施。

（董　蕾　陈　彧　郭继鸿　李学斌）

参考文献

[1] Kurtz SM, Ochoa JA, Lau E, et al. Implantation trends and patient profiles for pacemakers and implantable cardioverter defibrillators in the United States: 1993-2006. Pacing Clin Electrophysiol, 2010, 33: 705-711.

[2] Voigt A, Shalaby A, Saba S. Rising rates of cardiac rhythm management device infections in the United States: 1996-2003. J Am Coll Cardiol, 2006, 48: 590-591.

[3] Uslan DZ, Tleyjeh IM, Baddour LM, et al. Temporal trends in permanent pacemaker implantation: a population-based study. Am Heart J, 2008, 155: 896-903.

[4] Li JS, Sexton DJ, Mick N, et al. Proposed modifications to the Duke criteria for the diagnosis of infective endocarditis. Clin Infect Dis, 2000, 30: 633-638.

第 15 章
起搏系统感染 2 例

一、病例摘要

随着心脏植入装置越来越广泛地应用于治疗心脏相关疾病，起搏器相关感染的发病率也随之上升，并成为最重要的起搏器并发症之一。我们报道两例植入永久性起搏器后发生起搏器相关感染的病例。

病例一

患者男、66岁，既往有高血压病史。患者因体检发现心动过缓二十余年，诊断为病态窦房结综合征，于6年前在当地医院于右侧锁骨下胸前区植入双腔起搏器一枚。3年前开始出现起搏器周围软组织肿胀，当时无发热、畏寒，至当地医院考虑起搏器囊袋感染，穿刺液培养提示有少酸链球菌，予抗感染处理后无好转转至浙江大学医学院附属第二医院。入院诊断为起搏器囊袋感染，入院后查血象正常，经胸B超检查未见赘生物，遂行起搏器囊袋引流术，引流液培养提示表皮葡萄球菌，引流6天后未见明显液体引出，遂拔除引流管后出院，术前及术后使用万古霉素抗感染。患者出院后约1周时间再次出现起搏器周围肿胀而住院治疗，床边穿刺抽得暗红色脓液约5ml。由于患者使用被动电极，电极拔除过程中有心脏破裂等相关风险，经与家属沟通后行起搏器清创术＋起搏电极离断术＋脉冲发射器移除术，术中引流液及局部组织、移除起搏器及电极细菌培养提示表皮葡萄球菌＋枯草芽孢杆菌，术前及术后给予万古霉素。术程顺利，术后1周手术切口愈合可，局部无波动及红肿，遂考虑重新植入起搏器。于术后1周在患者左侧胸部植入CRT-P起搏器一枚（图6-15-1A），手术顺利。术后随访两年余起搏器工作正常，未见起搏器伤口处肿胀。1个月前患者因右侧起搏器伤口红肿再次就诊我院，B超检查未提示赘生物，同时患者血常规正常，经与家属商量后决定行介入方式间接牵引法拔除原右侧起搏器电极，拔除过程顺利，术后X线片如图6-15-1B，术后伤口恢复良好，随访至今未见异常，左侧起搏器工作正常，伤口无特殊。

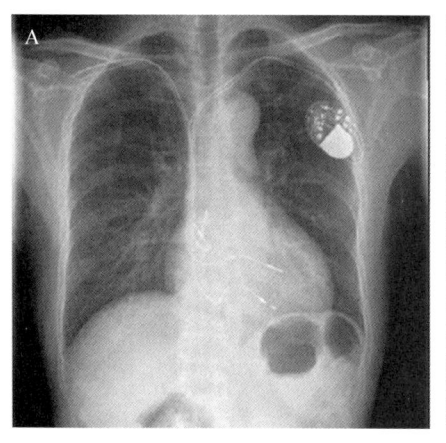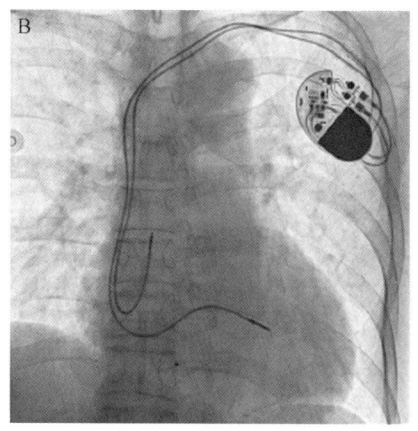

图 6-15-1　病例一胸部 X 线片

A. 为原起搏器移除＋电极离断术后，重新植入新起搏器术后；B. 为拔除右侧起搏导线后。

病例二

患者女，77岁，既往有高血压病史、空腹血糖升高史及高脂血症病史。患者1年余前因心慌乏力于当地医院诊断为病态窦房结综合征，窦性停搏，予左侧前胸植入双腔起搏器一枚，术后患者左前胸起搏器伤口处反复红肿，伴间断发热，予抗感染治疗后可好转，但仍反复发作。9个月前患者因起搏器伤口处出现破溃至原医院行脉冲发生器移除术＋近端电极离断术，术后患者伤口难以愈合，反复渗血及渗液，长期换药后无明显好转，转至浙江大学医学院附属第二医院。入院后予血需氧培养结果提示松鼠葡萄球菌缓慢亚种，血常规正常，患者无发热，经食管超声检查显示无赘生物形成，术前 X 线片如图 6-15-2A。经家属同意后通过间接牵引法行起搏导线拔除术，手术顺利，术后 X 线片如图 6-15-2B。术前及术中予稳可信抗感染治疗。术后导线培养提示山羊葡萄球菌。术后一周患者手术伤口恢复可，遂于右侧植入双腔起搏器一枚。术程顺利，术后随访至今起搏器工作正常，伤口愈合良好。

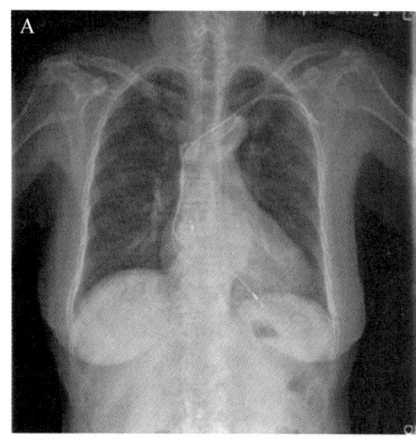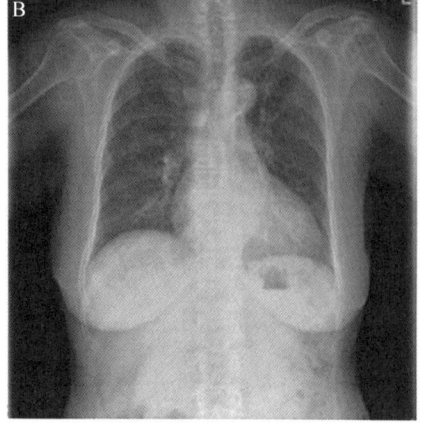

图 6-15-2　病例二胸部 X 线片

A. 为原起搏器移除＋电极离断术后；B. 为拔除起搏导线后。

二、讨 论

国外文献报道起搏器相关感染的发生率从 0.13% 到 19.9% 不等，同时在这些病例中 25% 的患者在起搏器植入术后头两个月发病，而 1 年后发病的较少见。起搏器相关感染的危险因素很多，主要包括糖尿病、心力衰竭、起搏器更换术、肾功能不全、免疫抑制、口服抗凝药、多电极植入及术者缺乏起搏器植入相关经验等。我们提供的两个病例均为老年人，均为双腔起搏器。病例一没有相关糖尿病病史，但有心力衰竭病史，起搏器相关感染发病时间为起搏器植入术后 3 年。而病例二有血糖升高病史，患者在术后 3 个月就出现感染相关症状及体征。糖尿病、高龄及多电极植入均为感染相关的危险因素。

在这两个病例中患者感染相关症状为起搏器周围组织脓肿，伴或不伴发热及破溃，而囊袋感染包括脓肿形成、起搏器导线外露、皮肤破溃或皮肤窦道形成为起搏器移除的Ⅰ类适应证。尽管指南对于起搏器相关感染的治疗策略中推荐包括拔除起搏电极在内的整个起搏系统移除，可是在临床工作中情况往往比想象中复杂。治疗费用往往影响着病人的决定。对于起搏器植入术后一年之内出现起搏器相关感染的病人，再次住院及住院时间延长意味着费用的急剧上升，而仅安装一年不到的起搏器移除及新起搏器的重新植入又是一笔巨大的经济负担。同时对于高龄、一般状况较差，或者合并重要脏器功能不全的病人，拔除起搏电极可能引起的心脏破裂及心包积液等风险，对病人来讲是比经济负担更严峻的挑战。因此，在临床工作中，本着知情同意的原则，在给予清创引流术后起搏器相关感染迁延不愈或反复感染的患者，给出了移除起搏器、电极离断、电极拔除等选择。在我们提供的两个病例中，病例一患者由于采用被动电极，植入时间 3 年以上，故选择了脉冲发生器移除＋电极离断术，术后随访两年感染情况未再复发。然而在第一个起搏器植入 6 年以后患者不得不面对局部皮肤脓肿、感染复发的事实，最终选择电极拔除术。而病例二患者感染发生在术后 1 年以内，当其他医院一系列处理感染仍迁延不愈时，我院果断选择电极拔除术，由于完整移除了整个起搏器系统，患者感染迅速好转，随访至今未再复发。同时，在这两例病例中可以发现，在感染控制后于其他部位重新植入起搏系统并未再出现感染，提示起搏器植入术的术者具备起搏器植入相关经验及规范的无菌操作对于预防起搏器相关感染至关重要。

在浙江大学医学院附属第二医院实施的起搏器电极导线拔除术一般采用介入治疗间接牵引法，麻醉科及心脏外科医师需作好术前准备以防电极拔除过程中出现心脏破裂等严重并发症需要外科手术干预。对于起搏器相关感染的药物治疗主要为抗感染治疗。既往文献已经报道感染主要为葡萄球菌，而我们提供的两个病例培养致病菌分别为表皮葡萄球菌和松鼠葡萄球菌、山羊葡萄球菌。葡萄球菌广泛存在于皮肤表皮，因此规范的无菌操作并尽量缩短手术时间对于减少感染非常重要。在细菌培养结果未回报前，建议使用抗革兰阳性球菌药物，如万古霉素等，以期尽快控制感染，为进一步手术处理准备条件。

浙江大学医学院附属第二医院心内科将治疗以后两年内未再发生任何起搏器相关感染症状、体征视为感染治愈，在这两年内需对患者进行认真的回访及起搏器程控。

本例临床启示：

1. 高龄、心力衰竭、糖尿病及多电极植入均为感染相关的危险因素。

2. 囊袋感染包括脓肿形成、起搏器导线外露、皮肤破溃或皮肤窦道形成为起搏器移除的Ⅰ类适应证，应完整移除整个起搏器系统。离断感染电极导线是行不通的。

3. 在细菌培养结果未回报前，建议使用抗革兰阳性球菌药物，如万古霉素等，以尽快控制感染，为进一步手术处理准备条件。

（许逸飞　周　颖　鲍敏芳　林海燕　雷　欣　徐　耕）

参考文献

[1] Baddour LM, Bettmann MA, Bolger AF, et al. Nonvalvular cardiovascular device-related infections. Circulation, 2003, 108: 2015-2031.

[2] Larry M. Baddour, Andrew E. Epstein, et al. AHA Scientific Statement-Update on Cardiovascular Implantable Electronic Device Infections and Their Management: A Scientific Statement From the American Heart Association. Circulation, 2010, 121: 458-477.

[3] Muhammad R. Sohail, Daniel Z. Uslan. Infective Endocarditis Complicating Permanent Pacemaker and Implantable Cardioverter-Defibrillator Infection. Mayo Clinic Proceedings, 2008, 83: 146-153.

第七篇 其 他

第1章

无功能电极：拔除还是保留？（欧洲多中心研究）

一、研究范围与结论

研究主要调查了欧洲 38 个电生理中心，主要调查结果如下：
（1）大多数中心尽管心律装置植入数量大，但起搏电极导线拔除数量少。
（2）大部分中心，无功能起搏电极导线是否拔除大多根据临床经验和个人的观点制订，并无确凿的临床依据。
（3）移除方式通常采用直接牵引拔除或应用工具辅助拔除起搏电极导线（不包括激光鞘，由于风险及价格等因素激光鞘应用较少）。
（4）起搏电极导线拔除是否需要心胸外科医师参与或准备，不同中心观点不尽一致。

二、具体结果

47%的电生理中心每年心内膜起搏电极导线拔除量为 10~40 例，13%的中心每年大于 40 例，40%的中心每年小于 10 例。

无功能电极拔除可能导致三尖瓣功能不全，另外从年龄、并发症等方面考虑无功能电极拔除可能存在风险，但是植入电极数量仍然需要考虑，大部分中心（57%）认为拔除部分断裂的 ICD 电极优于附加植入新的起搏/感知电极。大部分电极拔除是由于起搏电极导线感染，而不是电极故障，84%的中心认为<2cm 的赘生物，起搏电极导线应经静脉拔除。72%的中心认为存在赘生物不是外科介入的指征。

电极拔除通常由年资较高的术者完成（63%），20%的中心在导管室进行手术，23%在导管室进行手术同时有心外科参与准备，20%的中心在外科手术室进行手术。

34%的病例采用牵引方式拔除，46%的病例需要应用拔除工具，激光鞘应用并不十分广泛（14%），其中外科开胸电极导线拔除的病例占 6%。

（昃　峰）

第 2 章
CRT 植入与治疗的技术要求

根据国际指南，植入抗心动过缓或心动过速起搏器的过程由五部分组成：①根据适应证选择患者；②植入术的外科操作；③选择入路静脉；④心内电极导线的操作和电极导线的放置到位；⑤植入术中心脏电生理检查结果的分析。而植入 CRT 比植入传统的起搏器和 ICD 所需步骤更多。因此，对手术室、术者和相关的技术支持要求更高。

以往的指南没有对植入 CRT 起搏器的必备条件进行具体的要求。本文以下部分提出与植入 CRT 相关的实际和技术方面的必备条件，内容包括六部分：①植入 CRT 必需的技术资源和人员配备；②各项术前准备；③对手术室的要求；④植入术中，对参与手术的全体人员的要求；⑤术者必须具备完成手术的能力；⑥关于植入 CRT 实践的建议。

一、植入 CRT 必需的技术资源和人员配备

众所周知，对植入 CRT 的术者要求很高，其必须具有心脏病诊断及治疗方面的丰富经验，才能开始进行 CRT 植入相关技术的培训。

专家认为，能够植入 CRT 并对患者进行长期随访的心脏中心应具备以下条件：

(1) 有两位或更多能够进行植入和程控管理 CRT 的心脏病学专家，其中至少有一名医生熟悉心脏电生理、起搏器及 ICD 程控。

(2) 所有医生应具有进行血流动力学监测和给予心血管系统支持治疗的知识和经验，包括应用正性肌力药物、进行心肺复苏、处理低心排血量综合征和进行基本的生命支持。

(3) 经过培训的护士和技术人员：至少一名具有程控管理 CRT 的能力。

(4) 对植入的 CRT 进行分析与程控：强烈推荐建立患者的电子病例和档案。

(5) 建议每年至少植入 20 台 CRT。

(6) 建议门诊或随访中心对植入 CRT 的患者进行随访，尤其建议要有治疗心力衰竭方面专家的意见或有经验的心脏超声心动图医生的意见。

(7) 必须对医生、护士和技术人员进行连续性的医疗培训。

(8) 年度质量控制指标包括植入失败、植入过程相关死亡和 30 天死亡率等。

二、植入前应做的各项准备

主要根据患者的病史、纽约心功能分级（NYHA）、基础心律（窦性心律）和心律失常病史等情况判断患者是否具备CRT植入的适应证，还需全面考虑患者合并的其他疾病情况，如存在凝血功能异常、肾功能不全和电解质紊乱等，并应在术前进行适当的治疗。

必须记录患者术前心电图，参考PR间期、QRS时限及形态、基础心律等选择最适合的起搏器。

超声心动图是术前必须完成的一项重要检查，检查时应当精确测定心室腔的大小、二尖瓣的反流情况及左室射血分数等，目前已经提出一些评价室间和室内不同步的参数，但哪个参数对评价术前基础状态下室间和室内的不同步最有意义，哪个参数对评价CRT疗效最有意义，尚未取得一致意见。大多数评价心室间和室内延迟的研究都是非随机的，并且入选患者有限，随访时间较短。心脏超声心动图的检测参数见表7-2-1。

表7-2-1 评估心脏再同步化治疗效果的心脏超声心动图参数

研究者	例数	评价不同步的标准和方法	病因	随访时间（月）	备注
心室间不同步					
Rouleau等	35	(Q-Ao)-(Q-Pulm)和(Q-Mit)-(Q-Tri)→IMD（标准脉冲多普勒和组织多普勒成像）平均 IMD77ms±15ms 和 88ms±26ms，QRS>150ms	缺血性和非缺血性扩张型心肌病	—	心室间的电机械延迟与QRS波增宽一致
心室内不同步					
Pitzalis等	20	间隔到后壁运动延迟（M型超声≥130ms）	缺血性和非缺血性扩张型心肌病	1	间隔到后壁运动指数≥130ms时预测能力↓ CRT植入后LVESV指数（≥15%）
Sogaard等	25	长轴收缩延迟（%左室基底部）[组织多普勒成像]	缺血性和非缺血性扩张型心肌病	6～12	LVEF↑，左室收缩/舒张末期容量↓
Breithardt等	34	根据间隔与侧壁运动相角度的差异评估收缩不同步	缺血性和非缺血性扩张型心肌病	1	严重不同步患者CRT植入后急性期获益的程度
Yu等	30	收缩不同步指数（心脏收缩达峰时间32.6ms）（组织多普勒成像）	缺血性和非缺血性扩张型心肌病	3	CRT起搏器植入后：LVESV↓
Breithardt等	18	CRT植入前、后间隔应变峰值与侧壁应变峰值比较	缺血性和非缺血性扩张型心肌病	急性期	CRT治疗可恢复应变模式

续表

研究者	例数	评价不同步的标准和方法	病因	随访时间（月）	备注
Bax 等	85	左室不同步（间隔至侧壁延迟≥65ms）（组织速度成像）	缺血性和非缺血性扩张型心肌病	6	CRT 植入后：NYHA 分级↓，LVESV↓
Penicka 等	49	LV+LV-RV 不同步间期（总不同步间期≥102ms）（组织多普勒成像）	缺血性和非缺血性扩张型心肌病	6	CRT 植入后：LVEF↑（25%），左室收缩/舒张末容量↓
Gorcsan 等	29	室壁反向达峰时间≥65ms（组织同步成像）	缺血性和非缺血性扩张型心肌病	5±2	CRT 植入后：LVEF↑
Yu 等	54	心肌达峰速率标准偏差 Ts：31.4ms（组织多普勒成像）	缺血性和非缺血性扩张型心肌病	3	CRT 植入后：LVESV↓
Bordachar 等	41	左室室内达峰延迟和起始延迟（组织多普勒成像）	缺血性和非缺血性扩张型心肌病	3	CRT 植入后：LVEF↑，左室容量↓
Yu 等	141	LVESV、病死率和心力衰竭事件下降百分比（10%）	缺血性和非缺血性扩张型心肌病	3~6	LVESV、病死率和心力衰竭事件发生率下降10%
Marcus 等	79	间隔到后壁运动延迟评估 CRT 疗效	缺血性和非缺血性扩张型心肌病	6	间隔到后壁运动延迟不能预测左室重构和临床症状的改善

Q-Ao=QRS 波起点到主动脉血流开始，主动脉电机械时间；Q-Pulm=QRS 波起点到肺动脉血流开始，肺动脉电机械时间；Q-Mit=QRS 波起点到二尖瓣环收缩波开始；Q-Tri=QRS 波起点到三尖瓣环收缩波开始；IMD=心室间电机械延迟；LVESV=左室末容量；LVEF=左室射血分数。

心肺运动试验虽然尚未广泛应用，但对筛选适合接受 CRT 治疗的患者是一项重要的检测方法。尽管该项检测既耗时又昂贵，并且需要熟练掌握心肺生理学知识的医生实施。但是，其对客观评价患者的运动储备十分有益。6 分钟步行试验是另一项心肺功能的检测方法，其有利于评估患者的运动能力。6 分钟步行试验在老年人和运动障碍患者中的应用受到限制，但其简便易行，更适合门诊随访的患者。生活质量问卷有利于评价患者的不适症状，可以对患者的健康状况作出量化的评估。然而，其对筛选适合植入 CRT 患者的作用有限。

1. 冠状静脉窦的解剖特点

术者必须清楚即将植入 CRT 起搏器患者冠状静脉的解剖结构。冠状静脉窦分支的血管影像可以通过直接球囊堵塞冠状静脉窦窦口进行血管造影或标准的冠状静脉末端造影获得。直接血管造影是最常选择的方法，得到的图像质量通常较高。建议在植入 CRT 前必须进行冠状静脉窦和冠状静脉的造影。无创的显像技术如螺旋 CT 扫描或 MRI 对了解冠状静脉的解剖结构也有一定帮助。

左室电极导线最佳的植入部位是左室侧壁和后侧壁（图 7-2-1 B-D）。更重要的是把左室电极导线放置在这三个区域的基底部或中部，避免十分靠近右室电极导线的顶端。

对于不同患者,血管造影显示的目标血管可能有变异。通常建议在三个不同 X 线投照体位进行观察:右前斜位(RAO)25°、左前斜位(LAO)35°及后前位(PA)。通过多个体位能更好地观察和了解目标血管的基本形态和起源。

2. 对手术室的要求

进行 CRT 植入的手术室应有以下设备:

(1) 高质量固定或移动的 X 线检查设备,能进行不同体位的投照检查(RAO 25°,LAO 35°和 PA 0°),并提供容易操作、便于观察、有与回顾图像一致的实时同步分屏图像的管理系统。

(2) 完整的 12 导联监测心电图,可以同时监测心率和心律。并通过评估 QRS 波群的时限、心电轴及 QRS 波形态初步显示心电再同步的情况。更多的特殊导联如:aVL 导联(左室起搏时,QRS 波主波为负向)、标准Ⅲ导联(左室前侧壁起搏时 QRS 波主波为正向,左室后侧壁起搏时为负向)、V_1 导联(左室起搏时,QRS 波起始部正向)等,依照上述特殊的 QRS 波形态能够推测左室起搏的位置。

(3) 有创和无创的连续动脉血压监测,虽然有创的血流动力学监测(如 dP/dt,脉压)设备并非必备,但其有助于评估患者在 CRT 植入前的血流动力学状态,以及 CRT 对血流动力学的急性期影响。

(4) 持续监测血氧饱和度(%)。

(5) 配备多个厂家的各种产品(如不同类型的起搏器、导引导管、电极导线、探针和导引导丝等),使术者可以在植入 CRT 的过程中,根据患者的不同特点和冠状静脉窦的解剖特点进行选择和应用。

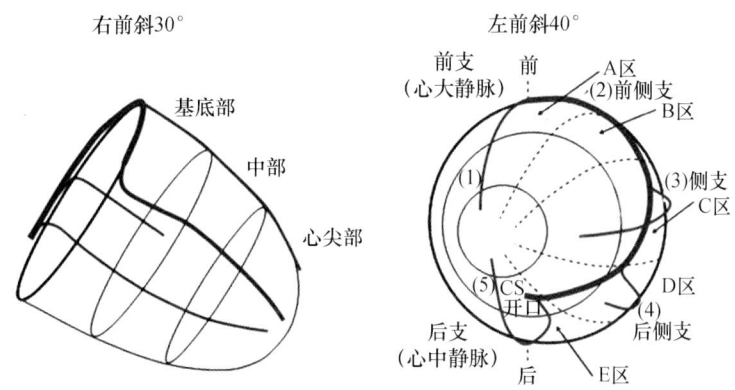

图 7-2-1 左图:右前斜 30°将左室分为三部分(基底部、中部和心尖部)。右图:左前斜 40°时可能看到的冠状静脉窦分支:(1) 前支(心大静脉);(2) 前侧支;(3) 侧支;(4) 后侧支;(5) 后支(心中静脉)。冠状静脉窦解剖显示左室电极导线的前端应放置在侧支的中/基底部(C 区)或后侧支的中/基底部(D 区),而避免放置在前部的 A 区(太靠近右室电极导线)

(6) 通过术前血管造影(冠状血管造影或冠状静脉窦造影)了解患者的冠状静脉分支情况,有助于制订左室电极导线的植入方案。可使术者能预先选择合适的器械到达靶静脉。

(7) 备有体外除颤器,其能持续监测患者的心率及心律。

(8) 有麻醉师在场，确保出现临床危急情况时给予有效的处理。
(9) 能够方便而快速转入重症监护室治疗。
(10) 经静脉植入失败时，需安排患者到具有左室心外膜电极导线植入技术的心脏外科病房，该心脏外科病房不一定在同一医疗机构，但必须临近，十分容易到达。

三、CRT植入术的人员要求

通常需要两个术者，特别是电极导丝插入和拔除，操作导丝、鞘管和探针的过程中。

最好有两个护士，一个观察患者的基础生命体征、放置尿管及静脉内推注各种需要的药品，另一个护士通过以下方面辅助手术进行：

（1）传递消毒材料；
（2）固定心电监护仪的屏幕，显示特殊的心电资料；
（3）监测有创或袖带测量的血流动力学参数；
（4）监测血氧饱和度；
（5）监测除颤器心电图的显示情况；
（6）监测心内电图。

建议有能够操作放射科仪器的助手参与手术，这在有些国家是要求必须配备的人员。

不需要进行持续的麻醉，但出现临床危急情况时，麻醉辅助措施必须快速、及时到位。

四、植入CRT的临床能力

1. 植入能力的培训

不同的心脏病介入治疗中心，操作穿刺针、鞘管、导引导丝和导引导管等器械的方法基本相似，属于一整套成熟的经验性操作。在开始进行CRT植入技术培训前，至少应达到以下三项技术中的一项：

（1）具备"纯"心脏电生理学专家：熟悉冠状静脉窦导管的放置，必须至少进行过200例放置冠状静脉窦导管的心脏电生理检查或射频消融术。

（2）介入心脏病专家（熟练掌握经皮冠状动脉介入术）：应完成至少200例的冠状动脉造影或经皮冠状动脉内介入性治疗。

（3）起搏器植入术专家（主要熟悉血管的穿刺），应完成200例的起搏器或ICD（单腔或双腔）的植入，或者上述操作的综合过程完成至少200次。

要达到能够熟练植入CRT，不仅需要对上述手术技能进行培训，而且还要掌握以下内容：

（1）全面掌握冠状静脉窦的解剖。
（2）了解CRT治疗心力衰竭的原理。
（3）正确分析左室和双室起搏时的心电图。

(4) 能够看懂有冠状静脉窦电极导线的胸部 X 线影像。

多中心研究显示 CRT 植入的成功率为 87%~96%。因此，为了能够将植入成功率提高到 90% 左右，需要设定完成 50 例 CRT 植入病例的学习曲线。作为初学者，建议开始植入 CRT 前要在指导下参加至少 20 例 CRT 的植入术（其中包括对已植入起搏器或 ICD 的升级）。

可作为选择的内科常规基础技能培训，包括起搏器和 ICD 的植入，应达到以下所有标准：

(1) 在有经验的 CRT 植入医生的指导下至少观摩 15 例手术。
(2) 在有经验的医师指导下，在自己的单位完成至少 20 例植入手术。
(3) 完成一个推荐的 CRT 教程，或在认可的高一级的医疗单位进修一个阶段。

为了达到上述临床能力，需要掌握的其他技术和内容包括：

(1) 认识植入术相关的并发症表现，如心脏压塞、双室失夺获、膈神经刺激、感染等。
(2) 掌握 CRT 植入的适应证。
(3) 了解 CRT 植入的禁忌证和 CRT 植入并发症的处理方法。
(4) 认识和处理植入后的并发症，包括左室电极导线的复位。
(5) 处理术后并发症，植入起搏器相关的囊袋破溃或血肿。

2. 植入能力的巩固

术者需要保持一定质量、一定数量的植入手术，每年需要植入 20 例 CRT 以保持植入手术的熟练度，并建议每两年参加 30h 以上的正规医疗继续教育（1 类水平），以保持对 CRT 植入知识和技术进展的及时跟进。

3. 更多植入实践的建议

CRT 植入的第一阶段学习曲线是一个相当长的过程，因为手术操作过程越长，出现并发症的风险越大（患者的状态和术者的注意力随着植入过程的延长而下降）。经过 4h 的尝试仍未成功或经过 60min 的 X 线曝光后，植入的操作过程应该停止。对这种病例，需要仔细进行再评估，而不是试图再尝试。

对于不同步骤的仔细分析十分有益。在进行冠状静脉造影后反复分析、对以前失败的病例进行新的评估、请教更有经验的术者协助等措施将会提高植入术的安全性，并带来更高的成功率。

在大型随机试验中尚没有评估心外膜双室起搏电极导线植入的安全性和有效性。如果经冠状静脉放置左室电极导线不成功，应考虑转到心外科手术室进行心外膜电极导线的放置，但是这些培训超出了本文的范围，不予介绍。需对电极导线的取出给予特殊的考虑，因为这对 CRT 患者十分重要，其也不在本文的阐述范围内。

五、随 访

部分患者植入 CRT 后获益较小或心功能无明显改善时，常被认为是 CRT 治疗无效。为了使 CRT 起搏器的治疗作用最大化，使患者得到最佳的治疗，起搏器随访至关紧要。

CRT 治疗的患者不同于普通起搏器：①CRT 治疗的所有患者都有严重的心力衰竭；②心房及双室起搏的基本原理是电和机械再同步治疗，与心动过缓无关（多数患者没有传统的起搏器适应证）；③CRT 增加了左室电极导线的植入而使植入术变得更复杂；④相当数量的患者同时具有 ICD 植入的适应证。

　　心力衰竭植入 CRT 患者的随访目的包括心力衰竭治疗和起搏器功能的双重随访。后者包括标准的起搏器工作参数的调整与程控以及特殊的 CRT-P 或 CRT-D 装置相关的评估、检测和参数调整。抗心动过缓起搏器的指南和建议已在别处阐述。CRT 的特殊随访应在起搏器植入后不久就开始，首先应该识别和纠正植入术相关的并发症，为确保 CRT 的疗效需要进行特殊参数的优化程控。患者出院前需要进行包括 CRT 程控在内的临床整体评估，如优化 AV 间期和 VV 间期。患者出院后观察 1 个月，此后，每隔 3~6 个月常规随访一次。

　　长期随访：CRT 长期随访中需要一组既能调整心力衰竭治疗，又能程控和调整 CRT 参数的医务人员队伍。尤其在随访 CRT-D 装置的医务人员中应当有经过培训的心脏电生理医师。进行 CRT 和 CRT-D 装置植入的医疗单位应为患者的住院和门诊就医提供方便，并要保证抢救设备在场。

　　应向患者清楚说明随访依从性的重要性，因为这是确保 CRT 有效治疗的重要措施。心力衰竭的治疗必须持续不断地优化。CRT 治疗心力衰竭的临床疗效主要根据病史和体格检查进行评价，此外，心脏超声心动图检查和心肺功能运动试验能够提供有关 CRT 治疗有效性的重要资料。

　　常规的 CRT 随访应包括与常规起搏器随访时相似的测试，如起搏器询问、遥测数据回顾、评估下限频率、感知测试、心房及左右双室起搏阈值的测定等，并要精细地程控优化 CRT 的特殊参数和功能，以及如何延长起搏器寿命。对于 CRT-D 装置，随访还包括检测电除颤治疗的功能。

　　CRT 治疗心力衰竭的重要特征包括确保 100% 的双室刺激，三个各自独立的起搏和感知通道的功能评估，优化 AV 间期和 VV 间期，治疗房性心律失常，监测室性心律失常等。某些起搏器已经发展到能够监测自主神经功能和实时监测血流动力学，这些监测参数既有益于评估患者对 CRT 的反应，还能在症状出现之前发现无效治疗的情况。

　　对 CRT 治疗反应不确定的患者，主要推荐在心脏超声心动图的指导下，进行 AV 间期和 VV 间期的再次优化。通过多普勒评价二尖瓣血流是十分常用的 AV 间期调整的方法。通过 AV 间期的优化，调节左房和左室的收缩顺序，可使左室充盈得到优化而不减弱心房作用。设置不适当的 AV 间期可以影响心室的起搏夺获，使心房充盈不佳，二尖瓣反流加重。多普勒技术是应用速度时间积分的测定评估左室的每搏射血量，并用于程控优化 VV 间期。虽然 CRT 植入后急性期左室每搏量的增加与 VV 间期的优化有关，但是 VV 间期优化的慢性作用仍然应当评估。

　　在 CRT 长期随访中，大约 1/3 的心衰患者中断随访或失访。随访中断的原因，多数是因发生了快速性房性心律失常，导致患者心力衰竭恶化而再次住院。但是，通过 CRT 参数与功能的再调整仍可使绝大多数患者从 CRT 治疗中重新获益。

（郭继鸿　王立群　李学斌　郭　飞）

第3章

331根电极导线拔除术的护理

随着起搏器植入与更换术的增多,起搏器感染的患者也日益增多。对于感染的患者应尽早行起搏系统移除或拔除,否则会引起更严重的临床症状。国外大规模多中心统计资料证实,血管内反推力牵引技术是当前最有效和相对安全的经静脉心内膜起搏电极拔除的方法,可以有效地治疗心律植入装置植入术后的某些严重并发症。但因为电极拔除容易引起严重的并发症,所以目前国内能开展该项技术的医院很少,相关的护理经验也极少。北京大学人民医院自2008年1月至2011年11月共为176例患者拔除电极331根,取得了很好的疗效,现将护理经验总结如下。

一、资料与方法

1. 临床资料　来自全国各医院的起搏器感染患者共176例,男101例,女75例;年龄8～89岁,平均年龄(60.12±23.86)岁。涉及感染拔除的电极共331根,其中心房电极149根,右心室电极173根,ICD电极4根,左心室电极5根,发生感染至此次治疗的时间为1～39个月,植入电极的时间为1～29年,282根(85.2%)电极植入时间5年以上。

2. 电极拔除的方法　经静脉拔除心内膜电极手术需在X线透视下进行,采用血管内反推力牵引技术。即经上腔静脉或下腔静脉将锁定钢丝或网篮钢丝固定于电极导线的远端,扩张鞘管沿电极导线送至远端电极所附着的心内膜,牵拉锁定钢丝或网篮钢丝的同时,反向推送扩张鞘管,使电极导线脱离心内膜,并经扩张鞘管取出体外。电极拔除的专用器械由Cook公司生产,包括经上腔静脉和下腔静脉两种途径。一般首选经上腔静脉途径的拔除方法。对于电极导线已脱入心腔的患者或经上腔静脉途径拔除失败的患者,选用或改用经下腔静脉途径拔除。

二、结　果

331根电极中完全拔除311根,不完全拔除19根(指远端电极或≤4cm的电极导线残留体内),失败1根。失败的原因是电极导丝拔除,但硅胶套与心内膜粘连严重而遗留在心内(术后超声心动图显示心内仍有长条状漂浮物,因为是透X线的,所以拔电极时未能发现，转心外科开胸后证实为起搏导线的硅胶套）。电极拔除中出现严重并发症11例，包括：心脏压塞9例（其中1例为心耳破裂转心外科开胸手术，8例经心包穿刺引流后痊愈），频发室性心动过速1例（该患者为心力衰竭患者，应用胺碘酮后室性心动过速发作减少），术中突发三度房室传导阻滞1例（经心脏按压同时植入临时起搏器抢救成功）。术中还有46例患者出现短阵室性心动过速（均与心室电极牵拉、电极与心内膜及瓣环粘连有关），未发生与拔除电极相关的死亡病例。

三、护 理

1. 术前心理护理　因患者在植入起搏系统后发生顽固性感染，囊袋和（或）电极导线埋植处的皮肤反复红肿破溃、脓性分泌物流出，甚至反复发热、寒战，经大剂量抗生素、反复局部清创、囊袋修复和取出脉冲发生器等治疗措施，均未能有效控制感染，而拔除电极又易出现心脏压塞、心脏破裂、心脏停搏、栓塞等严重的并发症，因此患者有紧张、焦虑、绝望、恐惧、社交障碍等很多心理问题。因此耐心细致的心理护理对手术的如期进行及患者预后非常重要。①主动与患者多沟通，建立良好的护患关系，使患者产生信任感。②通过程序化的术前宣教，结合患者自身病情，让患者了解手术方法、术后注意事项及并发症的预防和处理方法，给患者以信息，使患者了解自己所处的状况，解除对手术的顾虑。③将手术成功患者的一般资料及术前、术后对比资料制成幻灯片及小册子，供患者及家属随时浏览。④让患者表达自己的焦虑和疑问，耐心倾听，给予正确的引导和回答。必要时术前一晚给予安定5mg口服。通过上述措施，减轻了患者的心理负担，积极配合治疗与护理，以最佳状态进入手术期。

2. 术前准备

(1) 病房：①术前查血常规、凝血分析、配血；②行超声心动图检查明确心功能及心内电极有无赘生物；③行胸部X线检查了解电极走向并评估有无电极穿孔；④行起搏器程控评估患者是否起搏器依赖、评估手术风险及术中是否需要植入临时起搏器；⑤双侧腹股沟备皮、双侧锁骨区域备皮；⑥术前禁食6～8h，选择粗、直静脉建立输液通道。

(2) 介入导管室：①常规心脏介入检查用物；②多套经静脉拔除心内膜电极导线的专用器械：包括锁定钢丝、扩张鞘管、圈套器、网篮钢丝、消融导管等；③心电监测、血压监测及血氧饱和度监测；④临时起搏器及起搏电极；⑤心包穿刺包、猪尾导管及开胸包；⑥备齐升压药、利多卡因、胺碘酮、异丙肾上腺素等急救药物；⑦联系麻醉科和心脏外科医生随时准备支援。

3. 术中、术后并发症的观察与处理

(1) 心律失常：因患者可能为起搏器依赖，或者因拔除电极时的牵拉、栓子的脱落、心脏压塞等导致患者出现心脏停搏、长间歇、室性心动过速、心室颤动或者心率的增快，因此要密切观察心电监测，发现异常及时汇报处理。

(2) 心脏压塞及心脏破裂：患者会出现心率增快，血压下降，心脏搏动减弱，X线心影出现透亮带，患者自觉心慌、头晕、恶心、大汗，因此要监测血压变化（术中每3分钟测量一次，术后每半小时测量一次），观察X线下心影的变化，多与患者交谈，观察患者面色、神志的变化，及时发现心脏压塞和心脏破裂，给予心包穿刺引流或请外科开胸治疗。

（3）肺栓塞、脑卒中、心肌梗死等栓塞：电极上的赘生物有可能脱落至动脉系统引起心、脑、肺的栓塞，因此要监测血氧饱和度和心电图动态变化，注意询问患者的症状，及时发现栓塞并发症。

4. 术后护理

（1）局部囊袋及电极包埋处伤口的护理：术后加压包扎6h，术后3天每天换药，观察有无出血、渗血、血肿及红肿热痛，为预防感染常规给予抗生素治疗。根据伤口愈合情况7～10天拆线。

（2）植入临时起搏器患者术后严格卧床；植入电极侧肢体制动，防止临时起搏电极移位；保留静脉通道、床旁备异丙肾上腺素静脉输液；保证临时起搏器与起搏导线连接，每24h更换一次电池；24h心电监护；做好卧床患者的生理及心理护理，指导患者多饮水及床上活动，防止静脉血栓形成。

（3）术后并发症的观察 术后3天常规进行心电监测、血压监测，观察有无心律失常、心脏压塞、心肌梗死等并发症；观察患者呼吸、面色、神志、意识，评估有无气胸、脑栓塞、肺栓塞等并发症。

四、小　结

永久起搏电极拔除术是相对安全的，是治疗起搏系统感染的有效手段。密切关注患者术中和术后的生命体征，观察及进行心电血压监测可及时发现并发症，进而预防严重并发症，减少患者住院时间。

（郑方芳　范　中）

参考文献

[1] Smith HJ, Fearnot NE, Byrd CL, et al. Five-years experience with intravascular lead extraction. PACE, 1994, 17: 2016.

[2] Byrd CL, Wilkoff BL, Love CJ, et al. Intravascular extraction of problematic or infected permanent pacemaker leads: 1994—1996. PACE, 1999, 22: 1348.

[3] Byrd CL, Schwartz SJ, Hedin N, et al. Lead extraction: Indications and techniques. J Cardiol Clin, 1992, 10: 735.

[4] Byrd CL, Schwartz SJ, Hedin NB, et al. Intravascular lead extraction using locking styles and sheaths. PACE, 1990, 13: 1871.

[5] 王方正，马坚，何梅先，等. 经静脉拔除心内膜导线：目前认识和处理建议. 中华心律失常学杂志, 2002, 6: 263.

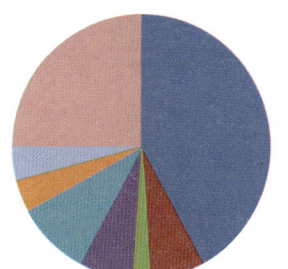

图 1-2-1　导致心律植入装置感染的细菌种类和比例

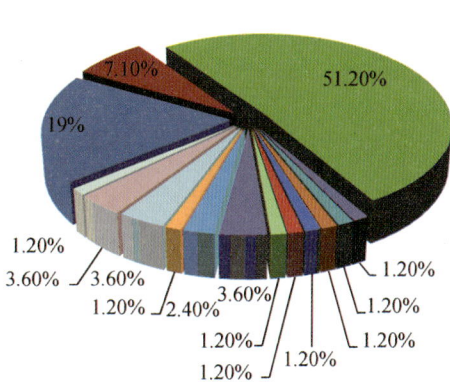

图 2-3-1　病原微生物培养结果

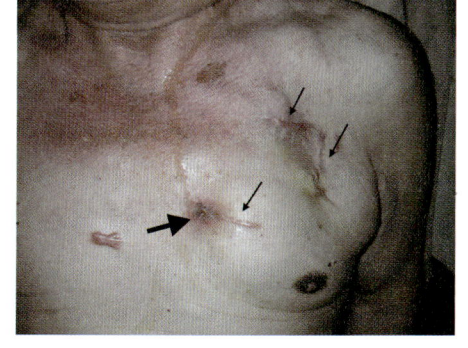

图 2-7-1　起搏器植入术后局部伤口反复感染不愈
（←示清创伤口，◀示伤口窦道、流脓）

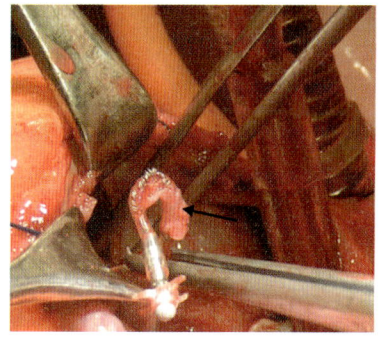

图 2-7-2　开心手术中直视起搏电极导线上的赘生物（箭头指示）

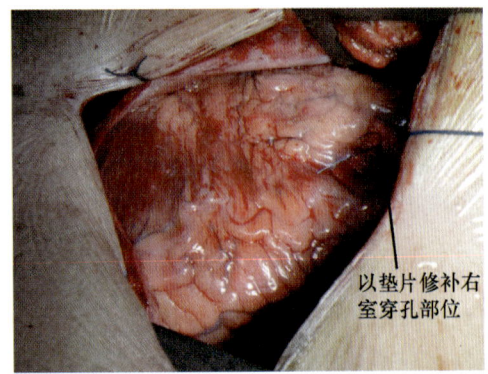

图 2-9-1　胸骨下段切口，直视下拔除心室导线

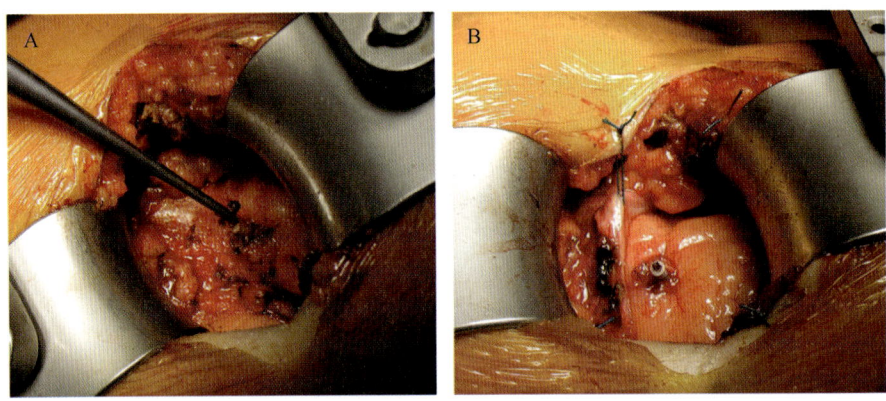

图 2-9-2　A. ICD 电极穿出心包；B. 打开心包后所见

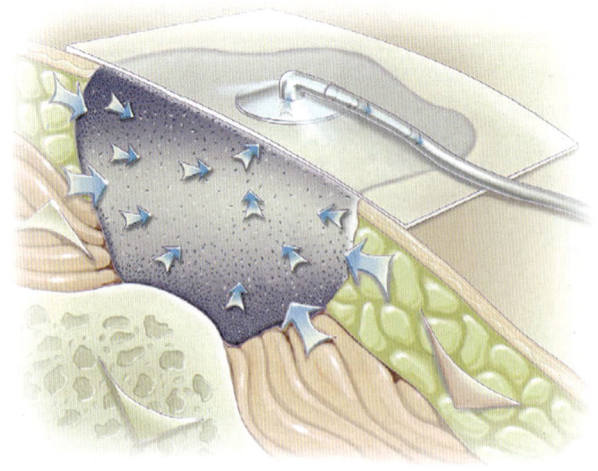

图 2-11-1　负压闭式引流的机制示意图

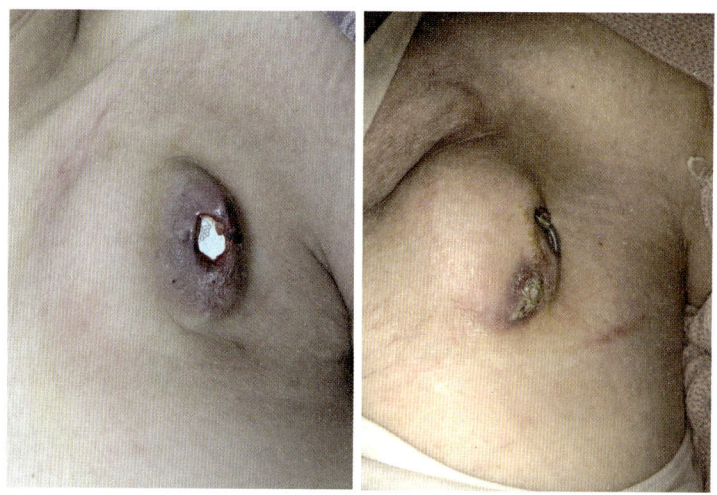

图 2-11-2 2 例起搏器囊袋感染患者的伤口，可见伤口破溃，起搏脉冲发生器或电极导线暴露。

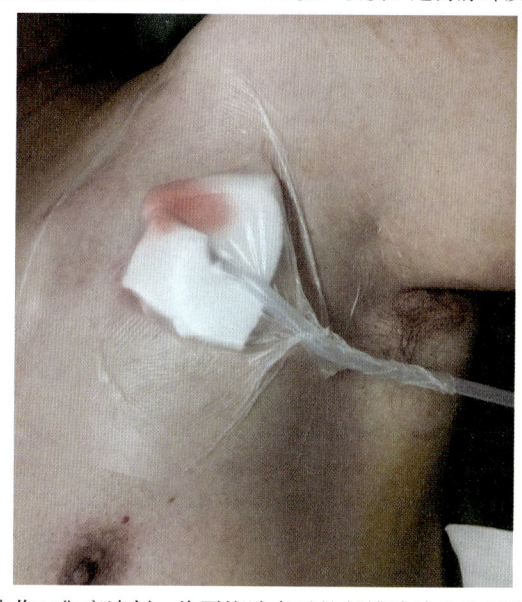

图 2-11-3 起搏器囊袋感染伤口彻底清创，将严格消毒后的起搏脉冲发生器深埋于胸大肌下方，彻底止血，褥式缝合伤口，于囊袋伤口下方留置引流管，伤口以 3M 生物膜密封，引流管与负压吸引器相连。

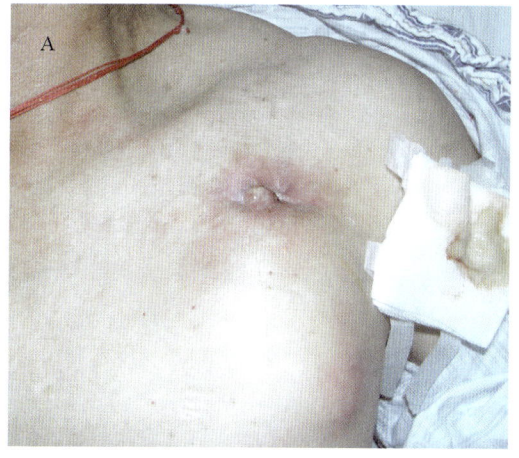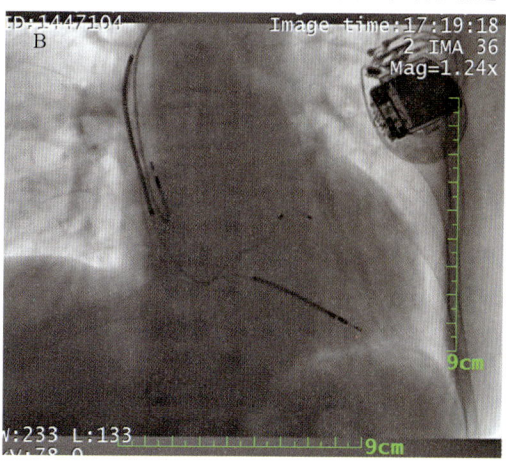

图 2-12-1 拔除指征
A. 囊袋感染；B. 电极导线故障（不夺获）。

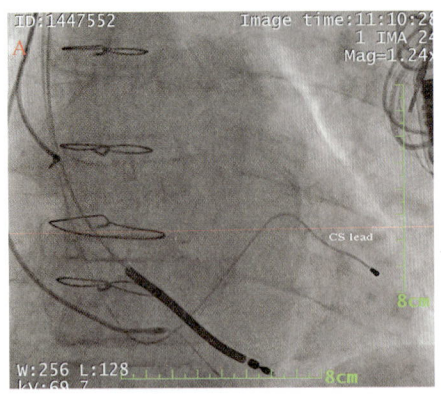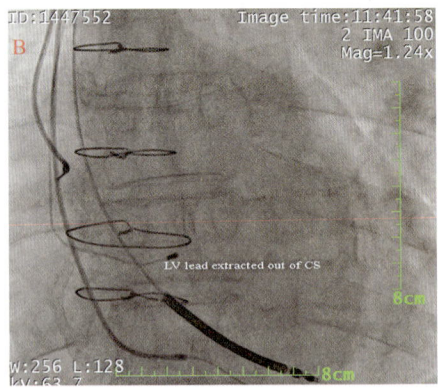
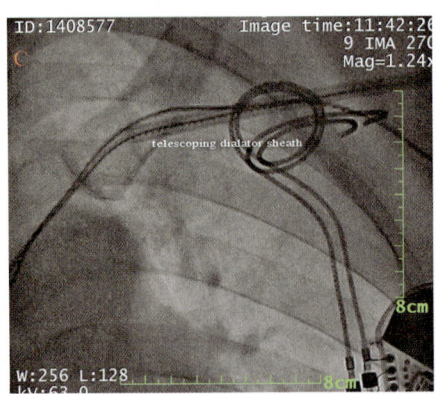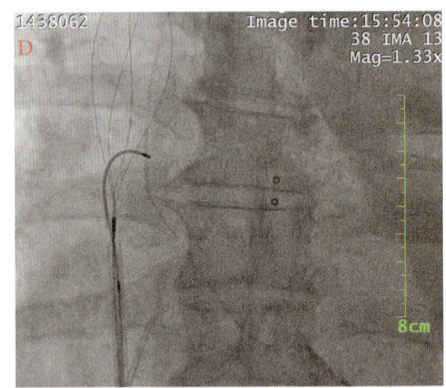
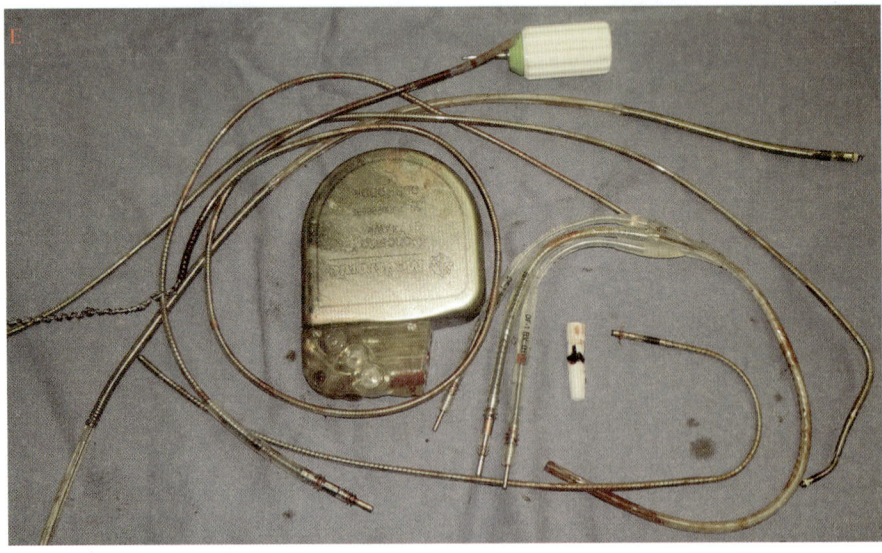

图 2-12-2　CS 电极导线拔除技术

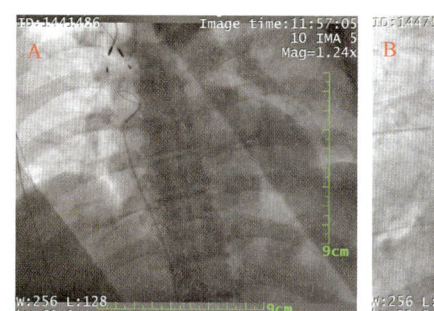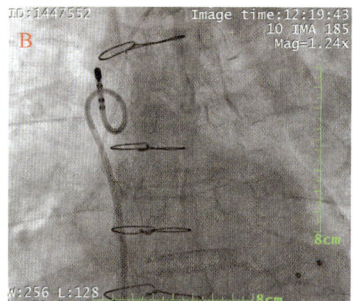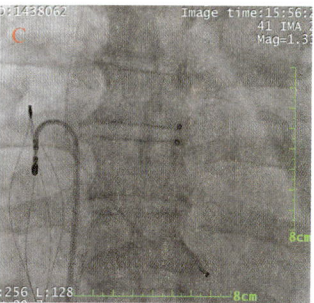

图 2-12-3 创新和特有的经股静脉下腔途径拔除技术

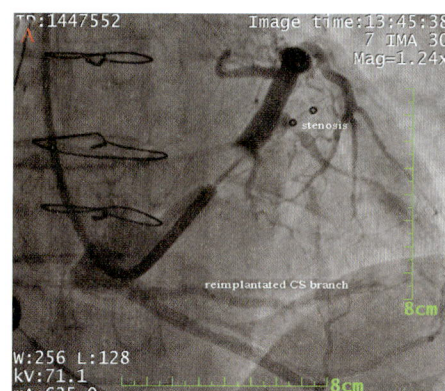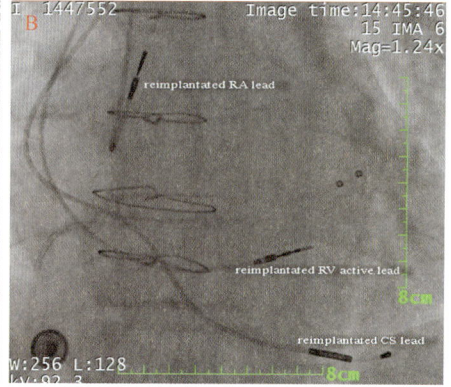

图 2-12-4 CRT 再植入

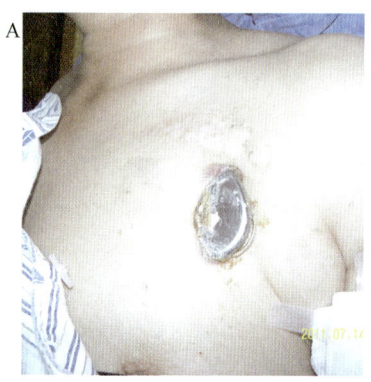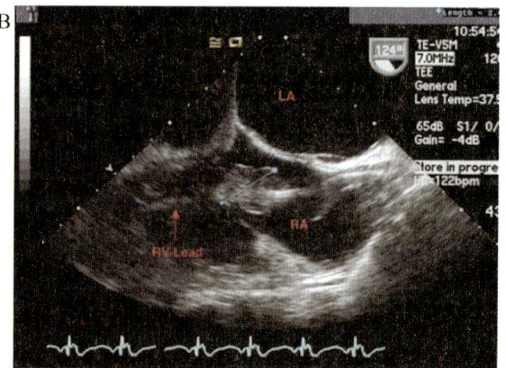

图 3-15-1 心律植入装置感染

A. 囊袋感染（pocket infection）；B. 感染性心内膜炎（IE），右室电极导线跨三尖瓣处见赘生物（2.4cm，蓝色线条表示）。

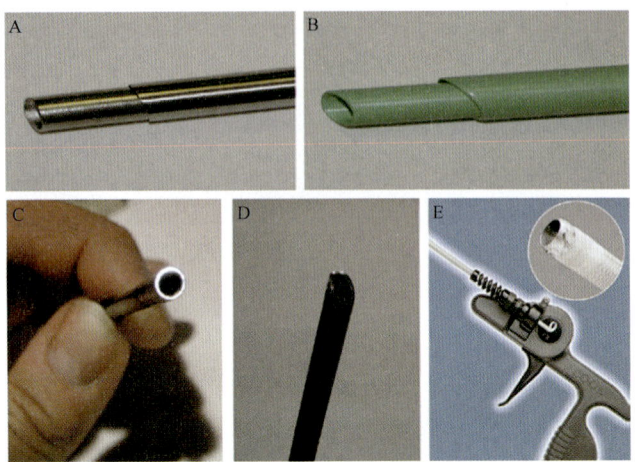

图 3-15-2 电极拔除辅助鞘
A. 套叠式金属鞘；B. 套叠式聚丙烯鞘；C. 激光鞘；D. 电外科鞘；E. 可旋转螺纹头端鞘。

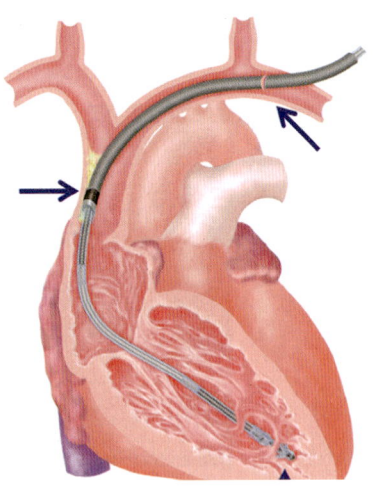

图 3-15-3 激光鞘辅助下分离粘连电极示意图，电极与上腔静脉形成纤维粘连（黄色）

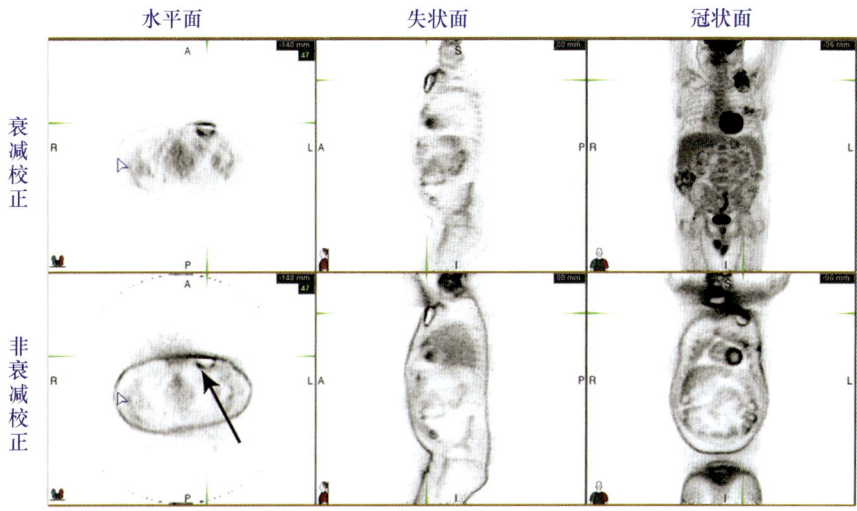
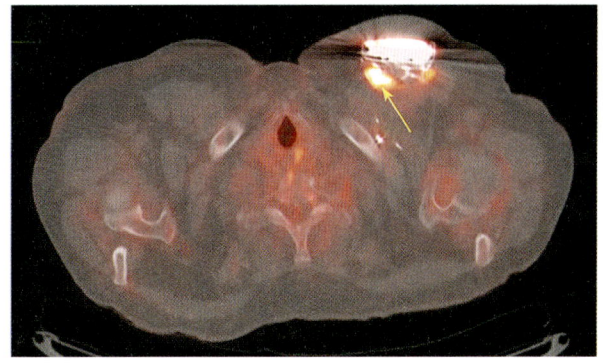

图 4-3-1 囊袋感染患者的 PET/CT 影像
箭头所示可见囊袋深部 ^{18}F-FDG 摄取增加

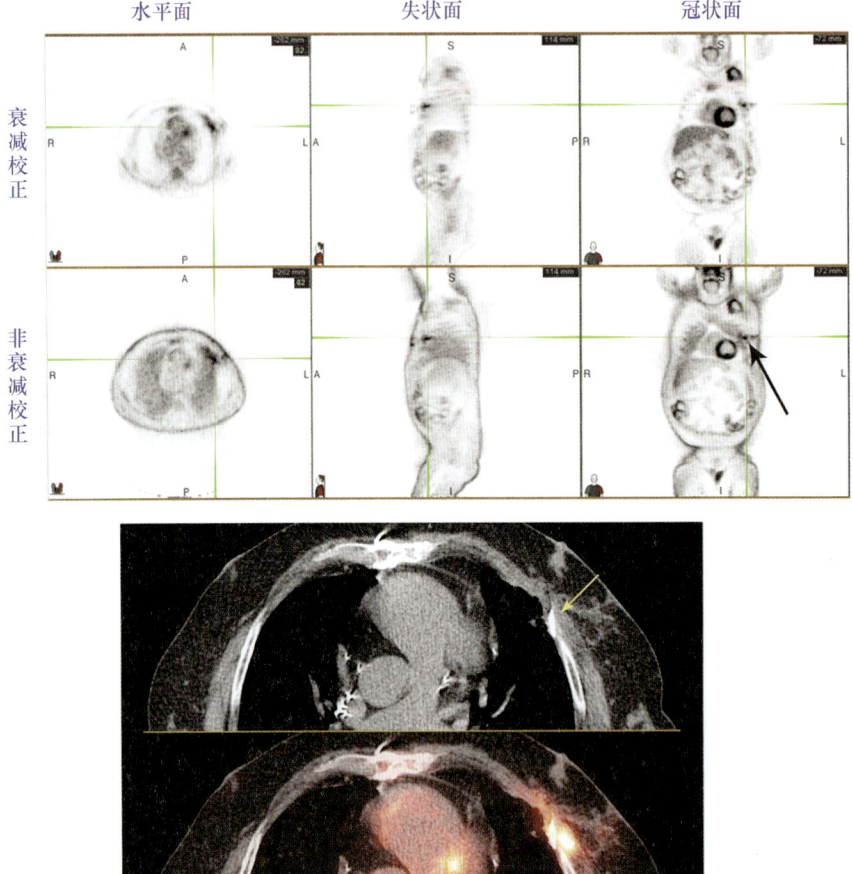

图 4-3-2 囊袋感染、心外膜电极感染患者的 PET/CT 影像
箭头所示心外膜电极及囊袋 ^{18}F-FDG 摄取增加

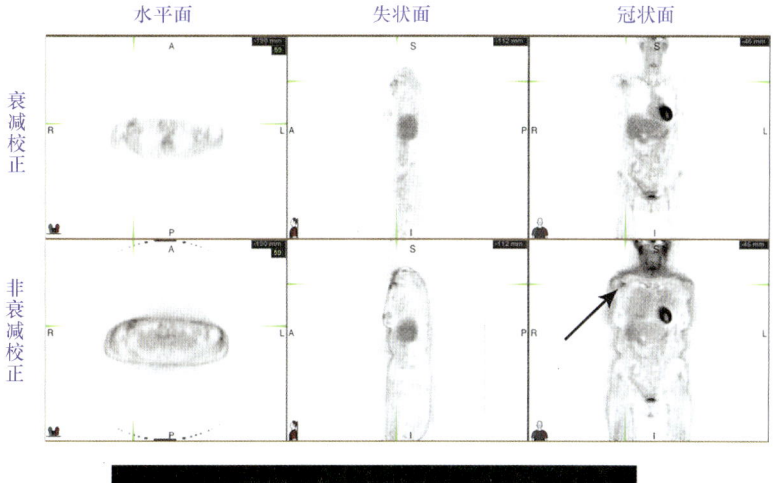

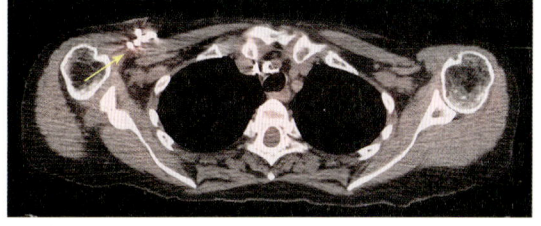

图 4-3-3　急性期对照组（B组）患者 PET/CT 影像
箭头所示：电极导线与装置接口处 ^{18}F-FDG 摄取轻度增加

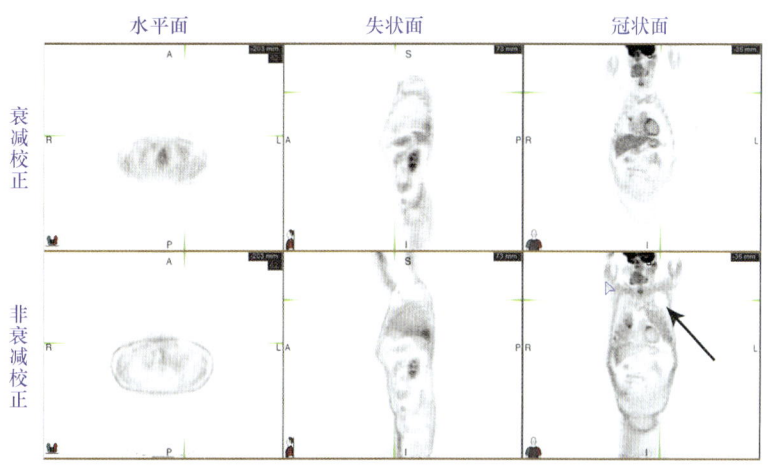

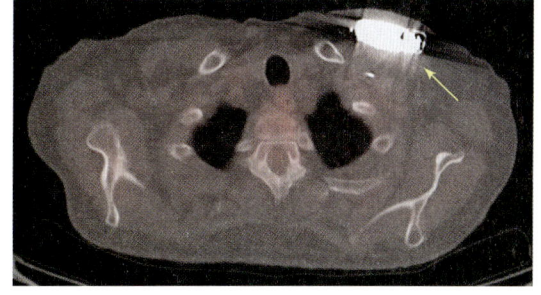

图 4-3-4　慢性期对照组（C组）患者 PET/CT 影像
箭头所示：装置周围未见 ^{18}F-FDG 摄取增加

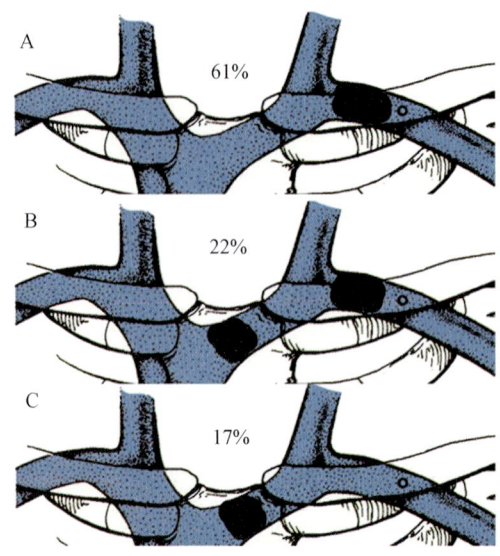

图 5-1-1 电极相关静脉闭塞部位所占比例

A. 单纯外周区闭塞 61%；B. 外周合并中心区闭塞 22%；C. 单纯中心区闭塞 17%。

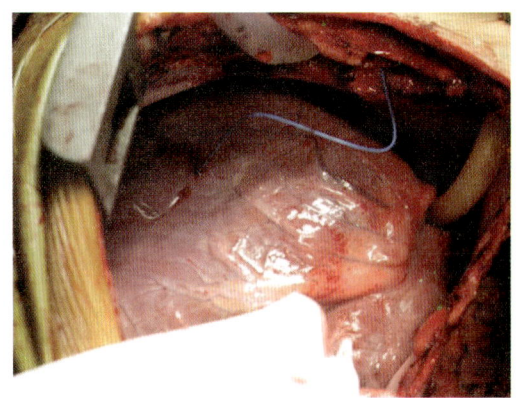

图 5-2-1 单极心外膜起搏导线

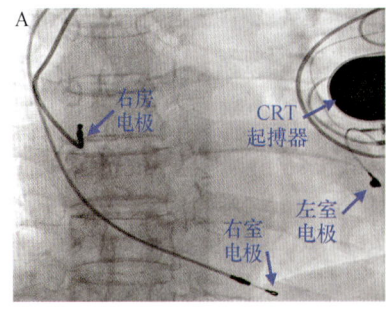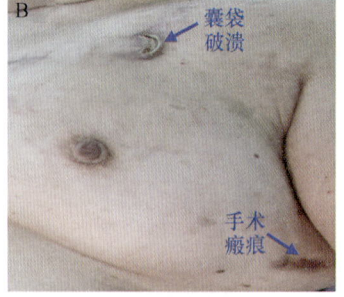

图 6-1-1 患者后前位 X 线影像（A）及囊袋破溃处（B）

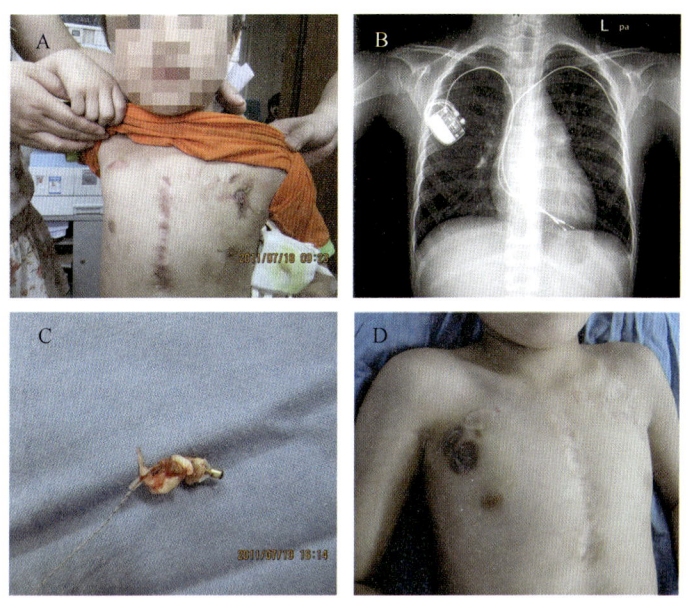

图 6-3-1　患儿诊疗过程图

A. 患儿初次就诊时起搏器感染情况，左侧旷置的心室电极导线破溃，右侧植入起搏器囊袋完好；B. 初次就诊时的胸部 X 线片（后前位），可见两根右室起搏电极导线；C. 初次就诊时，经股静脉途径拔除的左侧心室电极导线头端；D. 左侧感染导线经成功拔除后伤口终于愈合，但半年后右侧起搏器囊袋再次感染。

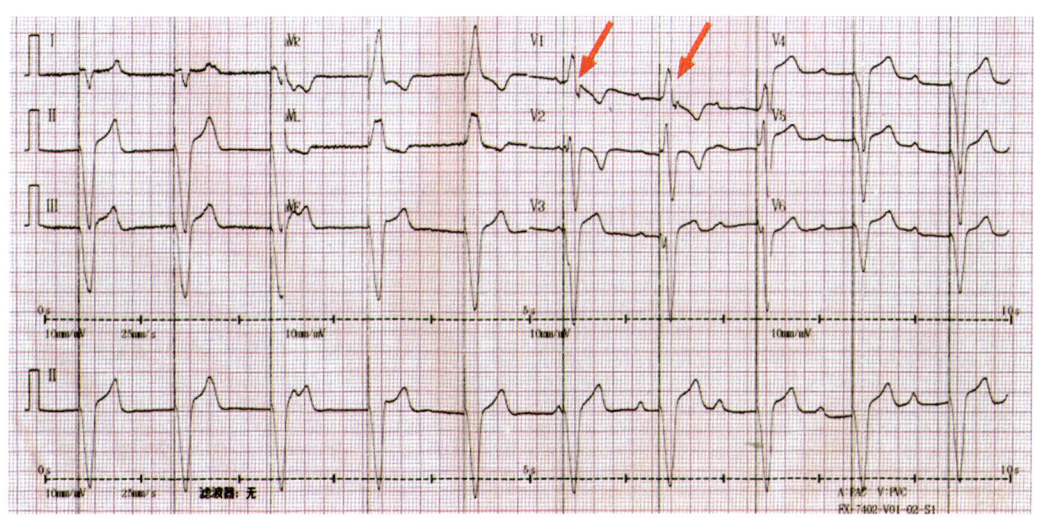

图 6-4-1　患者入院心电图

窦性心律，三度房室传导阻滞（可见房室分离），心室起搏心率 60 次/分。V_1 导联（Rs 型）呈类右束支传导阻滞图形（箭头所示），I 导联呈 rS 型。

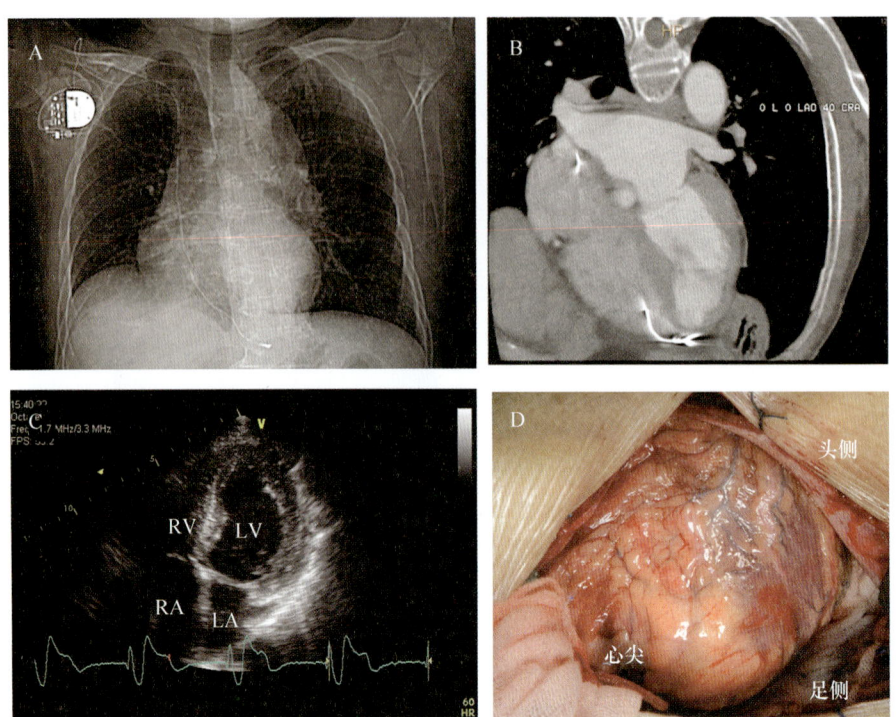

图 6-4-2　影像学检查及术中所见

A. 胸部后前位 X 线影像示右室起搏电极导线位置偏低。B. 心脏 CT 影像，起搏电极导线仍位于右室心尖部，心包腔内未见明显渗出或钙化灶。C. 心尖四腔标准切面超声心动图影像，心包腔内无液性暗区，起搏电极导线未见明显穿孔。D. 胸部正中小切口，打开壁层心包后暴露心尖部，直视下未见明显的起搏电极导线穿出心肌，但局部有纤维包裹。RV＝右心室，LV＝左心室，RA＝右心房，LA＝左心房。

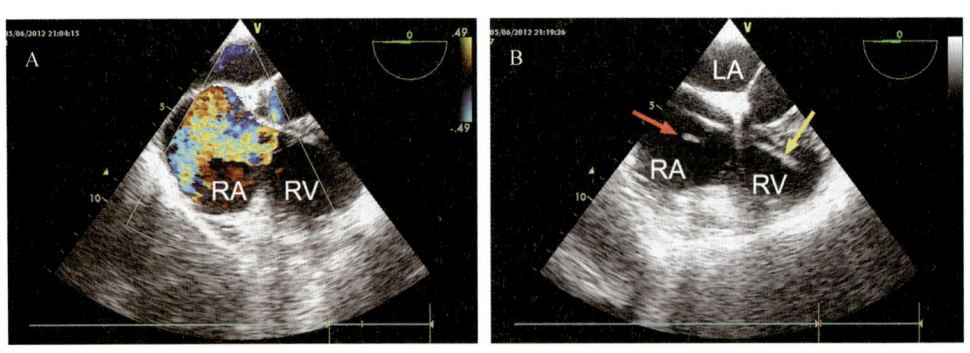

图 6-4-3　术后经食管超声图像

A. 可见收缩期三尖瓣大量反流。B. 黄色箭头示术中植入的临时起搏电极导线，红色箭头示三尖瓣断裂的腱索或乳头肌在收缩期随反流入右心房。

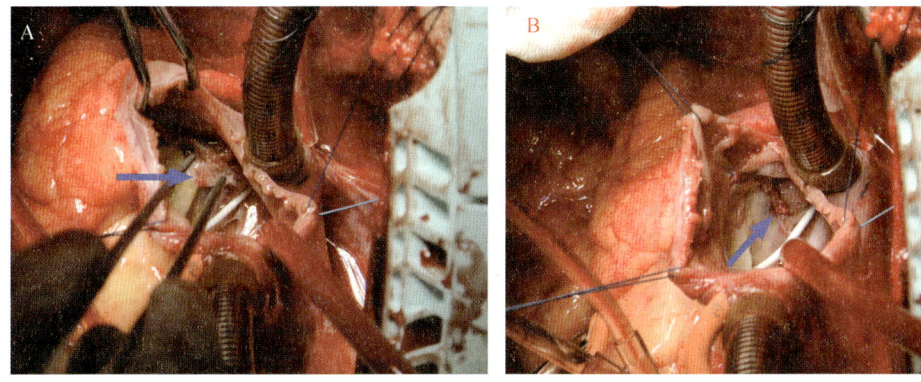

图 6-4-4 体外循环三尖瓣修补术

A. 黑色箭头示断裂的腱索（后瓣）。B. 术中应用心包补片技术，修补撕裂的瓣膜。

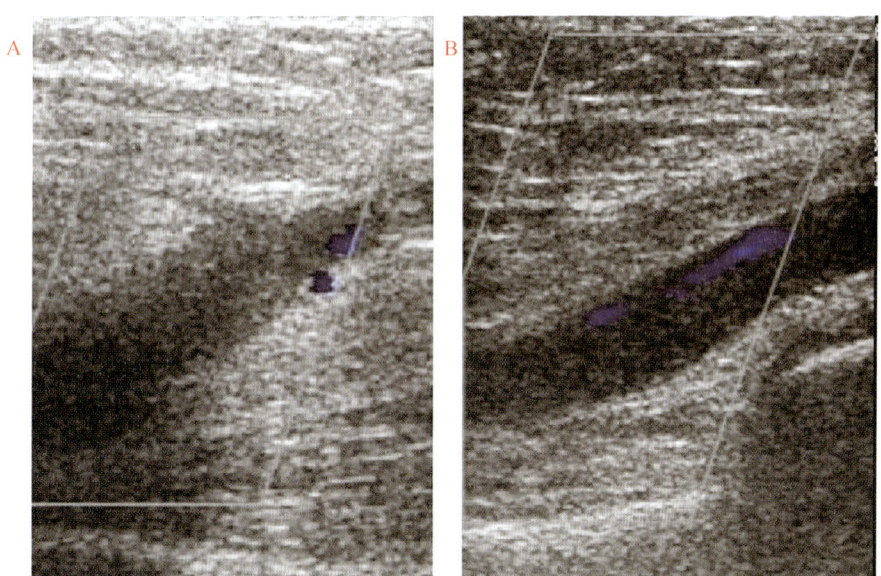

图 6-6-1 应用华法林抗凝前后股静脉血流的比较

A. 深静脉血栓形成。B. 口服华法林 10 天后血流部分再通。

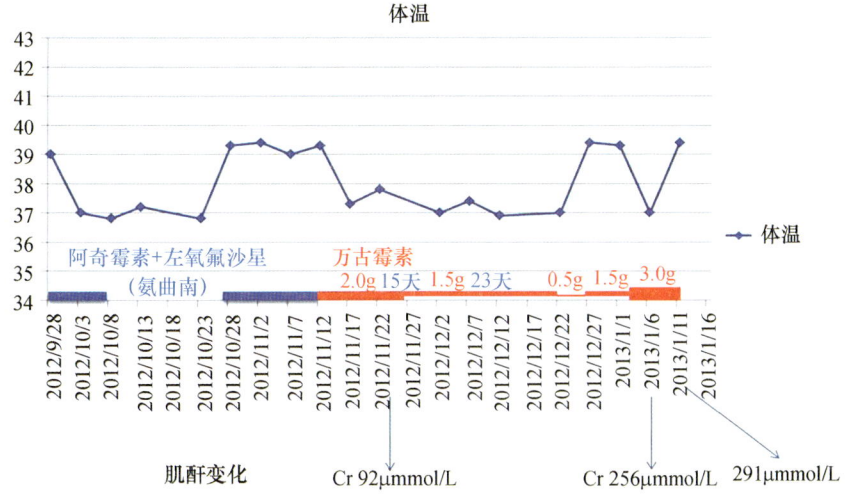

图 6-7-1 患者近 3 个月体温变化曲线

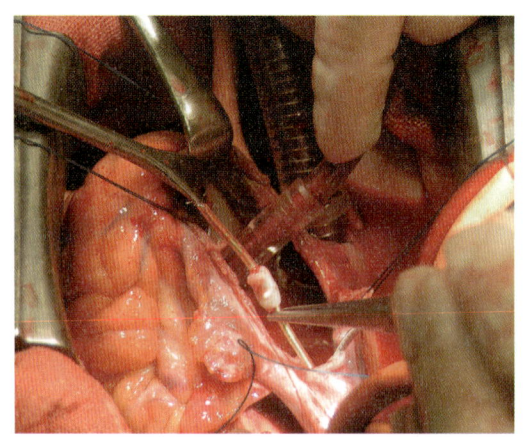

图 6-8-2　电极导线上可见一浅黄色赘生物

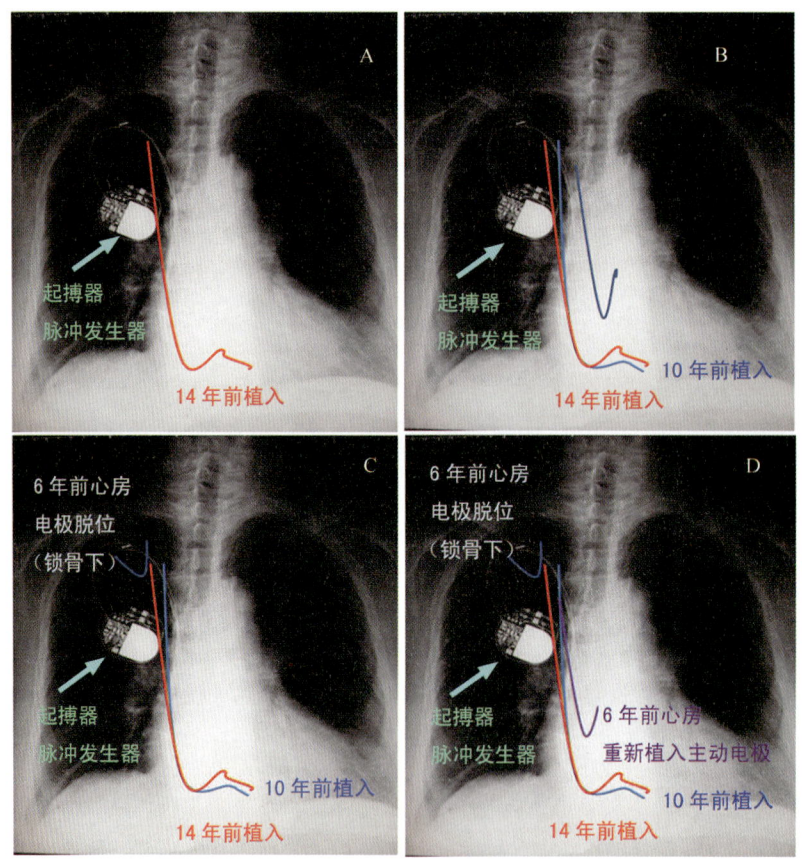

图 6-9-1　起搏器电极导线情况

A. 14 年前患者因三度房室传导阻滞植入 VVI 起搏器（红色曲线代表 14 年前植入 VVI 起搏器的电极导线）。B. 10 年前升级为 DDD 起搏器，原心室电极旷置，新植入心房及心室电极（蓝色曲线代表 10 年前植入的心房及心室电极导线）。C. 6 年前心房电极导线脱位至锁骨下，导致局部皮肤跳动明显。D. 6 年前旷置的心房电极导线脱位（锁骨下），重新植入心房主动电极（紫色曲线代表 6 年前新植入的心房主动电极）。

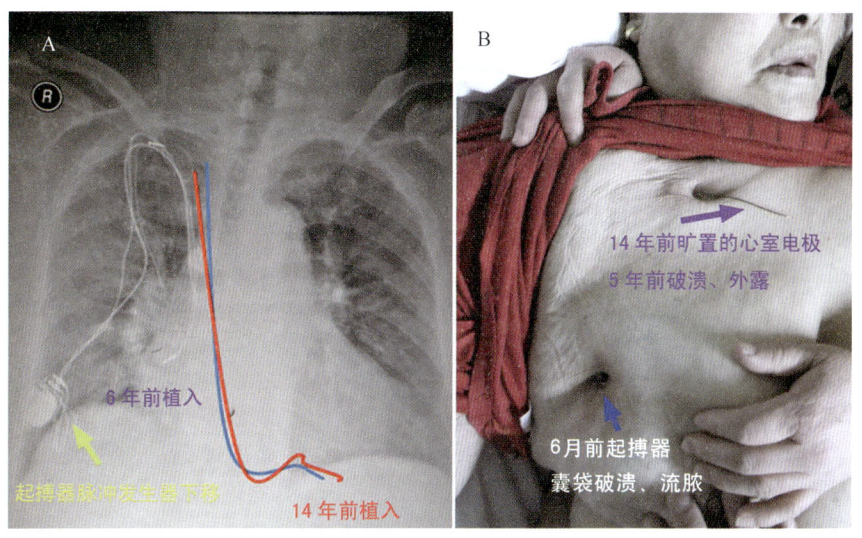

图 6-9-2　起搏器电极导线情况（续）

A. 7年前胸部X线片（后前位），锁骨下仍清晰可见心房电极导线头端（6年前植入后脱位），心房内可见心房主动电极导线。7年前因囊袋局部红肿破溃，更改植入部位，起搏器脉冲发生器移至乳房上部。B. 5年前患者原旷置的心室电极导线（植入14年）破溃外露，后一直保守治疗，6个月前起搏器囊袋破溃外露。

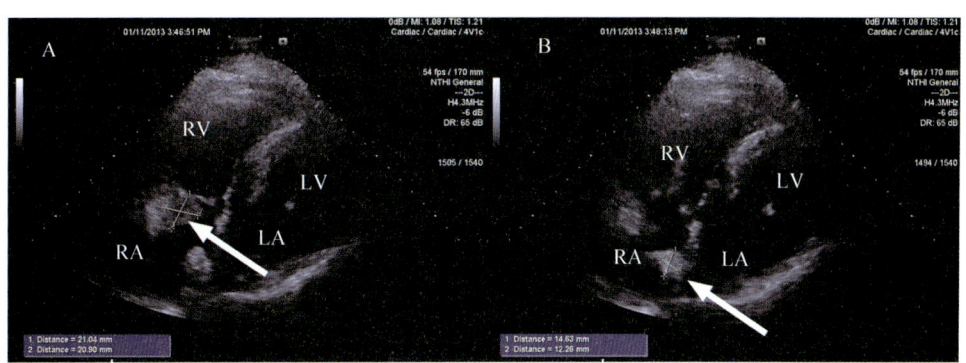

图 6-9-3　超声心动图检查

A. 三尖瓣前叶见中等大小赘生物形成（白色箭头所示），大小约2.0cm×2.0cm，随心动周期往返于右房、右室。B. 房间隔右房面近顶部可见团块样等回声（箭头所示），大小约1.0cm。

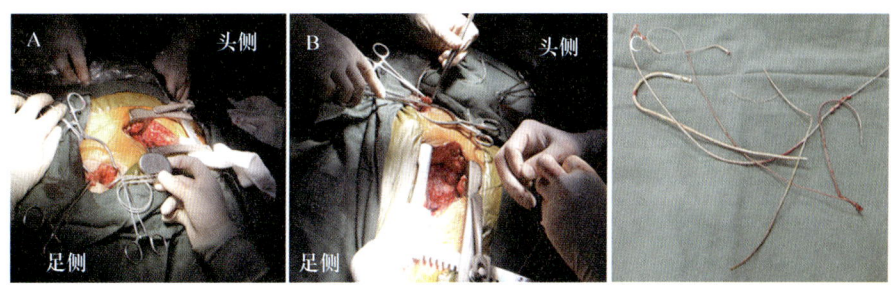

图 6-9-4　杂交手术拔除电极导线

A. 全麻下，于剑突下行正中小切口，暴露心尖部，缝植2根心外膜电极导线与双腔起搏器相连，起搏器设置为DDD工作方式，AV缩短至25ms，电压7.5V，脉宽0.4ms，保证起搏安全，脉冲发生器埋置于腹部皮下组织。B. 直视保护下，自上腔静脉拔除起搏电极导线。C. 成功拔除起搏电极导线（4根）。

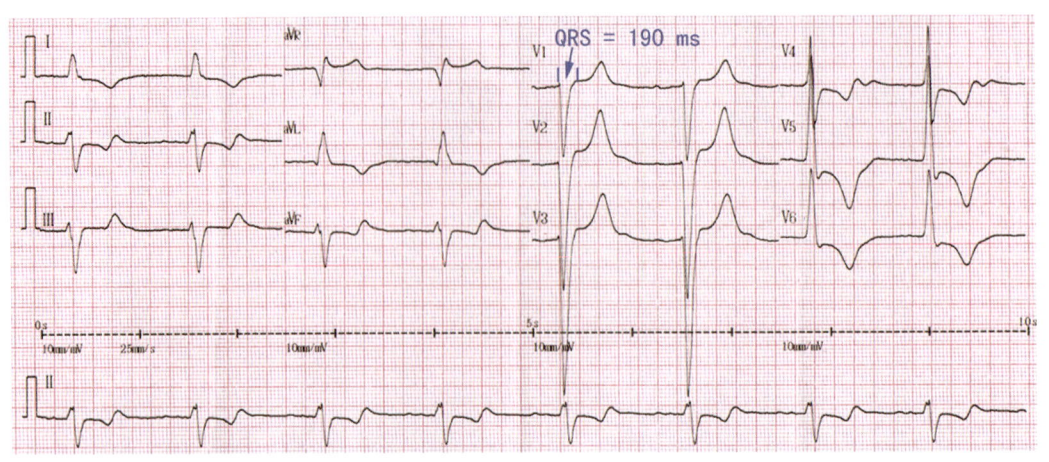

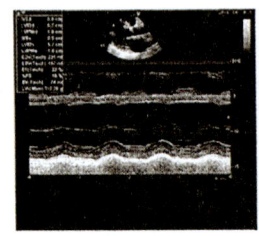 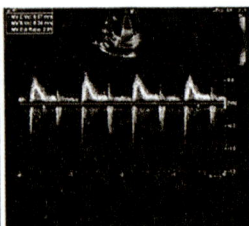 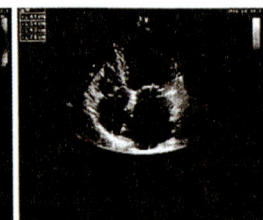 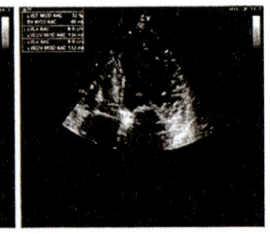

M型/二维测量和计算

主动脉根部内径：3.0cm　　　室间隔舒张末期厚度：0.94cm　　　射血分数（Teich）：35.8%
升主动脉内径：3.0cm　　　　左室舒张末期内径：6.9cm　　　　　舒张末期容积（Teich）：245.0ml
左房上下径：7.6cm　　　　　左室收缩末期内径：5.7cm　　　　　收缩末期容积（Teich）：157.3ml
左房左右径：5.2cm　　　　　左室后壁舒张末期厚度：1.0cm　　　射血分数（MOD-sp4）：31.7%
右房上下径：5.4cm　　　　　　　　　　　　　　　　　　　　　　舒张末期容积（MOD-sp4）：152.9ml
右房左右径：4.1cm　　　　　　　　　　　　　　　　　　　　　　收缩末期容积（MOD-sp4）：104.4ml
左房前后径：4.0cm

图 6-10-1　患者关闭 CRT-D 后的心电图和心脏超声

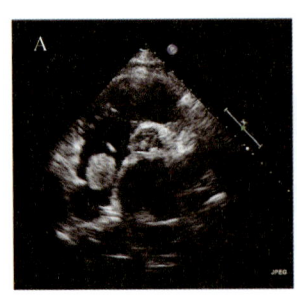 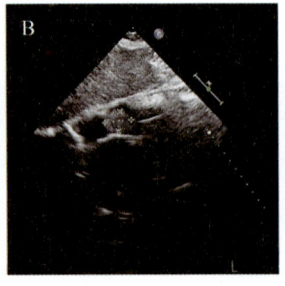 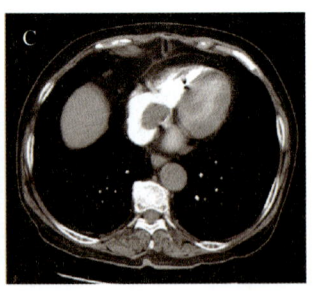

图 6-11-1　A、B. 右心房内可见椭圆形等回声团块，大小约 2.06cm×2.85cm，附着于房间隔，基底部宽 0.9cm，随心动周期摆动。C. 右心房可见一类圆形充盈缺损影，大小约 36mm×24mm，平扫 CT 值 30Hu，增强扫描未见明显强化。

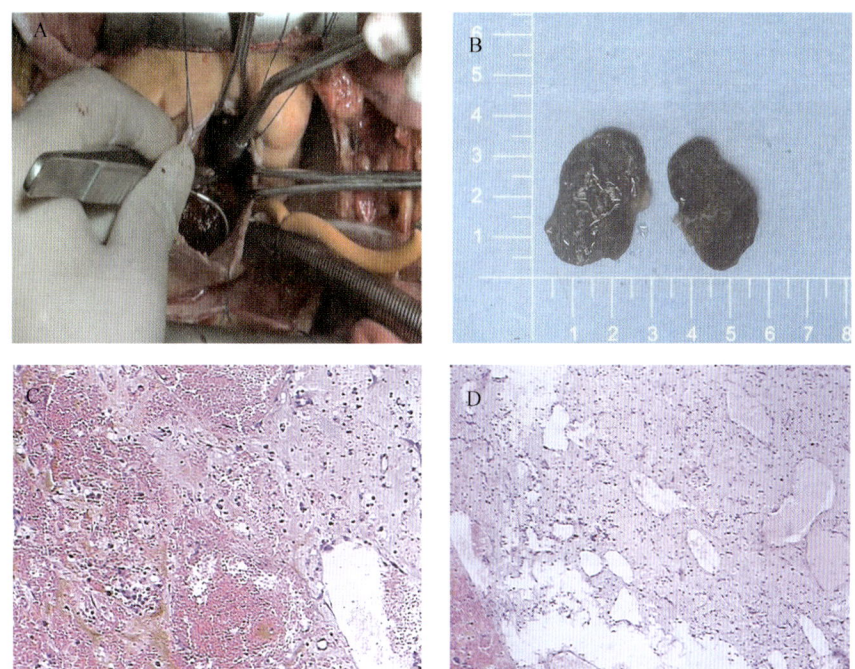

图 6-11-2　A. 体外循环支持下，开胸探查，自右心耳切开右心房，手术直视下紧邻起搏电极导线可见一大小约 2.5cm×2.0cm 暗红色类圆形肿物。B. 肿瘤切除标本（3.5cm×2.3cm×1.5cm）。C、D. 肿瘤细胞呈梭形、星芒状，背景富含黏液，局灶伴出血，符合黏液瘤。

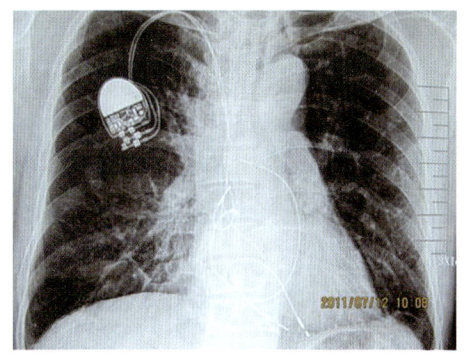

图 6-12-1　胸片可见左侧电极尾端脱入到肺动脉内

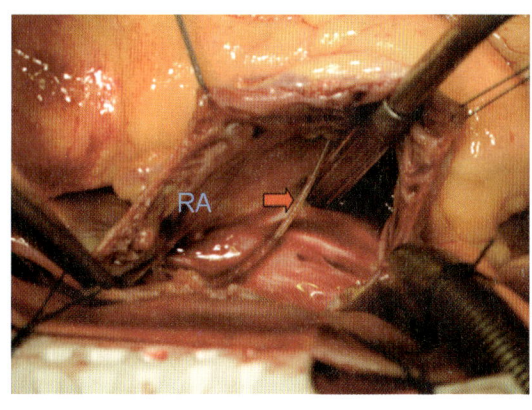
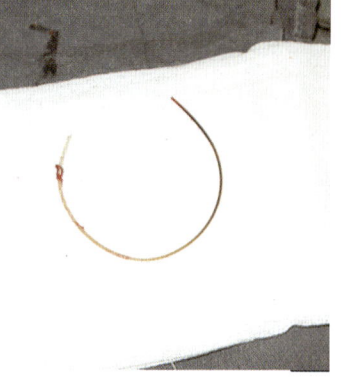

图 6-12-2　可见残留在右心房内的起搏导线硅胶管，长约 7cm

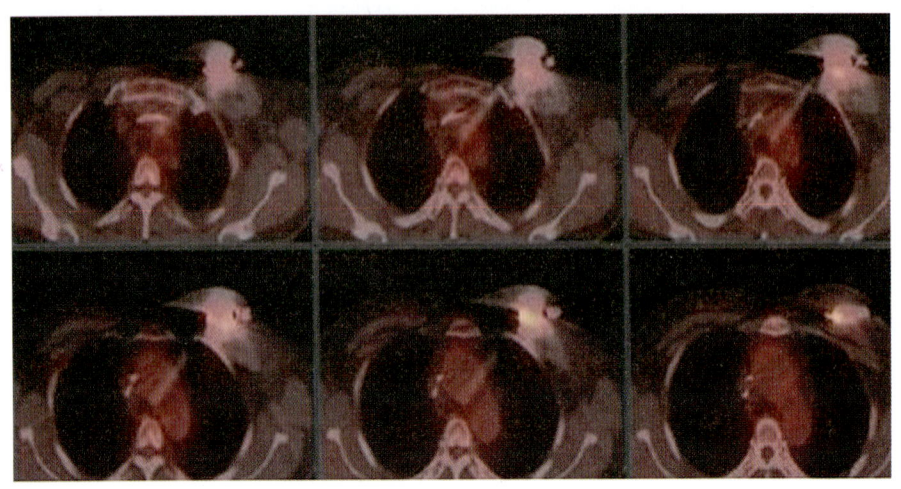

图 6-13-1　可见起搏器囊袋深层^{18}F-FDG PET/CT 摄取增加，电极导线沿途无^{18}F-FDG PET/CT 摄取增加。

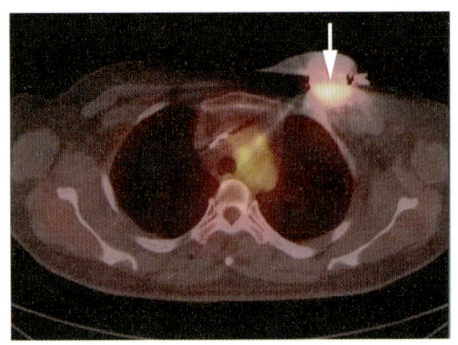

图 6-13-2　囊袋深层可见^{18}F-FDG PET/CT 摄取增加

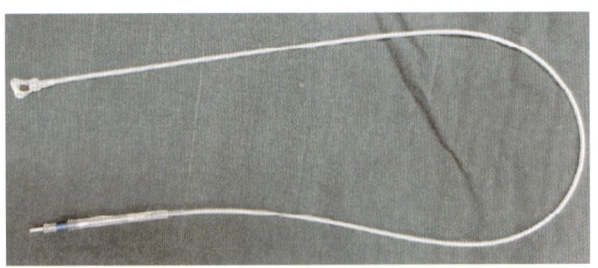

图 6-14-1　Medtronic 4965 心外膜类固醇洗脱单极电极